Die

Hautkrankheiten

durch

anatomische Untersuchungen

erläutert

von

Dr. Gustav Simon,

dirigirendem Arzte am Charité-Krankenhause und Privatdocenten an der Universität zu Berlin.

Mit 9 Kupfertafeln.

Zweite vermehrte Auflage.

Berlin,

Druck und Verlag von G. Reimer.

1851.

Seinem verehrten Lehrer

dem

Geheimen Medicinalrathe

Herrn Dr. Johannes Müller

hochachtungsvoll

gewidmet

vom Verfasser.

Vorrede

zur zweiten Auflage.

Die günstige Aufnahme, welche meine Schrift über Hautkrankheiten gefunden, machte es nöthig, schon zwei Jahre nach dem Erscheinen der ersten Auflage die Bearbeitung einer zweiten zu beginnen. Der ursprüngliche Plan des Buches ist in der hier vorliegenden neuen Auflage nicht verändert, sondern es sind nur die Abschnitte umgearbeitet oder mit Zusätzen versehen worden, bei denen ich durch fremde oder eigene Untersuchungen in den Stand gesetzt war, das früher Gegebene zu vervollständigen. Solche veränderte Kapitel sind z. B. das über die normale Haut, über Entzündung, Geschwüre, Condylome, ***Elephantiasis Graecorum*** u. s. w. Der Umfang des Werkes ist auf diese Weise durch einige Bogen verstärkt, und die Zahl der Kupfertafeln zugleich um eine vermehrt worden.

Berlin den 15. December 1850.

Der Verfasser.

V o r r e d e

zur ersten Auflage.

Zu denjenigen Theilen der Pathologie mit deren Förderung man sich neuerlich emsig beschäftigt hat, gehört auch die Gruppe der Hautkrankheiten. Bei der Schwierigkeit des Gegenstandes und der Mannigfaltigkeit der hier in Betracht kommenden Erscheinungen war es natürlich, dafs die einzelnen Forscher auf verschiedenen Wegen das Ziel zu erreichen suchten. So bemüheten sich Manche besonders durch ein sorgfältigeres Studium der äufseren Formen, unter denen jene Affectionen sich darstellen, die einzelnen Gattungen und Arten strenger von einander zu sondern, während Andere den ursächlichen Verhältnissen eine grössere Aufmerksamkeit zuwendeten. Als indefs in jüngster Zeit unsere Kenntnisse von der normalen Structur der Haut durch wichtige Entdeckungen sich wesentlich vervollkommnet hatten, mufste man bald zu der Einsicht gelangen, dafs die bisher angewendeten Verfahrungsarten nicht allein zu genügenden Resultaten führen könnten, sondern dafs es zugleich unumgänglich nothwendig wäre zu ermitteln, welche

Bestandtheile des so zusammengesetzten Hautorganes bei den einzelnen Krankheiten desselben sich verändert zeigen und welcher Art diese Veränderungen sind.

In dieser anatomisch-pathologischen Richtung nun, in welcher bereits verschiedene Beobachter Schätzenswerthes geleistet, habe auch ich während mehrerer Jahre Untersuchungen angestellt und das von mir Ermittelte auf den folgenden Seiten mitgetheilt, wobei ich mich nicht auf die bloſse Angabe der anatomischen Veränderungen beschränkte, sondern auch deren Zustandekommen, in so weit dies mit Hülfe unserer jetzigen Kenntnisse möglich war, zu erklären versuchte.

Ich bin weit entfernt zu glauben, daſs ein Gegenstand, dessen völlige Erledigung nur wiederholten und vereinten Bemühungen, so wie verbesserten Methoden der Forschung gelingen kann, durch das von mir Gegebene bereits erschöpft sei; im Gegentheil war ich in dem letzteren bemüht, die noch vorhandenen Lücken anzugeben und die noch zu lösenden Aufgaben klar herauszustellen. Wenn ich ferner fast alle in unsern Handbüchern geschilderten Hautkrankheiten in meiner Schrift aufgeführt, so geschah es nicht deswegen, weil ich über jede derselben eigene Beobachtungen mitzutheilen hatte, sondern theils weil ich mir zugleich die Aufgabe stellte nachzuweisen, daſs viele der von den Schriftstellern aufgestellten Arten und Unterarten unnützer Weise als besondere unterschieden und mit eigenen Namen belegt werden, theils um dem Studirenden ein Buch in die Hand zu geben, welches ihn auf eine einfachere und dem heutigen Standpunkte der Wissenschaft angemessenere Weise in die Lehre von den Hautkrankheiten einführte. Aus diesem letzteren Grunde schickte ich auch der Beschreibung der feineren Structurveränderungen eine kurze Schilderung dessen, was man mit blofsem Auge bei den einzelnen Hautleiden wahrnimmt, voraus. Auf die Erscheinungen jedoch, welche sich dabei in anderen Organen als der Haut kund geben, habe ich in der Regel keine Rücksicht genommen; wo ich es ausnahmsweise gethan, geschah es fast immer wegen irgend einer besonderen Erläuterung über das Zustandekommen der Hautveränderung. Die gar nicht von mir erwähnten Krankheiten gehören vorzüglich zu denen, welche bei uns nicht einheimisch sind; von letzteren habe ich nämlich fast nur solche aufgenommen, über welche ich eigene Beobachtungen anzustellen Gelegenheit hatte.

In der Nomenclatur bin ich im Allgemeinen der Willan-Bateman'schen, als der am meisten verbreiteten, gefolgt und nur wo es mir durchaus nöthig erschien, habe ich mich anderer Namen bedient.

Die zum besseren Verständnifs der Beschreibungen beigefügten Abbildungen sind gröfstentheils von Herrn Hugo Troschel gezeichnet und meistens genau nach den von mir angefertigten Präparaten ausgeführt.

Berlin den 1. April 1848.

Der Verfasser.

Inhaltsverzeichnifs.

Berichtigungen.

S. 21, Z. 8 im Text v. u. l. „Steinlin" statt Steinlein.
S. 70, Z. 7 im Text v. u. l. „solcher" statt solches.
S. 80, Z. 4 im Text v. u. l. „Blutfarbestoffes" statt Blutfaserstoffes.
S. 90, Z. 11 v. u. l. „einige Zeit" statt eine Zeit.
S. 94, in dem Citate unter dem Text ist hinzuzufügen: *Dissert. inaug. Göttingae*, 1844. *p.* 22.
S. 106, Z. 9 v. o. l. „erzeugten" statt rerzeugten.
S. 138, Z. 8 v. o. l. „Scheiben" statt Scheiden.
S. 215, Z. 1 v. o. l. „greift" statt reift.
S. 258, in der 5ten Zeile v. u. im Texte l. „*Nigrities*" statt *Negrities*.
S. 268, in dem Citate unter dem Texte lies „*Travers*" statt *Yravers*.
S. 279, Z. 18 v. o. l. „zu" statt zur.
S. 281, in dem ersten Citate unter dem Texte lies „*Edinburgh and London* 1849".
S. 293, 8te Zeile von oben ist hinter „Veränderungen" hinzuzufügen „im Nervensysteme".
S. 320, 2te Zeile von unten im Texte lies „S. 300" statt S. 277.
S. 333, Z. 15 v. o. l. „die" statt din.
S. 349, Z. 5 v. u. l. „dafs" statt das.
S. 357, Z. 13 v. o. l. „welche" statt weche.
S. 358, Z. 1 v. o. l. „unbestimmten" statt unbstimmten.
S. 265 sind die letzten 3 Zeilen des Textes von „Schröder" an zu streichen.

Beschreibung der normalen Haut.

Die äufsere Oberfläche unseres Körpers wird von zwei sich einander deckenden Schichten bekleidet, nämlich einer nach aufsen gelegenen, nerven- und gefäfslosen, der Oberhaut (*Epidermis, Cuticula*) und einer tieferen, welche Nerven und Blutgefäfse besitzt, der Lederhaut (*Corium, Derma, Cutis*). Letztere ist mit den unter ihr befindlichen Theilen durch lockeres Bindegewebe vereinigt, welches an den meisten Stellen Fett in seinen Zwischenräumen enthält und Unterhautbindegewebe (*Tela conjunctiva subcutanea, Panniculus adiposus*) genannt wird. Das Unterhautbindegewebe wird von Vielen auch als dritte Schicht der äufsern Bedeckungen aufgeführt. Im Gewebe der Haut liegen zwei Arten von Drüsen, nämlich die Talg- und Schweifsdrüsen, und aufserdem sind die Nägel und der untere, von einem eigenen Balge umgebene, Theil der Haare in dieselbe eingefügt.

Ich beginne die Beschreibung der erwähnten Schichten mit der zweiten, der Lederhaut. Diese besteht der Hauptmasse nach aus Bindegewebe, dessen Fasern sich in den verschiedensten Richtungen einander durchkreuzen. Der oberste Theil der Lederhaut ist der dichteste und eine deutliche Trennung desselben in Fasern gelingt hier gar nicht. Weiter nach unten findet man zwar eine genaue Vereinigung der Fasern, doch lassen sich die zu Bündeln zusammengefügten Bindegewebefibrillen hier immer leicht zur Anschauung bringen. In den untersten Schichten erscheint das Gewebe der Lederhaut lockerer, und es geht dieser Theil derselben ohne scharfe Grenze in das Unterhautbindegewebe über. Aufser den Fasern des Bindegewebes finden sich zwischen diesen, besonders in den tieferen Lagen der Cutis, noch andere, welche dem elastischen Gewebe angehören oder mit den feinen, in Essigsäure unlöslichen Fibrillen übereinstimmen, die Henle unter dem Namen der Kernfasern beschrieben hat. Endlich kommen, nach Kölliker's Untersuchungen [1]), noch glatte Muskelfasern im Gewebe der Lederhaut vor. Der genannte Beobachter giebt über diese Muskelfasern im Wesentlichen Folgendes an: Man findet sie in den oberen Theilen der Lederhaut an allen Stellen, wo Haare vorkommen; niemals aber an unbehaarten Theilen, der Handfläche und Fufssohle. Sie stellen sich als spindelförmige, drehrunde oder glatte Fasern mit geraden oder wellenförmigen, frei auslaufenden Enden von 0,02 — 0,1''', selbst 0,25''' Länge und 0,002 — 0,01 Breite dar. Jede besitzt einen einfachen, blassen, kernkörperchenlosen länglichen Kern, der öfter erst nach Anwendung von Essigsäure sichtbar wird oder deutlich hervortritt. Diese Fasern bilden in der Lederhaut Bündel von 0,1 — 0,16 Breite, welche im obern Theile der Cutis schräg vo aufsen nach innen gegen die Haarbälge und Talgdrüsen verlaufen. Ferner kommen dieselben im Hofe der Brustwarze, an den Schweifsdrüsen mancher Hautstellen, besonders denen der Achselhöhle, so wie in den Haarbälgen, vor.

Ich habe öfter zu Bündeln vereinigte Fasern von der Beschaffenheit, wie Kölliker sie beschreibt, in der Haut des Brustwarzenhofes gefunden und auch in schräger Richtung neben den Haarbälgen verlaufen gesehn. In letzterer Beziehung habe ich die Haut der Brust, der Arme und Oberschenkel untersucht und die Faserbündel hier zwar nicht in der Nähe aller Haarbälge, die ich herauspräparirte, erkannt, jedoch an einer Anzahl derselben deutlich gesehn. Die Bündel stellten sich als eine gestreifte, meist fein granulirte Masse dar, an der besonders bei Anwendung von

---

[1]) Zeitschrift für wissenschaftliche Zoologie von v. Siebold und Kölliker. I. Bd. 1. Heft. 1848. S. 48.

Essigsäure längliche Kerne sichtbar waren. Auch bemerkte ich bei auseinandergezerrten Hautstücken am Rande des Präparates öfter einzelne Fasern, die ganz das Ansehn der von Kölliker beschriebenen glatten Muskelfasern hatten. Was ich an den Haarsäcken gesehn habe, werde ich weiter unten angeben.

Ich halte meine Untersuchungen nicht für hinreichend ausgedehnt, um ein bestimmtes Urtheil über die Natur der erwähnten Fasern zu fällen und die Einwände, welche namentlich Reichert gegen Kölliker's Angaben erhoben hat, zu entkräften. Reichert [1]) sagt, Bindegewebe in gewissen Formen und auf unreifer Entwicklungsstufe, ja mitunter Capillargefäſse könnten genau unter denselben mikroskopischen Erscheinungen auftreten, wie die allgemein anerkannten glatten Muskeln. Wenn sich auch diese Angaben Reichert's nicht in Abrede stellen lassen, so könnte man zu Gunsten Kölliker's doch Folgendes anführen: Kommen die von letzterem beschriebenen Faserbündel constant an den von ihm bezeichneten Hautstellen vor, so wäre nicht gut einzusehn, warum hier gerade immer unreifes Bindegewebe oder Capillargefäſse von dem erwähnten Ansehn liegen sollten. Man müſste jene Fasern dann doch für eigenthümliche halten und dürfte bei ihrer groſsen Uebereinstimmung mit den anerkannten glatten Muskelfasern dieselben wohl ebenfalls für solche erklären.

Die Oberfläche der Lederhaut ist fast überall mit kleinen Hervorragungen besetzt, welche Tastwarzen oder Hautpapillen (*Papillae cutis*) genannt werden. An Stellen, wo diese sehr entwickelt sind, haben sie die Gestalt hoher Kegel, an anderen erscheinen sie als flache Hügel. Ihr oberes Ende ist zuweilen kolbenförmig angeschwollen. Am längsten sind sie an der innern Fläche der Hand und an der Fuſssohle, und zwar schwankt ihre Höhe hier zwischen $^1/_{20}$ und $^1/_{10}$‴. Die langen Papillen sind an ihrer Basis schmäler, als die kurzen. Die Tastwarzen stehen

---

[1]) Bericht über die Fortschritte der mikroskopischen Anatomie, im Jahre 1847. Heft V, S. 52; in J. Müller's Archiv für Anatomie, Physiologie u. s. w. Jahrg. 1848.

entweder so dicht nebeneinander, dafs sie sich mit ihren Grundflächen berühren, oder sind durch kleine Zwischenräume von einander getrennt. An manchen Stellen, wie z. B. am Hofe der Brustwarze, bilden sie aus fünf bis zehn zusammengesetzte Gruppen, zwischen welchen netzförmig verbundene Linien verlaufen. An der Volarfläche der Hand und der Fufssohle sind sie reihenweise in zum Theil parallel verlaufenden vorspringenden Bogenlinien, mit dazwischen befindlichen, feinen Furchen aufgepflanzt. Krause [1]) giebt an, dafs auf jeder, zwischen den Furchen liegenden, erhabenen Leiste zwei parallele Reihen von Papillen vorhanden wären, zwischen welchen öfter noch einzelne kleinere Wärzchen in unregelmäfsiger Ordnung ständen. Untersucht man abgetragene Hautlamellen mit noch darauf befindlicher Epidermis, so hat es allerdings den Anschein, als ständen auf einem erhabenen Streifen nur je zwei Papillen reihenweise nebeneinander. Die Haut stellt sich dann nämlich so dar, wie ich es auf Taf. 1. Fig. 1. abgebildet habe. Benutzt man aber Cutis, von der man vorher durch Brühen oder Maceration die Epidermis entfernt hat, so nimmt man deutlich wahr, dafs die Hügel, welche bei der noch mit Oberhaut versehenen Cutis sich wie zwei nebeneinander stehende Papillen ausnehmen, ein ganzes Bündel langer, dünner Tastwärzchen sind, von denen auf einer erhabenen Leiste der Breite nach oft acht und darüber nebeneinander stehen. Die auf Taf. 1. Fig. 8. zwischen *a* und *b* befindlichen Papillen gehören einer vorspringenden Leiste an. Mehrere ältere Beobachter scheinen dies auch schon so gesehen zu haben, und neuerlich hat Er. Wilson [2]) eine, meiner Meinung nach, richtige Beschreibung und Abbildung davon geliefert. Die Papillen sind nicht, wie man früher annahm, eine besondere Schicht der Haut, sondern eine unmittelbare Fortsetzung der Cutis. Wie der oberste Theil der Lederhaut überhaupt, lassen sie sich indefs nicht in Fasern zerlegen. Nach Behandlung mit Kalilösung erkennt man nach Ger-

[1]) A. a. O. S. 111.

[2]) A practical treatise on healthy skin. London 1845. p. 23 u. Taf. 2.

lach [1]) einzelne Fasern darin, welche die Charaktere der Kernfasern besitzen.

Die untere Fläche der Lederhaut wird durch die zu Blättern und Strängen zusammengefügten Fasern des Unterhautbindegewebes fast überall in der Weise an die Fascien angeheftet, daſs jene Membran in verschiedenen Richtungen leicht verschiebbar ist. An einzelnen Stellen des Körpers findet man die Cutis indeſs genauer befestigt, was, wie Krause [2]) nachgewiesen hat, durch kürzere und dichter bei einander stehende Bindegewebebündel geschieht. Diese festere Anheftung der Cutis beobachtet man besonders da, wo die Lederhaut tiefere Furchen bildet, wie an der innern Fläche der Hand, am Carpus, an den Finger- und Zehengelenken u. s. w. Unter diesen Furchen treten die Stränge des Unterhautbindegewebes meistens zu breiteren Streifen zusammen, die in vertikaler Richtung von der unteren Fläche der Lederhaut, welche hier etwas dünner ist, abgehen. Auſser den bezeichneten Furchen bemerkt man auf der äuſseren Fläche der Lederhaut noch andere feinere, welche gewöhnlich von den Mündungen der Haarbälge ausgehen und sich netzförmig kreuzen. Auch entstehen da, wo die Haut durch die Wirkung der unter ihr befindlichen Muskeln sich öfter faltet, im höheren Alter bleibende Falten.

Die Blutgefäſse der Cutis treten durch das Unterhautbindegewebe in dieselbe ein, verzweigen sich schon in letzterem mannigfach und umgeben mit ziemlich feinen Netzen die Anhäufungen von Fettbläschen, so wie die Haarbälge und Schweiſsdrüsen. Bei ihrer weiteren Verbreitung in der Cutis theilen sie sich in den tieferen und mittleren Schichten dieser Membran, mit Ausnahme der Umgegend der Haarbälge, nicht in besonders feine Capillargefäſse, dagegen bilden sie in der Nähe der äuſsern Cutisfläche ein ziemlich engmaschiges und aus feineren Röhren zusammengesetztes Haargefäſsnetz. Aus diesem dringen Schlingen in

---

[1]) Handbuch der allgemeinen und speciellen Gewebelehre, 3te Lieferung. Mainz 1849. S. 476.

[2]) Handwörterbuch der Physiologie von R. Wagner. Braunschweig 1844. 7te Lief. S. 109. Artikel: Haut.

die Hauptpapillen ein. In jede Papille nämlich steigt in der Regel ein Gefäfs empor, welches in der Nähe des äufsern Epidermisüberzuges sich umbiegt und wieder abwärts läuft. Auch habe ich neuerlich in gröfseren Papillen mehrere Gefäfsschlingen wahrgenommen, wie dies schon von einzelnen andern Beobachtern angegeben worden ist.

Die Lederhaut besitzt ferner viele Lymphgefäfse. Schon Cruikshank [1]) giebt an, dafs er durch Einspritzen von Quecksilber in die mit den Hautvenen verlaufenden Saugadern eine sehr feine Injection der Cutis bewirkt habe. Die Lymphgefäfse sollen an der Oberfläche der Lederhaut feinere Netze darstellen, als in den tieferen Schichten derselben.

Die Nerven bilden im Gewebe der Haut ein netzförmig angeordnetes Geflecht und spalten sich dabei, nach den Beobachtungen mehrerer Anatomen, an vielen Stellen in ihre Primitivfasern. Letztere sollen namentlich in Form von Schlingen in die Hautpapillen eintreten. Jedes Tastwärzchen enthält, nach Krause [2]), eine Schlinge und zwar versorgt, wie dieser Beobachter wahrgenommen hat, öfter eine Nervenfibrille in ihrem fortgesetzten Verlaufe mehrere Papillen, indem sie in jede derselben eine Schlinge sendet. Nach Gerber [3]) zeigt die in die Papillen aufsteigende Faser zuweilen einen geschlängelten Verlauf oder bildet eine Art von Knäuel.

Die Lederhaut ist nicht an allen Stellen des Körpers von gleicher Stärke, denn an den Augenlidern z. B. beträgt ihre Dicke nur $\frac{1}{4}'''$, an der Fufssohle hingegen $1'''$ und darüber. Im Allgemeinen ist sie an der Beugeseite der Extremitäten und der vorderen Seite des Rumpfes dünner, als an der Streckseite der Gliedmafsen und am Rücken, wovon jedoch der Handteller und die Fufssohle eine Ausnahme machen, indem hier die Cutis dicker ist, als am Rücken der Hand und des Fufses. Ebenso finden sich bei verschiedenen Individuen in Bezug auf die Stärke derselben

---

[1]) The anatomy of the absorbing vessels. II. ed. Lond. 1790. p. 149.

[2]) A. a. O. S. 112.

[3]) Handbuch der allgemeinen Anatomie. Bern 1840. S. 157.

merkliche Unterschiede, die zum Theil von dem Lebensalter, dem Geschlechte, der Race und der Lebensweise abhängig sind. Bei Kindern unter sieben Jahren ist sie kaum halb so dick, als bei Erwachsenen; bei Weibern dünner, als bei Männern; beim Neger stärker, als beim Europäer; bei Personen, bei denen die Haut häufig der rauhen Luft und unsanften Berührungen ausgesetzt wird, dicker, als bei solchen, wo diese Einwirkungen nicht stattfinden [1]).

Die äufsere Fläche der Lederhaut wird von der schon erwähnten nerven- und gefäfslosen Schicht bekleidet, welche den Namen Oberhaut (Epidermis) führt. Diese bildet für die Cutis einen überall genau anschliefsenden Ueberzug, welcher über alle Erhabenheiten derselben fortgeht und in alle Vertiefungen eindringt. Die untere Fläche der Epidermis stellt deshalb einen genauen Abdruck der Cutisoberfläche dar. Auch auf der freien Seite der Epidermis sind die Unebenheiten der Lederhaut, doch minder deutlich, zu erkennen, da die Oberhaut an den vertieften Stellen der Cutis dicker ist, als an den hervorragenden. So sind an der innern Handfläche und der Fufssohle die zwischen den reihenweise angeordneten Hautpapillen vorhandenen Furchen auch äufserlich auf der Oberhaut sichtbar, doch haben sie eine geringere Tiefe, als auf der Cutis.

Die Epidermis ist aus mehreren übereinander liegenden Schichten von Zellen zusammengesetzt, welche die Charaktere der Zellen des Pflasterepitheliums an sich tragen. Die der Oberfläche des Coriums zunächst befindlichen Zellen sind die kleinsten und ihr Kern wird von der Zellenwand sehr eng umschlossen. Auch bemerkt man in dieser Schicht der Oberhaut Kerne, bei denen eine umhüllende Zelle gar nicht wahrzunehmen ist. Ob dies wirklich freie Kerne sind, wie Viele glauben, oder ob bei den bisher angewendeten Untersuchungsmethoden sich die Zellenwand nur unserer Beobachtung entzieht, ist zweifelhaft. Die dem An-

---

[1]) Man vergleiche hierüber die von Krause angestellten Messungen. Art. „Haut" a. a. O. S. 116.

scheine nach freien Kerne und die der Cutis zunächst befindlichen Zellen liegen nicht dicht aneinander, sondern es ist zwischen denselben eine weiche, structurlose Masse vorhanden, welche man als das aus den Gefäfsen der Lederhaut stammende Material ansieht, aus welchem die Epidermiszellen sich bilden. Die Zellen dieser Schicht sind weich, und rundlich oder oval; die Kerne meistens länglich rund und von gelbröthlicher Farbe. Weiter nach oben besteht die Oberhaut aus gröfseren Zellen, welche genau aneinander liegen, theils rundlich, theils polygonal und von unten nach oben abgeplattet sind (Taf. 1. Fig. 4.). Ihr Kern ist farblos. In den äufsersten Lagen der Oberhaut sind die Zellen ganz platt, so dafs sie dünnen Schüppchen gleichen, auch gröfser, als in den tieferen Schichten, dabei hart und trocken. Der Kern ist häufig undeutlich und bei den oberflächlichsten Zellen oft gar nicht erkennbar. Letztere zeigen auch häufig eine ganz unregelmäfsige Gestalt, sehen an den Rändern oft wie ausgeschnitten oder zerfressen aus (Taf. 1. Fig. 3*a* und 3*b*). Auf der äufsern Fläche der Epidermis bemerkt man stets eine Anzahl von Zellen, welche mit den übrigen nur locker verbunden sind, was daher rührt, dafs die oberflächlichsten Lagen jener Membran sich fortdauernd in kleinen Fragmenten abschilfern. Dieser Verlust wird durch die in der Nähe der Cutis sich neu bildenden Zellen immer wieder ersetzt.

Betrachtet man die Epidermis bei mäfsigen Vergröfserungen an feinen senkrechten Durchschnitten, so zeigt sie in den oberen Lagen ein streifiges Ansehen, was von den übereinander geschichteten Lagen platter Zellen herrührt Die der Cutis zunächst liegenden Schichten erscheinen körnig. Die äufsern Oberhautlagen sind zugleich hart und trocken, die tiefsten dagegen weich. Letztere wurden früher von Vielen fälschlich, unter dem jetzt noch üblichen Namen des Rete oder Mucus Malpighii, als eine besondere Schicht der Haut angesehn.

Die Dicke der Epidermis ist nicht an allen Körperstellen gleich. An den meisten derselben schwankt dieselbe, nach Krause's Messungen, zwischen $^{1}/_{30}$ und $^{1}/_{13}$'''. Am dicksten ist sie an der innern Fläche der Hand und an der Fufssohle; an der Ferse erreicht sie nicht selten die Dicke einer Linie.

Die dunkle Farbe der Haut beim Neger wird durch ein Pigment erzeugt, welches besonders in den untersten Lagen der Epidermis sish befindet. Auch bei den nicht gefärbten Racen zeigen oft einzelne Stellen der Haut eine mehr oder weniger intensiv braune Färbung, wie namentlich der Hof der Brustwarze, die Haut des Penis und Hodensackes, der grofsen Schamlefzen, und die Umgegend der Afteröffnung. Die Färbung entsteht hier auf dieselbe Weise, wie beim Neger. Man findet nämlich bei farbiger Haut stets in den untersten Lagen der Epidermis kleine rundliche Körper, welche beim Neger dunkelbraun, an den farbigen Hautstellen des Europäers zuweilen eben so dunkel, gewöhnlich aber heller braun erscheinen. Auch ist bei dunkler Färbung der Haut die Anzahl dieser Körperchen gröfser, als bei hellerer. An Stellen, wo die Haut mit gröfseren Papillen versehen ist, sind die Pigmentkörperchen besonders stark in den Zwischenräumen derselben angehäuft; sie liegen dort mehrfach geschichtet übereinander, während sie an den Spitzen der Papillen eine geringere Anzahl von Lagen oder auch nur eine einfache Lage bilden. Ueber die Natur dieses Pigmentes sind die Ansichten der Anatomen noch getheilt. Die meisten Beobachter hielten sie bisher für Zellen, in denen feine Pigmentmolecüle befindlich wären. Gegen diese Ansicht erklärte sich indefs Bruch[1]), indem er behauptete, dafs die Pigmentkörperchen der Haut nicht aus Zellen, sondern aus körnigen oder auch glatten, gefärbten Kernen beständen. Hiermit stimmen Krause's Angaben ziemlich überein. Die Färbung der Negerhaut, sagt dieser Beobachter, rühre vorzüglich von dunkelbraunen, beinahe schwarzbraunen Zellenkernen der untersten Epidermislagen her. Die Zellen der tiefen Schichten seien ebenfalls braun, aber bei weitem heller, als die Kerne, und zwar gleichmäfsig gefärbt, nicht durch einen

---

[1]) Untersuchungen zur Kenntnifs des körnigen Pigmentes. Zürich 1844. S. 17.

[2]) A. a. O. S. 120.

Inhalt von Pigmentkörnchen. In den mittleren und äufseren Lagen der Oberhaut finde man die Kerne und die Zellen zwar merklich heller als in den tiefsten Lagen, allein, im Vergleich zu derselben Schicht der Oberhaut des Weifsen, doch auch nicht frei von Färbung. Aufserdem beobachte man in den mittleren und äufseren Epidermisschichten auch wirkliche Pigmentzellen, die gänzlich oder theilweise mit dunkeln Pigmentkörnchen gefüllt und mit einem dunkelbraunen Kerne versehen seien.

Bei dunkel gefärbten Hautstellen des Europäers, wie am Hofe der Brustwarze und anderen, sei, wie Krause angiebt, fast ganz dasselbe wahrzunehmen. Die Färbung entstehe auch hier hauptsächlich durch die dunkeln Kerne der innersten Schicht der Oberhaut, doch sei eine schwächere Färbung auch in den höheren Lagen zu bemerken, in denen auch einzelne braune Zellen sich zeigen. Die Färbung erscheine indefs meistens weniger saturirt und nicht so gleichförmig verbreitet als beim Neger, sondern in Häufchen von Kernen und Zellen, zwischen welchen ganz blasse Zellen und hellere Kerne sich finden. Ebenso verhalte sich auch die ganze Hautoberfläche bei brünetten Individuen der weifsen Race. Man bemerke hier in der ganzen Ausbreitung der Epidermis eine hell bräunlichgelbe Färbung der Kerne der tiefen Schicht und eine gelblichere Nüance der äufsern Oberhautschichten.

Ich habe neuerlich wieder theils getrocknete, theils in Weingeist aufbewahrte Negerhaut untersucht und finde hiernach Krause's Angaben der Hauptsache nach bestätigt. Ich beobachtete nämlich im *Rete Malpighii* dunkel gefärbte Körperchen, die sowohl in ihrer Gröfse und Form als auch in der Art, wie sie nebeneinander gelagert waren, den Zellenkernen in den untersten Oberhautschichten glichen. Bei vielen liefs sich deutlich eine umhüllende, ebenfalls gefärbte Zelle unterscheiden. Die Färbung der Zellen war bei manchen gleichmäfsig durch dieselben verbreitet, während bei anderen ein aus dunkelen Körnchen bestehender Inhalt sich zeigte. Die Zellen der äufseren Epidermislagen fand ich, wie Krause es angegeben, bei einem Vergleiche mit den entsprechenden Hauttheilen von Weifsen beim Neger etwas dunkler. Dagegen kann ich dem genannten Beobachter darin nicht beistimmen, dafs in den äufsern Oberhautschichten einzelne dunkele mit Pigmentmolecülen gefüllte Zellen vorkommen. Dunkel gefärbte Hautstellen der Europäer unterscheiden sich auch nach meinen Untersuchungen wenig von der Haut der Neger, nur findet man, wenn solche Stellen nicht gerade sehr dunkel sind, die Färbung der Zellen weniger intensiv und ihre Anzahl auch geringer. In einzelnen Fällen sah ich an dunkeln Zellen von den eben erwähnten Hautpartien einen ganz hellen Kern. Bei brünetten Individuen erschienen die Kerne in der untersten Epidermisschicht gelblich.

In der Haut liegen, wie schon angeführt, zwei verschiedene Arten von Drüsen, die Talgdrüsen und die Schweifs- oder Spiraldrüsen.

Die Talgdrüsen (*glandulae sebaceae*) bestehen aus länglich runden, oft gelappten Drüsenkörpern, welche mit einem dünneren Ausführungsgange in Verbindung stehen. Bei den kleinsten ist nur ein einziger Drüsenkörper vorhanden, der mit seinem Ausführungsgange ein keulen- oder birnförmiges Organ zusammensetzt, andere bestehen aus zwei oder drei Drüsenkörpern, welche mit einem gemeinschaftlichen Gange ausmünden. Bei den gröfsten Talgdrüsen, welche besonders an der Nase, an den Lippen, um den After und an einigen anderen Stellen vorkommen, hängt mit einem, zuweilen in mehrere Aeste getheilten, Ausführungsgange eine noch gröfsere Anzahl von Drüsenkörpern, mitunter sogar bis zwanzig, zusammen (Taf. 1. Fig. 9. u. 2 *h*.). Es schwankt die Breite der einzelnen Drüsenkörper, nach Krause, zwischen $^1/_{25}$ und $^1/_7$'''. Der Ausführungsgang der gröfseren Drüsen ist in der Regel $^1/_4$''' lang und $^4/_{16}$''' weit. Die Talgdrüsen liegen immer im Gewebe der Lederhaut und erstrecken sich nicht über diese hinaus bis in das Unterhautbindegewebe. In der Regel münden die Ausführungsgänge derselben in die Haarsäcke, mit denen sie sich ziemlich dicht unter der äufsern Oberfläche der Cutis vereinigen. Auch die Ausführungsgänge der gröfseren Talgdrüsen stehen mit Haarsäcken in Verbindung. Dabei findet der bemerkenswerthe Umstand statt, dafs mit den Bälgen der stärkeren

Haare gewöhnlich nur kleine Drüsen verbunden sind, während mit den grofsen Drüsen gerade die feinen Haare aus der Haut hervortreten. Auch mündet bei den letztern Drüsen der Ausführungsgang derselben eigentlich nicht in den Haarsack sondern umgekehrt der Haarsack in den Gang der Drüse, ein Verhältnifs, auf welches Krause [1]) zuerst aufmerksam gemacht hat. Die Vereinigung des Haarsackes mit den Drüsenausführungsgängen findet auch hier in der Nähe der äufsern Oberfläche des Coriums statt.

Von mehreren Anatomen wird angenommen, dafs es auch Talgdrüsen giebt, welche an der Oberfläche der Haut sich öffnen, ohne mit Haarbälgen verbunden zu sein. Ob dies wirklich der Fall ist, läfst sich bis jetzt nicht mit Sicherheit bestimmen. Wenn man von den Drüsen der *glans penis* und der *labia minora*, die ich hier aufser Betracht lassen werde, absieht, so finden sich wohl auch an andern Körperstellen einzelne Talgdrüsen, deren Ausführungsgang zur Oberfläche der Haut gelangt, ohne dafs ein Haar daran zu bemerken; doch kann, wenn letzteres ausgefallen ist, der leere Haarsack sich auch leicht der Beobachtung entziehen oder durch Zusammenschrumpfen unkenntlich werden.

Ueber die feinere Structur der Talgdrüsen ist man noch nicht einig. Von den kleinsten, einfachsten Talgdrüsen nimmt Krause [2]) an, dafs sie aus einem einzigen häutigen Säckchen bestehen, dessen oberes dünneres Ende den Ausführungsgang und dessen unteres dickeres den Drüsenkörper bildet. Die gröfseren Talgdrüsen, bei denen mehrere Drüsenkörper (*Acini* nach Krause) mit einem oft ästigen Ausführungsgange verbunden sind, nennt jener Anatom traubenförmig aggregirte Drüsen und hält die einzelnen Acini für blasenartige Erweiterungen der Theilungsäste des Hauptausführungsganges [3]). Derselben Ansicht ist wohl Gerlach [4]), indem er von den Talgdrüsen sagt, dafs sie aus birnför-

---

[1]) A. a. O. S. 127.

[2]) Handbuch der Anatomie 1843. Bd. 1. S. 159.

[3]) Handb. der Anat. Bd. 1. S. 161. und Rud. Wagner's Wörterbuch a. a. O. S. 126.

[4]) Handbuch der allg. und spec. Gewebelehre. Mainz 1849. S. 480.

migen Drüsenbläschen gebildet seien, welche aus einer structurlosen Haut bestehen und sich um einen Ausführungsgang gruppiren. Henle[1]) dagegen gab wenigstens vor längerer Zeit an, dafs die Haarbalgdrüsen aus einer Zusammenfügung von kleinen Fettzellen bestehen, welche nicht von einer gemeinsamen Hülle eingeschlossen sind. Die Zellen von 0,006—0,007''' Durchmesser sollen nur selten ganz mit Fett gefüllt sein, sondern in der Regel das Fett in einzelnen ziemlich gleichförmigen Tröpfchen enthalten. Wie ich glaube, sind Krause's Angaben die richtigen, und der Anschein, als beständen die Talgdrüsen aus Fettzellen, rührt wohl nur daher, dafs dieselben einen aus solchen Zellen bestehenden Inhalt führen, wie Henle selbst von den gröfseren Talgdrüsen angiebt. Oefter gelingt es auch, die Zellenmassen aus der Mündung der Drüsen hervorzutreiben und dann verliert sich bei diesen das zellige Ansehn.

Die Ausführungsgänge der gröfseren Talgdrüsen findet man mit einem aus kleinen Kernzellen bestehenden Epithelium ausgekleidet, in den Endbläschen der Drüsen aber unterscheidet man immer mehr oder weniger deutlich solche Fett enthaltende Zellen, wie ich sie so eben nach Henle's Angaben geschildert habe. Dergleichen Zellen findet man auch in Menge, wie Henle und Bruns[2]) beobachtet, in dem Secrete der Talgdrüsen, dem Hauttalge oder der Hautschmiere. Der Hauttalg hat in Leichen die Consistenz von Butter, ist indefs bei lebenden Personen weicher, beinahe flüssig. Man erkennt unter dem Mikroskop aufser den erwähnten Zellen eine Anzahl freier Fetttröpfchen und gewöhnlich einzelne, zufällig hineingerathene Epidermiszellen darin.

An allen Stellen des Körpers, an welchen Haare vorhanden sind, trifft man auch Talgdrüsen an, denn es giebt keinen Haarsack, der nicht mit solchen Drüsen versehen wäre. An den Stellen, an welchen keine Haare vorkommen, wie an der innern Handfläche und der Fufssohle, an der Dorsalfläche der dritten, und oft

---

[1]) Allg. Anatomie. S. 899.

[2]) Lehrbuch der allgemeinen Anatomie. Braunschweig 1841. S. 351.

auch der zweiten Finger- und Zehenglieder fehlen die Talgdrüsen zugleich gänzlich.

Die zweite Art von Drüsen, welche in der Haut sich befinden, sind die Schweifs- oder Spiraldrüsen. Diese liegen immer im Unterhautbindegewebe und bestehen gewöhnlch aus einem Schlauche, welcher zu einem runden oder ovalen Knäuel zusammengewunden ist. Nur bei den grofsen Schweifsdrüsen der Achselhöhle fand Kölliker [1]) einen complicirteren Bau. Der die Drüse bildende Schlauch ist nämlich mehrfach gabelig in Aeste getheilt, die wiederum sich theilen und auch in seltenen Fällen durch Anastomosen sich verbinden oder ganz kurze Blindsäckchen abgeben. Der Schlauch, aus welchem die Schweifsdrüsen bestehen, geht, indem er sich verlängert, als Ausführungsgang derselben durch die Cutis und Epidermis hindurch und endet an der Oberfläche der letztern mit einer oft trichterförmigen Oeffnung. Derselbe ist stets geschlängelt oder korkzieherartig gewunden, letzteres besonders in der Oberhaut; nur in den oberflächlichsten Theilen des Coriums erscheint er öfter gerade oder doch weniger stark gewunden. Die Länge des Ganges und die Anzahl der Windungen richten sich immer nach der verschiedenen Dicke der Haut (Taf. 1. Fig. 1*a*. u. 2*a*.). So zählt man in der starken Epidermis der Hohlhand gewöhnlich 8 bis 9 Windungen und in der Oberhaut der Fufssohle 10, 12 und darüber. An letzterer Stelle beobachtete ich sogar mehrmals, ebenso wie Wendt, einige 20 Windungen. Wo hingegen die Epidermis sehr dünn ist, liegt in derselben nur eine Windung oder auch nur ein Theil einer solchen. Der Schlauch, welcher die Drüse bildet, ist immer merklich dicker als der Ausführungsgang. Der Drüsenkanal sowohl, als der Ausführungsgang, bestehen bei den kleineren Schweifsdrüsen aus einer feinen structurlosen Membran, die inwendig mit polygonalen, kernhaltigen Zellen ausgekleidet ist. Bei den grofsen Schweifsdrüsen der Achselhöhle finden sich nach Kölliker drei Lagen; zu äufserst nämlich eine Schicht von Bindegewebe, wei-

[1]) A. a. O. S. 57.

ter nach innen eine einfache Lage längs verlaufender Muskelfasern und zu innerst eine einfache Schicht polygonaler Epitheliumzellen, die unmittelbar auf den Muskeln liegt. Andeutungen einer Muskellage hat Kölliker hie und da auch bei kleineren Schweifsdrüsen wahrgenommen.

Die Schweifsdrüsen sind über die ganze Oberfläche der Haut verbreitet, nur findet man sie nicht an allen Stellen von derselben Gröfse und gleich dicht beieinander stehend. An der innern Handfläche und der Fufssohle liegen sie in ziemlich gleichen Abständen von einander uud entsprechen in ihrer Anordnung den hier vorhandenen erhabenen Leisten. Die auf diesen schon mit blofsem Auge erkennbaren Grübchen sind die trichterförmigen Mündungen der Schweifskanäle. An andern Stellen sieht man sie so vertheilt, dafs immer mehrere dicht beieinander stehen, durch Zwischenräume, an denen gar keine vorhanden sind, getrennt; an noch anderen Stellen zeigt ihre Anordnung nichts Regelmäfsiges.

Die Gröfse der Schweifsdrüsen ist verschieden. Durchschnittlich haben sie, nach Krause, der sie in grofser Anzahl an verschiedenen Gegenden des Körpers gemessen hat, einen Durchmesser von $^1/_6$''', doch kommen auch kleinere und um Vieles gröfsere vor. Am beträchtlichsten ist der Umfang der in der Achselhöhle gelegenen, indem diese $^1/_3$ bis 1''', zuweilen sogar nahe an 2''' Durchmesser haben. Auch in der Inguinalgegend finden sich einzelne sehr grofse. Der Schlauch, welcher die Drüse bildet, ist immer merklich dicker als der Ausführungsgang.

Krause [1]) hat auch die Anzahl der an verschiedenen Körperstellen in gleich grofsen Hautstücken vorhandenen Schweifsdrüsen durch genaue Zählung zu ermitteln gesucht. Aus der von ihm darüber aufgestellten Tabelle entnehme ich folgende Angaben als Beispiele: die Anzahl der Drüsen betrug in einem Quadratzoll Haut von der Stirn 1258, von den Wangen 548, von der Hand (Vola) 2736, vom Fufs (Sohlenfläche) 2685, vom Rücken 924, vom Nacken, Rücken und Gesäfs 417.

---

[1]) Handwörterbuch von Wagner a. a. O. S. 131.

Als Anhänge der Haut sind die Haare und Nägel zu betrachten.

Die Haare sind nicht an allen Stellen des Körpers gleich stark und lang, denn während sie bekanntlich an manchen Stellen eine beträchtliche Länge und Dicke zeigen, sind sie an anderen sehr dünn und kurz. Diese kleineren werden Wollhaare (Lanugo) genannt. Auch erstrecken sich manche Haare mit ihrem unteren Theile bis in das Unterhautbindegewebe, während andere nicht über die untere Fläche der Cutis hinausreichen.

An jedem Haare unterscheidet man die Wurzel, den Schaft und die Spitze. Die Wurzel ist der unterste, in der Haut liegende, meist angeschwollene Theil; der Schaft der von der Wurzel sich nach oben erstreckende, welcher sich mit seinem unteren Ende innerhalb der Haut befindet, mit seinem oberen die äufsere Fläche der letztern mehr oder weniger weit überragt. Das oberste sich verschmälernde Ende des Schaftes heifst die Spitze.

Der Schaft der meisten Haare ist aus drei verschiedenen Substanzen zusammengesetzt. Diese sind das Mark, welches die am meisten nach innen gelegene Masse bildet; ferner die Rindensubstanz, welche das Mark nach aufsen hin umgiebt und das Epithelium, welches die Rinde äufserlich überzieht. Das Epithelium besteht aus einer Lage platter, schuppenförmiger Zellen, welche auf die Weise das Haar kreisförmig umgeben, dafs die der Wurzel näher gelegenen Zellen die höheren dachziegelförmig decken. Die Grenzlinien der einzelnen Zellenreihen erzeugen den Anschein, als wäre das Haar von vielen dasselbe kreisförmig umgebenden Fasern umwickelt (Taf. 1. Fig. 5. *d* u. Fig. 6. *d*). Durch die von Meyer empfohlene Anwendung der concentrirten Schwefelsäure überzeugt man sich indefs mit voller Sicherheit von dem Vorhandensein der Zellen, indem diese sich dadurch von dem Haare lösen. Auch erkennt man dieselben sehr deutlich an Haaren, die einige Zeit in einer concentrirten Kalisolution gelegen haben. Die einzelnen Zellen sind platt und eckig, und gleichen, ihre gröfsere Durchsichtigkeit abgerechnet, denen aus den äufsersten Schichten der Epidermis.

Unter dem Epitheliumüberzuge befindet sich die Rindensubstanz, welche der Länge des Haares nach verlaufende Streifen zeigt und sich in dieser Richtung auch durch stärkeren Druck in Fasern spalten läſst. Leichter gelingt die Darstellung dieser Fasern, wenn man Haare mehrere Stunden in Schwefelsäure liegen läſst. Man kann mittelst dieses Verfahrens die Rindensubstanz in bandartig platte, gerade Fasern zerlegen, von denen einzelne heller, andere dunkler gefärbt sind. Auſser diesen Fasern findet man in der Rindensubstanz nahe der Wurzel noch spindelförmige Körperchen, welche an dem unversehrten Haare sich als Längsstreifen darstellen, die kürzer, breiter und dunkeler sind als die übrigen an der Rindensubstanz sichtbaren Streifen.

Den centralen Theil des Haarschaftes bildet die Marksubstanz. Diese ist an den stärkeren Haaren, wenigstens stellenweise, meistens zu erkennen, an den feinen Wollhaaren hingegen nicht wahrzunehmen. Sie sieht gewöhnlich aus, als bestände sie aus zusammengefügten Pigmentkörnchen oder aus Fetttröpfchen ähnlichen, glänzenden Kügelchen. Untersucht man feine Querdurchschnitte eines Haarschaftes, so stellt sich das Mark als eine runde oder länglich runde Scheibe dar, welche von der Rinde in Form eines deutlich davon sich absetzenden Ringes umgeben ist. Auch an Stellen, wo das Mark zu fehlen scheint, erkennt man an quer abgetragenen Lamellen eine, durch eine dunklere Linie begränzte Centralmasse, welche weicher und von anderem Gefüge, als die umgebende Rindensubstanz zu sein scheint. Man nahm bisher an, daſs die Marksubstanz der Haare zum Theil wirklich aus Pigmentagglomeraten bestände, nach neueren, miteinander übereinstimmenden Untersuchungen von Griffith [1]) und Steinlin [2]) rührt indeſs die dunkele Färbung der Marksubstanz davon her, daſs in dem centralen Theile des Haares sich mit Luft gefüllte Räume befinden. Nach Steinlin ist die Marksubstanz der

[1]) Jahresbericht von Canstatt und Eisenmann. Erlangen 1849. S. 34.

[2]) Zeitschrift für rationelle Medicin von Henle und Pfeuffer. IX. B. S. 302.

noch in der Entwickelung begriffenen Haare aus Elementarzellen zusammengesetzt, in älteren Haaren aber findet dieser Beobachter die Marksubstanz aus einem maschig vertrockneten Gewebe bestehend, in dessen Maschenräumen sich Luft ansammelt, welche durch ihre starke Lichtbrechung der Marksubstanz ein schwarzes Ansehn verleiht. Gofs Steinlin auf das abgeschnittene Ende eines starken Haares, z. B. eines Fühlhaares von einem Thiere, etwas Wasser, so dafs dasselbe ganz untergetaucht war, so drang das Wasser in die Markhöhle ein, während die Luft in gröfseren oder kleineren Blasen entwich. Die Stellen der Markhöhle, in welche das Wasser eingedrungen war, erschienen nach dem Entweichen der Luft sofort völlig farblos und durch ein maschiges, zelliges Gewebe ausgefüllt.

Die Spitze des Haares besteht nur aus der Rindensubstanz und dem Epitheliumüberzuge, das Mark erstreckt sich nicht bis in sie hinein, sondern hört unterhalb derselben mit einem gewöhnlich abgerundeten Ende auf.

Die Haarwurzel (der Haarknopf nach Henle) hat nicht immer dieselbe Form, sondern erscheint kugel- oder eiförmig (Taf. 1. Fig. 6) und viel dicker als der Haarschaft oder kolbig (Fig. 5), und dann nur unbeträchtlich stärker als dieser. Die dickeren Wurzeln sind auf folgende Weise beschaffen: Da, wo der Schaft in die Wurzel übergeht, hören die von dem Epitheliumüberzuge herrührenden Querstreifen auf, die Längsstreifen werden deutlicher und laufen divergirend auseinander; die dunkeln, kürzeren, spindelförmigen Längsstreifen treten ebenfalls sehr bestimmt hervor und sind am unteren Theile der Wurzel breiter als oben. Ein im mittleren Theil der Wurzel liegender, aus Zellen bestehender Cylinder bildet die Markmasse derselben. Die ganze Wurzel ist weicher, als der Haarschaft. Am untersten Theil der Wurzel erkennt man kleine Zellen und anscheinend freie Kerne.

Bei den Haaren, wo die Wurzel keine starke Auftreibung bildet, sondern nur als eine unbedeutende kolbige Anschwellung erscheint, findet man dieselbe anders gebildet. Sie ist nämlich eben so fest als die Rinde des Haarschaftes und erscheint überall faserig Von ihrer Oberfläche gehen seitlich und nach unten kleine faserige Fortsätze ab. Da man diese Form der Wurzeln bei spontan ausgefallenen Haaren findet, so hat Henle hieraus geschlossen, dafs sie einer späteren Entwickelungsstufe des Haares angehört oder vielmehr das Ende seiner Entwickelung bezeichnet. Dafs diese Annahme richtig ist, hat Kohlrausch [1]) durch Untersuchungen bei Eichhörnchen, die sich in der Herbstmauser befanden, dargethan. Bei den entstehenden Haaren war die Wurzel (der Haarknopf) grofs und kugel- oder zwiebelförmig, bei den absterbenden dagegen mager, oft fast cylindrisch.

Der untere Theil des Schaftes und die Wurzel des Haares stecken in einem eigenen Sacke, dem Haarbalge (Taf. 1. Fig. 6. *a*). Bei Haaren, welche nach unten nicht über die Cutis hinausreichen, ist derselbe nicht scharf von dem Gewebe dieser Membran getrennt; bei den bis in die Fettschicht der Haut hinabgehenden Haaren erkennt man ihn aber deutlich als einen an seinem Grunde abgerundeten, geschlossenen Sack. Er ist äufserlich von einem ziemlich dichten Gefäfsnetz umgeben (Taf. 2. Fig. 1.). Der Haarbalg ist nach den Untersuchungen von Kölliker [2]) aus mehreren Schichten zusammengesetzt. Die am meisten nach aufsen gelegene Schicht besteht aus Bindegewebe, dessen Fasern zum gröfseren Theile in der Richtung der Längenaxe des Haarbalges liegen. Darauf folgt nach innen eine einfache Lage glatter Muskelfasern, welche kreisförmig verlaufen und vom Grunde des Haarbalges bis zur Einmündungsstelle der Talgdrüsen reichen. Die innerste Schicht endlich wird von einer feinen structurlosen, wasserhellen Membran gebildet. Die äufserste aus Bindegewebe bestehende Schicht des Haarbalges ist leicht wahrzunehmen und ebenso erkannte ich öfter als innerste Lage desselben einen hellen Streifen, der das Ansehn einer structurlosen Membran hatte, die ich indefs herauszupräpariren bis jetzt nicht im Stande gewesen bin. Ebenso habe ich zuweilen feine Querstreifen an den Haarbälgen

---

[1]) Müller's Archiv. 1846. Heft 3. S. 311.

[2]) Histologische Bemerkungen in den Mittheilungen der Züricher naturforschenden Gesellschaft. Jahrg. 1847. No. 11. S. 10.

gesehn, glatte Muskelfasern indefs nicht deutlich unterscheiden können. Ich unterlasse es indefs ein bestimmtes Urtheil zu fällen, da ich mich noch nicht lange genug mit der Darstellung jener feinen Bestandtheile beschäftigt habe.

Der Haarbalg liegt nicht unmittelbar am Haare an, sondern es befindet sich zwischen der Oberfläche des letztern und der inwendigen Seite des Balges noch eine besondere Hülle, welche man mit dem Namen der Wurzelscheide des Haares belegt. Diese ist aus zwei Schichten zusammengesetzt. Die äufsere, zunächst an die innere Fläche des Haarbalges grenzende Schicht (Taf. 1, Fig. 6. *b*) besteht aus anscheinend freien Kernen und aus länglich runden oder eckigen Zellen, welche den aus den tieferen Epidermisschichten gleichen und, wie diese, mit deutlichen, von der Zellenwand ziemlich dicht umschlossenen Kernen versehen sind. Die innere Schicht der Wurzelscheide umgiebt den untern Theil des Haares unmittelbar und ist heller und durchsichtiger als die äufsere (Taf. 1. Fig. 6. *c*). Ueber ihre Structur ist man noch nicht einig. Henle [1]) beschreibt sie als eine weiche und zähe, ganz glashelle einfache oder netzförmig durchbrochene Membran, welche nicht weiter in Fasern, noch in Kügelchen zerlegt werden kann. Die Oeffnungen derselben sind, seiner Angabe nach, entweder fein, und dann gleichen sie länglichen Spalten, die mit ihrem längsten Durchmesser der Längenaxe des Haares parallel liegen oder sie sind gröfser, und dann werden sie zu runden oder ovalen Löchern, welche auch nach transversaler oder schiefer Richtung sich ausdehnen. Valentin [2]) hält es dagegen für wahrscheinlich, dafs diese Schicht aus länglichen, blättchenähnlichen Theilen oder aus länglichen, polygonalen, longitudinal übereinander gestellten Zellen zusammengesetzt sei. Ganz bestimmt haben sich neuerlich Krause [3]) und Kohlrausch [4]) dafür erklärt, dafs diese Membran, aus länglichen, platten Zellen bestände, welche mit ihrem Län-

---

[1]) Allgemeine Anatomie. S. 302.

[2]) R. Wagner's Wörterbuch. 5. Lief. Art. „Gewebe." S. 766.

[3]) A. a. O. S. 125.

[4]) Müller's Archiv 1846. Heft 3. S. 303.

gendurchmesser der Längenaxe des Haares parallel gerichtet wären und sich von den Zellen in den äufseren Epidermisschichten nur durch geringere Dicke und gröfsere Durchsichtigkeit unterschieden. Die von Henle beschriebenen Löcher sollen nach Kohlrausch erst während der Untersuchung künstlich durch Druck entstehen. Diese Abweichungen in den Angaben der angeführten Schriftsteller erklärt Reichert[1]) auf die Weise, dafs, seinen Untersuchungen zu Folge, die innere Schicht der Wurzelscheide mehrere Entwickelungsstufen durchläuft und auf jeder derselben ein verschiedenes Ansehen zeigt. Sie soll nämlich Anfangs aus aneinandergefügten Zellen bestehen, die später ihre Höhlen verlieren und mit einander verwachsen, so dafs eine ganz gleichförmige Substanz sich bildet. Auf der letzten Entwickelungsstufe soll an einzelnen Stellen eine Resorption eintreten, wodurch das Gewebe in eine durchlöcherte Membran verwandelt wird. Nach Kölliker[2]) besteht die innere Schicht der Wurzelscheide im Grunde des Haarbalges aus einer einzigen Lage von Zellen, etwas höher oben aus 2, noch höher meist aus 3 Lagen. Wo mehrere Lagen vorkommen, zeichnet sich die äufserste dadurch aus, dafs die Zellen der Länge nach stark zusammenhängen und längliche Spalten oder Löcher zwischen sich lassen, während an den innern Zellenlagen keine Spalten vorhanden sind. Hiermit stimmt v. Hefsling's[3]) Beschreibung überein. Steinlein[4]) giebt an, die innere Schicht der Wurzelscheide sei aus einer einfachen Lage von Zellen zusammengesetzt, die bei älteren Haaren mit einander verschmelzen und mäfsig lange bandartige Fasern bilden. Hierdurch werde eine anscheinend structurlose spröde Membran erzeugt, die indefs keine Löcher besitze. Das, was man dafür gehalten habe, seien die Kerne der miteinander verschmolzenen Zellen. Auf einer gewissen Entwickelungsstufe zeige sich die innere Schicht

---

[1]) Müller's Archiv 1845. Heft 6. S. 37.

[2]) Histologische Bemerkungen in den Mittheilungen der Züricher naturforschenden Gesellschaft. Jahrgang 1847. No. 11. und 12.

[3]) Froriep's und Schleiden's Notizen. Bd. VI. S. 33.

[4]) Henle u. Pfeuffer, Zeitschr. f. rationelle Medicin 1850. IX. Bd. S. 293.

der Wurzelscheide an ihrem unteren Theile aus Zellen, an ihrem oberen aus Fasern zusammengesetzt.

Ich finde, dafs der innere Theil der Wurzelscheide am meisten nach aufsen aus einer Membran besteht, die in der Regel in der Weise, wie es Henle angegeben, durchlöchert und, ohne Anwendung von Reagentien, auch meist structurlos erscheint (Taf. 1. Fig. 7.). Der Löcher hatte ich bei meiner früheren Beschreibung gar nicht erwähnt, weil ich sie, wie Kohlrausch, für künstlich erzeugte Einrisse hielt. Auch jetzt noch bin ich der Ansicht, dafs Kohlrausch Annahme leicht die richtige sein könnte, weil es kaum möglich ist, eine Untersuchung dieser Membran vorzunehmen, ohne sie zu drücken und zu zerren. Der Behauptung Steinlin's, dafs das Vorhandensein von Zellenkernen den Anschein von Löchern erzeuge, kann ich nicht beistimmen, da sich die Löcher durch Druck zu langen Einrissen erweitern lassen, ohne dafs dabei Zellenkerne sichtbar würden. Nach Behandlung der fraglichen Membran mit *Liq. Kali caust.* konnte ich immer deutlich erkennen, dafs dieselbe aus länglichen Zellen zusammengesetzt ist. Zwischenräume zwischen den Zellen bilden die Löcher (Taf. 1. Fig. 7*.). Von der innern, dem Haare zugekehrten Seite der beschriebenen Haut liefsen sich besonders an deren oberen Theile längliche Zellen abstreifen, die membranartig aneinandergefügt waren. Ob der Zellenlagen aber gerade so viele vorhanden sind, als Kölliker angiebt, konnte ich mit Sicherheit bisher nicht ermitteln.

Die äufsere Schicht der Wurzelscheide setzt sich in die tieferen Lagen der Epidermis, die innere in die höheren Lagen derselben fort, so dafs man die Wurzelscheide als eine Einstülpung der Oberhaut betrachten kann, welche für den Haarbalg inwendig einen Ueberzug bildet.

Von dem unteren blinden Ende des Haarbalges ragt nach innen in die Höhle desselben ein kleiner Hügel hinein, der sogenannte Haarkeim oder die Haarpulpa. Dieser Hügel besteht zum Theil aus kleinen Zellen und, dem Anscheine nach, freien Kernen, die denen aus den tieferen Schichten der Oberhaut gleichen. Zunächst den Wandungen des Haarbalges stöfst an diese

Zellenlage die Wurzelscheide und weiter nach der Mitte des Haarbalggrundes vereinigt sich die Haarwurzel damit. In die Pulpa treten Blutgefäfse und Nerven ein.

Man nahm bisher an, dafs die peripherischen Zellen des Haarkeimes sich in Rindensubstanz und die centralen in Mark umwandeln, nach Steinlin's [1]) Untersuchungen verhält sich dies indefs nicht ganz so. Dieser Beobachter will nämlich gefunden haben, dafs die Haarpulpa selbst, von der innern Schicht der Wurzelscheide überzogen, mit dem sich bildenden Haare in die Höhe wächst, so dafs die sich verlängernde Pulpa das Haarmark bildet. Bei ganz jungen Tasthaaren von Thieren sah Steinlin die Pulpa bis in die Spitze des Haarschaftes reichen, und sogar die Blutgefäfse bis zur Haarspitze, wo sie sich schlingenförmig umbogen, vordringen. Steinlin vermuthet, dafs sich dies bei menschlichen Haaren auf gleiche Weise verhalte. Er nimmt an, dafs bei völlig ausgebildeten Haaren die Circulation in der Pulpa aufhöre, dafs darauf die Gefäfse, so wie die Pulpa selbst verschrumpfen und in der Markhöhle leere Räume entstehen, welche durch Luft ausgefüllt werden. Das oben beschriebene Haarmark besteht nach Steinlin bei ausgebildeten Haaren also aus der vertrockneten Pulpa, in deren Maschenräumen sich Luft angesammelt hat.

Wenn es seine Richtigkeit damit hat, dafs das Haarmark kein Pigment enthält, so trägt zur Färbung der Haare allein die Rindensubstanz bei. Bei farbigen Haaren findet man in der Rinde erstens die oben erwähnten kurzen, dunkeln, spindelförmigen Streifen, und zweitens erscheinen die übrigen Fasern der Rindensubstanz mehr oder weniger deutlich gefärbt.

Mit Ausnahme der Hohlhand und Fufssohle, so wie der dritten und zuweilen auch der zweiten Finger- und Zehenglieder, ist die ganze Hautoberfläche mit Haaren besetzt. Abgesehen von den schon oben angegebenen Unterschieden derselben in Bezug auf Dicke und Länge, zeigen sie auch nicht in allen Stellen des Körpers eine gleiche Form. Die Kopfhaare erscheinen auf dem

---

[1]) A. a. O. S. 304.

Querschnitte rund oder nur wenig abgeplattet und auch die Wollhaare des Gesichtes und des Körpers sind cylindrisch. Die des Bartes, der Achselgruben, der Brust- und Schaamgegend, so wie die Augenbrauen sind auf Querschnitten oval oder nierenförmig. Bei Negern sind auch die Kopfhaare sehr abgeplattet.

Ueber die Anzahl der Haare, welche an verschiedenen Körperstellen auf gleich grofsen Hautflächen sich befinden, hat Withof[1]) Zählungen angestellt. Auf ¼″ □ fand er bei einem mittelmäfsig behaarten Manne auf dem Scheitel 293, am Kinn 39, an der Schaam 34, am Vorderarm 23, auf dem äufsern Rande des Handrückens 19, auf der vordern Seite des Schenkels 13 Haare. Ferner befanden sich bei verschiedenen Individuen auf einer Hautfläche von ¼″ □ 147 schwarze, 162 braune und 182 blonde Haare.

Die Nägel stimmen, abgesehn von ihrer gröfseren Härte und Sprödigkeit, in ihrem feineren Bau ganz mit der Epidermis überein. Sie bestehen, wie diese, aus einer äufseren härteren und einer tieferen weicheren Schicht. Jene ist aus platten, mit undeutlichen Kernen versehenen Zellen, diese aus kleineren, weniger abgeplatteten Zellen zusammengesetzt, deren Kerne zugleich deutlicher sind. Die Zellen der äufsern harten Schicht des Nagels sind indefs viel genauer miteinander verbunden, als die der oberen Epidermislagen. Am besten gelingt es durch die Anwendung der Schwefelsäure sie von einander zu trennen. An senkrechten Durchschnitten der Nägel sieht man unter dem Mikroskop feine, der Oberfläche derselben ziemlich parallel verlaufende Streifen, die, wie die ähnlichen, nur meistens deutlicher erkennbaren, in den oberen Theilen der Epidermis, von den übereinander liegenden Zellenschichten herrühren. Der hintere Rand des Nagels, oder seine Wurzel, so wie die beiden Seitenränder desselben, stecken in einer Furche der Lederhaut, dem sogenannten Falze. Der Falz für die Seitentheile ist nur seicht, der für den hinteren Theil des Nagels aber mehrere Linien tief. Die Wurzel

---

[1]) Eschricht in Müller's Archiv. 1837. S. 43.

ist dünner als der übrige Theil des Nagels, und überhaupt nimmt die Dicke desselben von hinten nach vorn allmälig zu. Der unter dem Nagel befindliche Theil der Cutis, das sogenannte Nagelbett, hängt mit der unteren Fläche desselben genau zusammen und ist von eigenthümlichem Bau. Man sieht nämlich darauf eine Menge, nach der Längenaxe des Nagelbettes verlaufende, erhabene Leisten, von denen jede mit kleinen Papillen besetzt ist. Diese Leisten sind am hinteren Theile des Nagelbettes sehr fein, werden aber weiter nach vorn breiter und höher. Die Zunahme in der Stärke der Leisten beginnt plötzlich in einer nach vorn convexen Linie in der Nähe des Falzes (Taf. 1. Fig. 10.). Vom Rande des Falzes bis zu dieser Linie hat der Nagel eine hellere Farbe, als an seiner weiter nach vorn gelegenen Fläche, was zum Theil davon abhängig ist, dafs die stärkeren Leisten am vorderen Ende des Nagelbettes reichlicher mit Blutgefäfsen versehen sind, als die feineren in der Nähe des Falzes. Es schimmert deshalb die Cutis, so weit sie reichlich mit Blutgefäfsen versehen ist, röthlich durch den Nagel hindurch. Aufserdem ist aber auch die Substanz des hinteren Theiles des Nagels weicher, weniger durchscheinend und weifser, als der weiter nach vorn liegende, welcher mehr gelblich erscheint. Man nennt den hinteren weifsen Abschnitt des Nagels die Lunula.

An seiner unteren Fläche zeigt der Nagel erhabene Leisten und kleine, spitze Fortsätze, welche in die entsprechenden Vertiefungen zwischen den auf der Cutis vorhandenen vorspringenden Streifen und in die Zwischenräume der Papillen eingreifen (Fig. 11.).

Das Verhalten des Nagels zu der an ihn grenzenden Epidermis ist Folgendes: Vom Rücken der Fingerspitze aus erstrecken sich die tieferen Lagen der Epidermis in den zur Aufnahme der Nagelwurzel bestimmten Falz, gehen hinter der Nagelwurzel fort und vereinigen sich mit der unter dem harten Theile des Nagels befindlichen weichen Schicht desselben. Ebenso verhält sich die Oberhaut in den Furchen, in welchen die seitlichen Ränder des Nagels befestigt sind. Auch am vorderen Rande des

Nagels gehen die tieferen Schichten der die Fingerspitze überziehenden Oberhaut in die untere, weiche Lage des Nagels über. Die obere Schicht der Epidermis geht vom freien Rande des Falzes auf den Rücken des Nagels über und endet hier mit einem scharfen Rande. Am vorderen, freien Rande des Nagels verschmilzt die obere Schicht der Epidermis mit der unteren Fläche des Nagels (Fig. 12.).

Man ist früher zweifelhaft darüber gewesen, ob man die weiche, unter dem oberen, harten Theile des Nagels gelegene Substanz, als eine zu diesem gehörige Schicht oder als eine unter demselben sich fortsetzende Lage von Oberhaut betrachten sollte. Diese Frage hat indeſs an Bedeutung verloren, seitdem man weiſs, daſs der harte Theil des Nagels in seinem Bau ganz mit den oberflächlichen Lagen der Epidermis und die unter demselben befindliche weiche Schicht mit den tieferen Theilen der Oberhaut übereinstimmt. Demnach ist es gleichgültig, ob man die fragliche weiche Masse als die untere Schicht des Nagels, oder als eine unter diesem fortlaufende Lage von Oberhaut ansieht.

Die Substanz des Nagels besitzt, ebenso wie die Epidermis, weder Nerven, noch Blutgefäſse.

Beschreibung der krankhaften Veränderungen der Haut.

Bei keiner Krankheitsgruppe sind so viele Classificationsversuche gemacht worden, als bei der der Hautkrankheiten, und noch heute scheinen Manche der Meinung zu sein, daſs es nur eines neuen, zweckmäſsigeren Systems bedürfe, um alle Dunkelheit, die noch in diesem Abschnitte der Pathologie herrscht, zu zerstreuen. Wir müssen zwar zugestehen, daſs einzelne der aufgestellten Systeme, wie namentlich das Willan-Bateman'sche, in so fern genützt haben, als sie eine sorgfältigere Unterscheidung der einzelnen Formen veranlaſsten, andrerseits haben dieselben aber auch die nachtheilige Folge gehabt, daſs, nur durch ganz unwesentliche Merkmale von einander verschiedene, Zustände zu besonderen Arten erhoben und mit eigenen Namen belegt worden sind. Diese Zersplitterung erschwert das Studium der Hautkrankheiten unnützer Weise. Hätten wir eine gründliche Kenntniſs von den Hautkrankheiten: nämlich wüſsten wir, in welchem Bestandtheil der Haut jedes besondere Hautleiden seinen Sitz hat, welches die Natur der einzelnen pathologischen Prozesse, die in den verschiedenen Theilen der Haut vorkommen können, und durch welche Ursachen diese Prozesse hervorgebracht werden, so wäre es leicht, ein allen Anforderungen genügendes System aufzustellen.

Da unsere Kenntnisse von diesem Grade der Vollkommenheit indefs noch sehr weit entfernt sind, so ist es gewifs besser, wenn wir uns vorläufig nicht weiter mit neuen Anordnungen abmühen, sondern dem Studium der speciellen Veränderungen unsere Aufmerksamkeit zuwenden. Ich habe deshalb auch bei den hier folgenden Mittheilungen über die Hautkrankheiten keinen Versuch zu einer neuen Classification gemacht, sondern eine Anordnung gewählt, die der Hauptsache nach mit der übereinstimmt, welcher sich Rayer, Er. Wilson und manche Andere bedient haben. Es zerfällt nämlich meine Beschreibung der Hautkrankheiten in zwei Hauptabschnitte, von denen der erste die pathologischen Veränderungen der Cutis und Epidermis, der zweite die der Hautdrüsen, der Haarsäcke, der Haare und der Nägel enthält. Der erste Abschnitt hat sechs Unterabtheilungen, in denen folgende Gegenstände zur Sprache kommen: 1) Hypertrophien, 2) Atrophien, 3) Haemorrhagien, 4) Entzündungen, 5) krankhafte Neubildungen, 6) Parasiten der Haut. Die Unterabtheilungen im zweiten Abschnitt sind meist nach den oben erwähnten Theilen der Haut gemacht. Die Unvollkommenheiten dieser Classification sehe ich sehr wohl ein. So ist für die Bildung der 5 ersten Unterabtheilungen des ersten Abschnittes die Art der Krankheitsprozesse, für die sechste Unterabtheilung (von den Parasiten) aber eine Krankheitsursache oder nur ein zufälliger Begleiter pathologischer Prozesse benutzt worden. Die aufgestellte Eintheilung scheint mir indefs den Vortheil einer leichten Uebersicht zu gewähren, und deshalb wähle ich sie, trotz ihrer Mangelhaftigkeit.

I. Krankhafte Veränderungen der Cutis und Epidermis.

1) Hypertrophien der Cutis und Epidermis.

Aechte Hypertrophie, d. h. Massenzunahme eines Organes durch Bildung von Elementartheilen, welche mit den normalen Bestandtheilen desselben vollkommen übereinstimmen, wird an der Haut häufig beobachtet. Die Hypertrophie kann nur auf einen einzelnen Bestandtheil der Haut beschränkt sein oder sich in mehreren gleichzeitig bemerklich machen. Die verschiedenen Formen, unter denen die Hypertrophie an der Cutis und Epidermis sich zeigt, sind die hier folgenden:

Die Schwielen. *Callositates.*

Die Schwielen sind Verdickungen einzelner Stellen der Oberhaut, bei denen die darunter liegende Cutis gar keine oder sehr geringe Veränderungen zeigt. Sie sind fast niemals durch eine scharfe Grenzlinie von der benachbarten normalen Epidermis getrennt, sondern gehen allmälig in diese über, indem sie sich nach ihren Rändern zu mehr und mehr abflachen. Sie stellen auf diese Weise niedrige Hügel dar, die in ihrem Umkreise meistens rundlich, zuweilen aber auch von unregelmäfsiger Form sind.

Auf der Oberfläche der Schwielen erkennt man in der Regel noch die an der Epidermis vorhandenen Furchen und erhabenen Linien, nur bei sehr dicken Callositäten finden sich dieselben zuweilen nicht mehr vor. Durchschneidet man eine Schwiele senkrecht, so sieht man, dafs die Verdickung der Haut allein von den äufseren härteren Schichten der Epidermis gebildet wird, deren Masse beträchtlich zugenommen hat. Die tieferen, weichen Lagen der Oberhaut dagegen haben nur ihre gewöhnliche Dicke.

Durch Maceration oder Anwendung von Säuren kann man die einzelnen übereinander geschichteten Epidermiszellen sehr leicht zur Anschauung bringen.

Oefter nahm ich an Schwielen von den Füſsen noch sehr deutlich die hindurchgehenden Ausführungsgänge der Schweiſsdrüsen wahr, was v. Bärensprung [1]) ebenfalls gesehen hat. Letzterer fand auch die Haarbälge, so wie die Talg- und Schweiſsdrüsen an schwieligen Hautstellen unverändert.

Die Lederhaut hat unter den Schwielen öfter ihre normale Beschaffenheit, in manchen Fällen sind indeſs, nach v. Bärensprung's Beobachtungen, die Hautpapillen in geringem Grade verlängert. Auſserdem findet man unter der Schwiele die Gefäſse der Cutis zuweilen ungewöhnlich stark mit Blut angefüllt.

P. Camper [2]) behauptet, er habe in den Schwielen an den Händen der Schmiede, auf dem Querdurchschnitte der Oberhaut, Fasern wie im Horne bemerkt. Diese Fasern sind gewiſs Kunstprodukte gewesen, wie sie sich auch leicht aus nicht hypertrophischer Epidermis darstellen lassen. Man kann bekanntlich die Oberhaut in horizontaler Richtung leicht in eine Menge von Lamellen zerlegen und, wenn man diese zerreiſst, Fragmente erhalten, von denen einzelne oft die Form von Fasern haben.

Die Schwielen entstehen an solchen Hautstellen, die von Zeit zu Zeit einem stärkeren Drucke ausgesetzt werden. Es ist nicht unwahrscheinlich, daſs die durch einen solchen Druck erzeugte Reizung der Haut einen Zustand von Congestion zur Folge hat, der mit einer stärkeren Ausschwitzung von Blutflüssigkeit, als gewöhnlich stattfindet, verbunden ist. Indem dies überschüssige Material dann wohl zur Bildung von Epidermiszellen verwendet wird, häufen sich letztere in abnormer Menge an und bedingen die beschriebene Hypertrophie der Oberhaut. v. Bärensprung glaubt,

---

[1]) Beiträge zur Anatomie und Pathologie der menschlichen Haut. Leipzig 1848. S. 6.

[2]) Peter Camper, *Demonstrationes anatomicae. Lib. I. Amstelodami 1740. Fol. p. 1.*

dafs Reizung der Haut durch chemisch wirkende Substanzen, wie sie bei Färbern, Maurern u. dgl. m. stattfindet, ebenfalls Schwielen erzeugen könne.

Das Hühnerauge; der Leichdorn. *Clavus.*

Die Hühneraugen sind Schwielen, die eine in die Cutis eindringende Verlängerung haben. Der verlängerte Theil füllt eine in der Cutis befindliche Vertiefung von $^1/_2$ bis 1 Linie Tiefe und 1 bis einigen Linien Durchmesser aus und geht häufig nach oben als eine Art Kern durch die ganze Schwiele hindurch, indem er sich mehr oder weniger deutlich von der übrigen Substanz derselben absetzt. Auch schon auf der äufsern Fläche des Clavus läfst der Kern sich oft als ein runder heller oder dunkler Fleck erkennen, der von der Umgebung scharf abgegrenzt ist und diese zuweilen auch etwas überragt (Taf. 3. Fig. 1. *a*). An senkrechten Durchschnitten eines Hühnerauges (Taf. 3. Fig. 3. 4. u. 5.) unterscheidet man, dafs die Seitentheile desselben, d. h. die den centralen Kern umgebenden Massen, durch eine Verdickung der Epidermis gebildet werden. Die tieferen, weichen Lagen der Oberhaut tragen zu dieser Hypertrophie nicht bei, sondern sind nur von gewöhnlicher Dicke, dagegen hat die Menge der die äufseren, härteren Lagen der Epidermis bildenden Zellen mehr oder weniger beträchtlich zugenommen. Die Zellen sind von derselben Beschaffenheit und in eben der Weise übereinandergelagert, wie in der normalen Oberhaut. Auch erkennt man in diesen seitlichen Theilen der Hühneraugen oft die hindurchgehenden Schweifskanäle. Die mittlere, als Kern bezeichnete Masse des Clavus ist häufig härter und durchscheinender, als die übrige Substanz desselben, und nicht selten läfst sie sich, entweder ohne weitere Vorbereitung oder nach kurze Zeit fortgesetzter Maceration, als ein gesonderter, mit der Umgebung nur locker verbundener Theil abtrennen. Dieser Kern besteht ebenfalls aus Epidermiszellen, die von den normalen sich in ihrem Ansehn nicht unterscheiden, doch eine von der regelmäfsigen abweichende Lagerung angenommen haben. Die meisten derselben stehen nämlich mit ihrem Längendurchmesser schräg und zuweilen beinahe in einem rechten Winkel auf der Oberfläche der Cutis. Die Richtung, in der die Zellen liegen, entspricht immer genau der Vertiefung, welche die Cutis unter dem Clavus zeigt. An feinen, senkrechten Durchschnitten sieht man der angegebenen Ursache wegen in dem mittleren Theile des Hühnerauges, statt der sonst in der Epidermis bemerkbaren horizontalen Streifen, eine Menge Bogenlinien, welche parallel mit dem Rande der in der Cutis vorhandenen Vertiefung verlaufen (Fig. 5. *a*). Auch spaltet sich die verdickte Oberhaut, wenn man feine Lamellen drückt oder zerrt, hier immer in bogenförmig gekrümmte Stücke. Da wo die schräg stehenden Zellen des Kernes an die normal gelagerten Ränder des Clavus grenzen, ist die Verbindung zwischen beiden Theilen oft nur locker, und der Kern läſst sich dann leicht von der übrigen Masse trennen. Die beschriebenen Verhältnisse treten am deutlichsten bei groſsen, tief in die Cutis eindringenden Hühneraugen hervor, während bei wenig entwickelten der Kern sich minder scharf von der übrigen Masse absetzt. Zuweilen findet man in einem Hühnerauge auch zwei Kerne. Die den Kern der Hühneraugen bildenden Zellen hängen, nach v. Bärensprung [1]), auch genauer untereinander zusammen und nehmen durch Behandlung mit einer concentrirten Auflösung von caustischem Kali schwerer die Bläschenform an, als dies bei den normalen Epidermiszellen der Fall ist.

Was den in der Cutis vorhandenen Eindruck betrifft, so ist dessen Tiefe in den einzelnen Fällen sehr verschieden. Wo er nur seicht erscheint, erkennt man auf der Oberfläche der vertieften Stelle öfter noch deutlich die Hautpapillen. In anderen Fällen fehlen diese und nicht selten auch ein mehr oder weniger beträchtlicher Theil der übrigen Cutisschichten. Wo der Epidermiszapfen des Clavus sehr lang ist, findet man die Lederhaut

---

[1]) A. a. O. S. 8.

auf eine ganz dünne Lamelle reducirt. Einige Beobachter, wie z. B. Rayer [1]), wollen diese Membran zuweilen auch ganz durchbohrt gefunden haben, was ich jedoch niemals wahrnehmen konnte. Bei Eiterbildung unter einem Hühnerauge möchte völlige Durchbohrung der Cutis indefs wohl vorkommen. Von den unter dem mittleren Theile des Hühnerauges liegenden Schweifsdrüsen giebt v. Bärensprung [2]) an, dafs sie atrophisch werden und dafs zuletzt nur ein undeutlicher körniger Fleck an ihrer Stelle zurückbleibt.

Häufig sind die Blutgefäfse der Cutis unter dem Leichdorn stark mit Blutkörperchen angefüllt, was auf einen im Leben vorhanden gewesenen Zustand von Congestion oder Entzündung schliefsen läfst. Auch kleine Blutextravasate findet man zuweilen im Gewebe der Lederhaut oder auf der Oberfläche derselben. Ebenso bemerkt man zwischen den den Clavus bildenden Oberhautzellen mitunter kleine, eingetrocknete Blutklümpchen, die ohne Frage beim Emporwachsen der Epidermis von der Oberfläche der Cutis mit in die Höhe gehoben worden sind. Auf gleiche Weise zwischen den Epidermiszellen liegend hat Rückert [3]) eingetrocknete Eiterkörperchen beobachtet.

Die Hühneraugen zwischen den Zehen haben ein von den an anderen Stellen vorkommenden etwas verschiedenes Ansehn. Die schwielige Epidermis wird nämlich durch die zwischen den Zehen sich anhäufenden Hautsecrete in einem Zustande von Aufweichung erhalten und deshalb erscheint der Leichdorn hier weifs und weich. Oft überragen zugleich die Ränder den centralen Theil, wohl aus dem Grunde, weil der Kern wegen seiner besonderen Bildung sich bei der Durchtränkung mit Flüssigkeit nicht auf gleiche Weise, wie die Seitentheile ausdehnt. Im Uebrigen weichen die Hühneraugen dieser Stellen von denen an anderen nicht ab.

---

[1]) *Traité des maladies de la peau. Paris* 1835. *Tom. III. p.* 647.

[2]) A. a. O. S. 10.

[3]) *De clavo nonnulla; dissert. inaug. Berolini* 1846. *p.* 24.

Es ist öfter behauptet worden, dafs die Synovialbälge der Haut, die sogenannten Schleimbeutel derselben, Antheil an der Bildung der Hühneraugen hätten. Brodie [1]) kann zu den Beobachtern, die diese Ansicht theilen, gerechnet werden, denn er will unter allen ausgebildeten Hühneraugen einen ganz wie die gewöhnlichen Synovialsäcke beschaffenen Schleimbeutel gefunden haben, der, wenn er sich entzündet und dann stärker mit Flüssigkeit füllt oder in Eiterung übergeht, die Schmerzhaftigkeit der Hühneraugen bedingen soll. Der genannte Schriftsteller nimmt zugleich an, dafs jener Schleimbeutel sich unter dem Clavus immer erst neu bilde, und dafs er zwischen Epidermis und Cutis seinen Sitz habe, welche Angaben ohne Zweifel unrichtig sind.

Das Verhältnifs der Schleimbeutel zu den Hühneraugen möchte sich, wie ich glaube, folgender Maafsen feststellen lassen. Auf der Dorsalfläche der Zehen liegen bekanntlich in der Gegend der Gelenkköpfe unter der Cutis, zwischen dieser und den Sehnen, kleine Synovialsäcke, die Schreger [2]) in seinem bekannten Werke abgebildet hat. An denselben Stellen bilden sich auch am leichtesten Hühneraugen, was indefs wohl nicht in dem Vorhandensein jener Säcke, sondern darin seinen Grund hat, dafs diese Punkte am häufigsten durch die Fufsbekleidung gedrückt werden. Dafs die Schleimbeutel keine nothwendige Bedingung für das Zustandekommen der Clavi sind, kann man daraus schliefsen, dafs man oft unter den Hühneraugen keine Schleimbeutel findet, indem jene auch an solchen Stellen entstehen, wo keine Synovialbälge liegen, wie z. B. zwischen den Zehen. Bei Hühneraugen, welche über Schleimbeuteln sich gebildet hatten, konnte ich an letzteren niemals eine Veränderung in Bezug auf ihren Inhalt oder ihre Gröfse wahrnehmen, weshalb ich der Ansicht

---

[1]) Behrend, Repertorium der medicinisch-chirurgischen Literatur des Auslandes. 1836. April No. 15—18.

[2]) Schreger *de bursis mucosis subcutaneis. Erlang.* 1824. *p.* 44 u. 45; Tab. V. Fig. IX. — Die Schleimbeutel der Zehen habe ich übrigens niemals so prall und prominirend gefunden, wie sie in Schreger's Abbildung aussehen, doch mag dies in einzelnen Fällen so vorkommen.

bin, dafs zwischen der schwieligen Epidermis und den unter der Lederhaut vorhandenen Säckchen in der Regel gar keine besondere Beziehung stattfindet. Nur in den Fällen möchte das Vorhandensein der fraglichen Bursa in Betracht kommen, wo unter dem Leichdorn eine heftigere Entzündung der Cutis sich ausbildet. Anhäufung von exsudirter Flüssigkeit im Innern des Sackes kann dann zu schmerzhafter Spannung, und Eintritt von Eiterung zu einem Aufbruche desselben nach aufsen Veranlassung geben. Am Ballen der grofsen Zehe scheint besonders der sehr grofse hier befindliche Schleimbeutel die Ursache zu sein, dafs es oft so schwer hält, die durch Eiterbildung unter Hühneraugen entstandenen Oeffnungen zur Verheilung zu bringen.

Die Hühneraugen sind von mehreren Beobachtern schon ziemlich auf dieselbe Weise, wie es hier geschehen ist, beschrieben worden. Rayer, Fuchs und Andere haben das mit unbewaffnetem Auge daran Wahrnehmbare richtig dargestellt. Pappenheim [1]) hat zuerst eine mikroskopische Untersuchung derselben vorgenommen und macht besonders auf die abnorme Lagerung der Epidermiszellen im mittleren Theile des Clavus aufmerksam. Um den in die Cutis eingesenkten Theil soll sich, nach diesem Beobachter, eine Art von sehniger Kapsel bilden, was ich nicht habe wahrnehmen können. Ich fand die Cutis immer nur auf die früher beschriebene Weise verändert und bemerkte nichts von einer mit dem Sehnengewebe übereinstimmenden Beschaffenheit derselben.

Rückert [2]) giebt an, dafs an dem unter den Hühneraugen liegenden Theile der Cutis immer die Fettschicht geschwunden sei. An den auf den Zehen sitzenden Leichdornen scheint dies allerdings der Fall zu sein, doch rührt dieses Ansehn, wie ich glaube, nur daher, dafs man beim Ablösen eines Clavus mit der darunter liegenden Cutis in der Regel den Hautschleimbeutel

[1]) Mediz. Zeitung v. Vereine für Heilkunde in Preufsen. Jahrgang 1841. S. 249.

[2]) A. a. O. S. 11.

öffnet. Die obere Wand dieses Sackes bleibt dann mit der Cutis in Verbindung und deshalb erscheint deren untere Fläche ungewöhnlich glatt und fettlos.

Eine von meiner Beschreibung sehr abweichende hat neuerlich Erasmus Wilson [1]) von den Hühneraugen gegeben. Er sagt nämlich, dafs sie durch eine krankhafte Vergröfserung der Hautpapillen gebildet würden, und dafs jede hypertrophische Papille scheidenartig von verdickter Epidermis überzogen sei. Er erklärt sie nach diesem Befunde für nahe verwandt mit den Warzen. Entweder hat Wilson den mittleren Theil des Hühnerauges für vergröfserte Hautpapillen angesehen oder statt eines Clavus eine Warze beschrieben und abgebildet. (Vergl. meine Darstellung der Warzen auf Taf. 2. Fig. 2—5.).

Was die Entstehungsweise der Hühneraugen betrifft, so beginnen dieselben wohl ohne Frage immer als gewöhnliche Schwielen, über deren Zustandekommen ich mich in dem vorigen Abschnitte geäufsert habe. Findet auf eine solche Schwiele ein fortgesetzter Druck statt, so wird die Cutis unter derselben theils von oben nach unten comprimirt, theils nach den Seiten hin verdrängt und erhält so den früher beschriebenen Eindruck. Wo dieser tief ist, mufs wohl immer eine durch den Druck zu Stande gebrachte Atrophie der Cutis angenommen werden, denn wären in solchen Fällen die Gewebetheile der Lederhaut nur auseinander getrieben, so würde man unter den Seitentheilen des Clavus die aus ihrer Stelle gedrängten und comprimirten Hautpapillen wahrnehmen. Da dies in der Regel nicht der Fall ist, mufs ein theilweises Schwinden des Cutisgewebes erfolgt sein. Zu der ungewöhnlichen Lage der Epidermiszellen im mittleren Theile des Hühnerauges mag sowohl der von aufsen auf die Oberhaut wirkende Druck, als auch die veränderte Richtung der Cutisoberfläche beitragen.

Am leichtesten werden die beschriebenen Veränderungen an solchen Stellen zu Stande kommen können, wo die Haut über

---

[1]) *A practical treatise on healthy skin.* London. 1845; p. 293 u. Taf. 6. Fig. 4.

Knochenvorsprüngen liegt, gegen die sie bei äufserem Drucke geprefst wird. Dies sind nun auch, wie v. Bärensprung [1]) anmerkt, gerade die Hautstellen, an denen Hühneraugen sich bilden.

Die Warzen. *Verrucae.*

Unter dem Namen der Warzen werden verschiedene Arten von kleinen, rundlichen Auswüchsen der Haut zusammengefafst, von denen man annimmt, dafs sie durch eine Hypertrophie des Hautgewebes zu Stande kommen.

1) Die erste Art bilden die harten oder gewöhnlichen Warzen (*verrucae vulgares*). Es sind dies die allgemein bekannten kleinen, harten, halbkugeligen oder kegelförmigen Excrescenzen, welche, einzeln oder zahlreich bei einander stehend, am häufigsten an den Händen, aber auch an den Füfsen, an den Ohren, im Gesichte, an der Vorhaut u. s. w. vorkommen. Sie haben in der Regel den Umfang einer kleinen Erbse und erreichen nur selten eine merklich beträchtlichere Gröfse. Jede dieser Warzen besteht aus einer Anzahl senkrecht auf der Oberfläche der Cutis stehender Zapfen oder Papillen, welche von einer dicken, harten Epidermislage bedeckt sind (Taf. 2. Fig. 2. u. 3.). Letztere bildet für alle Papillen eine gemeinschaftliche Decke, welche in der Regel auf ihrer äufsern Fläche nur leichte Vorsprünge an den Stellen zeigt, wo die Papillen darunter liegen und geringe Einsenkungen an den Punkten, welche den Zwischenräumen der Zapfen entsprechen. Zuweilen senkt sich aber die äufsere Fläche des Epidermisüberzuges zwischen die einzelnen Papillen auch tiefer ein, so dafs diese getrennt von einander erscheinen und die Warze dadurch das Ansehn erhält, als wäre sie durch Sprünge in eine Menge einzelner Theile gespalten. Die an die Warze grenzende Oberhaut ist rund um dieselbe in der Regel etwas verdickt und steht mit dem Ueberzuge des Auswuchses nicht ganz

[1]) A. a. O. S. 7.

genau in Verbindung. Dafs der Ueberzug der Warze aus denselben Bestandtheilen, wie die Epidermis, zusammengesetzt ist, davon kann man sich ohne Schwierigkeiten überzeugen, indem die denselben bildenden Zellen sich durch Maceration oder die Anwendung von Reagentien immer leicht von einander trennen. Die Epidermishülle der Warzen ist fast immer dicker als die Oberhaut der Theile, an welchen dieselben sitzen.

Unter dem beschriebenen Ueberzuge liegen die mit der Cutis in Verbindung stehenden Papillen der Warzen. Diese Papillen sind zuweilen (Taf. 2. Fig. 5.) nur niedrig, zuweilen haben sie eine beträchtliche Länge (Fig. 4.). Oben endigen sie entweder mit einer abgerundeten Spitze oder mit einer kolbigen Anschwellung, so dafs sie im letztern Falle oben dicker als unten erscheinen. Sie vereinigen sich mit der Lederhaut zuweilen auf die Weise, dafs eine bestimmte Grenzlinie zwischen beiden nicht wahrzunehmen ist, häufiger aber setzen sie sich deutlich vom Corium ab. Bei Präparaten, welche einige Zeit in Wasser oder Weingeist gelegen haben, läfst sich oft die ganze Warze von der Cutis abheben. Die Oberfläche der letztern erscheint dann glatt; die normalen Hautpapillen fehlen und statt derselben finden sich die Höcker der Warze vor.

Die *verruca vulgaris* ist mit Blutgefäfsen versehen, welche man an den einzelnen Papillen derselben oft schon mit blofsem Auge als feine rothe Streifen erkennen kann. Auch kann man auf das Vorhandensein von Gefäfsen schon daraus schliefsen, dafs bei gröfseren Warzen ein ziemlich starker Bluterguſs eintritt, wenn man sie weit oberhalb der Cutisoberfläche anschneidet. Unter dem Mikroskop erkennt man, dafs die Gefäfse aus Schlingen bestehen, deren Bögen gewöhnlich bis nahe unter den Epidermisüberzug hinaufreichen. In manchen Höckern nimmt man nur eine solche Gefäfsschlinge, in anderen mehrere wahr (Fig. 4. u. 7.).

Die Substanz, aus welcher, abgesehen von der äufsern Epidermisdecke und den Blutgefäfsen, die Papillen der Warzen bestehen, ist weifs, ziemlich zähe, doch nicht so dehnbar, als das gewöhnliche Bindegewebe. Dieselbe erschien mir unter dem Mikroskop feinkörnig, fast structurlos. v. Bärensprung [1]) erkannte darin bei der Behandlung mit Essigsäure rundliche oder längliche, in einem formlosen Cytoblastem liegende Kerne, und zuweilen auch wirkliche elastische Fasern, wovon ich mich nicht überzeugen konnte.

Die beschriebenen Bestandtheile der Warzen lassen sich auch an Querschnitten unterscheiden. Man sieht dann die durchschnittenen Höcker nebeneinander liegen und jeden derselben von einem streifig erscheinenden Rande, der von dem Epidermisüberzuge gebildet wird, umgeben (Fig. 6.).

Mehrere frühere Schriftsteller, wie Vossen, Alibert, Ascherson, Rayer u. A. [2]) haben die Warzen im Wesentlichen schon richtig beschrieben. Die meisten derselben halten sie für eine Hypertrophie der Hautpapillen. Der Umstand, dafs die Substanz der Warzen zuweilen wie eine unmittelbare Fortsetzung der Cutis erscheint, und dafs, wenn eine bestimmtere Abgränzung der krankhaften Masse von der Lederhaut stattfindet, die normalen Hautpapillen fehlen, spricht für diese Ansicht. Ebenso würde die Beschaffenheit des Gewebes der Warzenhöcker nicht als Gegengrund anzusehen sein, denn auch die Hautpapillen lassen sich, wie S. 4 angeführt wurde, nicht deutlich in Fasern zerlegen. Dafs jeder Warzenhöcker durch die Vergröfserung einer einzelnen Papille entsteht, ist indefs nicht gut anzunehmen; denn da die Höcker der Warzen beträchtlich dicker, als die Hautpapillen sind, so würden sie den nöthigen Raum nur dann finden können, wenn eine Anzahl der letztern verschwände oder comprimirt würde. Da comprimirte Tastwarzen zwischen oder neben den Warzenhöckern nicht wahrgenommen werden, so ist es wahrscheinlicher, dafs jeder einzelne Warzenhöcker durch Wucherung mehrerer nebeneinander stehender Papillen erzeugt wird.

J. Vogel [3]) hat vor einiger Zeit die Warzen auf eine, von meiner Darstellung ziemlich abweichende Weise beschrieben. Er

---

[1]) A. a. O. S. 14.

[2]) Vergl. G. Simon in Müller's Archiv 1840. Heft 2. S. 169.

[3]) Erläuterungstafeln zur pathologischen Histologie. 1843. Taf. 25.

glaubt nämlich, dafs sie aus hohlen Cylindern zusammengesetzt sind, deren Lumen bei parallel mit der Oberfläche des Auswuchses abgelösten Lamellen geöffnet erscheint. Die Wände der Cylinder bestehen, seiner Angabe nach, aus dünnen, concentrischen Schichten, welche auf dem Durchschnitt gefasert aussehen. Sowohl an Längen- als Querschnitten fand Vogel in der Höhle der Cylinder oft geronnenes Blut, von welchem er indefs glaubt, dafs es beim Abschneiden der Warzen hinein gekommen sei.

Ich habe schon früher die Warzen vielfältig untersucht [1]) und dies auch neuerlich wiederum gethan, doch kann ich mich von Höhlen in den Cylindern derselben nicht überzeugen, sondern ich finde an Längen- und Querschnitten immer den Epidermisüberzug und die darunter befindliche solide Substanz. Ich vermuthe deshalb, dafs Vogel, bei der Zubereitung dünner Lamellen von Warzen für die mikroskopische Untersuchung, nur die härtere Epidermishülle abgetrennt hat, über die innere, weichere Substanz aber mit dem Messer fortgeglitten ist, ohne von dieser etwas abzulösen.

Wenn Vogel ferner annimmt, dafs das Blut in den Warzen erst beim Abschneiden in dieselben hineingekommen sei, so geht daraus wohl hervor, dafs er diese Auswüchse für gefäfslos hält. Als die Quelle, aus der das Blut geflossen ist, sieht er dann vermuthlich die Cutis an. Wie ich schon oben angegeben habe, bluten indefs gröfsere Warzen auch stark, wenn man sie ziemlich weit oberhalb des Niveau der Cutis durchschneidet. Aufserdem habe ich öfter Gelegenheit gehabt, von Leichen entnommene Warzen zu untersuchen, wo wegen der schon erfolgten Gerinnung des Blutes, dieses nicht wohl auf die von Vogel angenommene Weise in die Auswüchse konnte hineingekommen sein. Ferner spricht der Umstand, dafs die in den Warzenhöckern wahrnehmbaren Blutstreifen in ihrem Verlaufe und ihrer Dicke mit andern Capillaren übereinkommen, dafür, dafs man es mit wirklichen Blutgefäfsen zu thun hat. Zuweilen sieht man

[1]) Müller's Archiv 1840. Heft 2. S. 169.

neben dem Blute auch feine Streifen, die die Gefäſswände zu sein scheinen.

2) Unter dem Namen *Verruca filiformis* schildert v. Bärensprung eine andere Art von Warzen. Er schildert sie als kleine harte, fadenförmige Auswüchse, welche besonders an der äuſsern Fläche der oberen Augenlider vorkommen, zwei bis vier Linien lang und nicht viel dicker als eine Schweinsborste sind. Als v. Bärensprung eine solche Warze in dünner Kalilauge erweicht hatte, lieſs sich die Epidermis wie ein Futteral abheben und es kamen darauf drei weiche Fädchen, jedes nicht dicker als ein feiner Zwirnsfaden, zum Vorschein. Diese Fädchen, welche der genannte Beobachter für verlängerte Hautpapillen hält, hatten die Länge einer Linie, während die dieselben bedeckende Epidermis zwei Linien dick erschien. Diese Oberhaut war sehr hart und umgab die Papillen in eben der Weise, wie es bei den gewöhnlichen Warzen der Fall ist. Die geringe Anzahl von Papillen und die Dicke und Härte der Epidermis unterscheiden diese Warzen also von den vorher beschriebenen. Ich habe dieselben niemals zu untersuchen Gelegenheit gehabt.

3) Eine dritte Art von Warzen hat Ascherson zuerst beschrieben und *verruca plana* genannt. Diese bildet, nach seiner Beschreibung, eine flache, kaum über das Niveau der Haut hervorragende, scharf begrenzte Afterbildung, die er zuweilen vereinzelt an den Händen Erwachsener, etwas öfter bei Kindern im Gesicht und an den Händen in groſser Menge, einem Ausschlage ähnlich, gesehen hat, und die im Ganzen nicht häufig vorzukommen scheint. Sie variirt, nach seinen Angaben, von der Gröſse eines Stecknadelknopfes bis zu der einer kleinen Linse, ist gewöhnlich unregelmäſsig rundlich und von gelbbrauner, selten von röthlicher Farbe. Ich habe diese Warzen einige Mal an den Händen Erwachsener gesehen und eine, die von dem Handrücken eines Mannes abgetragen war, untersucht. Ich fand darin Papillen, die nur kurz, doch übrigens ebenso beschaffen waren, wie die der *Verruca vulgaris*, und die eine gemeinschaftliche, nicht sehr harte Epidermishülle hatten. Man kann diese Bildun-

gen demnach als gewöhnliche Warzen betrachten, die, bis zu einem gewissen Grade entwickelt, sich nicht mehr sonderlich vergröfsern.

4) Ferner werden kleinere Bindegewebegeschwülste der Haut von Vielen zu den Warzen gerechnet und unter dem Namen der weichen Warzen von den vorher beschriebenen Formen unterschieden. Sie sitzen entweder mit einem dünnen Stiele oder mit breiter Basis auf und bestehen aus Bindegewebe, welches sich auf verschiedenen Entwickelungsstufen darin vorfindet. (Das Genauere über diese Art von Warzen siehe bei den Bindegewebegeschwülsten).

Wegen der bösartigen Warzen vergleiche den Abschnitt vom Krebs.

Ueber die Ursachen der Warzen wissen wir nichts Zuverläfsiges.

Die Fischschuppenkrankheit. *Ichthyosis.*

Die bei der Ichthyosis wahrnehmbaren anatomischen Veränderungen bestehen in einer mehr oder weniger beträchtlichen Verdickung der Oberhaut, welche an den leidenden Stellen zugleich durch viele Furchen ein höckeriges Ansehn erhalten hat oder durch tiefere Sprünge in eine gewisse Anzahl neben einander liegender Stücke getheilt ist. Diese Höcker oder Stücke sind von viereckiger, rundlicher oder ganz unregelmäfsiger Form, haben eine graue, schmutzig-gelbliche, braune oder schwärzliche Farbe und sind härter und spröder als normale Oberhaut. Am häufigsten gleichen sie platten Schuppen, zuweilen aber stellen sie sich auch als stärker prominirende Höcker oder als lange konische oder cylindrische Zapfen dar. Sehr häufig besteht neben der Veränderung der Oberhaut eine ungewöhnliche Vergröfserung der Tastwarzen.

Die meisten Schriftsteller unterscheiden nach dem Grade der Oberhautverdickung zwei Formen der Krankheit, nämlich *Ichthyosis simplex* und *Ichth. cornea.* Bei ersterer ist die Epidermis nur wenig verdickt und zum Theil den normalen Hautfurchen entsprechend in dünne Fragmente zersprungen, bei der andern ist die Verdickung beträchtlicher. Als eine Unterart der *Ichthyosis simplex* wird von Manchen (Schönlein, Fuchs, Canstatt) noch *Ichthyosis scutellata* aufgeführt, bei welcher die Schuppen der Oberhaut eine schüsselförmige Gestalt haben, indem sie rundlich sind und sich an der Peripherie ablösen, während sie in der Mitte noch angeheftet bleiben. Auch werden die höchsten Grade der Krankheit, bei welchen die verdickte Epidermis aus neben einander aufgerichteten, stachelähnlichen Zapfen besteht, von Einigen als eine besondere Art von Ichthyosis angesehen, die von Manchen *Ichth. hystrix*, von Fuchs, der sie als eine Unterart der gewöhnlichen *Ichth. cornea* betrachtet, *Ichth. cornea acuminata* genannt worden ist. Die Ichthyosis ist zuweilen angeboren oder bildet sich doch bald nach der Geburt aus, während sie in andern Fällen erst im späteren Lebensalter zu Stande kommt. Das angeborene Leiden hat man öfter über den ganzen Körper verbreitet gefunden.

Was die feineren Structurverhältnisse der Haut bei der Fischschuppenkrankheit betrifft, so nehmen die meisten Schriftsteller an, dafs die dabei vorhandenen Platten und Höcker aus verdickter Epidermis bestehen. Einige sind dagegen der Ansicht, dafs die Hautverdickung durch Bestandtheile erzeugt werde, die von denen der Epidermis verschieden sind. So glaubt Good [1]), dafs die Ichthyosis von einem vermehrten Gehalte der Hautsekrete an Kalksalzen herrühre, die auf der Haut zurückblieben und diese wie eine Schale überzögen. Ebenso behauptet E. Wilson [2]), dafs das Sekret der Talgdrüsen krankhafter Weise so reichlich und von einer solchen Beschaffenheit sein könne, dafs es auf der Haut zu Schuppen und Krusten erhärte und in dieser Weise die bei der Fischschuppenkrankheit wahrnehmbaren Veränderungen erzeuge. Gluge [3]) fand in einem Falle von Ichthyosis die Schup-

---

[1]) Mason Good, *study of medecine.* 4. *edit. by* Sam. Cooper. *London* 1834. *Vol. IV. p.* 463.

[2]) *On diseases of the skin. II. edit. London* 1847. *p.* 360

[3]) Abhandlungen für Physiologie und Pathologie. Jena 1841. S. 138.

pen zum grofsen Theile zwar aus Epidermiszellen zusammengesetzt, zwischen denselben jedoch eine Masse, welche in der normalen Oberhaut nicht vorkömmt. Bei einer an dem genannten Uebel leidenden Frau war die Dorsalfläche des Fufses ganz mit einer hornartigen, dicken, trockenen, graulichen Substanz bedeckt, die sich in kleinen Lamellen ablöste. Diese bestanden, nach Gluge's Angabe, 1) aus zahlreichen Schichten von Epidermiszellen, die zum gröfsten Theile nicht mit einem Kerne versehen waren. Eine Anzahl derselben erschien weifslich, die meisten aber waren mit einer braunen oder gelblichen Substanz gefüllt, die fast ganz durch Essigsäure verschwand. Dann wurde in den abgelösten Lamellen 2) eine formlose Masse wahrgenommen, welche in sehr regelmäfsigen, circulären Schichten abgelagert war. Diese wechselten mit Schichten der beschriebenen Zellen ab, so dafs ein Fragment der Masse von der Dicke einer Linie schon die beiden Substanzen enthielt. v. Bärensprung [1]) ist der Ansicht, dafs die bei der Ichthyosis vorhandenen Schuppen oder Platten durch eine Hypertrophie der Epidermis erzeugt werden. Er beschreibt die verdickte Oberhaut von dem Fufse einer Frau, welche an nicht angeborener Ichthyosis litt, auf folgende Weise: Die mehrere Linien dicke Epidermis bestand der Cutis zunächst aus einer schmalen Pigmentschicht. Das Pigment war, wie es immer im *Rete Malpighii* der Fall ist, in Form moleculärer Körnchen um die Kerne der jüngsten Epidermiszellen abgelagert. Weiter nach oben enthielt die Epidermis kein Pigment, sondern bestand aus ungefärbten Zellen, von denen die unteren kernhaltig, die oberen kernlos waren. An der freien Oberfläche der Epidermis fand sich wiederum eine schwarz gefärbte, schmale Schicht, die aus kernlosen platten Zellen bestand. Ihre schwarze Färbung rührte indefs nicht von einem in die Zellen abgelagerten körnigen Pigmente her, sondern von dunklen structurlosen Klümpchen zwischen den Zellen, welche von Alkalien ausgezogen wurden und Fett und Schmutztheile waren, die mechanisch in der rissigen Oberhaut hafteten.

---

[1]) A. a. O. S. 31.

Auch an der Cutis sind in Fällen von Ichthyosis öfter Veränderungen wahrgenommen worden. Die Hautpapillen sollen fast immer vergröfsert sein, und die zwischen denselben vorhandenen Furchen deshalb tiefer erscheinen. Auch der übrige Theil der Cutis ist, nach Rayer's Angabe, nicht selten fester und etwas dicker als im Normalzustande. v. Bärensprung [1]) nimmt an, dafs die nicht angeborene Ichthyosis meistens mit Hypertrophie der Cutis verbunden vorkäme. Die Hypertrophie der Lederhaut, an der zuweilen auch das Unterhautbindegewebe Theil nähme, soll durch habituelle Entzündungen zu Stande kommen und von derselben Art sein, wie bei der weiter unten beschriebenen ***Elephantiasis Arabum.***

Ueber die Beschaffenheit der Hautdrüsen und Haarsäcke stimmen die Angaben der Schriftsteller nicht miteinander überein. Tilesius [2]) fand die Mündungen der Hautdrüsen verstopft und mit einer zähen, dickflüssigen Materie angefüllt. Ebenso giebt Hebra [3]) an, dafs bei der Ichthyosis die Mündungen der Haarbälge häufig verschlossen seien. Martin [4]) sah in einem Falle von Ichthyosis die Haarsäcke und deren Anhänge sehr entwickelt. Rayer [5]) dagegen fand die Talgdrüsen in der Regel sehr klein und konnte sie an manchen Stellen gar nicht wahrnehmen. In einem Falle von nicht angeborener Ichthyosis, welche mit Verdickung der Cutis verbunden war, beobachtete v. Bärensprung [6]), dafs an den am meisten entarteten Stellen von Haaren, Haarbälgen und Talgdrüsen keine Spur mehr vorhanden war. An den Stellen, wo das Uebel weniger vorgeschritten war, fand derselbe

---

[1]) A. a. O. S. 25.

[2]) Beschreibung und Abbildung der beiden sogenannten Stachelschweinmenschen. Altenburg 1802. S. 32.

[3]) Zeitschrift der Gesellschaft der Aerzte zu Wien. Wien 1845. Juni (III. Heft), S. 212.

[4]) Rayer, *Traité des maladies de la peau. Paris. 2. édit. Tom. III. p.* 621.

[5]) A. demselben O.

[6]) A. a. O. S. 30.

die Anzahl der Haarbälge sehr vermindert und die Haare fast sämmtlich ausgefallen. Die noch vorhandenen Bälge hatten nicht mehr die Tiefe der normalen Haarsäcke, sondern bildeten zum Theil ganz oberflächliche, zum Theil tiefer eindringende Grübchen, die durch Anfüllung der Bälge mit dichtem Bindegewebe erzeugt wurden. Ebenso waren die Mündungen der Haarbälge durch eine Schicht Bindegewebe verdickt. Neben den am wenigsten entarteten Haarbälgen waren die Talgdrüsen wenig verändert, doch bestand ihr Inhalt nicht mehr aus Fett, neben den in sehr flache Grübchen umgewandelten Haarbälgen nahm man aber statt der Drüsen nur ein Paar dunkele, körnige Flecke wahr. Die Schweifsdrüsen waren überall wahrzunehmen und zeigten keine erhebliche Veränderung.

In ihrer chemischen Zusammensetzung scheinen die Schuppen der Ichthyosis von der normalen Epidermis abzuweichen. Nach F. Simon hinterliefsen die Schuppen der Ichthyosis beim Verbrennen eine ziemlich bedeutende Menge einer durch Eisenoxyd stark gelb gefärbten Asche, in welcher kohlensaurer und phosphorsaurer Kalk nebst Eisenoxyd vorherrschte. Die verdickte Oberhaut gewöhnlicher Schwielen der Hände und Füfse lieferte dagegen eine fast vollkommen weifse Asche, welche nur Spuren von Eisenoxyd enthielt. In dem vorher erwähnten Falle von Ichthyosis, welchen v. Bärensprung beobachtet hat, untersuchte Marchand einen Theil der Borke. Er erhielt beim Verbrennen eine Asche, in welcher kein kohlensaurer Kalk, sondern phosphorsaurer Kalk, Eisenoxyd und eine beträchtliche Menge Kieselsäure aufgefunden wurden. Aufser der Anwesenheit der Kieselsäure mufs, wie v. Bärensprung bemerkt, überhaupt die Zunahme der unorganischen Bestandtheile auffallen, welche hier 15 % betrugen, während sie in der normalen Epidermis nur 1—1½ % ausmachen [1]).

Ich selbst habe über die angeborene Ichthyossis an einigen Präparaten des hiesigen anatomischen Museums Untersuchungen

---

[1]) Vergl. v. Bärensprung a. a. O. S. 33.

angestellt. Das eine der benutzten Präparate ist die Leiche eines Kindes, welches mit Ichthyosis zur Welt gekommen war und einige Tage gelebt hatte. Eine Abbildung desselben hat Steinhausen [1]) in einer im Jahre 1828 verfafsten Dissertation gegeben, in welcher auch die Hautveränderung, in so weit sie mit blofsem Auge erkennbar, beschrieben worden ist. Der Körper dieses Kindes ist in seiner ganzen Ausdehnung mit einer ziemlich harten, hornartigen, bräunlichen Masse überzogen, die, wie ich sogleich genauer nachweisen werde, die verdickte Epidermis ist. Die hypertrophische Oberhaut ist zugleich durch eine Menge tiefer Furchen in eine grofse Anzahl nebeneinander liegender, schuppenähnlicher Stücke getheilt, von denen die kleinsten nur einige Linien, die gröfseren einen Zoll und darüber breit sind. Auf Taf. 3. Fig. 7. sind einige dieser Schuppen vom Kopfe abgebildet. Macht man senkrechte Durchschnitte durch die Haut, so überzeugt man sich, dafs die Oberhaut etwa 1 Linie dick ist, dafs ihre äufseren oberflächlichen Lagen bräunlich aussehen und fester sind, als die tieferen, welche eine weifse Farbe haben. Die Cutis, auf welcher die so beschaffene Epidermis ruht, ist auch ziemlich stark verdickt und mit sehr grofsen, leicht ohne vergröfsernde Instrumente wahrnehmbaren Papillen besetzt (Fig. 8.). Die in die Zwischenräume dieser Papillen sich hineinsenkenden Theile der Epidermis geben der letztern das Ansehn, als wäre sie an ihrer unteren, der Cutis zugekehrten Fläche mit dicht nebeneinander stehenden Spitzen oder Stacheln besetzt (Fig. 9.). An den meisten Stellen der Haut bemerkt man in geringer Entfernung von einander Haarbälge, die eine der verdickten Oberhaut entsprechende Länge haben und meistens auch ein Haar enthalten. Aus ihren Mündungen, die nicht verstopft sind, läfst sich oft eine dem Hauttalg gleichende Materie herausdrücken (Fig. 10.). Die Talgdrüsen sind nicht mehr gehörig zu erkennen, doch scheinen sie, nach den in der Cutis neben den Haarbälgen hie und da wahrnehmbaren undeutlichen Umrissen zu urtheilen, vorhanden zu sein. An der verdickten Oberhaut

[1]) *De singulari epidermidis deformitate. Berolini.*

der Fufssohle lassen sich die hindurchgehenden Schweifskanäle noch unterscheiden. Das Vorhandensein dieser Kanäle, so wie der Haarsäcke in dem hornigen Ueberzuge dieses Kindes spricht schon dafür, dafs derselbe nichts Anderes als hypertrophische Epidermis sein kann. Aufserdem läfst sich auch leicht wahrnehmen, dafs derselbe aus Zellen zusammengesetzt ist, die mit denen der normalen Epidermis in ihrer Form ganz übereinstimmen. Fremdartige, in der normalen Oberhaut nicht vorkommende Bestandtheile sind durchaus nicht zu erkennen. Nur die Aneinanderfügung der Zellen weicht etwas von der gewöhnlichen ab. Während nämlich an dünnen senkrechten Durchschnitten normaler Oberhaut durch die übereinander liegenden Zellenschichten feine wagrechte Streifen gebildet werden, so zeigen sich an der verdickten Epidermis in den Zwischenräumen der Haarsäcke in einem spitzen Winkel zusammenstofsende Linien, welche die Umrisse der grofsen, spitzen Papillen der Cutis wiederholen. Ohne Frage rührt dieses Ansehn daher, dafs die Epidermiszellen eine der Form der vergröfserten Papillen entsprechende Lagerung erhalten haben (Fig. 10.). Die bräunliche Färbung der äufsersten Oberhautschichten ist gleichmäfsig durch diese verbreitet und nicht von dem Vorhandensein einzelner dunkler Körner abhängig. Ob sich dies indefs an dem frischen Präparate auch schon so verhalten hat, mufs ich unentschieden lassen. Die Oberhaut ist besonders in ihren äufseren Schichten fester als gewöhnlich, denn, obwohl die Leiche schon seit vielen Jahren sich in Weingeist befindet, ist an der Oberfläche der Epidermis noch keine Lostrennung der Zellen wahrzunehmen. Es unterliegt nach diesen Angaben keinem Zweifel, dafs in dem beschriebenen Falle eine angeborne *Ichthyosis cornea* vorhanden gewesen ist. Entartungen der Haut, die wenigstens dem äufsern Ansehn nach mit der eben mitgetheilten übereinstimmen, sind von Hinze [1]), G. Vrolik [2]) und Anderen beobachtet worden.

[1]) Aug. Hinze kleinere Schriften. Liegnitz u. Leipzig 1820. Bd. I. S. 35.

[2]) Henle und Pfeuffer Zeitschrift für rationelle Medicin. II. Band. 1. Heft. S. 32.

Aufser dem beschriebenen Präparate werden auf dem anatomischen Museum die Füfse eines Mannes aufbewahrt, der in hohem Grade an Ichthyosis der Fufssohlen gelitten hatte. Eine Beschreibung des Krankheitsfalles nebst einer Abbildung der entarteten Füfse befindet sich in einer Dissertation von Ernst [1]). Das Leiden war in geringem Grade schon bei der Geburt vorhanden gewesen, hatte indefs später beträchtlich zugenommen. Die durch dasselbe bedingte Hautverdickung wird durch nebeneinander aufgerichtete, theils konische, theils oben und unten gleich dicke Zapfen gebildet, welche am linken Fufse einen grofsen Theil der Sohle desselben bedecken. Am rechten Fufse sind die Höcker niedriger und in geringerer Anzahl vorhanden. Von den gröfseren Höckern, die gegen einen halben Zoll Höhe haben, sind auf Taf. 3. Fig. 11. einige abgebildet; sie haben viel Aehnlichkeit mit denen, welche von Tilesius bei den sogenannten Stachelschweinmenschen aus der Familie Lambert beobachtet worden sind. Rund um die grofsen Zapfen ist die Epidermis in den von mir untersuchten Füfsen mit dünnen, platten Schuppen besetzt, wie sie als charakteristisch für die *Ichthyosis simplex* beschrieben worden. Sowohl diese dünnen Schuppen, als auch die gröfseren Höcker bestehen aus Zellen, die mit denen der normalen Oberhaut ganz übereinstimmen. Die Höcker fühlen sich hart wie Horn an, doch lassen sich durch Druck die einzelnen Epidermiszellen viel leichter als bei schwielig verdickter Oberhaut von einander trennen. Hierdurch unterscheidet sich die hypertrophische Oberhaut dieser Präparate von der der vorher beschriebenen Kinderleiche, bei welcher sich besonders in den äufseren Lagen der Epidermis die Zellen ziemlich schwer von einander trennen liefsen. Von den tieferen, unmittelbar auf der Cutis liegenden Schichten der Oberhaut sind die beschriebenen Schuppen und Höcker nicht bestimmt abgegränzt. Unter den entarteten Epidermisstellen hat die Cutis leichte Eindrücke und zugleich soll sie dort im frischen Zustande mit Blut überfüllt gewesen sein.

---

[1]) *De corneis humani corporis excrescentiis. Dissert. inaug. Berol.* 1819.

Aufserdem zeigt diese Membran keine Veränderung; ihre Papillen sind nicht vergröfsert und die Furchen auf ihrer Oberfläche nicht tiefer als gewöhnlich, wie sich aus einer Vergleichung der Cutis unter den degenerirten Stellen der Oberhaut mit den benachbarten, die von normaler Epidermis überzogen sind, ergiebt. Eine genaue Untersuchung der Cutis liefs sich ohne Mühe anstellen, da an dem einen in Weingeist aufbewahrten Fufse die Oberhaut theilweise so locker geworden war, dafs man sie leicht in die Höhe heben konnte.

Von nicht angeborener Ichthyosis habe ich nur einen Fall bei einer alten lebenden Frau beobachtet. Bei dieser war eine mehrere Zoll grofse Stelle des Unterschenkels mit braunen, etwa zwei Linien dicken und $1/4$ Zoll langen eckigen Platten bedeckt, welche ich indefs nicht Gelegenheit hatte genauer zu untersuchen. Ich erwähne diesen Fall indefs, weil in demselben ebenso, wie bei den von v. Bärensprung beobachteten Kranken, zugleich eine hypertrophische Verdickung der Cutis vorhanden war, die in der Umgegend eines alten Fufsgeschwüres sich in Folge wiederholter Entzündungen ausgebildet hatte.

Aus dem Angeführten ergiebt sich der Hauptsache nach Folgendes: Die am meisten verbreitete Ansicht, dafs die Hautveränderung bei der Ichthyosis als eine Hypertrophie der Oberhaut zu betrachten sei, wird dadurch bestätigt; die Behauptung von Good und Wilson, dafs auf die Oberfläche der Epidermis abgelagerte krankhafte Sekrete das Leiden bedingen, hingegen widerlegt. Wilson hat wohl ohne Frage die, bei abnorm vermehrter Absonderung des Hauttalges, auf der Oberhaut sich bildenden Krusten mit denen der Ichthyosis verwechselt. Was die von Gluge zwischen den Epidermiszellen beobachtete formlose Masse gewesen ist, bin ich nicht im Stande zu bestimmen. Eine Vergröfserung der Hautpapillen, die von den meisten Schriftstellern als steter Begleiter der Epidermisverdickung erwähnt wird, war in der von mir untersuchten Kinderleiche in beträchtlichem Maafse vorhanden, sie fehlte aber ganz an dem oben erwähnten Fufse, ist mithin keine constante Erscheinung. Die Haarbälge können bei angeborener Ichthyosis, ihre der verdickten Epidermis entsprechende Verlängerung abgerechnet, normal beschaffen sein, wie der von mir oben beschriebene Fall zeigt; bei der nicht angeborenen, mit Hypertrophie der Cutis verbundenen Ichthyosis erleiden die Haarbälge, ebenso wie die Talgdrüsen, nach v. Bärensprung's Untersuchungen, bedeutende Veränderungen. Ob die nicht angeborene Ichthyosis stets mit Hypertrophie der Cutis verbunden ist, mufs erst durch Beobachtung einer gröfseren Anzahl von Fällen festgestellt werden.

Die Elephantiasis der Araber; die Knollenkrankheit. *Elephantiasis Arabum.*

Die mit dem Namen *Elephantiasis Arabum* bezeichnete Krankheit äufsert sich durch eine, unter eigenthümlichen Erscheinungen sich ausbildende, hypertrophische Verdickung der Haut und des Unterhautbindegewebes. Es ist das Leiden, welches von englischen Schriftstellern die Drüsenkrankheit von Barbadoes, von Anderen Hypersarcosis und von Fuchs Pachydermia genannt worden ist. Dasselbe ergreift am häufigsten die Unterextremitäten und von diesen gewöhnlich nur eine, doch kommt es aufserdem auch an den oberen Gliedmaafsen, am Hodensacke, an den grofsen Schaamlefzen, im Gesichte und einigen anderen Stellen vor. Wenn es längere Zeit besteht, so schwellen die davon befallenen Theile beträchtlich an und werden sehr unförmlich.

Die Elephantiasis ist der Gegenstand wiederholter Untersuchungen gewesen, welche bis jetzt zu folgenden Resultaten geführt haben:

Die Epidermis ist häufig, doch fast immer nur mäfsig verdickt; zuweilen aber auch nicht verändert. Die Cutis findet man stets angeschwollen, doch in sehr verschiedenem Grade, indem dieselbe in manchen Fällen nur wenig dicker als im Normalzustande ist, während sie in anderen eine sehr bedeutende Auftreibung zeigt. In der Regel bemerkt man auf der Oberfläche der Haut eine Anzahl mehr oder weniger tiefer Furchen, wodurch die kranken Theile das Ansehn erhalten, als wären sie mit nebeneinander liegenden Wülsten oder Knollen besetzt. Zwischen diesen Furchen hat die Oberfläche der Cutis ihre normale Glätte oder ist mit einer Menge von Hervorragungen bedeckt. Diese sind bald nur klein und gleichen den mäfsig vergröfserten normalen Hautpapillen; bald bilden sie breitere Höcker oder mehrere Linien lange, schlanke Zapfen. Letztere sind an ihrer Spitze zuweilen in mehrere Aeste getheilt, und die breiteren Höcker nicht selten mit einer Anzahl dünner Papillen besetzt. Die beschriebenen Excrescenzen, deren Form Henle [1]), nicht unpassend, mit der der syphilitischen Condylome vergleicht, findet man entweder nur an einzelnen Stellen des angeschwollenen Theiles oder über die ganze Oberfläche desselben verbreitet (Taf. 6. Fig. 14.).

Ebenso wie die Cutis findet man auch stets das Unterhautbindegewebe verdickt. Diese Verdickung wird mitunter durch eine Vermehrung des Fettes bewirkt, wie Rayer [2]) angiebt und neuerlich Henle [3]) und Sinz [4]) in einem Falle von Elephantiasis des Unterschenkels beobachtet haben. Häufiger aber wird die Anschwellung jener Hautschicht durch eine Masse zu Wege gebracht, welche, mit blofsem Auge betrachtet, dem Bindegewebe gleicht. Oft ist das Unterhautbindegewebe zugleich dichter und fester als gewöhnlich und zuweilen kommt es in Consistenz und Ansehn mit dem Sehnengewebe überein. Mitunter bemerkt man auch nur eine Anzahl sehnenartiger Stränge darin, während die übrige Masse desselben lockerer erscheint. Das Fett findet man bei stärkerer Zunahme der dem Bindegewebe gleichenden Masse oft nur in einzelnen, durch ziemlich dicke Scheidewände von einander getrennten, Klümpchen, und nicht selten fehlt dasselbe ganz, wie mehrere Beobachter gesehen haben, und auch an zwei auf dem hiesigen Museum befindlichen Präparaten, welche ich an

---

[1]) Henle und Pfeuffer, Zeitschrift für rationelle Medicin. 1. Band. 1. Heft. 1842. S. 86.

[2]) *Traité des maladies de la peau. II. édit. Tome III. p.* 824.

[3]) A. a. O.

[4]) *De elephantiasi Arabum; dissert. inaug. Turici* 1842. *p.* 22.

verschiedenen Stellen untersucht habe, wahrzunehmen ist. Bald ist das Unterhautbindegewebe noch deutlich von der Substanz der Lederhaut abgegränzt, bald gehen beide Schichten so in einander über, dafs sie nicht mehr von einander zu unterscheiden sind.

In den meisten Fällen hat man die unterhalb des Unterhautbindegewebes gelegenen Theile von normaler Beschaffenheit gefunden, zuweilen aber auch an diesen krankhafte Veränderungen beobachtet. So sah man das unter den Aponeurosen der Gliedmaafsen und das zwischen den Muskeln befindliche Bindegewebe verdichtet und in seiner Masse vermehrt (Rayer, *maladies de la peau. III. p.* 824). Die Muskeln, welche häufig blafs, schlaff und verdünnt sind, zeigten sich zuweilen theilweise in Fett umgewandelt. (Ebenda p. 827.). Auch die Knochen waren in einzelnen Fällen krankhaft verändert. So fand Rayer (ebenda p. 828) die Tibia bei einer an Elephantiasis leidenden Frau an dem kranken Beine um ein Drittel dicker, als an dem gesunden. An einem Präparate unseres Museums ist dieser Knochen ebenfalls beträchtlich verdickt und die Markhöhle desselben erweitert. Fabre (Rayer a. a. O. 828) beobachtete eine bedeutende Verdickung der Tibia und Fibula, und das Vorhandensein knochiger Excrescenzen an beiden. Die Substanz der Tibia war zugleich aufserordentlich verdichtet. In einem von Hanke beschriebenen Falle von Elephantiasis des Armes waren die Knochen von schwammigem Gefüge und erweicht [1]).

An den Lymphgefäfsen und Lymphdrüsen, so wie an den Blutgefäfsen, sind von mehreren Schriftstellern Anomalien beobachtet worden. Hendy [2]) fand in einem Falle von Elephantiasis des Fufses die Lymphgefäfse in der Gegend der Fufsspitze und des innern Knöchels ansehnlich erweitert und so mürbe, dafs dieselben sich mit Quecksilber nicht injiciren liefsen. Die Lymphdrüsen

---

[1]) Sinz a. a. O. p. 14.

[2]) James Hendy und John Rollo über die Drüsenkrankheit von Barbados. A. d. Engl. übers. Frankfurt a. M. 1788. S. 152.

der Unterextremität waren in diesem Falle weich, blafs und mit einer Flüssigkeit bedeckt, welche zu einer Gallerte gestand. Andere Beobachter dagegen haben keine erheblichen Veränderungen an den lymphatischen Drüsen und Gefäfsen bemerken können. (Rayer a. a. O. p. 824).

Die Venen und kleineren Arterien fand Hendy (die Drüsenkrankheit. S. 154) erweitert und auch Rollo (ebenda S. 181) beobachtete in einem Falle dasselbe bei beiden Arten von Gefäfsen. Bei einigen Sectionen, von denen Rayer (*maladies de la peau. III. p.* 827) berichtet, wurde keine Veränderung an den Arterien wahrgenommen; die Venen der kranken Theile hat man in neuerer Zeit jedoch mehrere Mal theilweise oder vollkommen durch Faserstoffgerinnsel verstopft gefunden. Bouillaud (*Archives gén. de méd. Vol. VI. p.* 71) hat zuerst auf diesen Umstand aufmerksam gemacht, und später ist diese Obliteration auch von Gaide und Rayer (ebenda *Vol. XVII. p.* 533), so wie von Fabre (*Revue méd.* 1830. *p.* 29) beobachtet worden. Stannius (Ueber krankhafte Verschliefsung gröfserer Venenstämme. Berlin 1839. S. 120) fand dagegen in zwei Fällen von Elephantiasis die Venen nicht verschlossen, und von einem anderen Falle, wo diese Veränderung nicht wahrgenommen wurde, berichtet Puchelt (Das Venensystem in seinen krankhaften Verhältnissen. Leipz. 1844. Theil 2. S. 270).

Genauere, mikroskopische Untersuchungen über die Substanzen, durch welche die Hautverdickung bei der Elephantiasis bewirkt wird, sind von Sinz [1]), Henle [2]) und Lebert [3]) angestellt worden. Henle fand nichts als Fettzellen und Bindegewebefasern, welche ganz das normale Ansehn hatten und eine Art von Fasern, welche zwischen Bindegewebe- und glatten Muskelfasern in der Mitte steht, 0,002—0,003''' breit, platt, mit schwächeren oder dunkleren Contouren, gerade oder wellenförmig

---

[1]) A. a. O.

[2]) Zeitschrift für rationelle Medicin. Bd. 1. Heft 1. 1842. S. 84.

[3]) *Physiologie pathologique. Paris* 1845. *Tome II. p.* 47.

gebogen, nicht oder undeutlich in feinere Fibrillen getheilt. Henle hält diese Fasern, obgleich sie nicht überall in wirkliche Bindegewebefasern umgewandelt werden, für eine Art unreifen Bindegewebes. Hiermit stimmen die Angaben von Sinz überein.

Lebert sah in einem, mit der gewöhnlichen Elephantiasis in seinen Charakteren ziemlich übereinstimmenden, Falle die Cutis an der Hand eines Frauenzimmers beträchtlich verdickt und überzeugte sich durch die mikroskopische Untersuchung, dafs die hypertrophische Membran aus Fasern und Bündeln von Bindegewebe bestand, zwischen denen Fettkügelchen und Exsudatkörperchen lagen.

Ich habe mehrere Füfse und einen Arm mit Elephantiasis untersucht. Die von mir benutzten Präparate befinden sich theils auf dem hiesigen anatomischen Museum, theils in der Sammlung des Charité-Krankenhauses, und es sind daran die meisten der krankhaften Veränderungen wahrzunehmen, welche ich oben geschildert habe. Die Auftreibung der leidenden Theile wird nämlich auch hier durch eine Masse bewirkt, die, mit blofsem Auge betrachtet, dem Bindegewebe gleicht. An dem Arm mit Elephantiasis und einem Fufse fand ich zugleich alles Fett geschwunden, an einigen anderen Füfsen war das Fett in gewöhnlicher Menge und an einem Fufse stellenweise in vermehrter Quantität vorhanden. Die verdickte Haut erschien an dem letztern Präparate so, wie ich es auf Taf. 6. Fig. 15. abgebildet habe.

Bei der mikroskopischen Untersuchung fand ich, wie die andern oben angeführten Beobachter, nur Bindegewebe vor. Dasselbe stellte sich fast immer als vollkommen entwickeltes dar, nur in den papillenartigen Wucherungen an einem der auf dem Museum befindlichen Füfse zeigten sich zwischen den Fibrillen des reifen Bindegewebes auch einzelne geschwänzte Körperchen, wie sie bekanntlich in dem noch nicht völlig ausgebildeten Bindegewebe vorkommen. Die Substanz jener Papillen war zugleich viel mürber, als das darunter befindliche verdickte Cutisgewebe. Breitere, platte Fasern, wie sie Henle beschrieben, sah ich auch zuweilen. Es sind vielleicht glatte Muskelfasern.

Ueber die Beschaffenheit der Venen und Lymphgefäfse liefsen sich an den, schon längere Zeit in Weingeist aufbewahrten, Präparaten keine genaueren Nachforschungen mehr anstellen.

Die durch Elephantiasis aufgetriebenen Theile findet man immer mit einer Flüssigkeit infiltrirt, deren Menge zuweilen sehr beträchtlich ist. Besonders sieht man die Maschen des Unterhautbindegewebes, welche hie und da weitere Höhlen bilden, damit angefüllt (Henle a. a. O. Rayer, *maladies de la peau. III. p.* 824). Ueber die Beschaffenheit dieser Flüssigkeit finden sich bei Hendy [1]) einige Angaben. Dieser sagt nämlich, dafs die geschwollenen Theile eine wäfsrige Flüssigkeit enthalten, die bei der Anwendung mäfsiger Hitze oder auch schon von selbst zu einer Gallerte gerinnt. Es ist hiernach sehr wahrscheinlich, dafs die Flüssigkeit zuweilen Eiweifs, in andern Fällen Faserstoff enthalte. Mehrere der von Hendy mitgetheilten Fälle sind bemerkenswerth durch die grofsen Quantitäten von Flüssigkeit, welche nach Verletzungen der Haut oder nach spontan erfolgtem Bersten derselben ausliefen. Ein an Elephantiasis des Beines leidender Mann legte sich, wie Hendy (a. a. O. S. 118) berichtet, ein Blasenpflaster auf die kranke Extremität, worauf in 24 Stunden gegen acht Pinten lymphatischer Flüssigkeit ausgeleert wurden. Der Umfang des Fufses verminderte sich zwar um 4 bis 5 Zoll, doch besserte sich der Krankheitszustand übrigens nicht, denn der Ausflufs dauerte einige Monate lang in so beträchtlichem Maafse fort, dafs Atrophie eintrat, an welcher der Patient starb. Die Flüssigkeit, welche ausgelaufen war, gerann anfangs von selbst, später nur noch bei Anwendung von Wärme und zuletzt gar nicht mehr. Aehnlich ist der 13te von Hendy mitgetheilte Fall (S. 134), in welchem aus der Oeffnung eines früher vorhanden gewesenen Abscesses der Ausflufs grofser Quantitäten von Flüssigkeit stattfand. Von letzterer wird bemerkt, dafs sie eine Zeit lang das Ansehn geronnener Milch hatte, dafs sie aber später mehrentheils durchsichtig war. Von dem Ergusse gröfserer Men-

[1]) A. a. O. S. 20.

gen von Flüssigkeit nach spontan erfolgtem Bersten der Haut liefern der 16te, der 21ste und 22ste Fall (S. 139, 147, 149) Beispiele. Der letzte dieser Fälle betrifft einen Mann, der in hohem Grade an *Elephantiasis scroti* litt und bei welchem aus einem Rifs der Haut sich eine grofse Quantität von Flüssigkeit ergofs, die anfangs dünn war, nach einer Stunde aber zu einer milchähnlichen Gallerte gerann. Die Geschwulst sank zusammen, bildete sich indefs nach wenigen Monaten von Neuem, worauf wieder ein Ausflufs von derselben Beschaffenheit eintrat.

Vier Fälle von Elephantiasis, welche Fuchs [1]) erwähnt, gleichen den eben angeführten darin, dafs aus den geschwollenen Theilen von Zeit zu Zeit grofse Mengen von Flüssigkeit ausliefen, welche fast ganz das Ansehn von Milch hatten [2]). Der eine dieser Fälle ist aus den *Eph. nat. cur. Dec. I. a. IX et X. obs.* 65. entlehnt und von Sigism. Grafs beobachtet. Die Geschwulst hatte am Schenkel ihren Sitz und es fand dabei aus mehreren röthlichen Erhabenheiten 9 Jahre hindurch von Zeit zu Zeit ein Ergufs milchähnlicher Flüssigkeit statt, deren Menge zuweilen auf einmal über 20 Unzen betrug. Aehnliches wurde in drei Fällen von *Elephantiasis scroti* beobachtet, welche von Wiedel [3]) beschrieben worden sind. Die Flüssigkeit, welche auch hier in sehr grofser Menge aus Blasen, die sich am Hodensacke bildeten, auslief, war meistens milchartig gefärbt, zuweilen aber auch grau oder schmutzig gelb. Wenn sie einige Zeit gestanden hatte, trennte sie sich in einen milchweifsen Kuchen und ein dünnes molkiges Serum. Bei der chemischen Analyse dieser Flüssigkeit fand man in zwei Fällen, als Bestandtheile derselben, viel Eiweifs, ferner Faserstoff, festes Fett, salzsaures Natron, phosphorsauren und kohlensauren Kalk und Wasser. In dem dritten dieser Fälle dagegen hat Loewig, wie Fuchs berichtet, aufser diesen Stoffen in der ausgelaufenen Flüssigkeit die Hauptbestand-

---

[1]) Die krankhaften Veränderungen der Haut. S. 707.

[2]) Vergl. auch Henle rationelle Pathologie. Bd. 2. S. 588.

[3]) Ueber *Elephantiasis scroti*, mit Ergiefsung lymphatischer Flüssigkeit. Würzburg 1837.

theile der Milch, nämlich Butter, Käsestoff und Milchzucker, jedoch in kleinerer Menge uud anderer Verbindung, als in der wahren Milch, gefunden. Das specifische Gewicht der Flüssigkeit war geringer, als das der Milch. Unter dem Mikroskope zeigten sich Kügelchen darin, die 30 Mal kleiner, als die Milchkügelchen und nicht durchscheinend waren.

Ueber die Natur der Elephantiasis wissen wir noch nichts Zuverläfsiges und selbst über den Verlauf derselben stimmen die Angaben der Schriftsteller nicht ganz miteinander überein. Hillary und Rollo [1]), welche die Krankheit auf Barbadoes, wo sie endemisch herrscht, beobachtet haben, theilen uns mit, dafs dieselbe mit einem Fieberanfalle beginnt, der dem Paroxysmus eines intermittirenden Fiebers gleicht. Während des Fiebers wird, wenn das Leiden sich am Beine ausbildet, eine Leistendrüse schmerzhaft und entzündet sich. Hierauf erscheint ein rother Streifen, der von der angeschwollenen Drüse bis zum Unterschenkel hinabläuft und alsdann entsteht eine mit starker Anschwellung verbundene Entzündung des Beines. Die Entzündung der Drüse und des Beines verschwindet nach mehreren Tagen, doch bleibt letzteres geschwollen. Solche Anfälle wiederholen sich in kürzeren oder längeren Zwischenräumen und bei jedem Paroxysmus erlangt der Fufs einen gröfseren Umfang. Einen ähnlichen Verlauf soll die Krankheit nehmen, wenn sie an anderen Stellen des Körpers sich ausbildet. Hiervon weichen Hendy's [2]) und Hille's [3]) Angaben in so fern ab, als sie behaupten, der Fieberanfall gehe nicht den örtlichen Erscheinungen voraus, sondern folge erst auf diese. Ehe nicht entschieden ist, welche von diesen Angaben die richtige ist, kann man natürlich über das Verhältnifs, in welchem das Fieber zu dem Localleiden steht, nichts bestimmen. Was die örtlichen Veränderungen betrifft, so wird die Geschwulst des leidenden Theiles ohne Frage durch eine entzündliche Exsudation

[1]) Hendy und Rollo über die Drüsenkrankheit von Barbados 1782. S. 174, 221 u. flg.

[2]) A. a. O. S. 14 u. flg.

[3]) Henle u. Pfeuffer, Zeitschrift für rationelle Med. Bd. II. S. 128.

zu Wege gebracht. Warum dies Exsudat aber bei der Elephantiasis nicht, wie so oft bei anderen Entzündungen, resorbirt wird, läfst sich vorläufig nicht mit Sicherheit bestimmen. Es ist möglich, dafs, wie von Vielen vermuthet wird, durch ein Leiden der Saugadern oder Lymphdrüsen die Aufsaugung gehindert wird [1]), doch bedarf es noch genauerer Untersuchungen, ehe wir diese Ansicht als erwiesen betrachten dürfen. Dafs die Neubildung von Bindegewebe, welche die Hypertrophie der Haut bei der Elephantiasis erzeugt, durch Organisation des in den leidenden Theilen angehäuften Exsudates zu Stande kommt, ist gewifs nicht zu bezweifeln.

Ueber die *Elephantiasis Graecorum*, welche von der *Elephantiasis Arabum* in vieler Beziehung verschieden ist, werde ich bei den krankhaften Neubildungen Einiges anführen.

Mit der Elephantiasis verwandte Zustände von Hypertrophie der Haut.

Man beobachtet an der Haut nicht selten Zustände von Hypertrophie, welche in Bezug auf die dabei vorhandenen anatomischen Veränderungen der Cutis und des Unterhautbindegewebes eine mehr oder weniger grofse Uebereinstimmung mit denen zeigen, welche bei der Elephantiasis wahrgenommen werden.

Besonders bilden sich an den Unterschenkeln von Personen, die an Varicositäten, Geschwüren oder Ausschlägen dieser Theile leiden, öfter der ächten Elephantiasis ähnliche Anschwellungen aus. Das leidende Glied gewinnt nämlich häufig einen sehr beträchtlichen Umfang und ist dabei entweder auf der Oberfläche glatt oder erhält durch eine Anzahl tiefer Furchen ein knolliges Ansehn. Auch Wucherungen in der Form mehr oder weniger langer Papillen und ganz von demselben Ansehn, wie bei der Elephantiasis, bedecken nicht selten die kranken Theile. Bei der genaue-

---

[1]) Vergl. Henle u. Pfeuffer Zeitschrift für rationelle Medicin. Bd. I. Heft I. S. 79.

ren Untersuchung der Haut, die ich einige Mal zu machen Gelegenheit gehabt habe, findet man, dafs gerade, wie bei der Knollenkrankheit, die Cutis und das Unterhautbindegewebe bald mäfsig, bald in höherem Grade verdickt sind, und dafs die Hypertrophie dieser Theile auch hier durch Neubildung von Bindegewebe erzeugt wird. Immer sind zugleich die Zwischenräume der erkrankten Gewebe stark mit Flüssigkeit infiltrirt. Die Epidermis ist zuweilen nur mäfsig verdickt, wie ich dies erst vor einiger Zeit an einem Fufse wahrgenommen habe, an welchem rund um ein altes Geschwür sich eine so beträchtliche Hypertrophie der Cutis und des Unterhautbindegewebes ausgebildet hatte, dafs im Charité-Krankenhause die Amputation vorgenommen wurde. In anderen Fällen dagegen findet man die Oberhaut in derselben Weise verdickt, wie ich es bei der Ichthyosis geschildert habe, worauf besonders v. Bärensprung[1]), der dies öfter beobachtete, aufmerksam macht. Auch ich fand in einem Falle, den ich schon oben S. 50 mitgetheilt, die Epidermis ebenso wie bei der Ichthyosis verändert.

Man sieht die der Elephantiasis ähnliche Hypertrophie der Haut sich besonders dann entwickeln, wenn die mit Varicositäten, Geschwüren oder chronischen Exanthemen behafteten Theile von Zeit zu Zeit in einen Zustand acuter Entzündung gerathen. Nach jeder Wiederholung des inflammatorischen Prozesses nimmt der Umfang des leidenden Gliedes zu, und hieraus darf man schliefsen, dafs das entzündliche Exsudat, indem es sich organisirt und in Bindegewebe umwandelt, die Massenzunahme der Haut herbeiführt.

Schon bei der Beschreibung der Elephantiasis habe ich der von mehreren Schriftstellern ausgesprochenen Ansicht gedacht, dafs eine durch ein Leiden der Lymphgefäfse oder Lymphdrüsen bedingte Beschränkung der Resorption zur Entstehung jenes Krankheitszustandes Veranlassung geben möchte. Dafs wenigstens Anschwellungen, die den bei der Elephantiasis vorhandenen ähnlich

---

[1]) A. a. O. S. 25.

sind, auf diese Weise sich ausbilden können, geht aus mehreren Beobachtungen hervor. Bei einer Frau, der wegen Krebs die Brust amputirt worden war, wurden, wie Rayer [1]) mittheilt, die Achseldrüsen scirrhös, worauf eine beträchtliche Hypertrophie der Haut des Armes sich ausbildete. Auf dieselbe Weise sahen Alibert [2]) und Sanderson [3]) eine der Elephantiasis ähnliche Anschwellung des Armes entstehen.

An der Nase kommen zuweilen Hypertrophien der Haut zu Stande, welche in manchen Fällen einen sehr beträchtlichen Grad erreichen und unter dem Namen der wuchernden Nase oder der fleischigen Excrescenzen derselben bekannt sind. Gewöhnlich ist das Leiden mit Erweiterung der feineren Blutgefäfse der Haut und wohl auch mit Neubildung von solchen, sowie in der Regel zugleich mit Vergröfserung der Talgdrüsen verbunden. Ist dasselbe unbedeutend, so findet man nur einzelne hügelförmige Anschwellungen vor, welche gewöhnlich von den Nasenflügeln ausgehen; in den höheren Graden der Entartung aber entstehen an der Nase stärkere, durch tiefe Einschnitte von einander getrennte knollige Auswüchse, welche auf die Oberlippe und zuweilen selbst noch viel weiter in Form einer einfachen oder aus mehreren Abtheilungen bestehenden Geschwulst hinabhängen. Hat das Uebel längere Zeit bestanden, so nimmt gewöhnlich die Haut der Wangen an der Hypertrophie Theil.

Schon Rayer [4]) hat diese Auswüchse als Hypertrophien der Haut bezeichnet. Auch Rokitansky [5]) giebt an, dafs sie durch Wucherung von Bindegewebe erzeugt werden. Ich habe in einem Falle, in welchem die beschriebene Entartung sich in geringem Grade vorfand, eine Untersuchung angestellt und auch nur Bindegewebe, welches als vollkommen entwickeltes sich darstellte, vorgefunden.

---

[1]) *Maladies de la peau. II. éd. Tome III. p.* 678.

[2]) *Maladies de la peau. Bruxelles* 1825. *T.* 2. *p.* 134.

[3]) Henle u. s. w., Zeitschr. für rationelle Medicin. Bd. 2. S. 128.

[4]) *Traité des maladies de la peau. Tom. II. p.* 674.

[5]) Pathologische Anatomie. Bd. II. S. 96.

Eine andere Form, unter der die Hypertrophie der Haut erscheinen kann, ist eine Wucherung der oberflächlichsten Cutislagen bei normaler Beschaffenheit der tieferen Schichten. Die Oberfläche der Lederhaut erscheint hier in mehr oder weniger grofser Ausdehnung mit Papillen besetzt, die in ihrer Form dieselben Verschiedenheiten zeigen, wie die, welche bei der Elephantiasis sich bilden. Es kommen diese Excrescenzen höchst wahrscheinlich durch Wucherung der normalen Tastwarzen zu Stande, nur kann man, ihres oft beträchtlichen Umfanges wegen, und da die gröfseren häufig wieder mit kleineren besetzt sind, nicht wohl annehmen, dafs jede derselben durch Vergröfserung einer einzigen normalen Hautpapille entstanden ist. Die diese Wucherungen bedeckende Epidermis ist häufig etwas verdickt, meistens rauh und schuppig und bald härter, bald mürber, als gewöhnlich. Ich habe diese Hypertrophie bei der Leiche eines Mannes genauer untersucht, wo dieselbe an der äufsern Fläche des Unterschenkels an einem mehrere Zoll langen und etwa $^3/_4$ Zoll breiten Hautstücke sich vorfand. Die meisten Papillen waren eine halbe bis ganze Linie dick, mehrere Linien lang und standen dicht neben einander. Sie waren aus Bindegewebe zusammengesetzt, dessen Fasern sich ziemlich leicht auseinander zerren liefsen. Die Epidermis, welche die Papillen bedeckte, war mäfsig verdickt und so weich, dafs sie sich mit dem Messer, ohne vorausgegangene Maceration, abheben liefs. Die Cutis zeigte, aufser einer mäfsigen Hyperaemie, unterhalb der Papillen keine Veränderung.

Die Wucherung der Papillen ist zuweilen angeboren, wovon Rayer einige Beispiele anführt [1]); häufiger sieht man sie erst nach der Geburt an Hautstellen entstehen, an welchen Blasenpflaster gelegen haben oder an denen chronische Exantheme oder Geschwüre vorhanden gewesen sind.

---

[1]) A. a. O. *Tom. III. p.* 638.

2) Atrophien der Haut.

Die einzelnen die Haut zusammensetzenden Bestandtheile können in den Zustand der Atrophie gerathen. Hier soll zunächst von der Atrophie des Hautpigmentes und der Cutis die Rede sein.

a) Atrophie des Hautpigmentes. — Man beobachtet, dafs durch Atrophie des Hautpigmentes einzelne Stellen der Haut, viel seltner die ganze Hautoberfläche, eine blassere, meistens milchweifse Farbe annehmen. Dieser abnorme Zustand hat die Benennungen ***Chloasma album, Achroma, Vitiligo, Leucopathia acquisita*** erhalten. Man beobachtet das auf einzelne Stellen der Haut beschränkte Schwinden des Pigmentes sowohl bei Negern als bei Weifsen, das allgemein über den Körper verbreitete ist bis jetzt nur bei ersteren wahrgenommen worden. Das Leiden beginnt mit rundlichen, länglichen oder ganz unregelmäfsigen Flekken, welche sich allmälig vergröfsern. Diese entstehen am häufigsten an den Geschlechtstheilen oder in der Nähe derselben, doch kommen sie auch an anderen Stellen vor. Die Schriftsteller geben an, dafs beim Achroma das Hautpigment fehle, doch war eine genauere Untersuchung bisher nicht vorgenommen worden. Ich habe Gelegenheit gehabt, mich über die Beschaffenheit der Haut bei einem im hiesigen Charité-Krankenhause verstorbenen Frauenzimmer, welches an Achroma gelitten hatte, zu unterrichten. Diese Person war eine Europäerin mit sehr brünettem Teint, und es hatten sich bei derselben an verschiedenen Stellen des Körpers eine grofse Menge weifser Flecken gebildet. Bei der mikroskopischen Untersuchung fanden sich in Hautstükken, welche die normale bräunliche Färbung hatten, im Rete Malpighii eine Menge ziemlich dunkeler Pigmentkörner und einzelne mit kleineren Körnchen gefüllte Pigmentzellen, an den erbleichten Stellen der Haut dagegen war auch nicht eine Spur von Pigment wahrzunehmen. Uebrigens zeigten die Cutis und Epidermis an den hell gewordenen Partien weder in ihrer Dicke, noch in ihrem sonstigen Verhalten irgend eine Abweichung.

Durch welche Ursachen das Schwinden des Hautpigmentes erzeugt wird, ist zweifelhaft. Lecat [1]) sah das Uebel bei einem Neger nach einer Verbrennung entstehen. Es wurden hier zuerst die verbrannten Stellen weifs und von da aus verbreitete sich die Entfärbung über den ganzen Körper. Rayer [2]) hat zuweilen bemerkt, dafs solche Hautstellen bleich wurden, die längere Zeit von einem Bruchbande gedrückt worden waren. Bei Leuten, die mit breiten Condylomen an den Geschlechtstheilen oder der Umgegend derselben behaftet waren, sah ich öfter das Hautpigment an den Stellen schwinden, an welchen die Auswüchse gesessen hatten. Ich beobachtete dies wiederholt in solchen Fällen, wo die Feigwarzen, ohne dafs Verschwärungen an denselben vorhanden gewesen waren, durch allmäliges Flacherwerden sich wieder verloren hatten. Umgekehrt fand ich auch, dafs Personen die normaler Weise kein Pigment in der Haut hatten, zuweilen an den Stellen, wo breite Condylome vorhanden gewesen waren, runde Pigmentflecken bekamen.

Verschieden von dem Schwinden des Hautpigmentes ist der angeborene Mangel desselben. Dieser Fehler darf zwar, strenge genommen, nicht zu den Atrophien gerechnet werden, mag indefs hier eine Stelle finden.

Bei dem angeborenen Pigmentmangel (*Albinismus*, *Leucaethiopia*, *Leucopathia congenita*) ist entweder die ganze Haut ohne Pigment (*Albinismus universalis*), oder dieses fehlt nur an einzelnen Stellen (*Alb. partialis*). Sowohl bei Europäern, als bei Negern, welche an allgemeinem Albinismus leiden, erscheint die Haut sehr hell, beinahe milchweifs, die Haare haben

---

[1]) **Fuchs, die krankhaften Veränderungen der Haut. S. 55.**

[2]) ***Traité des maladies de la peau. II. édit. Tom. III. p. 564.***

ebenfalls eine vollkommen weifse oder eine gelblich-weifse Farbe und zugleich mangelt das Pigment im Auge. Bei dem ***Albinismus partialis***, der bisher allein bei Negern beobachtet worden ist, haben nur einzelne Stellen der Haut und die auf diesen vorhandenen Haare die eben angegebene helle Farbe, während die übrige Hautoberfläche mit den darauf befindlichen Haaren gefärbt erscheint.

Genauere Untersuchungen über die Haut der Albinos scheinen nicht angestellt worden zu sein. Im Hospital zu Mailand wurde 1783 ein Albino secirt, bei dem man, wie berichtet wird, durchaus nichts von Pigment auf der Oberfläche der Lederhaut wahrnehmen konnte [1]). Nach dem zu urtheilen, was die Untersuchung weifssüchtiger Thiere lehrt, unterscheidet sich die Haut der Albinos von der normal beschaffenen wohl nur durch das Fehlen des Pigmentes. Fuchs [2]) vermuthet indefs wegen der milchweifsen Hautfarbe der Albinos, dafs bei denselben aufser dem Pigmentmangel auch das Gefäfsnetz der Cutis weniger, als gewöhnlich, entwickelt sein möchte. Ob dies wirklich sich so verhält, ist zweifelhaft.

Ueber die Beschaffenheit der Haare der Albinos vergleiche man den Abschnitt von den krankhaften Veränderungen der Haare.

b) **Atrophie der Lederhaut.** — Eine auf einzelne Stellen der Lederhaut beschränkte Atrophie wird nicht selten beobachtet. Je nachdem die diese Membran zusammensetzenden Fasern in gröfserem oder geringerem Maafse geschwunden sind, erscheint dieselbe mehr oder weniger verdünnt. Die Verhältnisse, unter denen wir eine solche Atrophie sich ausbilden sehen, können verschiedene sein. Es kommt zuerst ein Schwinden des Cutisgewebes an solchen Stellen zu Stande, welche längere Zeit einem Drucke ausgesetzt gewesen sind. Werden z. B. schwielige Verdickungen der Epidermis anhaltend gegen die Lederhaut gedrückt, so entsteht an den comprimirten Punkten eine Atrophie. Wir finden

---

[1]) Rayer a. a. O. *Tom. III. p.* 563.

[2]) Die krankhaften Veränderungen der Haut. S. 20.

eine solche, wie ich S. 33 angegeben habe, in der Regel bei stark entwickelten Hühneraugen (vergl. Taf. 3. Fig. 5.). Ebenso erfolgt ein Schwinden der Cutis, wenn dieselbe durch unter ihr befindliche Geschwülste in starke Spannung versetzt wird. Es ist wohl anzunehmen, dafs die unter solchen Umständen sich ausbildende Atrophie durch die Compression der Capillargefäfse herbeigeführt wird. Indem nämlich an der comprimirten Stelle eine gewisse Anzahl von Capillaren kein Blut mehr aufzunehmen vermag, tritt weniger Blutflüssigkeit durch die Gefäfswandungen hindurch, wobei dann der fortdauernde Wiederersatz, den wir als Bedingung des normalen Ernährungsprozesses ansehen müssen, nur unvollkommen vor sich geht und die Cutis sich verdünnt.

Ferner wird die Lederhaut zuweilen an solchen Stellen atrophisch, welche der Sitz wiederholter oder lange anhaltender Entzündungen gewesen sind. Man beobachtet dies z. B. öfter nach chronischen Exanthemen. Auf welche Weise die Atrophie hier zu Stande kommt, läfst sich noch nicht mit voller Sicherheit bestimmen. Wahrscheinlich ist dieselbe zum Theil davon abhängig, dafs in Folge des Entzündungsprozesses eine Anzahl Blutgefäfse völlig verstopft und daher die Blutzufuhr zu der erkrankten Hautpartie vermindert wird. Auch mag das in den Zwischenräumen der Cutisfasern sich anhäufende Exsudat, wenn es sich organisirt und in Bindegewebe umwandelt, sich auf gleiche Weise, wie das Gewebe der Narben, zusammenziehen und dabei die normale Substanz der Lederhaut, namentlich die Gefäfse derselben, so comprimiren, dafs diese Membran atrophisch wird [1]). Unter den Borken der Porrigo findet man die Cutis oft in einem Zustande von Atrophie, welche in manchen Fällen in Folge von Entzündung, in andern durch Compression der Haut, mitunter auch durch beide Einflüsse zugleich zu Stande kommen mag. Die Zeichen der Entzündung sind zuweilen unter den Borken jenes Ausschlages sehr deutlich zu erkennen und eine Compression der Haut findet durch

---

[1]) Vergl. Archiv für pathologische Anatomie u. s. w. von Virchow u. Reinhardt. 1. Bd. 1. Heft. 1847. S. 185.

die allmälig erfolgende Verdickung der Borken statt. Letztere sind nämlich meistens genau an den Haaren befestigt und können sich daher, wenn sie dicker werden, nicht erheben, sondern gewinnen den für sie nöthigen Raum durch Compression des weichen Cutisgewebes (vergl. Taf. 6. Fig. 4. *c*). Nach der Heilung des Ausschlages sieht man der angegebenen Ursachen wegen oft eine Menge tellerförmiger Gruben auf der Haut, welche durch eine mehr oder weniger beträchtliche Verdünnung der Cutis erzeugt werden.

3) Haemorrhagien der Haut.

Durch Austritt von Blut aus den Gefäfsen und Anhäufung desselben zwischen den Gewebetheilen der Haut entstehen auf derselben rothe, rothblaue oder schwärzliche, dem Fingerdrucke nicht weichende Flecken. Diese sind entweder nur einige Linien grofs und rundlich (*Petechiae*), oder sie bilden gröfsere, längliche Streifen (*Vibices*), oder erscheinen unregelmäfsig und von beträchtlichem Umfange (*Ecchymomata*). Am häufigsten sind sie flach, zuweilen ragen sie aber auch als feste, mehr oder weniger ausgedehnte Anschwellungen über das Niveau der Haut hervor. Ferner kann durch Ansammlung von Blut unter der Epidermis diese von der Cutis losgelöst werden und auf solche Weise ein roth gefärbtes Bläschen oder eine gröfsere Blase mit blutigem Inhalte entstehen.

Man nimmt an, dafs Veränderungen der Haut, wie sie so eben geschildert worden sind, nicht blofs durch wirklichen Austritt von Blut, sondern auch dadurch zu Stande kommen können, dafs der Farbestoff der Blutkörperchen in das Serum übergeht und diese gefärbte Flüssigkeit sich in die Gewebe infiltrirt. Ich werde auf diesen Vorgang weiter unten zurückkommen. Untersucht man Haut, an der Petechien oder gröfsere Ecchymosen vorhanden sind, genauer, so beobachtet man Folgendes:

Beim Durchschneiden der Haut sieht man, dafs die Anhäufung von Blut zuweilen auf der Oberfläche der Cutis, zwischen dieser und der Epidermis, sich befindet, wo dann gewöhnlich auch die untersten Epidermislagen mit Blut infiltrirt sind. In anderen Fällen haben die Ecchymosen im Gewebe der Lederhaut und in noch anderen im Unterhautbindegewebe ihren Sitz. Die unterhalb der Cutis sich bildenden Blutextravasate geben sich indefs bei unverletzter Haut nur dann als dunkele Flecken zu erkennen, wenn sie an Theilen sich finden, wo die Lederhaut sehr dünn ist, wie z. B. an den Augenlidern. Da, wo das Corium dicker ist, sind dieselben auf dessen äufserer Fläche nicht wahrzunehmen. Nicht selten zeigt sich an derselben Stelle Blutanhäufung in der Lederhaut und im Unterhautbindegewebe. Ich habe bei Leichen öfter Hautextravasate untersucht, welche sich bei verschiedenen Krankheiten, wie *Purpura simplex* und *haemorrhagica*, typhösen Fiebern, in den letzten Stadien auszehrender Krankheiten, gebildet hatten. Die Extravasate, welche die Form der Petechien hatten, rührten immer von Blutaustritt in das Gewebe der Lederhaut her und fanden sich bald nur in den oberflächlichen Schichten dieser Membran, bald erstreckten sie sich durch die ganze Dicke derselben hindurch. In allen Petechien, welche ich untersucht habe, waren die Blutkörperchen deutlich zu erkennen. Die rothe Färbung der Gewebe rührte entweder allein von diesen Körperchen her, oder es war um kleine Häufchen derselben das Gewebe der Lederhaut eine kurze Strecke weit durch Blutroth gefärbt. An den Unterextremitäten habe ich die Petechien öfter so gelegen gefunden, dafs jeder Fleck ein aus der Haut hervortretendes Haar umgab (Taf. 4. Fig. 15.). An senkrecht durchschnittener Haut sah man, dafs die Blutanhäufung rund um den Haarbalg stattfand. Prof. Virchow hat mir früher mitgetheilt, dafs er das Vorhandensein kleiner Extravasate in der Umgegend der Haarbälge ebenfalls oft bemerkt habe, und auch Becquerel[1]) hat dasselbe in einem Falle von Scorbut bei den Petechien der Unterextremitäten beobachtet.

In gröfseren Extravasaten, wie sie sich besonders im Unterhautbindegewebe bilden, findet man öfter Klumpen von mehr oder weniger beträchtlichem Umfange, welche aus geronnenem Faserstoffe bestehen.

Das extravasirte Blut erleidet, bald nachdem es ausgetreten ist, gewisse Veränderungen, mit deren Erforschung sich Zwicky,

---

[1]) *Gazette médicale de Paris* 1847. *No.* 26. 26. *Juin.*

Bruch, Hasse, Kölliker, H. Müller, Virchow, Henle und Andere [1]) beschäftigt haben.

Virchow schildert jene Metamorphosen auf folgende Weise: Hat sich irgendwo ein Blutextravasat gebildet, so bleibt das Haematin entweder in den Blutkörperchen oder es tritt aus denselben aus. Wenn letzteres der Fall ist, so werden die Blutkörperchen blafs, allmälig immer kleiner und zuletzt verschwinden sie ganz. Das Haematin der Blutkörperchen tritt an die umgebende Flüssigkeit (Blutserum u. s. w.) und tränkt mit derselben die umliegenden Theile. Zur Erscheinung kommt es dann namentlich an festen Theilen, wie an Faserstoffgerinnseln oder den Gewebetheilen, zwischen welchen das Blut sich angehäuft hat. Befinden sich Zellen in der Nähe des Extravasates, so dringt das Haematin oft in diese ein und verbreitet sich dann entweder gleichmäfsig durch die ganze Zelle, oder es läfst den Kern frei, oder es ist gerade der Kern, an welchem die Infiltration vorzugsweise zu Stande kommt. Mitunter sieht man, besonders da, wo wenig Zellen vorhanden sind, dafs der Farbestoff an verschiedenartig gestalteten Stücken, von oft sehr unregelmäfsiger, schollenartiger Form und beträchtlicher Gröfse haftet. Diese Stücke sind wahrscheinlich Faserstoffgerinnsel, wenigstens wurden sie, nach Entfernung oder Zerstörung des Farbestoffes durch chemische Mittel, in einzelnen Fällen ganz bestimmt als solches erkannt. Nachdem das Haematin sich auf diese Weise infiltrirt hat, erleidet es weitere Veränderungen, die hauptsächlich darin bestehen, dafs die diffuse Masse sich allmälig in einzelne diskrete Körner und Klumpen von sehr verschiedener Gröfse sammelt. Diese Umwandlung des diffusen Pigments in körniges ist ganz ähnlich den Vorgängen, welche an dem nicht aus den Blutkörperchen

---

[1]) Zwicky, die Metamorphose des Thrombus. Zürich 1845. S. 33. Bruch, zur Kenntnifs des körnigen Pigments. Zürich 1844. S. 42. Hasse und Kölliker in Henle und Pfeuffer, Zeitschrift für rationelle Medicin. Bd. IV. S. 8. H. Müller, ebenda Bd. V. S. 140. Virchow in dessen und Reinhardts Archiv. Bd. 1. Heft 2. S. 379. Henle, rationelle Pathologie. Braunschweig 1850. Bd. 2. S. 732.

ausgetretenen Haematin beobachtet worden. Was nämlich diejenigen oben erwähnten Extravasate betrifft, bei welchen das Haematin nicht aus den Blutkörperchen austritt, so findet man, dafs die Blutkörperchen derselben allmälig eine gröfsere Resistenz gegen Flüssigkeiten zeigen, die man zu ihnen bringt; sie werden zugleich kleiner, dichter und dunkler. Dabei bleiben sie entweder isolirt, oder sie treten zu rundlichen, rundlich eckigen Haufen zusammen, die durchschnittlich aus etwa 5—15 zusammengeballten Blutkörperchen bestehen mögen. Diese Haufen nehmen bald eine dunklere Farbe an, die einzelnen Blutkörperchen verschmelzen allmälig untereinander und später bildet das ganze Aggregat ein einziges, dichtes, beim Druck zersplitterndes Pigmentkorn, oder es entstehen mehrere, in der Form von Kleeblättern, von Maulbeeren u. s. w. zusammengesetzte Körner.

Die Veränderungen des Haematins bestehen also darin, dafs es sich zu Körnern verdichtet, und zwar erfährt es diese Metamorphose, sowohl wenn es aus den Blutkörperchen ausgetreten, als wenn es in denselben geblieben war.

Die Gestalt der Körner, welche sich in dem einen oder andern Falle aus dem Haematin bilden, ist selten vollkommen sphärisch, meist sind sie, mögen sie nun grofs oder klein sein, etwas eckig und zackig, so dafs die grofsen oft die wunderlichsten Gestalten darstellen, während die kleinen zuweilen in Form eines ganz feinen Pulvers erscheinen. In der Haut sind diese Körner gewöhnlich orange oder braunroth, während sie sich an andern Körperstellen anders gefärbt zeigen.

Häufig hat man aufserdem in Extravasaten die Bildung eigenthümlicher, farbiger Krystalle beobachtet, die Virchow im Wesentlichen folgendermaafsen beschreibt:

Es sind stets regelmäfsig gebildete schiefe rhombische Säulen, deren Gröfse sehr wechselnd ist. Sie finden sich nämlich so klein, dafs man sie fast nur als kleine Stäbchen erkennt, und andrerseits so grofs, dafs sie ziemlich bedeutenden Tripelphosphaten des Harns gleichkommen. Die Farbe derselben ist im Allgemeinen ziegelroth, wechselt aber von einem sehr hellen Gelbroth bis zu tiefem Rubin, je nach der Dicke der einzelnen Stücke. Sie sind durchscheinend, in dünneren Stücken sogar etwas durchsichtig. Sie kommen sowohl frei, als in Schollen und selbst in Zellen eingeschlossen vor. Virchow hat dieselben sehr häufig in Extravasaten der Haut und verschiedener anderer Körpertheile beobachtet.

Oefter lassen die Extravasate keine abnorme Färbung zurück, indem die Blutkörperchen und das Haematin vollständig verschwinden. Ein Theil der Blutkörperchen scheint sich dabei schnell aufzulösen, während andere, ehe sie völlig verloren gehen, allmälig in kleine Körnchen zerfallen[1]).

Der Austritt von Blut ist nur bei einer Zerreifsung von Blutgefäfsen möglich, denn die Wandungen der Gefäfse sind nirgend so porös, dafs Blutkörperchen durch dieselben hindurchtreten können. Ueber die Ursachen, durch welche Zerreifsung von Hautgefäfsen und in Folge hiervon Blutaustritt bewirkt wird, wissen wir indefs wenig Zuverlässiges. Folgende möchten die wichtigsten Thatsachen sein, welche bei der Erklärung des Zustandekommens von solchen Rupturen der Hautgefäfse benutzt werden können.

Zuerst lehrt die tägliche Erfahrung, dafs durch äufsere mechanische Einwirkungen, wie durch Stofs, Druck u. s. w. leicht Zerreifsung von Gefäfsen und Blutergufs in die Haut bewirkt wird.

Ferner hat man angenommen, dafs durch gewisse chemische Veränderungen des Blutes, namentlich durch verminderte oder aufgehobene Gerinnungsfähigkeit desselben, Extravasate erzeugt werden können. Diese Ansicht, auf welche man durch die bei Kranken gemachten Beobachtungen geleitet worden ist, hat man durch Versuche an Thieren zu prüfen gesucht. So verdünnte Magendie[2]) bei einem Hunde das Blut durch Einspritzen von

---

[1]) Zwicky, a. a. O. S. 34. Virchow, a. a. O. S. 383. Henle, a. a. O. S. 733.

[2]) Bibliothek von Vorlesungen über Medicin u. s. w. von Fr. J. Behrend XV. Leipzig 1839 oder Magendie's Vorlesungen über die physikalischen Erscheinungen des Lebens. IV. Bd. S. 85 u. flg.

menschlichem Serum in die Adern desselben. Der Hund starb bald nach der Injection, sein Blut zeigte sich nur mangelhaft geronnen und so flüssig, dafs es zum gröfsten Theil aus den Gefäfsen des todten Thieres ausflofs. Zugleich wurden Blutextravasate in verschiedenen Organen wahrgenommen. Aehnliche Erscheinungen beobachtete dieser Forscher, wenn er Hunden Blut entzog und ihnen dasselbe wieder einspritzte, nachdem zuvor der Faserstoff daraus entfernt worden war [1]). Bei Gelegenheit der zuerst angeführten Versuche giebt Magendie folgende Erklärung für das Zustandekommen der Blutextravasate: Flüssigkeiten von verschiedener chemischer Beschaffenheit lassen sich nicht gleich leicht durch feine Capillarröhren hindurchtreiben. So durchströmt das normale Blut die feinsten Capillargefäfse mit Leichtigkeit, während das abnorm verdünnte weniger gut hindurchfliefst. Bei dieser erschwerten Fortbewegung des verdünnten Blutes durchdringen die flüssigen Bestandtheile desselben die Wandungen der Gefäfse, während die festen in diesen zurückbleiben, sie ausdehnen und zerreifsen. Ob diese Erklärung richtig ist, läfst sich vorläufig nicht entscheiden. Henle [2]) glaubt es nicht, sondern vermuthet, dafs kleine Faserstoffflocken in dem eingespritzten Blute sich befunden haben möchten, wodurch Stockungen in den Capillargefäfsen und Zerreifsungen derselben bewirkt wurden. Es erkläre sich so auch, wie er meint, warum andere Beobachter zu anderen Resultaten gelangt sind. So entzog Bischoff [3]) einer Ente zweimal nacheinander Blut bis zur Asphyxie und spritzte es nach Abscheidung des Faserstoffes wieder in die Adern, ohne dafs andere Erscheinungen als eine bald vorübergehende Schwäche wahrgenommen wurden.

Gaspard sah [4]) nach der Einspritzung fauliger Substanzen in die Adern von Thieren Blutextravasate sich bilden.

---

[1]) Vorlesungen über die physikalischen Erscheinungen des Lebens. Aus dem Franz. von Baswitz. Köln 1837. Bd. III. S. 148.

[2]) Rationelle Pathologie. Bd. 2. S. 115.

[3]) J. Müller's Archiv 1835. S. 353.

[4]) *Journal de physiologie par Magendie. Tome 4.*

Diese Versuche sind von Anderen, z. B. Magendie[1]), mit gleichem Erfolge angestellt worden. Auch Prof. Virchow hat mir vor längerer Zeit mitgetheilt, dafs er bei der Wiederholung derselben zu den nämlichen Resultaten gelangt sei. Bei Hunden, bei denen die Experimente gemacht wurden, bildeten sich kurze Zeit nach der Einspritzung ausgedehnte Extravasate auf der Darmschleimhaut und aufserdem zeigte sich Blutaustritt in vielen anderen Organen.

Wie die Rupturen der Gefäfse hier zu Stande kommen, ist ebenfalls zweifelhaft. Ein Mürberwerden der Gefäfswandungen in Folge gestörter Ernährung, wodurch Manche auch das Entstehen von Extravasaten bei vermindertem Faserstoffgehalt des Blutes zu erklären gesucht haben, läfst sich hier nicht wohl annehmen, da die Blutungen sehr bald nach der Einspritzung sich einstellen.

Ein anderer Einflufs, der zu Gefäfszerreifsungen und Extravasaten Veranlassung geben kann, ist die Unterbrechung der Nerventhätigkeit. In mehreren Versuchen nämlich, welche von Axman[2]) bei Fröschen angestellt worden sind, bildeten sich Blutextravasate in einzelnen Körpertheilen, sobald die Leitungsfähigkeit der zu denselben gehenden sympathischen Nervenzweige, z. B. durch Exstirpation mehrerer Ganglien des Grenzstranges, aufgehoben worden war. Da neben den Extravasaten in diesen Experimenten zugleich eine Erweichung der meisten der dem Nerveneinflusse entzogenen Gewebe beobachtet wurde, so ist anzunehmen, dafs hier eine gleiche Veränderung der Gefäfswandungen und in Folge dieser der Blutaustritt zu Stande gekommen war. Ob die nämlichen Ursachen Blutextravasate in der Haut des Menschen hervorbringen können, ist ungewifs.

Manche nehmen an, dafs auch durch gehemmten Rückflufs des Blutes Extravasate in der Haut sich öfter bilden. Ob diese Behauptung sich auf genauere Beobachtungen gründet, kann ich

---

[1]) A. a. O. S. 123.

[2]) *De gangliorum systematis structura penitiori ejusque functionibus; dissert. inaug. Berolini* 1847. p. 21 u. 25.

nicht bestimmen, und ich will daher nur bemerken, dafs in den Fällen von Verstopfung gröfserer Venenstämme, deren Beschreibung ich verglichen habe, der Blutextravasate in der Haut keine Erwähnung geschieht, und doch sollte man meinen, dafs dieselben, wenn sie durch gehemmten Rückflufs des Blutes öfter zu Stande kämen, sich bei jenem Krankheitszustande vorzugsweise zeigen würden.

Dies möchten die wichtigsten Thatsachen sein, welche bei der Betrachtung der einzelnen Krankheitszustände, in welchen wir Blutaustritt in die Haut beobachten, in Erwägung zu ziehen sind.

Was nun diese einzelnen krankhaften Zustände betrifft, so ist zuerst das von Willan unter der Benennung ***Purpura*** beschriebene Leiden zu erwähnen. Dieser Beobachter bezeichnet nämlich mit diesem Namen die Bildung von Petechien oder gröfseren Ecchymosen auf der Haut, wenn dieselbe mit bestimmten allgemeinen Erscheinungen, die sich besonders auf den Kräftezustand und die ganze Ernährung des Körpers beziehen, verbunden ist. Das Leiden wird ***Purpura simplex*** genannt, wenn sich der Blutaustritt allein in der Haut bemerklich macht, ***Purpura haemorrhagica*** (***Morbus maculosus Werlhofii***), wenn zugleich Blutaustritt auf Schleimhäuten, in den geschlossenen Höhlen des Körpers oder im Parenchym von Organen stattfindet und das ergossene Blut zum Theil nach aufsen abfliefst. Da bei der Purpura neben dem Erscheinen der Blutflecken in manchen Fällen sehr unerhebliche, in anderen dagegen sehr bedeutende Krankheitssymptome sich kund geben, so ist es fraglich, ob die Zustände, welche Willan und dessen Nachfolger unter jenem Namen vereinigt haben, alle von derselben Natur sind; die bisherigen Untersuchungen haben hierüber keinen genügenden Aufschlufs gegeben. Die gewöhnliche Annahme ist, dafs eine chemische Veränderung des Blutes, namentlich eine verminderte oder aufgehobene Gerinnungsfähigkeit desselben, die Erscheinungen der Purpura bedinge. Zu Gunsten dieser Annahme lassen sich viele Fälle anführen, in denen sich das Blut von solcher Beschaffenheit zeigte, dafs es mangelhaft oder gar nicht gerann. Biett, Rayer und mehrere andere Schriftsteller erwähnen solcher Beobachtungen. In einem Falle der Art, wo von Legrand[1]) eine genauere Untersuchung des Blutes vorgenommen wurde, fand derselbe den Faserstoff bedeutend vermindert, die Blutkörperchen aber normal. In die Harnblase hatte ein Ergufs von Blut stattgefunden, bei dessen Untersuchung man sich von dem Vorhandensein der Blutkörperchen überzeugte. Auch Franz Simon[2]) nahm in dem bei *Morbus maculosus Werlhofii* durch eine Haemorrhagie ausgeleerten Blute fast gar keinen Faserstoff wahr.

Diesen Fällen stehen indefs andere gegenüber, in denen bei der Purpura eine regelmäfsige Gerinnung des Blutes beobachtet wurde. So giebt Albers[3]) an, dafs er bei Personen, welche an der genannten Krankheit litten, das Blut öfter so vollkommen gerinnen sah, dafs es sich von dem bei entzündlichen Uebeln ausgeleerten kaum unterschied.

Auch bei einem anderen, mit der Purpura verwandten Leiden, nämlich dem Scorbut, nahm man bisher ziemlich allgemein an, dafs das Blut seine Eigenschaft zu coaguliren verloren habe, und dafs hierdurch die bei dieser Krankheit zu Stande kommenden Extravasate und Blutungen erregt würden. Bequerel und Rodier[4]) haben indefs neuerlich fünf Fälle von ausgesprochenem und mit Petechien verbundenem Scorbut beobachtet, in denen das Blut sich gar nicht in der Weise verändert zeigte, wie dies nach den älteren Angaben der Fall sein soll. Das Blut aller dieser Patienten gerann auf gewöhnliche Weise; der Faserstoff fand sich bei einigen derselben in gewöhnlicher, bei anderen in vermehrter Quantität vor und zeigte die Eigenschaften, welche er im normalen Zustande darbietet. Die einzige erhebliche Veränderung, die am Blute sich nachweisen liefs, bestand in einer merklichen Abnahme des specifischen Gewichtes desselben, einer

---

[1]) Canstatt u. Eisenman, Jahresbericht 1846. Bd. III. S. 28.

[2]) Medicinische Chemie. Bd. II. S. 212.

[3]) Handbuch der allgemeinen Pathologie. Bonn 1844. II. Bd. S. 32.

[4]) *Gazette médicale de Paris* 1847. *No.* 26. 26. *Juin.*

Verminderung, die mit der Menge der festen Bestandtheile nicht in geradem Verhältnifs stand. Die genannten Beobachter werfen die Frage auf, ob die Veränderung des specifischen Gewichtes vielleicht von irgend einer unbekannten Modification in der Beschaffenheit der festen Blutbestandtheile abhängig sein möchte. Auch fanden Andral und Gavarret [1]) in einem Falle von Scorbut, dafs das Blut regelmäfsig gerann und dafs die Menge des Faserstoffes nicht vermindert war.

Sowohl für den Scorbut, als für die Purpura bleibt es mithin zweifelhaft, ob eine Veränderung des Blutes die bei diesen Krankheiten sich bildenden Extravasate herbeiführt. Möglich wäre es, dafs dies bisweilen der Fall ist, bisweilen nicht, da, wie erwähnt, vielleicht nicht in allen Fällen von Purpura dasselbe Grundleiden vorhanden ist.

Für die Veränderungen, welche man bei der Purpura an der Haut wahrnimmt, gilt alles das, was oben im Allgemeinen über die Hautecchymosen angegeben worden ist. Die Blutflecken sind am häufigsten flach, und man nimmt bei der mikroskopischen Untersuchung derselben die Blutkörperchen zwischen den Gewebetheilen der Haut in der Weise wahr, wie ich es früher beschrieben habe. Zuweilen trennt sich auch, wie oben erwähnt worden, die Epidermis von der Cutis und es entstehen mit Blut gefüllte Blasen und Bläschen. Diesen Vorgang beobachtet man indefs nur selten. Wird sehr viel Blut in das Gewebe der Cutis und besonders in das Unterhautbindegewebe ergossen, so bilden sich roth oder blau gefärbte, mehr oder weniger prominirende Beulen von oft beträchtlichem Umfange. Aueh in Form kleinerer, fester Anschwellungen stellen sich die Hautextravasate mitunter dar und gleichen dann den durch Hautentzündung erzeugten Quaddeln oder Papeln. Ecchymosen in Form von Quaddeln findet man zuweilen in gewöhnlichen Fällen von Purpura zwischen den flachen Blutflecken. Aufserdem wird aber noch eine besondere Art von Purpura, unter dem zuerst von Willan gebrauchten Namen der

---

[1]) Heller's Archiv 1837. S. 337.

Purpura urticans beschrieben, deren Verlauf von dem der *Purpura simplex* in mehreren Punkten abweicht. Rayer [1]) sagt von dieser Form, dafs der Blutinfiltration röthliche, ovale oder runde, prominirende Flecken vorausgehen, die mit einem ähnlichen, nur geringeren Gefühl von Brennen, wie die Quaddeln der Urticaria, verbunden sind. Diese kleinen Anschwellungen fallen nach einigen Tagen so zusammen, dafs sie nicht mehr über das Niveau der Haut hervorragen, während zugleich ihre anfangs rosenrothe Farbe in eine dunkele, livide übergeht. Aus dieser Beschreibung möchte man schliefsen, dafs die erhabenen Flecken, mit denen das Leiden beginnt, nicht von Blutaustritt herrühren, sondern dafs zuerst ein Zustand von Congestion oder Entzündung vorhanden ist und erst später, wenn die Flecken dunkler werden, Ecchymosen sich bilden. Ob dies sich wirklich so verhält, bin ich aus eigener Erfahrung nicht im Stande zu entscheiden.

In der Form kleiner Anschwellungen, die den durch Hautentzündung erzeugten Papeln ähnlich sind, sieht man die Blutextravasate der Haut bei einem Leiden erscheinen, welches von Willan *Lichen lividus* genannt worden ist. Die dunkelrothen, papulösen Erhabenheiten bilden sich besonders an den Extremitäten und sind mit flachen Petechien untermengt. Schon Willan macht auf die Verwandtschaft dieses Zustandes mit der Purpura aufmerksam und Hebra rechnet ihn dazu unter der Bezeichnung *Purpura papulosa*. Da dieses Leiden sich, abgesehen von der Hautanschwellung, mit der die Extravasate verbunden sind, von der *Purpura simplex* nicht unterscheidet, so scheint mir die von Hebra vorgenommene Aenderung recht passend.

Zwei andere Formen von Purpura erheischen noch einer besonderen Erwähnung.

Der Krankheitszustand, welcher von mehreren Schriftstellern unter dem Namen *Roseola rheumatica* (syn. mit *Rheumatokelis* Fuchs) beschrieben worden ist, wird von anderen zur Purpura gerechnet. Es geschieht dies z. B. von Schönlein unter

---

[1]) *Maladies de la peau. II. éd. Tome III. p.* 509.

der Benennung *Peliosis* (syn. mit *Purpura*) *rheumatica*, später auch von Hebra. Die die Hautflecken begleitenden Krankheitserscheinungen sind zwar verschieden von den bei der *Purpura simplex* und *haemorrhagica* vorhandenen, da indefs die Flecken mit Blutaustritt in die Haut verbunden sind, so ist es wohl zu billigen, wenn jenes Leiden der Purpura beigezählt wird.

Endlich wird als eine besondere Form von Purpura noch *Purpura senilis* aufgeführt. Bei alten Personen erscheinen nämlich zuweilen, besonders an den Extremitäten, Blutflecken, die sehr dunkel und meistens mit geringen allgemeinen Störungen verbunden sind. Diese Merkmale genügen indefs wohl eigentlich nicht zur Aufstellung einer besonderen Art von Purpura, und Casenave und Schedel [1]) haben daher Recht, wenn sie behaupten, dafs die *Purpura senilis* nichts anderes sei, als eine gewöhnliche Purpura bei alten Leuten.

Die verschiedenen Formen von Purpura haben das Gemeinsame, dafs die Bildung von Blutflecken eine wesentliche Erscheinung für dieselben ist. Es giebt nun aber aufserdem eine Reihe von Krankheiten, bei denen wir Petechièn oder gröfsere Ecchymosen zwar mehr oder weniger oft zu Stande kommen sehen, wo diese aber doch kein constantes Symptom sind. Es gehören zu diesen Krankheiten besonders der Scorbut, manche Arten von typhösen Fiebern, die acuten Exantheme und einige andere. Die im Verlaufe dieser Krankheiten auftretenden Blutflecken hat man bisher einfach als Petechien oder Ecchymosen bezeichnet und nicht als besondere Purpuraarten aufgeführt. Neuerlich ist letzteres indefs von Hebra [2]) geschehen, unter den Benennungen *Purpura scorbutica, P. typhosa, P. exanthematica* u. s. w. Ich glaube nicht, dafs die Einführung dieser neuen Bezeichnungen irgend einen Vortheil gewährt.

Wie ich schon oben angegeben habe, glaubt man, dafs Blut-

---

[1]) *Abrégé pratique des maladies de la peau. Paris* 1847.*p*. 592.

[2]) Zeitschrift der K. K. Gesellschaft der Aerzte zu Wien. 2. Jahrg. Mai (2. Heft) S. 154.

flecken, ganz von demselben Ansehn, wie sie durch Austritt von Blutkörperchen hervorgebracht werden, auch dadurch entstehen können, dafs das Haematin dieser Körperchen in das Serum übergeht und diese gefärbte Flüssigkeit die Gewebe tränkt. Wenn Blut in den Gefäfsen stockt, so beobachtet man öfter eine Infiltration der zunächst gelegenen Gewebe mit aufgelöstem Blutfarbestoff. Es kommt dies zuweilen bei entzündlichen Stockungen, häufiger beim Brande vor. Recht genau kann man diesen Vorgang an den Schwimmhäuten von Fröschen verfolgen, wenn man dieselben künstlich in Entzündung versetzt. Hat sich eine dauernde Stockung ausgebildet, so sieht man hier mitunter sehr deutlich, wie die zwischen den verstopften Capillargefäfsen gelegene Substanz durch Aufnahme von Haematin eine röthliche Farbe annimmt.

Aufserdem sollen aber auch Infiltrationen von Blutfarbestoff, der sich im Serum aufgelöst hat, ohne vorausgegangene Blutstockung sich bilden können. Man behauptet, dafs sich dies dann ereigne, wenn das Blut solche chemische Veränderungen erlitten hat, dafs das Haematin der Blutkörperchen sich in der Blutflüssigkeit auflöst. J. Vogel[1]) glaubt, dafs jene Veränderungen in dem Auftreten von freier Milchsäure oder von kohlensaurem Ammoniak im Blute oder auch in einer bedeutenden Verminderung seines Salzgehaltes bestehen möchten. Ob diese Vermuthung richtig ist und ob überhaupt die Auflösung von Blutfarbestoff während des Lebens in der Weise vorkommt, dafs dadurch Petechien und gröfsere Blutflecken entstehen, ist zweifelhaft. Magendie nimmt es an; denn bei Gelegenheit der schon oben (S. 73) erwähnten Versuche an Hunden, denen er ihr eigenes vom Faserstoffe befreites Blut wieder einspritzte, sagt er, dafs die dadurch erzeugten blutigen Infiltrationen in die Gewebe jener Thiere von Auflösung des Blutfaserstoffes herrührten. Es ist dies aber wohl nur eine Vermuthung, denn von einer genaueren Untersuchung der angehäuften blutigen Stoffe ist nichts erwähnt. Auch behauptet derselbe Beobachter von ähnlichen Infiltrationen, die nach der

---

[1]) Pathologische Anatomie. 1845. S. 71.

Einspritzung von menschlichem Blutserum bei einem Hunde entstanden, dafs dieselben durch Zerreifsung von Blutgefäfsen erzeugt worden wären. Ich fand bei allen Petechien, welche ich in mehreren der oben bezeichneten Krankheiten untersucht habe, ausgetretene Blutkörperchen. Bei der *Purpura haemorrhagica* haben auch Andere, z. B. Legrand (s. oben S. 76) dieselben durch die genauere Untersuchung der nach aufsen abgeflossenen oder im Innern des Körpers angehäuften blutigen Massen nachgewiesen.

4) Entzündungen der Haut.

A) Von den Hautentzündungen im Allgemeinen

Den bei weitem gröſseren Theil der Hautkrankheiten machen diejenigen aus, welche durch Entzündung der Haut hervorgebracht werden, denn auſser verschiedenen Krankheitszuständen, die man schon früher zu den Entzündungen der Haut rechnete, werden auch fast sämmtliche Hautausschläge durch Entzündung hervorgebracht. Man betrachtete die Exantheme früher als Producte einer krankhaften Secretionsthätigkeit der Haut oder als Neubildungen eigenthümlicher Art, ist indeſs jetzt zu der Ueberzeugung gelangt, daſs dieselben sich von anderen Hautentzündungen nicht wesentlich unterscheiden.

Den Prozeſs, welchen wir Entzündung nennen, erkennen wir in der Regel während des Lebens bekanntlich an dem gleichzeitigen Vorhandensein von Röthe, Geschwulst, Schmerz und vermehrter Wärme. Bei der genaueren Untersuchung entzündeter Theile finden wir die Capillargefäſse derselben mit dicht aneinander gedrängten Blutkörperchen vollgepfropft und die Zwischenräume der Gewebe oder gröſsere in dem kranken Organe vorhandene Höhlen mit einem dem Blutserum oder der Blutflüssigkeit gleichenden Fluidum erfüllt. Daſs nun diese Erscheinungen des Entzündungsprozesses, mehr oder weniger deutlich ausgesprochen und nur durch den Bau der Haut zuweilen etwas modificirt, auch bei den Exanthemen vorhanden sind, hat namentlich Henle[1]) auf sehr überzeugende Weise dargethan.

Ueber das Zustandekommen der Entzündung haben wir be-

---

[1]) Ueber Schleim- und Eiterbildung und ihr Verhältniſs zur Oberhaut in Hufeland's Journal d. pr. Heilk. Bd. LXXXVI. St. 5.

sonders durch Versuche an Thieren Aufschlüsse erhalten. Läfst man nämlich auf durchsichtige Theile von Thieren, wie die Schwimmhaut von Fröschen, das Mesenterium von diesen oder von Kaninchen Einflüsse wirken, welche beim Menschen Entzündung erregen, so beobachtet man unter dem Mikroskop, dafs nach einiger Zeit die Blutkörperchen durch die Capillargefäfse langsamer hindurchgetrieben werden, welcher Verlangsamung oft eine Beschleunigung der Blutströmung vorausgeht. Zuletzt tritt eine völlige Stockung des Blutes ein, und eine mehr oder weniger grofse Anzahl von Haargefäfsen erscheint alsdann mit nahe aneinander liegenden Blutkörperchen vollkommen angefüllt. Ist die Stockung nicht auf eine zu geringe Menge von Capillargefäfsen beschränkt, so erscheint der Theil, auch mit blofsem Auge betrachtet, in der Weise geröthet, wie wir es bei Entzündungen am menschlichen Körper wahrnehmen. Trotz dieser Aehnlichkeit bezweifeln Manche, dafs die Erscheinungen, welche man auf die angegebene Art künstlich bei Thieren hervorbringt, mit dem übereinstimmen, was man beim Menschen Entzündung nennt. Namentlich werden die Versuche bei Amphibien defswegen nicht für beweisend gehalten, weil man dabei den für die Entzündung wesentlichen Vorgang der Exsudation von Serum oder Blutflüssigkeit vermisse. Mit letzterer Behauptung hat es allerdings in so weit seine Richtigkeit, als man bei den Experimenten an Fröschen sehr selten eine Exsudation wahrnimmt. Zuweilen kommt eine solche indefs doch zu Stande. So giebt C. Emmert [1]) an, dafs er nach der Anwendung verschiedener Reizmittel auf die Schwimmhaut von Fröschen öfter die Anhäufung einer serösen Flüssigkeit unter der blasenförmig erhobenen Epidermis beobachtet habe. Ferner theilt Lebert [2]) mit, dafs er bei einem Frosche, an dessen Mesenterium er unter dem Mikroskope die Entzündungserscheinungen beobachtet hatte, die Bauchhöhle durch eine Naht schlofs,

---

[1]) *Observationes quaedam microscopicae in partibus animalium pellucidis institutae de inflammatione; dissert. inaug. Berolini* 1835. *p.* 25.

[2]) *Physiologie pathologique. Paris* 1845. *Tome I. p.* 32.

worauf der Frosch noch sieben Tage lebte. Bei der gleich nach dem Tode angestellten Untersuchung fand er am Mesenterium und an mehreren anderen Stellen innerhalb der Bauchhöhle eine Menge Pseudomembranen, von denen einige schon eine beginnende Gefäfsbildung zeigten. Auch hat mir vor Kurzem Hr. Dr. Joseph Meyer mitgetheilt, dafs er bei Fröschen nach dem Einspritzen einer Kochsalzlösung in den Bauchsack derselben die Bildung von Pseudomembranen beobachtet habe, welche die Wandungen des Sackes zum Theil auskleideten. Er war so gut, mir einige Frösche zuzustellen, bei denen nach der angegebenen Behandlung sich eine durchscheinende Membran gebildet hatte, die unter dem Mikroskop structurlos erschien und sich übrigens wie geronnener Faserstoff verhielt. Bei Säugethieren kommen bekanntlich Erscheinungen vor, die mit denen der Entzündung beim Menschen auch in Bezug auf die Bildung von Exsudaten und deren weitere Umwandelung ganz übereinstimmen. Die Verfolgung dieses phlogistischen Prozesses bei Säugethieren von seinem ersten Beginne an, wie sie z. B. am Mesenterium von Kaninchen vorgenommen worden ist, hat gelehrt, dafs ganz auf dieselbe Weise wie bei Amphibien sich eine Blutstockung in den Capillargefäfsen bildet.

Es kann demnach wohl die Identität der bei Thieren künstlich erregten Erscheinungen mit dem Entzündungsprozesse am menschlichen Körper nicht bezweifelt werden, und wir dürfen also annehmen, dafs während des Zustandekommens einer Entzündung beim Menschen dieselben Veränderungen in den Blutgefäfsen vor sich gehen, die wir bei Thieren genau mit dem Auge zu verfolgen im Stande sind.

Was diese Veränderungen an den Gefäfsen betrifft, so sollen dieselben, nach der Angabe der meisten älteren Beobachter, aufser den schon oben erwähnten, darin bestehen, dafs die Capillargefäfse während der zuerst vorhandenen schnelleren Blutströmung verengt und während der später eintretenden langsameren Fortbewegung der Blutkörperchen erweitert erscheinen. Neuerlich sind sehr genaue Untersuchungen über das Verhalten der kleineren Blutgefäfse bei der Einwirkung von Reizen von Ed. Weber und

E. H. Weber[1]) angestellt worden. Diese Beobachter haben nämlich die Wirkungen geprüft, welche die magneto-elektrische Reizung der Blutgefäfse bei lebenden Thieren hervorbringt und sind dabei zu folgenden Resultaten gelangt:

Die Arterien des Gekröses der Frösche, deren Durchmesser bei den angestellten Versuchen $\frac{1}{7}$—$\frac{1}{17}$ Par. Linie betrugen, ziehen sich durch eine 5—10 Secunden dauernde magneto-galvanische Reizung, ehe eine Minute vergeht, in dem Grade zusammen, dafs der Durchmesser derselben um $\frac{1}{3}$, die Höhle um $\frac{1}{2}$ und mehr kleiner wird. Wird die magneto-elektrische Reizung fortgesetzt, so verengen sie sich bisweilen allmälig noch mehr und endlich sogar so beträchtlich, dafs der Blutstrom ganz unterbrochen wird. Ist die Art und Weise, wie die Reizung hervorgebracht wird, eine solche, dafs die Einwirkung der magneto-galvanischen Stöfse auf ein sehr kleines Stück der Arterie beschränkt ist, so zieht sich die Arterie auch nur an einer sehr beschränkten Stelle zusammen. Der Blutstrom wird in dem verengten Stücke, den hydraulischen Gesetzen gemäfs, schneller, als er ober- und unterhalb der verengten Stelle in der nämlichen Arterie ist.

Werden die Arterien nur kurze Zeit und nicht durch zu heftige Stöfse gereizt, so nehmen sie in kurzer Zeit wieder im Durchmesser zu und endlich ihren früheren Durchmesser wieder an. Wird aber die Reizung zu lange fortgesetzt oder ist sie zu heftig, so verliert der gereizte Theil der Arterie, der sich anfangs verengt hatte, die Fähigkeit, sich bei wiederholter Reizung zusammenzuziehen, und erweitert sich oft bis auf das Doppelte seines ursprünglichen Durchmessers. Der gereizte Theil bildet ein Aneurysma, an dessen Enden die Arterie etwas enger als vor der Reizung ist.

Wenn Haargefäfse des Mesenterii des Frosches, die ungefähr $\frac{1}{96}$ Linie oder etwas mehr im Durchmesser haben, auf dieselbe Weise gereizt worden, so entsteht an der gereizten Stelle weder eine Verengung, noch eine Erweiterung, welche mit Sicherheit wahrzunehmen wäre.

---

[1]) Müller's Archiv für Anatomie u. s. w. 1847. No. II. S. 232.

In den kleinen Venen des Mesenterii des Frosches bringt die nämliche magneto-galvanische Reizung nur eine sehr geringe Zusammenziehung hervor, die bisweilen gar nicht mit Sicherheit wahrgenommen werden kann, bisweilen aber $^1/_9$ des Durchmessers der Vene beträgt. Nach einer längere Zeit fortgesetzten oder auch kurzen, aber sehr heftigen Reizung verschwindet an der gereizten Stelle das Vermögen der Zusammenziehung und die Vene wird daselbst vom Blute ausgedehnt, sogar bisweilen bis auf den doppelten Durchmesser.

Die genannten Beobachter sahen bei der Anwendung der magneto-galvanischen Reizung aufser der Zusammenziehung der kleinen Arterien und Venen noch eine zweite Wirkung entstehen, nämlich eine Stockung des in den Adern strömenden Blutes. Diese Stockung leiten sie von einer Gerinnung des Blutes ab, von der sie angeben, dafs dieselbe in den Haargefäfsen am leichtesten, in den Venen am schwersten einen Stillstand des Blutlaufs veranlasse.

Eine Zusammenziehung der kleinen Arterien beobachtete auch Brücke[1]), wenn er die Schwimmhaut eines Frosches mit Ammoniakflüssigkeit betupfte. Es entstand nach der Application dieses Mittels, in der Art, wie ich es oben angegeben habe, Blutstockung in einer Abtheilung des Capillargefäfssystems und den daraus entspringenden kleinen Venen. Untersuchte Brücke die Arterien, welche in die von der Stase ergriffene Provinz führten, so fand er ihre letzten Zweige häufig auch schon voll Blutkörperchen, welche sich fort und fort langsam vermehrten und die Arterie immer weiter nach aufwärts anfüllten. Das Blut rückte darin bei jeder Herzsystole etwas vor und wich bei der Diastole wieder zurück. Bei genauerer Untersuchung einer Arterie, in der eine solche Fluctuation zu bemerken war, fand Brücke stets, dafs dieselbe in ihrem oberen Theile bedeutend verengt war, so dafs oft ein einzelner mit Blutkörperchen gefüllter Ast dicker erschien

[1]) Besonderer Abdruck aus dem Juni- und Julihefte des Jahrganges 1849 der Sitzungsberichte der kaiserl.-österreich. Akademie der Wissenschaften.

als der Stamm, aus dem er nebst mehreren anderen Aesten entsprang. Wurden die Arterien da, wo sie von den Zehen aus sich in die Schwimmhaut hineinbegeben, vor dem Versuche mit dem Glasmikrometer durchmessen, so konnte man sich überzeugen, dafs der innere Durchmesser derjenigen, welche den betreffenden Theil der Capillargefäfse zunächst speist, während der Entwickelung der Stase auf die Hälfte, ja auf ein Dritttheil und selbst auf ein Viertheil der ursprünglichen Gröfse reducirt wird. Dieser Zustand von Verengerung der Arterien und von Fluctuation in denselben wurde bei ausgebildeter Stase oft noch vier bis fünf Stunden lang beobachtet. Wie Brücke selbst anführt, haben schon Thomson und Koch eine solche Zusammenziehung der Arterien beobachtet, ohne ein besonderes Gewicht darauf zu legen.

Von den Capillargefäfsen, bei welchen manche Beobachter, wie z. B. Bidder [1]) und ich selbst, während des Eintretens der Stase keine Erweiterung wahrnehmen konnten, giebt Brücke an, dafs dieselben nach seinen Untersuchungen eine geringe Erweiterung zeigen, die indefs nicht über ein Viertheil des ursprünglichen Durchmessers beträgt.

Mit Hülfe der angeführten Thatsachen haben verschiedene Forscher das Zustandekommen der entzündlichen Stockung zu erklären gesucht. Ich will hier die Ansichten von Henle [2]) und Brücke (a. a. O.) erwähnen.

Henle nimmt an, dafs in manchen Fällen Blutstockung durch Verschliefsung der Capillargefäfse mittelst fester, im Blute schwebender, von aufsen eingebrachter oder im Blute gebildeter Partikeln erzeugt werden kann. Wo solche Ursachen nicht wirksam sind, soll die Stockung in Folge von Lähmung der feineren Gefäfse zu Stande kommen. Die Lähmung der Gefäfse soll erregt werden durch direct oder indirect verminderte Kraft der Nerven, von welchen das Contractionsvermögen der Gefäfswandungen abhängig ist. Die durch die Lähmung bedingte Erweiterung der

---

[1]) Müller's Archiv für Anatomie u. s. w. 1847. No. II. S. 232.
[2]) Handbuch der rationellen Pathologie. Bd. 2. S. 431.

Gefäfse habe, wie Henle meint, den hydraulischen Gesetzen gemäfs eine Verlangsamung der Blutströmung zu Folge. Zugleich träten durch die Wandungen der ausgedehnten Gefäfse mehr flüssige Blutbestandtheile als gewöhnlich aus und hierdurch würden die in den Gefäfsen zurückbleibenden Blutkörperchen so verändert, dafs sie untereinander verklebten und die Gefäfse verstopften.

Andere Ansichten hat Brücke über die entzündliche Stockung. Er giebt zuerst an, dafs die Erweiterung der Capillargefäfse wohl nicht, wie Henle annimmt, eine Verlangsamung der Blutbewegung herbeiführe. Wegen der Feinheit und der netzförmigen Anordnung der Capillaren sei der Widerstand, den der Blutstrom in denselben erfährt, sehr bedeutend. Ferner müsse, da die Capillaren aufserordentlich enge Röhren sind, mit ihrer Erweiterung der Widerstand in ihnen sehr rasch abnehmen, defshalb möchte es einige Schwierigkeit haben mit Hülfe des hydraulischen Lehrsatzes, auf den sich Henle bezieht, zu beweisen, dafs eine Erweiterung der Capillaren eine Verlangsamung und nicht vielmehr eine Beschleunigung der Blutbewegung in ihnen zur Folge haben müsse. Abgesehen von diesen Gründen sei aber auch die Erweiterung der Capillaren zu gering, um die Entwickelung der Stase vollständig davon abzuleiten.

Brücke geht nun zu der Arterienverengung über, die während der Ausbildung der Stase wahrgenommen wird, und sagt, dafs dieselbe sehr wohl primär dadurch entstehen könne, dafs das ursprünglich angewendete Reizmittel die contractilen Fasern der Arterien zur Zusammenziehung anregt. Mit Hülfe der Gesetze, welche für die Bewegung einer Flüssigkeit gelten, die in eine sich verzweigende Röhre hineingetrieben wird, sucht Brücke dann zu zeigen, wie, bei der Anordnung der Capillaren, die Verengerung einer kleinen Arterie nicht nur locale Verlangsamung der Circulation, sondern auch localen Stillstand und selbst veränderte Richtung der Bewegung in einzelnen Gefäfsen erzeugen kann. Die Vermehrung der Blutkörperchen in den Capillaren betrachtet er als die Folge der verlangsamten Blutbewegung und vergleicht sie mit der Erscheinung, welche man an Flüssen wahrnimmt, die sich durch den Sand, welchen sie mit sich führen, ihr eigenes ursprüngliches Bett versperren. Die Ausdehnung der Gefäſse endlich, in welchen das Blut stagnirt, leitet er von dem verstärkten Drucke ab, den das gegen die verstopfte Stelle getriebene Blut auf die Gefäſswandungen ausübt.

Schlieſslich bemerkte Brücke, er sei nicht der Meinung, daſs alle Stasen von Verengerung der Arterien herrühren; er glaube sogar dergleichen zu kennen, welche aus andern Ursachen entstehen: nur so viel, glaube er, gehe aus seinen Untersuchungen hervor, daſs sich aus der Verengerung der kleinen Arterienzweige die Erscheinungen der Stase mindestens eben so gut und eben so vollständig ableiten lassen, als aus einer primären Erweiterung der kleinen Venen und der Capillaren, bei welchen letzteren das Vermögen selbstständig ihr Lumen zu verändern noch dazu im höchsten Grade zweifelhaft ist.

Was nun die Hautentzündung betrifft, so stellt sich diese auf mannigfache Weise dar. Wir finden sie bald als diffuse über gröſsere Abschnitte der Haut ununterbrochen verbreitet, bald als circumscripte auf eine oder mehrere kleine Stellen derselben beschränkt. Ferner ergreift sie in manchen Fällen nur die Lederhaut oder wohl auch nur den äuſsern Theil derselben, während sie sich in anderen auf das Unterhautbindegewebe fortsetzt. Die oberflächlichen Hautentzündungen pflegt man erythematöse, die bis in's Unterhautbindegewebe dringenden phlegmonöse zu nennen. Auſserdem erhalten die Hautentzündungen ein verschiedenes Ansehn durch die Ausgänge, welche der phlogistische Prozeſs in den einzelnen Fällen nimmt, denn wie bei der Entzündung anderer Organe beobachten wir auch bei der Haut die Bildung von serösem oder faserstoffhaltigem Exsudat, ferner den Uebergang in Eiterung, in Verschwärung, in Brand. Nach Willan belegt man gewisse Veränderungen, welche an der Haut durch Erkrankung derselben erzeugt werden, mit besonderen Namen. Man unterscheidet bekanntlich Flecken, Papeln, Bläschen, Blasen, Pusteln u. s. w. Die meisten dieser Veränderungen sind von Hautentzündung abhängig, und zwar vorzüglich von der Beschaffenheit des entzündlichen Exsudates und der Art, wie dasselbe sich in den Gewebetheilen der Haut anhäuft. Da das Zustandekommen jener Veränderungen neuerlich von mehreren Pathologen auf eine Weise erklärt worden ist, welche ich nicht für richtig halte, so will ich etwas näher auf dieselben eingehen und mit den Flecken beginnen.

a) Flecken (*Maculae*) nennt man umschriebene Farbeveränderungen der Haut, welche nicht über die Oberfläche derselben hervorragen. Solche Flecken können durch Entzündung, aber auch durch andere Ursachen, z. B. Blutaustritt, Pigmentbildung u. s. w. erzeugt werden. Nur die erste Art soll uns hier beschäftigen, über die zweite ist an anderen Stellen dieser Schrift das Nöthige angegeben worden. Die entzündlichen Flecken sind roth und verschwinden, wenn sie noch nicht lange bestanden haben, beim Fingerdrucke auf kurze Zeit. Sie entstehen durch die früher geschilderte abnorme Anhäufung der Blutkörperchen in den Capillargefäſsen der Haut. Bisweilen verlieren diese Flecken sich allmälig vollkommen wieder, indem die Entzündung sich zertheilt, bisweilen gehen sie dadurch, daſs diese einen anderen Ausgang nimmt, in andere Formen der Hauterkrankung über. Bei den Flecken, welche sich zertheilen, ist von einem entzündlichen Exsudate in der Regel nichts wahrzunehmen; daſs ein solches sich aber doch in kleiner Menge müsse gebildet haben, darf man daraus schlieſsen, daſs häufig eine Zeit nach dem Verschwinden der Flecken die Epidermis sich ablöst. Die Lostrennung dieser Membran kann hier wohl kaum auf andere Weise bewirkt werden, als durch die Anhäufung einer geringen Menge von Exsudat zwischen ihr und der Oberfläche der Cutis. Zuweilen werden die entzündlichen Flecken mit der Zeit braunroth oder bräunlich und verschwinden dann nicht mehr durch Druck. Wahrscheinlich rührt diese Veränderung daher, daſs aus den mit stockenden Blutkörperchen angefüllten Gefäſsen sich Blutroth in die Gewebe der Haut infiltrirt hat und hier Umwandlungen erleidet.

b) Eine andere Veränderung der Haut, welche durch Entzündung derselben veranlafst wird, ist das Entstehen von Papeln. Man bezeichnet mit dem Namen Papeln oder Knötchen (*Papulae*) kleine flache oder mehr zugespitzte Erhabenheiten der Haut, die keine Höhle haben und bei denen die Epidermis von der Cutis nicht losgelöst ist. Ihre Gröfse variirt von der eines Hirsekornes bis zu der einer kleinen Linse. Häufig sind sie geröthet, seltner von der Farbe der normalen Haut. Die gerötheten Papeln beginnen immer als ein kleiner rother Fleck. Ueber die Veränderungen, durch welche das Zustandekommen von Papeln bedingt wird, stimmen die Angaben der Schriftsteller nicht miteinander überein. Viele nämlich glauben, dafs sie durch eine Anschwellung der Hautpapillen erzeugt werden. Henle [1]) sagt von denselben, dafs sie sich durch Ansammlung von entzündlichem Exsudate an einzelnen circumscripten Stellen der Haut bilden. Ebenso erklärt Rokitansky [2]) die Papeln für einen inflammatorischen Prozefs, bei welchem ein Entzündungsproduct in das Parenchym der Lederhaut, und zwar in jenes des Papillarkörpers oder in die tieferen Schichten derselben, abgelagert werde. Rosenbaum, Lessing, Klenke und Hebra nehmen an, dafs die Papeln durch ein Leiden der Talgdrüsen erzeugt werden.

Diese verschiedenen Angaben über die in Frage stehende Hautveränderung schienen mir eine genauere Untersuchung derselben nöthig zu machen. Da sich zu einer solchen bei menschlichen Leichen selten Gelegenheit findet und bei lebenden Personen die Haut in ihrer ganzen Dicke nicht wohl der Prüfung unterworfen werden kann, so versuchte ich bei Thieren künstlich Papeln zu erzeugen. Ich rieb deshalb bei einigen Hunden, nachdem vorher die Haare abgeschoren worden waren, an der innern Seite des einen Oberschenkels eine mäfsig starke Brechweinsteinsalbe ein, wodurch bei diesen Thieren nach wenigen Tagen sich Pusteln zu bilden pflegen. Bei einem der so behandelten Hunde entstan-

---

[1]) Ueber Schleim- u. Eiterbildung, aus Hufeland's Journ. Bd. LXXXVI. St. 5. S. 33.

[2]) Handbuch der pathologischen Anatomie. Bd. II. S. 90.

den nach zweimaligem Einreiben am dritten Tage an mehreren Stellen kleine Anschwellungen, die gröfseren Papeln an der menschlichen Haut vollkommen glichen. Es waren nämlich hügelförmige, etwa 1 Linie hohe Auftreibungen, die ungefähr den Umfang einer Linse hatten (Taf. 4. Fig. 5.). Sie waren röther als die benachbarte Haut und fühlten sich etwas härter an, als diese. Das Thier, bei welchem sich diese Hautveränderung gebildet hatte, wurde durch einen Schlag auf den Kopf getödtet und darauf sogleich der Untersuchung unterworfen. Die kleinen Anschwellungen hatten sich unmittelbar nach dem Tode etwas verkleinert und zeigten, als sie senkrecht auf die Cutis durchschnitten wurden, folgendes Verhalten: Die Epidermis war weder verdickt, noch sonst verändert, sie war nicht abgelöst, sondern lag überall fest auf den darunter befindlichen Theilen auf. Die papulöse Anschwellung wurde durch eine Auftreibung der Cutis hervorgebracht, die an der Stelle, wo die Papel ihren Sitz hatte, einen kleinen Hügel bildete und zugleich geröthet erschien. Die Röthe wurde durch einzelne mit der Loupe erkennbare Blutgefäfse erzeugt und war ungefähr über die obere Hälfte der Lederhaut verbreitet. Das Gewebe der Cutis zeigte sich aufserdem da, wo die Papel safs, und in deren nächster Umgebung stark mit Flüssigkeit infiltrirt, wie man besonders beim Zusammendrücken der Haut bemerken konnte. Die Flüssigkeit war wasserhell und von etwas dickerer Consistenz als Blutserum. Unter dem Mikroskope liefs sich aufser sehr wenigen, $^1/_{1000}{}'''-{}^1/_{2000}{}'''$ grofsen Molecülen und einzelnen Fetttröpfchen nichts darin erkennen. An senkrecht abgetragenen dünnen Lamellen der erkrankten Stelle der Cutis sah man bei starker Vergröfserung die mit Blutkörperchen sehr angefüllten Gefäfse, übrigens erschien das Hautgewebe aber normal. Auch zeigten sich an auseinandergezerrten Hautstückchen die Cutisfasern von ganz regelmäfsiger Beschaffenheit. Die Haarsäcke und Talgdrüsen waren nicht verändert, sondern nahmen sich so aus, wie sie in der Abbildung eines Bläschens von einem Hunde auf Taf. 4. Fig. 3. dargestellt sind.

Ich hatte später auch Gelegenheit einen papulösen Ausschlag

eines Hundes zu untersuchen, der nicht künstlich erzeugt worden war und welcher auch nicht von dem Vorhandensein von Räudemilben herrührte. Die Papeln waren theils breit und flach, theils kleiner und mehr zugespitzt und verhielten sich ebenso wie die künstlich hervorgebrachten, aufser dafs die Röthung der Cutis und die Infiltration derselben mit Flüssigkeit geringer waren.

Meine Beobachtungen bei den Papeln am menschlichen Körper stimmen im Ganzen mit dem überein, was die Untersuchung bei Hunden ergeben hat, wie ich bei der Beschreibung der einzelnen Krankheitsformen noch genauer angeben werde. Besonders konnte ich bei den Papeln des Menschen noch deutlicher als beim Hunde wahrnehmen, dafs dieselben nicht durch eine Vergröfserung der Hautpapillen erzeugt werden, wie von Manchen vermuthet wird.

Man darf aus dem, was ich angegeben habe, wohl schliefsen, dafs die Papeln durch eine entzündliche Stockung in den Gefäfsen der Cutis mit Anhäufung von flüssigem Exsudate zwischen den Gewebetheilen dieser Membran erzeugt werden. Es stimmt dieser Befund also mit Henle's und Rokitansky's Darstellung am meisten überein.

Die Papeln zertheilen sich oft ohne Frage dadurch, dafs das Exsudat, durch welches sie erzeugt wurden, wieder resorbirt wird. Sie können aber auch in andere exanthematische Formen übergehen, z. B. durch Bildung einer gröfseren Menge serösen Exsudates und Anhäufung desselben zwischen der Cutis und Epidermis, sich in Bläschen umwandeln, wie wir dies bei den Papeln wahrnehmen, mit denen das Pockenexanthem beginnt.

c) Quaddeln (*Pomphi*) nennt man Anschwellungen der Haut von ziemlich grofsem Umfange, und unregelmäfsiger, zuweilen länglicher Gestalt, die nicht stark prominiren und eine abgeplattete Oberfläche haben. Sie sind bisweilen roth, bisweilen von der Farbe der normalen Haut und entwickeln sich oft auf einer gleichmäfsig gerötheten Hautstelle. Eine Lostrennung der Epidermis von der Cutis ist bei denselben nicht vorhanden. Man kann Quaddeln durch Berührung der Haut mit Brennnesseln erzeugen;

Helbert [1]) sah sie nach blofsem Reiben der Haut mit dem Finger entstehen. Aufserdem bilden sie sich aber auch aus innern Ursachen, wie weiter unten genauer angegeben (s. *Urticaria*). Im letzteren Falle verschwinden sie oft schnell an einer Stelle, während an einer anderen neue zum Vorschein kommen. Dafs die Quaddeln durch Hautentzündung hervorgebracht werden, dafür spricht der Umstand, dafs die Anschwellungen häufig geröthet erscheinen und mit vermehrter Wärme und abnormer Erregung der Empfindungsnerven verbunden sind, so wie ferner das Vorhandensein eines Exsudates in den Zwischenräumen des Cutisgewebes. Macht man nämlich bei einer Quaddel mit einer feinen Nadel einen bis in die Cutis dringenden Einstich, so treten einige Tropfen einer klaren, serösen Flüssigkeit aus der kleinen Wunde hervor. Hiernach wäre anzunehmen, dafs diese Anschwellungen durch eine entzündliche Ausschwitzung von Serum in das Cutisgewebe erzeugt werden, und denselben würden dann also die nämlichen Veränderungen zu Grunde liegen, welche bei den Papeln an einer kleineren Stelle der Haut vor sich gehen, so dafs man die Quaddeln als sehr grofse Papeln ansehen könnte. Wegen des oft so schnell erfolgenden Verschwindens der Quaddeln, dürfte man vielleicht annehmen, dafs es bei der Entzündung, durch welche dieselben erzeugt werden, nicht zu einer völligen Stockung des Blutes in den Capillargefäfsen kommt, sondern dafs die phlogistischen Erscheinungen sich nur bis zu dem Grade ausbilden, bei welchem sich die Blutkörperchen in den Gefäfsen übermäfsig anhäufen und sehr träge in denselben fortbewegen. Bei einer solchen Veränderung in den Blutgefäfsen wäre es denkbar, dafs nach der rasch erfolgten Resorption des Exsudates sich der normale Zustand sofort wieder herstellt.

Bei den Quaddeln, welche nicht geröthet sind, ist vermuthlich die Anzahl der mit Blutkörperchen überfüllten Gefäfse in Verhältnifs zu der Menge des im Hautgewebe angehäuften Exsudates nur gering.

---

[1]) Helbert, *de exanthematibus arte factis.*

Die Quaddeln zertheilen sich meistens, und später schilfert sich nicht selten die Oberhaut ab. Bisweilen häuft sich Flüssigkeit unter der Epidermis an.

d) Willan und dessen Nachfolger haben eine Anzahl von Hautkrankheiten zu einer Klasse vereinigt, die sich durch die Bildung von festen, gewöhnlich halbkugeligen Erhabenheiten zu erkennen geben, welche die Gröſse der Papeln überschreiten. Solche Anschwellungen sind Hautknoten, Knoten (*Tubercula*) genannt worden. In diese Klasse sind indeſs Krankheiten der verschiedensten Art gebracht worden, wie entzündliche Anschwellungen, Warzen, Bindegewebegeschwülste, Krebs, Elephantiasis u. s. w., ein Verfahren, das gewiſs nicht zu loben ist. Will man eine Anzahl von Krankheiten, welche sich durch Knotenbildung äuſsern, noch fernerhin nach diesem Merkmal in eine Klasse stellen, so würde es am passendsten sein, wenn man sich dabei allein auf die gröſseren entzündlichen Anschwellungen beschränkte, indem die andern Krankheitszustände, welche auſser diesen bisher zu den Knoten gerechnet wurden, so verschiedenartiger Natur sind, daſs sie nicht wohl in eine und dieselbe Abtheilung gebracht werden können.

Die entzündlichen Knoten werden durch die Anhäufung von Entzündungsprodukten in den Zwischenräumen des Gewebes der Cutis und zuweilen auch des Unterhautbindegewebes hervorgebracht. Man kann sich von der Richtigkeit dieser Angabe schon bei lebenden Personen durch das Anstechen solcher Knoten oder bei dem spontanen Aufbruche derselben überzeugen.

So sieht man beim Eröffnen der Knoten, die den Furunkel bilden, zwischen den Gewebetheilen der Cutis Eiteranhäufungen; man zieht aus denselben kleine Faserstoffgerinnsel, als sogenannten Pflock, hervor u. dgl. m. Aehnliches läſst sich bei den Knoten der Acne wahrnehmen.

Eine genauere Untersuchung der durch Hautentzündung gebildeten Knoten konnte ich bei Hunden anstellen. Nach dem Einreiben von Brechweinsteinsalbe auf der inwendigen, geschorenen Fläche des Oberschenkels entstanden öfter auſser Pusteln auch Knoten, die etwa 3 bis 4 Linien hoch waren und den Umfang eines Groschens und darüber hatten (Taf. 4. Fig. 7.). Bei diesen Knoten zeigte sich immer, dafs die Anschwellung, theils von Infiltration des Cutisgewebes mit serösem Exsudat, theils von der Anhäufung von Eiter an kleinen Stellen der Lederhaut und des Unterhautbindegewebes herrührte. Gewöhnlich waren die äufseren Lagen der Cutis an der Stelle, wo der Knoten safs, mit serösem Exsudate durchdrungen, während tiefer unten in der Lederhaut und in dem obersten Theile des Unterhautbindegewebes kleine Eiteranhäufungen sich fanden. Der Eiter hatte sich nicht an einer Stelle des Knotens angesammelt, sondern bildete eine Menge von einander getrennter Anhäufungen, welche sich an der durchschnittenen Haut als gelbe Punkte darstellten.

Man darf wohl mit Sicherheit annehmen, dafs zur Erzeugung von Hautknoten die Eiterbildung, wie sie bei den von mir untersuchten Hunden beobachtet wurde, nicht gerade erforderlich ist, sondern, dafs auch durch die blofse Anhäufung von Exsudaten, welche aus Serum oder Blutflüssigkeit bestehen, solche Anschwellungen hervorgebracht werden können. Hautknoten von letzterer Beschaffenheit würden sich dann von den Papeln nur durch ihre verschiedene Gröfse unterscheiden und wahrscheinlich auch mit den Quaddeln in Bezug auf die anatomischen Veränderungen übereinstimmen.

Die entzündlichen Hautknoten können sich zertheilen, durch Eiterung aufbrechen oder sich induriren. In dem letzten Falle kann dadurch, dafs das Exsudat, welches die Bildung der Knoten veranlafste, sich in Bindegewebe umwandelt, eine hypertrophische Verdickung des Cutisgewebes bewirkt werden, wie wir es z. B. bei der *Acne rosacea* beobachten.

e) Blasen (*Bullae*) nennt man Anhäufungen von flüssigem Exsudate unter der in grofsem Umfange von der Cutis abgelösten und hügelförmig emporgehobenen Epidermis. Die Entstehungsweise der Blasen kann man sehr leicht beobachten, wenn man die Wirkung eines Vesicans vom Anfange an verfolgt. Man bemerkt alsdann, wie zuerst eine Entzündung der Haut sich ausbildet, welche sich durch Röthe und die übrigen Zeichen des inflammatorischen Prozesses zu erkennen giebt. Auf der gerötheten Stelle entstehen später, in Folge von Ablösung der Oberhaut an einzelnen Punkten durch darunter angehäuftes Exsudat, kleine Bläschen, die sich allmälig vergröſsern, zusammenflieſsen und eine gröſsere Blase bilden. Geht die Blasenbildung an einem Körpertheile vor sich, an welchem die Haarbälge weit von einander entfernt liegen, so sieht man bisweilen, daſs die Epidermis da, wo Haare aus der Haut hervortreten, länger mit der Lederhaut in Verbindung bleibt, als an den zwischen den Haaren liegenden Partien. Die Oberfläche der sich bildenden Blase, auf welcher man immer mehrere Haarsackmündungen bemerkt, zeigt alsdann in der Gegend dieser Mündungen Vertiefungen, und Erhöhungen an den dazwischen liegenden Stellen, was davon herrührt, daſs die mit der Oberhaut verbundenen Haarbälge die Erhebung der Epidermis verhindern. Bei stärkerer Anhäufung von Flüssigkeit zerreiſsen indeſs die Haarsäcke und die Erhebung der Epidermis wird gleichförmig. Untersucht man die abgelöste Oberhaut an ihrer unteren Fläche, so findet man auch oft eine Menge kleiner Anhänge, die oberen Enden der Haarbälge, daran. Der Inhalt der künstlich erzeugten Blasen stellt sich anfangs als eine klare Flüssigkeit dar, später erscheint er trübe. Genauere Untersuchungen haben gezeigt, daſs derselbe bald nach seiner Bildung auch eine andere chemische Zusammensetzung hat, als zu einer späteren Zeit. Oeffnet man nämlich die Blasen bald nach ihrem Entstehen, so findet man, daſs die Flüssigkeit derselben in ihrer qualitativen Zusammensetzung mit dem Blutserum übereinstimmt; wartet man länger, so enthält dieselbe auch Faserstoff, gerinnt indeſs meistens erst, nachdem sie entleert worden ist. Nur einzelne Flocken, die dem geronnenen Faserstoff gleichen, findet man öfter auch schon innerhalb der Blasen. Nach einer Analyse von Margueron [1]) enthielt die Flüssigkeit aus den durch ein Zugpflaster erzeugten

[1]) J. Vogel, Physiologisch-pathologische Untersuchungen über Eiter und Eiterung. Erlangen 1838. S. 156.

Blasen 78 Wasser, 18 Eiweifs, 2 salzsaures Natron, 1 Natron, 1 phosphorsauren Kalk. Dieselben Bestandtheile, nur in etwas anderem Verhältnifs, fand derselbe Beobachter in Blasen, die durch Verbrennung und durch Sinapismen erzeugt worden waren.

Sehr früh beginnt auch in dem Exsudate der Blasen die Bildung von Zellen, die mit den Eiterkörperchen vollkommen übereinstimmen. Vogel [1]) fand diese schon vollkommen ausgebildet, als er das Serum einer Blase, die durch ein am Morgen gelegtes Vesicans erzeugt worden war, Mittags untersuchte. Ganz sichere Schlüsse lassen sich indefs aus dem Vorhandensein jener Zellen im Inhalte der Blasen auf die Zeit, welche zur Bildung der Eiterkörperchen erforderlich ist, nicht ziehen, da letztere nicht mit Bestimmtheit von den Zellen der tiefsten Epidermisschichten zu unterscheiden sind. Höchst wahrscheinlich ist es aber, dafs Eiterkörperchen sehr schnell in den Blasen entstehen, da Heinr. Müller [2]), Reinhart [3]) u. A. auch an Wunden, bei welchen eine Verwechselung mit anderen Zellen weniger leicht möglich war, die Neubildung von Zellen, die den Eiterkörperchen glichen, schon innerhalb weniger Stunden erfolgen sahen. In Blasen, welche längere Zeit bestanden haben, findet man immer sehr viele Eiterkörperchen, und es rührt von diesen hauptsächlich das Trübewerden der anfangs klaren Flüssigkeit her. Enthält letztere eine sehr grofse Menge von Eiterkörperchen, so erscheint sie gelblich, ähnlich dünnem Eiter.

Bei der Dünnheit der Epidermis zerreifsen die Blasen gewöhnlich und es trocknet dann die abgehobene Epidermis mit einem Theile des Blaseninhaltes zu einer schuppenähnlichen Lamelle zusammen, unter der die Bildung einer neuen Oberhaut stattfindet. Vogel [4]) und Lebert [5]) haben die Art, wie die Wie-

---

[1]) A. a. O. S. 153.

[2]) Henle und Pfeuffer, Zeitschrift für rationelle Medicin. III. Bd. 2. Heft. 1845. S. 204.

[3]) Traube, Beiträge zur experimentellen Pathologie u. s. w. 1846. 2. Heft. S. 145.

[4]) A. a. O. S. 154.

[5]) *Physiologie pathologique. Tome I. p.* 62.

dererzeugung der durch Blasenbildung verloren gegangenen Oberhaut erfolgt, genauer beobachtet. Sie entfernten bei Blasen, welche sie durch Zugpflaster erzeugt hatten, die emporgehobene Oberhaut und verfolgten den auf der entblöfsten Oberfläche der Cutis vor sich gehenden Prozefs. Vogel fand, dafs sich nach ungefähr vier Stunden ein dünnes, weiches, weifsliches Häutchen gebildet hatte, welches ganz aus Zellen bestand, die den Eiterkörperchen vollkommen glichen. Lebert, der 36 Stunden nach der Entfernung der Oberhaut zuerst eine Untersuchung anstellte, nahm ein ähnliches Häutchen wahr. Dieses enthielt Zellen, welche mit den Eiterkörperchen übereinstimmten, und aufserdem andere, welche einen einfachen, mit einer körnigen Substanz gefüllten Kern besafsen und $\frac{1}{167}'''$ — $\frac{1}{143}'''$ Durchmesser hatten. Diese Zellen waren bereits pflasterförmig aneinandergefügt. Beide Arten von Zellen bemerkte Lebert auch in einer ziemlich durchsichtigen Flüssigkeit, welche unter dem Häutchen sich befand. Die beschriebenen Zellen wurden nach einigen Tagen platt und polygonal und setzten eine Membran zusammen, welche der normalen Epidermis glich. Später schilferte sich diese Oberhaut noch einige Mal ab, indem sie immer durch neugebildete Lagen ersetzt wurde und zuletzt verschwand auch diese Unregelmäfsigkeit.

Die nicht durch äufsere Entzündungsreize erzeugten Blasen stimmen im Allgemeinen mit den eben beschriebenen überein, zeigen aber auch manches Eigenthümliche, was ich bei der Betrachtung der besonderen Krankheitsformen genauer angeben werde. Man beobachtet bei denselben ebenfalls öfter deutlich, dafs der Blasenbildung eine Hautentzündung vorausgeht. Der Inhalt der Blasen ist zuweilen so, wie bei den künstlich erzeugten, zuweilen aber auch anders beschaffen, z. B. röthlich gefärbt. Nach dem Eintrocknen der Blasen bilden sich nicht immer blofs dünne Schuppen, sondern zuweilen auch dickere Borken. Mitunter sieht man die der Oberhaut beraubten Stellen in Verschwärung übergehen u. s. f.

Mehrere Beobachter sind der Meinung, dafs am Entstehen der Blasen die Talgdrüsen der Haut einen Antheil haben. Ich werde auf diese, schon bei den Papeln erwähnte und auch für andere Efflorescenzen geltend gemachte Ansicht später genauer eingehen.

f) Nur der Gröfse nach von den Blasen verschieden sind die Bläschen (*Vesiculae*). Diese bestehen nämlich in der Anhäufung einer serösen Flüssigkeit unter der in geringem Umfange von der Lederhaut abgelösten und in Form eines kleinen Hügels in die Höhe gehobenen Epidermis. Wo man die Grenze zwischen Blasen und Bläschen ziehen will, ist beliebig, und es sind daher auch von Einigen Krankheiten zu den Vesikeln gerechnet worden, die Andere zu den Blasen zählen, z. B. Rupia. Neuerlich haben Manche festgestellt, dafs die Erhebungen der Oberhaut so lange Bläschen genannt werden sollen, als sie den Umfang einer Erbse nicht überschreiten. Ich habe die Beschreibung der Blasen der der Bläschen vorausgeschickt, weil sich bei jenen die Bildungsweise leichter verfolgen und der Inhalt genauer untersuchen läfst, als bei den kleineren Vesikeln. Dafs die Bläschen durch Entzündung entstehen, ist fast für alle zu denselben gehörigen Krankheitsformen mit Sicherheit anzunehmen, denn es gehen der Anhäufung von Flüssigkeit unter der Epidermis die Zeichen der Hautphlogose, wie Röthe, Brennen oder Jucken u. dgl. m. voraus. Auch schwillt die Haut vor dem Entstehen des Bläschens gewöhnlich zu einer Papel an, wie man dies z. B. sehr deutlich bei den Pockenbläschen wahrnimmt. Nur für eine Art von Vesikeln, von welcher mehrere Pathologen annehmen, dafs sie durch Anhäufung von Flüssigkeit in den Ausführungsgängen der Schweifsdrüsen zu Stande kommt, ist der entzündliche Ursprung zweifelhaft. Es wird von denselben weiter unten ausführlicher die Rede sein.

Den Inhalt der Bläschen findet man oft wasserhell, und vielleicht ist er bei allen anfangs von dieser Beschaffenheit. Einige Zeit nach seiner Absonderung trübt sich das Contentum gewöhnlich, was, wie bei den Blasen, besonders von der Bildung von Zellen herrührt, die mit den Eiterkörperchen ganz übereinstimmen. Auch in dem noch beinahe ganz klaren Serum der Bläschen findet man diese Körperchen in der Regel schon vor. Je mehr das Serum sich trübt, um so gröfser wird ihre Anzahl.

Viele Schriftsteller sind der Ansicht, dafs in den Bläschen nicht selten auch geronnener Faserstoff vorhanden sei. Man bemerkt nämlich öfter, dafs die die Hülle des Bläschens bildende Oberhaut an ihrer unteren Fläche, so wie auch die Cutis am Grunde des Bläschens, von einer Schicht weifser Substanz überzogen sind. Diese Masse wird gewöhnlich als eine aus geronnenem Faserstoff bestehende Pseudomembran angesehen, und hat auch auf den ersten Blick Aehnlichkeit mit einer solchen. Untersucht man dieselbe indefs genauer, so findet man, dafs sie zwar einzelne Flocken und Stränge enthält, welche unter dem Mikroskope und gegen Reagentien sich wie geronnener Faserstoff verhalten, dafs sie indefs zum gröfseren Theile aus den unteren, aufgelockerten Schichten der Oberhaut besteht. Auch wenn man die Epidermishülle des Bläschens, nach Entfernung der daran befindlichen weifsen Masse untersucht, so überzeugt man sich, dafs man nur die höheren Lagen der Oberhaut vor sich hat; die fehlenden tieferen Schichten sind in der erwähnten, weifsen Masse enthalten. Einzelne kleine Stränge, welche wirklich geronnener Faserstoff zu sein scheinen, findet man auch bisweilen im flüssigen Inhalte der Bläschen zwischen den Eiterkörperchen suspendirt. Ich habe mich von diesem Verhalten der Vesikeln besonders durch häufige Untersuchung der Variolabläschen überzeugt.

In der Regel ist im Innern der Bläschen nur eine einfache Höhle vorhanden, zuweilen aber bemerkt man darin auch mehrere, durch kleine Scheidewände gebildete Abtheilungen oder Fächer. Auf welche Weise diese zu Stande kommen, werde ich bei den Pocken, wo diese Beschaffenheit der Bläschen hauptsächlich sich findet, genauer zu entwickeln suchen. Auch werde ich dort eine andere Eigenschaft, welche bei den Vesikeln zuweilen beobachtet wird, erörtern. Die äufsere Fläche der Bläschen erscheint nämlich in der Regel eben (Taf. 4. Fig. 6.), in manchen Fällen bemerkt man auf derselben aber auch eine napfförmige Vertiefung, einen sogenannten Nabel (Taf. 4. Fig. 8. 9. u. 10.). An dem Zustandekommen dieses Eindruckes haben die in der Cutis liegenden und mit der Oberhaut zusammenhängenden Haarbälge und Drüsenausführungsgänge oft einen Antheil, denn sie verhindern, dafs die Oberhaut an der Stelle, wo dieselben mit ihr in Verbindung stehen, durch das sich anhäufende Exsudat eben so stark emporgehoben wird, wie da, wo eine solche Befestigung nicht stattfindet. Es scheint dies jedoch nicht die einzige Ursache zu sein, welche bei Bläschen das Entstehen eines Nabels bewirkt, wie ich ebenfalls bei der Beschreibung der Pocken, wo jene Eigenschaft am constantesten beobachtet wird, ausführlicher entwickeln will.

Um die bei den Bläschen vorhandenen Veränderungen an recht frischer Haut untersuchen zu können, rieb ich bei einem Hunde an der innern Seite des Oberschenkels eine aus Canthoridenpulver, Euphorbium und Fett bestehende Salbe ein und tödtete das Thier, als sich Bläschen gebildet, von denen die meisten einige Linien im Durchmesser hatten. Ich sah hier auf das Deutlichste, dafs die Vesikeln durch eine blofse Abtrennung der Oberhaut von der Cutis, durch darunter angehäuftes klares, seröses Exsudat gebildet wurden. Auch die Cutis war mit Flüssigkeit etwas stärker als gewöhnlich infiltrirt und zeigte hie und da einzelne mit Blutkörperchen stark angefüllte Gefäfsschlingen. Die Haarbälge und die dazu gehörigen Talgdrüsen waren sehr gut zu erkennen und boten nicht die geringste Veränderung dar. An senkrecht durchschnittener Haut stellte sich ein solches Bläschen so dar, wie ich es auf Taf. 4. Fig. 3. abgebildet habe.

Was die weiteren Veränderungen betrifft, welche die Bläschen erleiden, nachdem sie einige Zeit bestanden haben, so wandeln sich dieselben häufig durch Eintrocknen der Epidermishülle und des Inhaltes in dünne Schuppen um, welche sich abschilfern, nachdem unter ihnen die Bildung einer neuen Oberhaut stattgefunden hat. Die Regeneration der Oberhaut geht wohl gewifs auf dieselbe Weise vor sich, wie ich es bei den Blasen angegeben habe. In anderen Fällen erfolgt nicht sogleich nach dem Eintrocknen der Bläschen die Neubildung von Epidermis, sondern es findet noch einige Zeit hindurch ein Exsudationsprozefs unter den Schuppen statt. Dadurch, dafs auch diese Exsudate eintrocknen und der feste Rückstand derselben sich an die ursprünglich vorhandenen Schorfe ansetzt, nehmen diese allmälig an Dicke zu. Zuweilen stöfst sich auch die Epidermishülle der Bläschen, ehe sie eingetrocknet, oder nachdem dies erfolgt ist, ab, und es bleibt, indem sich nicht sofort eine neue Epidermis bildet, eine excoriirte Fläche zurück, auf welcher, während kürzerer oder längerer Dauer, die Exsudation von serösen oder purulenten Stoffen vor sich geht. Auch ein Verschwärungsprozefs kommt öfter auf solchen Flächen zu Stande.

Noch einer anderen Veränderung, die bei den Bläschen mitunter wahrgenommen wird, will ich schliefslich erwähnen. Vor dem Eintrocknen derselben beobachtet man nämlich zuweilen, dafs ihr Inhalt, nachdem er sich zuerst molkenähnlich getrübt hat, gelb wird und vollkommen die Beschaffenheit des Eiters annimmt. Man sagt von solchen Bläschen, dafs sie sich in Pusteln, zu deren Beschreibung ich sogleich übergehen will, umgewandelt haben. Die Veränderung, welche die Bläschen dabei erfahren, scheint indefs nicht grofs zu sein und nur darin zu bestehen, dafs die Menge der, in ihrem molkenähnlichen Contentum schon in grofser Anzahl vorhandenen, Eiterkörperchen noch beträchtlicher zugenommen hat.

g) Ich komme nunmehr zu der durch Entzündung herbeigeführten Hautveränderung, welche mit dem Namen Pustel (*Pustula*) belegt wird. Es sind dies kleine Abscesse in der Haut, bei welchen der unter der Epidermis angehäufte Eiter diese in Gestalt eines mehr oder weniger prominirenden Hügels emporhebt. Meistens gehen der Eiterbildung die unzweideutigsten Zeichen der Hautentzündung voraus. Wie ich so eben bemerkte, können Bläschen, wahrscheinlich nur durch eine reichliche Bildung von Eiterkörperchen in dem Anfangs serösen Exsudate, sich in Pusteln umwandeln. Häufiger aber bildet sich der Eifer schnell, ohne dafs vorher die Exsudation seröser Stoffe deutlich wahrzunehmen gewesen ist. Der Suppurationsprozefs findet meistens auf der Oberfläche der Cutis statt, doch kommt es auch vor, dafs derselbe mitten im Gewebe der Lederhaut beginnt und sich erst von da aus bis unter die Epidermis verbreitet. Bei Hunden, denen ich Brechweinsteinsalbe eingerieben hatte, habe ich öfter kleine Eiteranhäufungen zwischen den Gewebetheilen der Lederhaut gesehen, ohne dafs zwischen dieser und der Epidermis eine Ansammlung stattfand. Auch bei dem oben S. 93 erwähnten Hunde, der an einem nicht künstlich erzeugten papulösen Ausschlage litt, fand ich beim Durchschneiden einer kleinen Hautanschwellung, welche einer Papel glich, in einiger Entfernung von der Oberfläche der Cutis eine geringe Eiteranhäufung (Taf. 4. Fig. 6.). Aehnliches habe ich einige Mal bei beginnenden Acnepusteln des Menschen gesehen.

Die gelbe Flüssigkeit in den Pusteln zeigt die Eigenschaften des Eiters. Aufser Eiterkörperchen auf verschiedenen Entwickelungsstufen findet man in derselben öfter kleine Flocken und Stränge, die dem geronnenen Faserstoffe gleichen, was bekanntlich auch bei dem Eiter aus anderen Organen nichts Seltenes ist. In manchen Fällen zeigt der Eiter eine blutige Färbung oder andere ungewöhnliche Eigenschaften, worauf ich bei der Beschreibung der speciellen Krankheitsformen näher eingehen werde.

Die Wandungen der Pusteln umschliefsen oft nur eine einfache, von dem Eiter ausgefüllte Höhle, doch giebt es auch Pusteln mit fächrigem Bau. Ebenso kommt der, schon bei den Vesikeln erwähnte, napfförmige Eindruck auch auf der Oberfläche der Pusteln vor. Von beiden Eigenschaften soll später die Rede sein.

Ebenso wie die Bläschen trocknen die Pusteln, wenn sie einige Zeit bestanden haben, ein, doch zeigen die dadurch sich bildenden Krusten eine gröfsere Dicke, als bei den Vesikeln, da der Inhalt bei jenen reicher an festen Bestandtheilen ist, als bei diesen. Eine nachträgliche Verdickung der Krusten durch eine unter denselben fortdauernde Exsudation wird ebenfalls beobachtet. Schreitet die Eiterung bei den Pusteln von der Oberfläche der Cutis weiter in die Tiefe fort oder hatte sie mitten im Gewebe der Lederhaut begonnen, so ist sie oft mit Zerstörung von Gewebetheilen verbunden. Solche Ulcerationen bestehen bisweilen nur kurze Zeit und gelangen noch unter den, durch das Vertrocknen der Pustel erzeugten, Krusten wieder zur Verheilung. Dafs sie vorhanden gewesen sind, erkennt man, nach dem Abfallen der Krusten, an den, mit gröfserem oder geringerem Substanzverluste verbundenen, Narben. In anderen Fällen erlischt der durch die Pustelbildung hervorgerufene Verschwärungsprozefs minder schnell, sondern dauert auch nach dem Abfallen der Borken noch mehr oder weniger lange fort.

Die meisten Schriftsteller unterscheiden zwei Arten von Pusteln unter den Namen Phlyzacium und Psydracium. Phlyzacium ist, nach Willan's Definition, eine Pustel, welche einen grofsen Umfang hat, auf einem harten, stark gerötheten Grunde mit kreisförmiger Basis aufsitzt und zur Bildung einer dicken, harten, dunkeln Borke Veranlassung giebt. Psydracium ist eine kleine, mit geringer Erhebung der Oberhaut verbundene Pustel, deren Basis nicht regelmäfsig rund erscheint und die mit einem dünnen Schorfe endet.

Die Unterscheidung dieser beiden Arten von Pusteln hat indefs keinen besonderen Werth, wie dies schon Rayer vor längerer Zeit ausgesprochen hat.

h) Bei der Beschreibung mehrerer Efflorescenzen gedachte ich schon der Schuppen und Krusten. Trocknet nämlich ein Exsudat sammt der Epidermis, unter der es sich gebildet hatte, ein, so bilden sich daraus dünne Lamellen oder dickere Borken. Erstere, welche man Schuppen (*Squamae*) zu nennen pflegt, entstehen, wenn das Exsudat arm an festen Bestandtheilen ist und entwickeln sich daher gewöhnlich aus Blasen und Bläschen. Die anderen, dickeren, welche Krusten (*Crustae*) heifsen, bilden sich, wenn das eingetrocknete Exsudat eine gröfsere Menge von festen Substanzen zurückläfst, werden daher gewöhnlich durch Pusteln erzeugt. Eine strenge Grenze läfst sich demnach, wie schon Henle [1]) bei einer Erörterung dieser Verhältnisse bemerkt, zwischen Schuppen und Krusten nicht ziehen. Dafs die durch das Eintrocknen

[1]) Ueber Schleim- u. Eiterbildung und ihr Verhältnifs zur Oberhaut aus Hufeland's Journal d. pr. Heilk. Bd. LXXXVI. St. 5. S. 39.

der Efflorescenzen erzeugten Krusten und Schuppen wirklich aus den angegebenen Substanzen bestehen, davon kann man sich leicht durch das Aufweichen und die darauf vorgenommene mikroskopische Untersuchung derselben überzeugen. Es lassen sich dabei deutlich die platten Zellen der Oberhaut von den zusammengeschrumpften Zellen der Exsudate unterscheiden.

Wie ich bereits bei einzelnen der oben beschriebenen Efflorescenzen bemerkte, können die durch das Eintrocknen derselben rerzeugten Schuppen und Krusten nachträglich dadurch an Dicke zunehmen, dafs unter denselben eine Ausschwitzung fortdauert und diese später entstandenen Exsudate ebenfalls eintrocknen. Auch nach der Ablösung der durch das Eintrocknen von Bläschen, Pusteln u. dgl. m. entstandenen Schorfe, bilden sich oft neue, die den ursprünglich vorhandenen im Ansehn ähnlich sind, aus den Flüssigkeiten, welche auf der der Oberhaut beraubten Cutisoberfläche ausschwitzen. Genaueres soll über diese Borken bei der Schilderung der einzelnen Krankheitsformen mitgetheilt werden.

Es giebt Schuppen und Krusten, welche den hier beschriebenen zwar ähnlich sehen, indefs aus anderen Bestandtheilen zusammengesetzt sind und auch auf andere Weise sich bilden. Man findet nämlich Krusten, welche den aus eingetrockneten Pusteln entstandenen gleichen, aber fast ganz aus mikroskopischen Pflänzchen bestehen. Ferner beobachtet man die Bildung von dünnen Lamellen auf der Haut, welche nicht die Ueberreste von Blasen oder Bläschen sind, sondern durch eine krankhafte Epidermisbildung zu Stande kommen. Ich werde auch über diese Arten von Krusten und Schuppen, welche mit den anderen, oben erwähnten nicht zusammengeworfen werden dürfen, später Genaueres angeben.

Bei der Beschreibung einzelner Efflorescenzen habe ich oben erwähnt, dafs dieselben, nach der Ansicht mehrerer Pathologen, durch eine krankhafte Veränderung der Haarbälge und Hautdrüsen zu Stande kommen. Einzelne ältere Schriftsteller haben bereits die Vermuthung geäufsert, dafs diese Organe bei gewissen Ausschlagsformen betheiligt sein möchten, neuerlich hat indefs Rosenbaum[1]) den Ausspruch gethan, dafs alle Exantheme durch ein Leiden der Hautdrüsen erzeugt werden. Ihm haben sich Lessing[2]), Klenke[3]), Hebra[4]) u. Andere angeschlossen. Nach Rosenbaum sollen nämlich mit Ausnahme der Frieselbläschen, welche durch eine Anhäufung in den Ausführungsgängen der Schweifsdrüsen entstehen, alle Ausschlagsformen von einer krankhaften Veränderung der Talgdrüsen herrühren. Diese Veränderungen schildert er für die einzelnen exanthematischen Formen auf folgende Weise: Wirke ein äufserer oder innerer Reiz auf eine Talgdrüse ein, so vermehre sich ihre Secretion, und da das Sekret nicht in gleichem Maafse ausgeschieden werden könne, als es sich anhäuft, so dehne es den Drüsenbalg aus, der dann als ein kleineres oder gröfseres Knötchen in der Haut bemerkbar werde. Gleichzeitig häufe sich das Blut in den Gefäfsen der Drüse und deren nächster Umgebung an, dehne dieselben aus und veranlasse auf diese Weise die Bildung eines rothen Hofes. Durch später erfolgende Ausschwitzung von Blutflüssigkeit in der Umgegend der Drüse schwelle die zellige Umgebung derselben an, wodurch eine Vergröfserung der Papel bewirkt werde. Beim Vorherrschen der festen Bestandtheile in dem krankhaften Sekrete der Drüse werde diese stärker, als bei der Papelbildung ausgedehnt und es erfolge daher die Entwickelung gröfserer Knoten (*Tubercula*). Eine Quaddel bilde sich, wenn mehrere neben einander liegende Drüsen in einen Zustand von Turgescenz gerathen und eine verstärkte Aushauchung in den Zellenschichten ihrer Umgebung stattfindet. Das Entstehen von Bläschen erklärt derselbe Beobachter durch die Ansammlung eines wäfsrigen Sekretes in einem Drüsen-

---

[1]) J. Rosenbaum, Zur Geschichte und Kritik der Lehre von den Hautkrankheiten. Halle 1844.

[2]) *Symbolae ad anatomiam cutis pathologicam. Dissert. inaug. Halae* 1841.

[3]) Untersuchungen und Erfahrungen aus dem Gebiete der Anatomie. Leipzig 1843. 2. Bd. S. 37.

[4]) Diagnostik der Hautkrankheiten nach Hebra's Vorlesungen von B. Schulz. Wien 1845; und Zeitschrift der Gesellschaft der Aerzte zu Wien. August 1846. S. 329.

balge. Eine durch Exsudat bewirkte Verklebung der Drüsenmündung soll Ursache sein, dafs die angehäufte Flüssigkeit nicht ausläuft, sondern den Ausführungsgang ausdehnt und sammt der Epidermis halbkugelig in die Höhe treibt. Wenn derselbe Prozefs in mehreren benachbarten Drüsen vor sich geht und zugleich Exsudation in der Umgebung der Drüse stattfindet, so sollen gröfsere Blasen entstehen. Durch Bildung von Eiterkörperchen in den Substanzen, welche sich in den Drüsen und um dieselben angehäuft haben, sollen sich Pusteln entwickeln. Eine Affection der Schweifsdrüsen führt, nach Rosenbaum's Meinung, nur zum Entstehen von Bläschen, und, wie ich schon erwähnte, nur zu einer bestimmten Art derselben. Die Bläschenbildung soll dadurch erfolgen, dafs das Sekret einer Schweifsdrüse den Ausführungsgang derselben so ausdehnt, dafs die mit ihm verbundene Oberhaut dadurch in die Höhe getrieben wird.

Die Darstellungen, welche Lessing, Klenke und Hebra von dem Zustandekommen der Ausschlagsformen gegeben haben, stimmen fast in allen wesentlichen Theilen mit denen von Rosenbaum überein. Der einzige allenfalls erwähnenswerthe Punkt, in welchem die angeführten Schriftsteller von einander abweichen, ist die Annahme Hebra's, dafs die Miliaria nicht durch eine Erweiterung der Schweifskanäle, sondern ebenfalls durch eine Anhäufung von flüssigem Exsudate in den Talgdrüsen hervorgebracht werde.

Bei einer Ansicht, die sich von denen, welche man bisher über das Zustandekommen der Hautefflorescenzen hatte, so auffallend unterscheidet, darf man wohl strenge Beweise für die Richtigkeit der aufgestellten Behauptungen verlangen. Nach solchen Beweisen sucht man indefs vergebens. Das so häufig wahrnehmbare Beschränktbleiben der Hautentzündungen auf einzelne kleine Partien und der Umstand, dafs an Hautstellen, wo die Mündungen der Hautbälge weit von einander entfernt liegen, Papeln, Bläschen u. s. w. häufig gerade um diese Mündungen sich bilden, ist eigentlich Alles, was jene Autoren als Gründe für ihre Annahme anzuführen haben. Mehrere von ihnen beschreiben zwar die Veränderungen, welche die Hautdrüsen bei der Bildung der Ausschläge erleiden sollen, sehr genau und thun ihre Aussprüche mit grofser Bestimmtheit, woher ihr Wissen ihnen aber kommt, erfährt man nicht. Man könnte demnach diese Ansichten, als vollkommen hypothetisch, so lange unberücksichtigt lassen, bis die Vertheidiger derselben triftigere Gründe beigebracht haben. Da ich indefs glaube, dafs sich mit unseren jetzigen Kenntnissen schon ein sicheres Urtheil über den Werth jener Behauptungen fällen läfst, so will ich etwas näher auf dieselben eingehen.

Ich werde zuerst die Frage zu beantworten suchen, ob es überhaupt möglich ist, dafs durch eine Anhäufung in den Talgdrüsen Efflorescenzen entstehen können. Die gröfseren Talgdrüsen, wie sie im Gesichte, am After und mehreren anderen Stellen (s. o. S. 11) vorkommen, können wohl, wenn sie durch darin angehäufte Substanzen beträchtlich dilatirt werden, zu kleinen Efflorescenzen, z. B. Anschwellungen der Haut, die sich wie Papeln darstellen, Veranlassung geben. Bei den Talgdrüsen von kleinerem Umfange, zu denen doch die gröfsere Anzahl der in der Haut vorkommenden gehört, möchte aber selbst eine sehr beträchtliche Dilatation schwerlich eine wahrnehmbare Veränderung an der Hautoberfläche bewirken. Man nehme an, dafs eine von den auf Taf. 4. Fig. 3. *d* abgebildeten Talgdrüsen aus der Haut eines Hundes sich sehr ansehnlich erweitert hätte, so würde dadurch doch noch keine mit blofsem Auge deutlich wahrnehmbare Auftreibung der Cutisoberfläche erzeugt werden. Gewifs könnte dadurch niemals ein solches Bläschen entsehen, wie es in der bezeichneten Figur dargestellt ist, wenngleich dieses Bläschen nur wenige Linien im Durchmesser hat. Eher noch wäre es denkbar, dafs die mit den kleinen Talgdrüsen in Verbindung stehenden Haarbälge, wenn sie stark ausgedehnt werden, die Bildung von Ausschlägen veranlassen können, ein Umstand, den die meisten der eben angeführten Schriftsteller indefs nicht berücksichtigt haben. Dafs durch die Ausdehnung der nur $^1/_{50}{}'''$ weiten Ausführungsgänge der Schweifsdrüsen Bläschen entstehen sollen, ist ebenso unwahrscheinlich.

Was ferner gegen die von Rosenbaum und seinen Anhängern vertheidigte Ansicht spricht, ist der Umstand, dafs an der innern Fläche der Hände und an den Fufssohlen Bläschen, Pusteln u. s. w. ganz dieselbe Beschaffenheit zeigen, wie an anderen Theilen der Körperoberfläche, während an jenen Stellen doch weder Haarsäcke noch Talgdrüsen, sondern nur Schweifsdrüsen, vorhanden sind. Da nun aber die Schweifsdrüsen, nach Rosenbaum, nur eine einzige Ausschlagsform, nämlich Miliaria, bewirken können, so müfsten alle anderen Exantheme an der Hohlhand und Fufssohle, ohne die Mitwirkung von Hautdrüsen und Haarbälgen zu Stande kommen. Wenn dies aber an den gedachten Hautstellen geschehen kann, so ist kein Grund einzusehen, wefshalb es nicht an anderen Stellen auch sollte möglich sein.

Ziehen wir nun vollends die Erfahrung zu Rathe und sehen zu, welchen Antheil die Hautbälge an dem Zustandekommen von Efflorescenzen wirklich haben, so ergiebt sich dabei Folgendes: Die Mündungen der Haarbälge und gröfseren Talgdrüsen verstopfen sich zuweilen und werden dann durch angesammeltes Hauttalg ausgedehnt, wodurch der unter dem Namen Acne bekannte Krankheitszustand entsteht. Die auf diese Weise vergröfserten Bälge bewirken aber in der Regel nur eine mäfsige Hautanschwellung, und wirkliche Papeln oder Pusteln entstehen immer erst, wenn sich im Umfange der vergröfserten Drüse in Folge von Entzündung Exsudate angehäuft haben. Diesen Krankheitszustand abgerechnet, den ich bei den Veränderungen der Haarbälge und Talgdrüsen (s. u.) genauer besprechen werde, scheinen die Hautdrüsen und Haarsäcke nur von untergeordneter Bedeutung für die Bildung der Ausschläge zu sein. Namentlich konnte ich niemals wahrnehmen, dafs die Hautefflorescenzen von Anhäufung exsudirter Stoffe im Innern der Haarbälge oder Talgdrüsen abhängig waren. So fand ich, wie ich bereits S. 92 angegeben habe, bei den künstlich erzeugten Papeln eines Hundes nur die Cutis infiltrirt und etwas angeschwollen, die Haarsäcke und Talgdrüsen, welche an der aufgetriebenen Stelle lagen, aber gar nicht verändert, sondern so beschaffen, wie sie auf Taf. 4. Fig. 3. *d. c.* abgebildet sind. Ebenso hatte ich Gelegenheit bei einigen papulösen Ausschlägen des Menschen, über die ich weiter unten noch Genaueres angeben werde, wenigstens die oberen Schichten der Cutis zu untersuchen. Es war auch hier nur eine Auftreibung der Lederhaut vorhanden; der obere Theil der Haarsäcke, der öfter zu erkennen war, zeigte sich gar nicht erweitert (Taf. 4. Fig. 4.). Von vergröfserten Talgdrüsen konnte ich nichts bemerken. Auf gleiche Weise verhielten sich die Bläschen. Bei kleinen Vesikeln, die künstlich bei einem Hunde hervorgebracht worden waren, zeigte sich nichts, als eine Anhäufung von Flüssigkeit unter der abgehobenen Oberhaut. Die Haarsäcke und Talgdrüsen erschienen unverändert (Taf. 4. Fig. 3.). Nicht anders sind die Bläschen am menschlichen Körper beschaffen. Bei den Variolabläschen erkennt man die Haarbälge immer deutlich und öfter auch die mit diesen in Verbindung stehenden Talgdrüsen. Erstere sind entweder unversehrt und stecken mit ihrem unteren Ende in der Cutis, während ihr oberes noch mit der abgehobenen Epidermis in Verbindung steht, oder man findet sie zerrissen, so dafs der obere Theil als ein kleiner Anhang an der unteren Fläche der Epidermis sitzt. Weder die Haarsäcke noch die Talgdrüsen sind weiter als gewöhnlich und haben an der Beherbergung des Exsudates gar keinen Antheil, indem dieses sich nur zwischen der losgetrennten Epidermis und der Oberfläche der Cutis befindet (Taf. 4. Fig. 9. 10.). Auf gleiche Weise scheinen sich andere vesiculöse Ausschläge des Menschen zu verhalten. Dasselbe gilt von den Pusteln, wie z. B. an Variola- und Ecthymapusteln deutlich zu erkennen ist. Dafs bei gröfseren Blasen das Exsudat blofs unter der abgehobenen Oberhaut liegt, ist leicht nachzuweisen.

Aus allem Angeführten geht also wohl zur Genüge hervor, dafs die meisten Exantheme nicht durch krankhafte Anhäufungen in den erweiterten Hautbälgen entstehen. Wenn man demnach diese Ansicht zurückweisen mufs, so kann man aber doch die Frage aufwerfen, ob nicht vielleicht die Haarsäcke oder Hautdrüsen in anderer Weise, als Rosenbaum annimmt, bei der Bildung der verschiedenen Efflorescenzen betheiligt sind. Es spricht für einen solchen Antheil der schon oben erwähnte Umstand, dafs die verschiedenen Eruptionen sich oft gerade um die Mündungen der Haarsäcke bilden, wie man am deutlichsten an Hautstellen sehen kann, an denen die Haarsäcke weiter von einander entfernt liegen, z. B. an den Unterextremitäten.

Dafs die Efflorescenzen so häufig in der Umgegend der Haarbälge und Talgdrüsen sich bilden, und die Hautentzündung überhaupt so oft auf einzelne, umschriebene Stellen beschränkt bleibt, hat wohl verschiedene Ursachen. Erstens ist die Umgegend der Haarbälge sehr reich an Blutgefäfsen. Jeder Haarbalg wird nämlich, wie S. 19 angegeben, von einem, aus mannigfach sich verzweigenden Capillaren bestehenden, dichten Gefäfsnetze umgeben, während in den zwischen den Haarbälgen gelegenen Theilen der Cutis die Gefäfse eine viel geringere Anzahl von Theilungen zeigen. Es ist, um dies Verhalten der Blutgefäfse anschaulich zu machen, auf Taf. 2. Fig. 1. der untere Theil eines Haarbalges mit der daneben liegenden Haut abgebildet worden. An dem Haarbalge (*d*) ist ein engmaschiges Gefäfsnetz wahrzunehmen, in dem daneben befindlichen Hautgewebe (*a b*) bemerkt man nur einzelne stärkere Gefäfse (*c*), die eine kleine Anzahl feiner Zweige abgeben. Das zu der Abbildung benutzte Hautstück ist einem von Lieberkühn injicirten Kopfe entnommen, der sich auf dem hiesigen Museum befindet. Wenn nun Entzündungsreize die Haut treffen, so ist es sehr wahrscheinlich, dafs Blutstockung und Exsudation da am leichtesten werden zu Stande kommen, wo die Gefäfse in grofser Anzahl vorhanden sind und sich vielfältig theilen. Da letzteres Verhältnifs sich gerade in der Umgegend der Haarbälge und der mit diesen verbundenen Talgdrüsen findet, so mögen aus diesem Grunde die Exantheme sich auch an den Hautstellen, wo jene Organe liegen, vorzugsweise ausbilden. Schon Henle [1]) hat auf diesen Umstand aufmerksam gemacht.

Auch wenn sich an Hautstellen, die haarlos sind, wie die innere Handfläche, ein Congestivzustand oder eine mäfsige Entzün-

---

[1]) Zeitschrift für rationelle Medicin. Bd. II. S. 280.

dung ausbildet, beobachtet man gewönlich keine gleichförmige Röthung, sondern kleine rothe Flecken, zwischen denen die Haut ihre normale Farbe zeigt. Erst wenn die Entzündung heftiger wird, röthet sich die leidende Stelle gleichmäfsig. Um zu ermitteln, ob auch diese Erscheinung von der Gefäfsvertheilung in der Haut abhängig sei, habe ich eine Anzahl injicirter Präparate untersucht. An mehreren durch die Arterien roth injicirten Füfsen, bei denen die Anfüllung der Gefäfse nur mäfsig gut gelungen war, sah man nach Entfernung der Epidermis an der Oberfläche der Lederhaut von der Fufssohle eine Menge ziemlich dicht bei einander liegender rother Flecken, so dafs die Haut sich ausnahm, als wäre ein fleckiges Exanthem daran vorhanden (vergl. Taf. 9. Fig. 1.). Wurden dünne Lamellen der Cutis, die durch wagrecht geführte Schnitte oberflächlich abgetragen worden waren, unter dem Mikroskop betrachtet, so fand sich an den gerötheten Stellen ein ziemlich dichtes Gefäfsnetz vor. Aus diesem gingen nur einzelne, wenig sich verzweigende Gefäfse zu dem benachbarten rothen Fleck, der ebenfalls durch ein enges Gefäfsnetz gebildet wurde. Hie und da waren auch in den Zwischenräumen zwischen den Flecken gar keine Gefäfse sichtbar. Besonders deutlich konnte ich diese Verhältnisse an einem injicirten Hautstück von der Fufssohle wahrnehmen, welches durch Aufbewahrung in Terpenthinöl durchsichtig geworden war. An senkrecht durchschnittener Haut erkannte man ebenfalls an den Stellen, wo die rothen Flecken lagen, ein feines Gefäfsnetz, welches meistens durch vielfältige Theilung eines aus den tieferen Partien der Lederhaut aufsteigenden dickeren Zweiges gebildet wurde. Zwischen den Flecken sah man auch hier nur wenige oder auch gar keine Verbindungszweige (vergl. Taf. 9. Fig. 2 u. 3.). Bei Präparaten, deren Injection sehr gut gelungen ist, erscheinen die Gefäfse gleichmäfsiger vertheilt, doch erkennt man einigermaafsen auch hier, dafs sehr gefäfsreiche Stellen mit etwas weniger gefäfsreichen abwechseln.

Aus dem Angegebenen geht, wie ich glaube, hervor, dafs bei künstlicher Anfüllung der Blutgefäfse mancher Hautpartien diejenigen Gefäfsnetze am leichtesten die Injectionsmasse aufnehmen, welche durch Theilung eines etwas gröfseren Zweiges zunächst entstehen, während die Gefäfse, welche die Verbindung zwischen solchen, nahe bei einander liegenden Gefäfsnetzen herstellen, schwieriger anzufüllen sind.

Bildet sich bei lebenden Personen eine capilläre Gefäfsfülle aus, so verhält es sich mit derselben, allem Anscheine nach, ähnlich wie bei der künstlichen Injection. Es kommt zuerst nur eine Anhäufung der Blutkörperchen in einzelnen, besonders engmaschigen Gefäfsnetzen zu Stande, und hierdurch entstehen rothe Flecken, die auch durch stärkere Exsudation sich in Papeln, Bläschen u. s. w. umwandeln können. Füllen sich bei Zunahme der Entzündung später auch die zwischen den zuerst ergriffenen Netzen gelegenen Gefäfse ungewöhnlich stark mit Blutkörperchen, so wird aus den anfangs vorhandenen Flecken eine gleichmäfsige Röthung der Haut.

Aufser der erörterten Gefäfsvertheilung möchte noch ein anderer Umstand bewirken können, dafs die Hautentzündungen öfter auf kleine umschriebene Stellen beschränkt bleiben und namentlich in der Umgegend der Haarbälge sich ausbilden. Wenn nämlich mit der Oberfläche der Haut reizende Substanzen in Berührung kommen, die von solcher Beschaffenheit sind, dafs sie theilweise auch in die Mündungen der Haarbälge eindringen können, so werden dieselben die Cutis in der Umgegend dieser Bälge viel leichter in Entzündung versetzen, als an den zwischen den Bälgen gelegenen haarlosen Hautstellen, denn an letzteren müssen reizende Substanzen die Epidermis durchdringen, ehe sie die Oberfläche der Cutis erreichen, während dieselben am Eingange der Haarbälge nur durch die bei weitem dünnere Wurzelscheide des Haares hindurchzugehen nöthig haben, um zu einer mit Nerven und Blutgefäfsen versehenen Fläche zu gelangen. Aus diesem Grunde werden wir nach der Einwirkung mancher Stoffe auf die Haut beobachten, dafs die Cutis in der Nähe der Haarbälge in Entzündung geräth, während das zwischen diesen Bälgen gelegene Hautgewebe frei davon bleibt.

Man hat aber gewifs unrecht, wenn man den Umstand, dafs die Hautentzündungen so häufig auf kleine Stellen beschränkt bleiben, in allen Fällen der Beschaffenheit der Haut zuschreibt. Häufig kann auch die Art, wie die äufsern Krankheitsursachen einwirken, jene Eigenthümlichkeit der Hautentzündungen bedingen. So werden, wenn z. B. reizende Substanzen als feines Pulver mit der Haut in Berührung kommen, die dadurch erregten Entzündungen oft deshalb als diskrete und auf einen geringen Raum beschränkte Efflorescenzen sich darstellen, weil in diesem Falle nur einzelne, kleine Stellen der Cutis gereizt werden. Ebenso bestehen die durch parasitische Insecten wie Krätzmilben, Läuse u. dgl. erzeugten Ausschläge meistens aus von einander getrennten Efflorescenzen, weil nur da eine Entzündung der Haut zu Stande kommt, wo diese von jenen Thieren verwundet wird.

Wir beobachten verschiedene Erscheinungen an der Haut, je nachdem die Entzündung derselben einen acuten oder chronischen Verlauf nimmt. Aus den bei Thieren angestellten Beobachtungen, die ich oben mitgetheilt habe, läfst sich ein Schlufs auf die Vorgänge machen, welche bei einer acuten Entzündung in der Haut des Menschen stattfinden. Die Zeichen, durch welche diese Entzündung sich äufsert, habe ich schon mehrfach zu erwähnen Gelegenheit gehabt und ich werde dieselben noch ausführlicher bei der Betrachtung der einzelnen Krankheitszustände erörtern. Was wir chronische Entzündung nennen, besteht in der Regel darin, dafs, neben einem Zustande von Hyperaemie, der eine oder andere Entzündungsausgang längere Zeit fortdauert. Die chronischen Entzündungen stellen sich deshalb auch auf mannigfache Weise dar. Man findet die Haut dabei häufig verdichtet und verdickt, was von der Anhäufung und theilweisen Organisation von exsudirten Stoffen herrührt, die sich in den Zwischenräumen ihres Gewebes angesammelt haben. Bei dieser Beschaffenheit der Haut können leicht manche der oben beschriebenen Formen von Hypertrophie sich ausbilden. Ist beim Beginne des Entzündungsprozesses die Epidermis losgelöst worden, so secernirt die entblöfste Oberfläche der Cutis oft während einer längeren Dauer eine wäfsrige oder purulente Flüssigkeit, welche, ohne zu gerinnen oder zu vertrocknen, abfliefst oder aus welcher sich Krusten bilden, die dadurch, dafs sich von unten her immer neue Massen an sie ansetzen, allmälig an Dicke zunehmen. Die Epidermis regenerirt sich während dieses Prozesses unvollkommen oder gar nicht. Oefter werden die Entzündungen der Haut auch dadurch chronisch, dafs ein Zustand von wirklicher Verschwärung sich ausbildet. Ebenso wie zu Hypertrophie, kann die chronische Entzündung der Haut auch zu Atrophie der Cutis führen, wie ich dies bereits oben S. 66 auseinandergesetzt habe. Als chronische Entzündung pflegt man auch den Vorgang zu bezeichnen, wo eine acute Entzündung, nachdem sie an einer Stelle aufgehört hat, an einer anderen immer von neuem beginnt, so dafs eine solche Reihe von acuten Prozessen sich als ein langwieriges Leiden darstellt. Diese Erscheinung wird an der Haut nicht selten beobachtet.

Die Hautentzündung wird bald durch äufsere reizende Einflüsse, bald durch innere, im Organismus liegende Ursachen hervorgebracht. Bei der auf die erste Art erzeugten hängt die verschiedene Gestaltung derselben zum gröfsern Theil von der Intensität der Reizung ab. So bringt dasselbe Reizmittel, welches bei gelinder Einwirkung nur blofse Röthung oder Papeln veranlafst, bei stärkerer Bläschen und zuletzt Pusteln zu Wege. Die Wirkung scharfer Salben, der Wärme u. dgl. zeigt uns dies häufig genug. Ferner kommt die Empfindlichkeit der von der Schädlichkeit betroffenen Person in Betracht. Ein Pflaster z. B., welches bei einem Menschen kaum die Haut röthet, giebt bei einem anderen zu Pustelbildung Veranlassung.

Ueber die aus innern Ursachen entstehende Hautentzündung wissen wir sehr wenig. Es ist uns zuerst wohl bekannt, dafs manche Stoffe, wenn sie von den Verdauungswerkzeugen aus in's Blut übergehen, mehr oder weniger häufig Ausschläge bewirken. So entstehen nach dem innerlichen Gebrauche von Copaivabalsam zuweilen Quaddeln oder Erythem, nach Jodkalium Pusteln u. s. f. Ferner erzeugen manche Contagien, in die Säftemasse aufgenommen, Exantheme, wie der Ansteckungsstoff der Syphilis. Auch das Contagium der Masern, der Pocken und anderer acuter Exantheme soll, nach der Meinung der meisten Aerzte, vom Blute aus auf die

Haut wirken. Ueber die Entstehungsweise der so erregten Hautleiden sind wir indefs völlig im Unklaren. Für die meisten chronischen Exantheme wird angenommen, dafs denselben häufig dyskrasische Zustände zu Grunde liegen. Dafs in Betreff dieses Punktes unsere Kenntnisse nicht minder mangelhaft sind, wird die Betrachtung der einzelnen Ausschlagsformen zeigen.

Aufserdem besitzen wir auch keine Kennzeichen, mit deren Hülfe wir stets sicher zu entscheiden vermögen, ob eine Hautentzündung von inneren, allgemeinen Ursachen abhängig ist oder nicht. Manche Exantheme, z. B. die durch secundäre Syphilis erzeugten, tragen zwar solche Charaktere an sich, dafs sich der Krankheitszustand, mit welchem sie in Verbindung stehen, öfter daran erkennen läfst, bei vielen anderen dagegen mangeln solche Merkmale. So stellt sich ein durch äufsere reizende Einflüsse erzeugtes Eczema nicht anders, wie ein aus inneren Ursachen entstandenes dar. Es ist daher auch nicht auffallend, wenn einzelne Hautentzündungen von Manchen für rein örtliche Uebel gehalten werden, die Andere als die Folgen eines Allgemeinleidens ansehen.

Schon oben erwähnte ich, wie schwer es bei dem jetzigen Stande unserer Kenntnisse ist, die Hautkrankheiten gehörig zu classificiren. Auf gleiche Schwierigkeiten stofsen wir, wenn wir es versuchen, blofs die einzelnen Gattungen der Hautentzündung in ein System zu bringen. Die Eintheilungen, bei denen allein die äufsere Form der Eruptionen berücksichtigt worden ist, erscheinen uns, aus schon oft von Andern erörterten Gründen, ungenügend. Ebenso wenig befriedigen uns die auf die causalen Verhältnisse der Hautentzündungen gegründeten Systeme, denn sie müssen mangelhaft ausfallen, weil wir, wie ich so eben angegeben habe, über die Genesis vieler Ausschläge noch gar nichts Bestimmtes wissen. Wenn ich bei den hier folgenden Betrachtungen die verschiedenen Entzündungen nach der äufseren Form, unter der sie sich auf der Haut darstellen, geordnet habe, so geschah es nicht, weil ich diese Art der Eintheilung in jeder Beziehung für die beste halte, sondern nur weil sie mir für eine anatomische Beschreibung die passendste zu sein schien. Ich bin dem Willan-Bateman'schen Systeme gefolgt, habe jedoch einzelne Modificationen vorgenommen, von denen die vorzüglichste darin besteht, dafs ich die typisch verlaufenden fieberhaften Exantheme (die *Febres eruptivae*) von den übrigen Hautentzündungen trennte. Letztere hätte ich noch in acute und chronische unterscheiden können, doch unterliefs ich es, weil dadurch manche Wiederholungen veranlafst worden wären, indem wir von mehreren Ausschlägen eine acute und chronische Form kennen.

B) Von den besonderen Formen der Hautentzündung.

α) Typisch verlaufende, fieberhafte Exantheme.

Es giebt bekanntlich eine Anzahl von fieberhaften Exanthemen, bei denen die Hautentzündung nur als ein Symptom eines allgemeiner im Körper verbreiteten Krankheitsprozesses anzusehen ist. Das Fieber ist bei denselben nicht Folge des Ausschlages, sondern geht dem Erscheinen des letztern voraus. Es haben diese Krankheiten einen typischen, genau an bestimmte Stadien gebundenen Verlauf und manche derselben werden durch ein Contagium erzeugt. Schon mehrere ältere Aerzte haben diese Exantheme unter den Benennungen ***Exanthemata febrilia, Febres exanthematicae*** oder ***eruptivae*** von den übrigen Hautentzündungen getrennt und einzelne neuere, wie Fuchs, Er. Wilson, Canstatt, sind ihrem Beispiele gefolgt. Auf den folgenden Seiten habe ich die Veränderungen beschrieben, welche wir an der Haut bei den verschiedenen zu dieser Gruppe gehörigen Krankheitszuständen wahrnehmen. Dieselben sind, wie ich hier im voraus bemerken will, fast nur die gewöhnlichen Erscheinungen des Entzündungsprozesses und geben uns keinen Aufschlufs über die noch so räthselhafte Natur jener Krankheiten.

Der Scharlach; das Scharlachfieber. ***Scarlatina.***

Die beim Scharlach an der Haut wahrnehmbaren Veränderungen bestehen gewöhnlich in den Zeichen, durch welche sich die mit geringer Exsudation verbundene Entzündung der Cutis zu erkennen giebt. Wir finden, wenn der Ausschlag seine Höhe erreicht hat, eine lebhafte Röthe, welche Flecken von verschiedener Gröſse und unregelmäſsiger Form, mit dazwischen liegender normal gefärbter Haut, bildet oder groſse Abschnitte des Körpers gleichmäſsig überzieht. In heftigeren Fällen der Krankheit erscheint zugleich die Haut deutlich geschwollen. Aus letzterem Umstande kann man mit Wahrscheinlichkeit auf die Anhäufung von entzündlichem Exsudate in den Zwischenräumen des Hautgewebes, so wie aus der später erfolgenden Abstoſsung der Epidermis in groſsen Lappen auf die Absetzung ausgeschwitzter Stoffe zwischen Ober- und Lederhaut schlieſsen.

Die gerötheten Hautstellen bleiben gewöhnlich glatt, nur um die Mündungen der Haarbälge entsteht nicht selten eine kleine Anschwellung, welche an der Streckseite der Ober- und Unterextremitäten am deutlichsten zu sein pflegt. Häufig ist dieselbe so gering, daſs sie sich besser durch die beim Anfühlen der Haut wahrnehmbare Rauhigkeit, als durch das Gesicht unterscheiden läſst. Zuweilen bilden sich auch auf den gerötheten Hautstellen kleine Bläschen, welche einzeln oder gruppenweise bei einander stehen, in der Regel hirsekorngroſs sind, mitunter aber auch dadurch, daſs mehrere zusammenflieſsen, einen etwas gröſseren Umfang erreichen. Den Inhalt der Bläschen fand Fuchs anfangs klar und leicht gelblich, später trübe; er soll immer alkalisch reagiren. Kommt es bei der Scarlatina zu Blutaustritt in das Gewebe der Haut, so nehmen die Scharlachflecken eine dunkele, bleigraue oder bläuliche Farbe an und zwischen denselben erscheinen Petechien.

Nach den angegebenen Verschiedenheiten des Exanthems hat man mehrere Varietäten von Scharlach unterschieden. Wenn der Ausschlag aus einzelnen getrennten Flecken besteht, so nennt man die Krankheit *Scarlatina variegata*, wenn derselbe als eine gleichförmig verbreitete Röthe sich darstellt, *Scarlatina levigata*. Beide Formen sind nicht strenge von einander geschieden, denn sie kommen zusammen bei demselben Individuum vor und oft auch beginnt die Krankheit als *Scarl. variegata* und geht dann durch das Zusammenflieſsen der Flecken in die glatte Form über. Letztere scheint sich von der fleckigen Form nur durch einen höheren Grad von Hautentzündung zu unterscheiden. Das mit Bläschen verbundene Exanthem ist als *Scarl. vesiculosa* oder *miliaris*, das mit gröfseren Blasen als *Scarl. pustulosa, pemphigoidea* bezeichnet worden. Es ist das Entstehen solcher Phlyctaenen nicht etwa als eine Verbindung von Scharlach mit einem anderen Exanthem, z. B. der Miliaria, anzusehen, wie Manche gemeint haben, sondern dasselbe wird gewifs nur durch eine stärkere Anhäufung von entzündlichem Exsudate zu Wege gebracht. Es verhält sich daher, wie Fuchs bemerkt, diese Form der Scarlatina zu dem gewöhnlichen Scharlach wie das *Erysipelas bullosum* zu der einfachen Rose. Die durch ihre Malignität berüchtigte *Scarlatina petechialis, haemorrhagica* oder *septica* ist die Form, bei welcher Blutaustritt in das Gewebe der Lederhaut stattfindet.

Aufserdem unterscheiden die Schriftsteller noch mehrere andere Modificationen von Scharlach, die durch die Beschaffenheit des begleitenden Fiebers, die Art der Schleimhautaffection u. dgl. m. bedingt sind, welche ich indefs übergehe, da die Untersuchung der Hautveränderung keine Aufschlüsse über dieselben geben kann.

An den Leichen der im Eruptionsstadium des Scharlachs verstorbenen Personen ist von dem Exanthem häufig gar nichts mehr zu bemerken. Nur zuweilen erscheint, besonders dann, wenn die Entzündung sehr heftig gewesen war, die Haut noch geröthet. Nach den Angaben der Schriftsteller, findet man in solchen Fällen die Gefäfse der Cutis stark mit Blut angefüllt. Nach Noirot [1]) soll die Epidermis bei Leichen, die einige Tage gelegen haben, sich an den Stellen, wo Scharlachflecken vorhanden gewesen sind, leichter lösen, als an anderen. War während des Lebens Blutaustritt in die Haut erfolgt, so nimmt man nach dem Tode die dadurch erzeugten Flecken wahr.

Die angegebenen Veränderungen der Haut bei der Scarlatina unterscheiden sich also gar nicht von denen, welche durch andere Entzündungen hervorgebracht werden und verhelfen uns auch

---

[1]) *Histoire de la scarlatine. Paris* 1847. *p.* 226.

mithin nicht zu einer gründlichen Einsicht in die Natur dieser wichtigen Krankheit. Von keinem besseren Erfolge sind die Untersuchungen des Blutes durch Andral und Gavarret, so wie des Harnes durch F. Simon, Becquerel u. A. gewesen. Wir erfahren dadurch weder, von welcher Beschaffenheit das Scharlachcontagium ist, noch auf welchem Wege es Eingang in unsern Körper findet, noch wie es die die Scarlatina charakterisirenden Erscheinungen herbeiführt. Impfversuche mit dem Serum der Scharlachbläschen und der wäfsrigen Flüssigkeit, welche durch leichte Einstiche aus gröfseren Scharlachflecken gewonnen worden war, sind von Einigen mit Erfolg vorgenommen worden. Andere Beobachter dagegen vermochten die Krankheit nicht durch Impfung zu übertragen [1].

Die Masern. *Morbilli.*

Das Exanthem der Masern besteht gewöhnlich aus runden oder der runden Form sich nähernden, rothen, etwa linsengrofsen Flecken, die fast immer die benachbarte Hautoberfläche ein wenig überragen und in ihrer Mitte meistens mit einer kleinen Papel versehen sind. Diese Flecken stehen oft an vielen Hautstellen in Gruppen bei einander und setzen Inseln zusammen, die zuweilen eine halbmondförmige Gestalt haben und durch nicht geröthete Zwischenräume von einander getrennt sind. An anderen Stellen bilden die Flecken keine solche Gruppen, sondern liegen sämmtlich in ziemlich gleicher Entfernung von einander. Mit Ausnahme des Gesichtes, welches man bei stark entwickeltem Exantheme aufgelaufen findet, ist selten eine merkliche Anschwellung der Haut vorhanden.

Man hat nach der Form des Ausschlages verschiedene Modificationen der Masern unterschieden.

---

[1]) Man vergl. die Zusammenstellung der bekannt gewordenen Versuche in Canstatt's specieller Pathologie und Therapie. 2. Bd. 1. Abth. 1847. S. 143.

Von den gewöhnlichen Masern (*Morbilli vulgares*) hat man zuerst die *Morb. confluentes* getrennt, bei welchen die einzelnen Flecken zusammenfliefsen, so dafs die Röthe mehr gleichförmig erscheint. Gewöhnlich lassen sich indefs, wie Fuchs richtig angiebt, die einzelnen, wenn auch verschmolzenen Flecken, noch von einander unterscheiden. Zuweilen confluiren die Flecken auch nur an einzelnen Stellen der Haut, während sie an anderen discret bleiben. *Morbilli vesiculosi* hat man diejenige Form genannt, wo in der Mitte der Masernflecken kleine Bläschen entstehen. Durch Blutaustritt in die Haut bilden sich die *Morbilli petechiales.* Das Exanthem hat bei diesen eine dunklere, blaurothe Farbe und zwischen den Masernflecken bilden sich Petechien. Es ist fraglich, ob eine Modification der Masern, welche Willan unter dem Namen *Rubeolae nigrae* beschreibt und die auch Rayer beobachtet hat, in Bezug auf die anatomischen Veränderungen der Haut mit den *Morb. petechiales* ganz übereinstimmt. Die Flecken nehmen nämlich eine dunkle Färbung an und verschwinden beim Drucke nicht, doch fehlen alle gefährlichen Symptome, die den *Morbilli petechiales* sonst eigen sind.

Die nicht von der Beschaffenheit des Exanthems abhängigen Modificationen der Masern übergehe ich.

An den Leichen der im Eruptionsstadium der Masern verstorbenen Personen findet man in der Regel das Exanthem nicht mehr vor. Nur bei den *Morbilli petechiales* sind die Masernflecken, mit Petechien untermischt, noch wahrzunehmen. Da mir nicht bekannt ist, dafs eine genauere Untersuchung der Haut bei den Masern angestellt worden wäre, und ich eine solche bei einer Leiche vorzunehmen keine Gelegenheit gehabt habe, so schnitt ich bei einem Knaben eine Masernpapel mit einem kleinen Theil der darunter liegenden Cutis mittelst einer nach der Fläche gebogenen Scheere fort. Da die kleine Operation dem Kranken sehr wenig Schmerz und auch sonst gar keinen Nachtheil verursacht hatte, so wiederholte ich dieselbe später noch bei einigen anderen Personen. Bei jenen Hautstückchen trennte ich dann durch senkrechte Schnitte dünne Lamellen von der Papel und der darunter liegenden Lederhaut ab und brachte diese unter das Mikroskop. Dabei zeigte es sich, dafs die Epidermis gar nicht verändert und von der Cutis nicht losgetrennt war. Die Anschwellung wurde von der Cutis gebildet, welche an der Stelle, wo die Papel sich befand, stärker prominirte. Wodurch die Auftreibung derselben bedingt wurde, liefs sich indefs nicht unterscheiden. Fremdartige Bestandtheile waren zwischen den Cutisfasern, mit Ausnahme ganz kleiner rundlicher, in Essigsäure unlöslicher Molecüle, nicht vorhanden. Die Anzahl dieser Körperchen war indefs so gering, dafs sie zu der Anschwellung der Lederhaut nicht in wahrnehmbarem Grade beitragen konnten. Die Hautpapillen waren nicht vergröfsert und die Bindegewebefasern der Lederhaut zeigten keine Veränderung. Erwägt man, dafs bei den früher beschriebenen, gröfseren Papeln, die künstlich bei einem Hunde erzeugt wurden, zwischen den Gewebetheilen der Cutis ein deutlich erkennbares, flüssiges Exsudat vorhanden war, so darf man es für sehr wahrscheinlich halten, dafs auch die papulöse Anschwellung der Masern von der Anhäufung einer solchen Flüssigkeit in den Zwischenräumen des Cutisgewebes abhängig ist. Das Vorhandensein einer solchen Flüssigkeit war zwar nicht mit Sicherheit nachzuweisen; denn es liefs sich nicht, wie bei den künstlich erzeugten Papeln des Hundes, deren ich so eben erwähnte, ein Fluidum in deutlich wahrnehmbarer Menge herausdrücken, sondern das abgetragene Hautstückchen war nur feucht auf der Schnittfläche. Eine abnorme Anhäufung von Flüssigkeit zwischen den Cutisfasern mag indefs doch wohl in geringem Grade vorhanden gewesen sein, und eine solche genügt gewifs, um eine so kleine Anschwellung zu erzeugen, als sie bei den Papeln der Masern bemerkbar ist. Dafs eine starke Anfüllung der Gefäfse mit Blutkörperchen bestehen müsse, kann man aus der Röthe der Papeln und ihrer nächsten Umgebung schliefsen; an der abgeschnittenen Haut nahm ich aber nur immer einzelne wenige mit Blut gefüllte Gefäfsschlingen wahr, was wohl daher rührt, dafs das Blut beim Abschneiden der Papeln, durch die Compression der Haut mit der Scheere, zum Theil herausgedrängt wird. In allen abgetragenen Hautstücken fand ich einen Haarsack oder einige nahe beieinander liegende. In den Bälgen waren meistens die Haare noch enthalten. Da ich nicht die Cutis in ihrer ganzen Dicke ausgeschnitten hatte, so fehlte natürlich auch der untere Theil der Haarbälge. An dem vorhandenen oberen Ende derselben liefs sich gar keine Veränderung wahrnehmen, sie waren weder durch eine krankhafte Ablagerung in ihrem Innern erweitert, noch zeigten ihre Wandungen irgend etwas Abnormes. Ueber die Beschaffenheit der mit den Haarsäcken verbundenen Talgdrüsen habe ich mir keine Auskunft durch Anschauung verschaffen können, denn um diese Drüsen zu erhalten, hätte ich tiefer in die Cutis einschneiden müssen, was ich nicht thun mochte. Dafs indefs die papulöse Anschwellung nicht von den Talgdrüsen herrührte, läfst sich aus Folgendem schliefsen. Fast alle Papeln, die ich untersucht habe, waren von der Streckseite der Arme oder Oberschenkel, an welchen Hautstellen ich bei Leichen immer nur kleine Talgdrüsen gefunden habe. Dafs eine, selbst sehr beträchtliche Ausdehnung dieser kleinen Drüsen nicht wohl eine an der Oberfläche der Haut wahrnehmbare Anschwellung bewirken könne, wurde bereits erwähnt. Nimmt man aber doch an, die Drüsen könnten, ohne zu platzen, eine so enorme Auftreibung erfahren, dafs durch sie die Papeln der Masern erzeugt werden, so müfsten sich dieselben auch nach oben ausdehnen und dann würde man sicher einen Theil von ihnen in den abgetragenen Hautstücken wahrgenommen haben. Da man sich ferner die Ausdehnung der Drüsen nicht gut anders, als durch die Anhäufung eines entzündlichen Exsudates in denselben bewirkt denken kann, so sollte man meinen, dafs dieses Exsudat durch die offene Mündung des Haarsackes eher austreten, als eine so starke Ausdehnung des Drüsenbalges bewirken würde. Endlich finden wir bei dem Pockenexanthem, welches mit ähnlichen Papeln beginnt, wie sie bei den Masern sich zeigen, keine Veränderung an den Talgdrüsen.

Man kann hiernach weder den Haarbälgen, noch den mit diesen verbundenen Talgdrüsen einen besonderen Antheil an dem Zustandekommen der Masernpapeln zuschreiben, doch hat es seine

Richtigkeit, dafs, wie von Vielen angegeben wird, diese Knötchen besonders an den Hautstellen entstehen, an welchen Haare aus der Haut hervortreten. Dafs dieser Umstand sich erklären läfst, ohne dafs man eine Ausdehnung der Hautbälge durch, krankhafter Weise darin angehäufte, Substanzen anzunehmen braucht, habe ich S. 112 darzuthun versucht. An Hautpartien, wo keine Haarbälge liegen, z. B. an der innern Fläche der Hand, erkennt man zwar besonders bei Personen mit zarter Haut, wie jungen Kindern, auch Masernflecken, doch sind diese in ihrer Mitte nicht mit einer deutlichen Papel versehen.

Wir dürfen also, wie schon oben angedeutet ist, annehmen, dafs die Papeln der Masern, ebenso wie die durch reizende Einreibungen bei Thieren erzeugten Knötchen, durch Ansammlung kleiner Mengen entzündlichen Exsudates an circumscripten Stellen der Haut hervorgebracht werden. Bildet sich mehr Exsudat, so wird dadurch die Epidermis zuweilen in Form kleiner Bläschen erhoben; es entsehen die sogenannten *Morbilli vesiculosi*. Der Inhalt der Bläschen unterscheidet sich dadurch von gewöhnlichen entzündlichen Exsudaten, dafs das Contagium der Masern darin enthalten ist. Wenigstens gelang es einer Anzahl von Beobachtern, die Masern durch Impfung mit jenem Fluidum zu übertragen. Auch hat man mit Erfolg das Blut, die Thränenflüssigkeit und einige andere Stoffe zur Impfung benutzt. Mehreren Aerzten mifslangen dagegen die Impfversuche [1]. In sehr ausgedehntem Maafsstabe hat neuerlich v. Katona [2] solche Versuche vorgenommen. Er impfte im Jahre 1842 während einer in Ungarn herrschenden Masernepidemie zur Zeit der Blüthe des Exanthems 1112 Individuen, wobei er die mit Blut vermischte Flüssigkeit der Masernbläschen und die Thränen benutzte, und will gefunden haben, dafs nur in 78 Fällen die Wirkung ausblieb. Nach Panum [3] erscheint das Masernexanthem immer am 13ten oder 14ten Tage nach der Aufnahme des Contagiums in den Organismus.

---

[1] Vergl. Canstatt's spec. Pathologie und Therapie. Bd. 2. S. 191.
[2] Oesterreichische medicinische Wochenschrift 1842. No. 29.
[3] Archiv v. Reinhardt und Virchow. 1. Bd. S. 492.

Die Pocken; die wahren Blattern. *Variola.*

Das Exanthem der Variola beginnt bei regelmäfsigem Verlaufe mit stark gerötheten, ungefähr linsengrofsen, etwas erhabenen Flecken, deren mittlerer Theil sich bald zu einer zugespitzten Papel erhebt. An der Spitze dieses Knötchens entwickelt sich darauf ein kleines Bläschen, welches sich allmälig vergröfsert. Ist dasselbe vollkommen ausgebildet, so hat es mehrere Linien Durchmesser, erscheint flach und in der Mitte fast immer mit einer napfförmigen Vertiefung, der sogenannten Delle oder dem Nabel, versehen. Der Inhalt des Bläschens ist anfangs klar, trübt sich aber später molkenähnlich und nimmt zuletzt die gelbe Farbe des Eiters an, so dafs sich die Vesikel dadurch in eine Pustel umwandelt. Auf der Oberfläche der Pustel ist anfangs noch der bei dem Bläschen wahrnehmbare Eindruck vorhanden, doch verschwindet derselbe später durch stärkere Erhebung der Epidermis, und die Pustel erhält eine halbkugelige Gestalt. Zuletzt vertrocknen die Pusteln zu dicken braunen Schorfen. Die Bläschen und Pusteln sind von rothen Höfen umgeben und meist mit Geschwulst der Haut verbunden, die besonders im Gesicht oft beträchtlich ist.

Es kann keiner Frage unterworfen sein, dafs die Erscheinungen, welche das Exanthem der Pocken in seinen verschiedenen Stadien darbietet, von einem Entzündungsprozesse abhängig sind. Die anfangs vorhandene Papel rührt höchst wahrscheinlich von der Anhäufung einer geringen Menge von Exsudat in den Zwischenräumen der oberen Schichten des Cutisgewebes her, wie man aus dem, was ich S. 91 über die Papeln im Allgemeinen gesagt habe, so wie aus der Angabe Petzoldt's [1]) schliefsen kann, dafs bei den Pockenknötchen eine Lostrennung der Epidermis von der Cutis durch eine dazwischen angehäufte Flüssigkeit nicht vorhanden sei. Durch stärkere Anhäufung von Exsudat trennt sich indefs später die Epidermis von der Cutis, wodurch aus der Papel zuerst

---

[1]) Die Pockenkrankheit mit besonderer Rücksicht auf pathologische Anatomie. Leipzig 1836. S. 29.

ein Bläschen und dann, durch Veränderung des anfangs wasserhellen Inhalts des letztern, eine Pustel wird.

Die Cutis erscheint unter den Pockenbläschen meistens geröthet, was von Blutanhäufung in den Gefäfsen herrührt. Die Röthe pflegt in der der Mitte des Bläschens entsprechenden Stelle am stärksten zu sein. Zuweilen ist dieser Zustand von entzündlicher Hyperaemie nicht auf die Lederhaut beschränkt, sondern auch über das Unterhautbindegewebe verbreitet. Nachdem die Bläschen sich in Pusteln umgewandelt haben, bildet sich nicht selten ein Verschwärungsprozefs an der Cutis aus, wie ich später noch genauer auseinander setzen werde. Das Pockenexanthem unterscheidet sich demnach in Bezug auf die bei seiner Bildung stattfindenden Vorgänge nicht wesentlich von anderen Bläschen und Pusteln; nichts desto weniger ist dasselbe gewisser Eigenthümlichkeiten wegen der Gegenstand wiederholter Nachforschungen gewesen. Zuerst hat der Eindruck auf der äufsern Fläche der Bläschen die Aufmerksamkeit der Forscher auf sich gezogen. Diese Eigenschaft kommt zwar, wie bereits S. 101 angegeben worden, den Pocken nicht ausschliefslich zu, ist bei ihnen jedoch gerade sehr ausgeprägt und ziemlich constant. Ferner finden sich im Innern des Bläschens kleine Abtheilungen oder Fächer, woher es kommt, dafs beim Anstechen desselben der Inhalt nicht auf einmal ausfliefst, sondern zu seiner vollständigen Entleerung mehrerer Einstiche an verschiedenen Stellen bedarf. Die angegebenen Merkmale sind bei der aus dem Bläschen sich bildenden Pustel anfangs in der Regel noch wahrzunehmen, später jedoch verschwinden sie.

Da die Angaben der Schriftsteller über den Bau der Pockenpusteln und die Ursachen, von denen der Nabel und die Fächer derselben erzeugt werden, nicht mit einander übereinstimmen, so will ich die vorzüglichsten Ansichten erwähnen und mit diesen dann das vergleichen, was ich selbst beobachtet habe.

Cotugno [1]) behauptet, der Nabel der Pockenpusteln rühre

---

[1]) *Cotunnii de sedibus variolarum syntagma. Viennae* 1771.

von den Talgdrüsen her. Wenn die Oberhaut, sagt derselbe, durch das sich darunter anhäufende Exsudat in die Höhe gehoben werde, so bleibe oft eine Talgdrüse mit ihrem unteren Theile an der Cutis und mit ihrem oberen an der Epidermis befestigt, woher es komme, dafs die Oberhaut an dem Anheftungspunkte der Drüse sich weniger stark, als an den übrigen Theilen der Pustel erhebe und deshalb dort eine Vertiefung zeige. Aus der Abbildung Cotugno's geht hervor, dafs das, was er Talgdrüse (*glandula sebacea*) nennt, der Haarbalg ist. Der Abtheilungen oder Fächer im Innern der Bläschen erwähnt der angeführte Schriftsteller nicht ausdrücklich, doch sagt er, dafs die pustulöse Anschwellung vom *Rete Malpighii* abhängig sei, welches durch Infiltration mit einer von der Cutis ausgeschwitzten lymphatischen Flüssigkeit aufschwelle und eine schwammige Beschaffenheit annehme. Auf dieselbe Weise, wie Cotugno, erklären auch Deslandes [1]) und Petzoldt [2]) das Zustandekommen des Nabels. Letzterer bemerkt zugleich über die Art, wie die Flüssigkeit in den Bläschen sich anhäuft, dafs unter der Epidermis zuerst eine kleine Höhle sich bilde und dafs aus dieser ein klares Fluidum sich nach den Seiten hin weiter verbreite und die einzelnen Lagen der Oberhaut auseinanderdränge.

H. Eichhorn's [3]) Ansichten weichen dagegen von den bisher angeführten ab. Er glaubt, dafs der Eindruck der Bläschen durch das Eintrocknen der beim Beginne des Exanthems exsudirten Flüssigkeit entstehe. Hierdurch soll eine kleine hornartige Kruste zwischen Epidermis und Cutis sich bilden, und diese die Ursache sein, dafs bei stärkerer Anhäufung von Exsudat die Oberhaut an der Stelle, wo die Kruste liegt, nicht in die Höhe gehoben wird. Einen Antheil der Hautdrüsen an dem Zustandekommen des Nabels leugnet dieser Beobachter. Dafs die Flüs-

[1]) Froriep's Notizen. Bd. 12. S. 252.

[2]) A. a. O. S. 29 u. 113.

[3]) Handbuch über die Behandlung und Verhütung der contagiös-fieberhaften Exantheme. Berlin 1831. S. 145.

sigkeit der Bläschen in zelligen Räumen enthalten sei, nimmt derselbe an, doch sollen diese Räume sich nicht zwischen Epidermis und Cutis, sondern innerhalb der oberen Schichten der Lederhaut befinden.

Rayer's [1]) Ansichten, welche mit denen der meisten neueren Schriftsteller übereinstimmen, sind wieder in manchen Punkten von den angeführten verschieden. Zwischen der Cutis und Epidermis der Pockenpusteln liege, wie Rayer annimmt, eine aus einer Pseudomembran bestehende Schicht, die die Gestalt eines abgestutzten Kegels und ungefähr die Dicke einer halben Linie habe. Sie bestehe aus einer mattweifsen, ziemlich festen, doch etwas zerreiblichen Substanz, welche fest mit der innern Fläche der Epidermis, weniger genau mit der Oberfläche der Cutis zusammenhänge. Bei den in ihrer Entwickelung schon vorgeschrittenen Blattern bemerke man zwischen der äufsern Fläche der Lederhaut und jener weifsen Schicht mehrere kleine zellige, mit seröser Flüssigkeit gefüllte Räume oder einen, ein solches Fluidum enthaltenden geschlängelten Kanal. Durch diese, von der entzündeten Cutis abgesonderte Pseudomembran werde offenbar der Nabel der Pusteln erzeugt.

Ich habe die Pockenpusteln öfter bei lebenden Personen und auch einige Mal bei Leichen zu untersuchen Gelegenheit gehabt und dabei gefunden, dafs nicht alle auf ganz gleiche Weise beschaffen sind. Bei manchen Blattern nämlich, die eine deutliche Centraldepression hatten, war die Epidermis von der darunter liegenden Cutis ganz abgehoben und nur an der dem Nabel entsprechenden Stelle standen beide Membranen durch einen dünnen, weifslichen Strang mit einander in Verbindung, der, wie die Anwendung des Mikroskops deutlich zeigte, ein Haarsack war. Zuweilen waren auch mehrere nahe an einander liegende Haarsäcke unter der eingedrückten Stelle vorhanden. Auf der unteren Fläche der Epidermis und meistens auch auf der oberen der Cutis befand sich eine dünne Schicht einer weifslichen Masse, die bei

---

[1]) *Traité des maladies de la peau. Paris* 1847. *T. I. p.* 529.

der Betrachtung mit dem blofsen Auge die von Rayer angegebenen Eigenschaften besafs. Die an der Epidermis befestigte Schicht hing mit der auf der Cutis liegenden oder, wenn eine solche hier nicht vorhanden war, mit der Lederhaut selbst nicht zusammen, sondern die von der Cutis zur Epidermis aufsteigenden Haarsäcke stellten allein eine Verbindung zwischen beiden Membranen her (Taf. 4. Fig. 9.). Es ist wohl nicht zu bezweifeln, dafs bei Pockenbläschen von solcher Beschaffenheit die Haarsäcke den Nabel erzeugten, denn aufser diesen war nichts vorhanden, was eine gleichmäfsige Erhebung der Epidermis hätte verhindern können. An Hautstellen, wo sehr grofse, mit kleinen Haarbälgen in Verbindung stehende Talgdrüsen liegen, wie z. B. im Gesicht, wird höchst wahrscheinlich der Ausführungsgang dieser Drüsen die Epidermis auf gleiche Weise zurückhalten können, wie ich es so eben von den Haarbälgen angegeben habe, doch sind solche Hautstellen von mir nicht untersucht worden.

Andere Bläschen zeigten einen, von dem eben beschriebenen etwas abweichenden Bau. Unter der Epidermis lag bei denselben ebenfalls eine Schicht weifser Substanz, die aber an der Stelle, wo äufserlich der Nabel sichtbar war, mit der Oberfläche der Lederhaut zusammenhing, so dafs die Epidermis allein durch diese weifse Masse an die Cutis geheftet zu sein schien. Mitunter liefsen sich auch wirklich an der eingedrückten Stelle solcher Bläschen weder Haarsäcke noch Talgdrüsen auffinden, die zu der Zurückhaltung der Epidermis hätten beitragen können. Bei andren Bläschen von dieser Beschaffenheit dagegen sah ich einen oder mehrere Haarsäcke durch die weifse Masse hindurchgehen. Häufig fanden sich auch Haarsäcke unter den erhabenen Rändern der Bläschen. Dies war sowohl bei solchen Blattern der Fall, bei welchen in der Gegend des Nabels Haarbälge zu bemerken waren, als auch bei denen, wo sie dort fehlten (Taf. 4. Fig. 10). Die unter den erhabenen Rändern der Bläschen befindlichen Haarbälge standen oft noch durch ihr oberes Ende mit der in die Höhe gehobenen Epidermis in Verbindung, bisweilen waren dieselben in einiger Entfernung von der Oberhaut abgerissen.

Nicht selten konnte ich die mit den Haarsäcken in Verbindung stehenden Talgdrüsen noch deutlich erkennen; sie waren entweder unversehrt oder zerrissen, so dafs nur der obere Theil der Drüsen an den durch die Erhebung der Epidermis aus der Cutis etwas hervorgezogenen Haarbälgen safs.

Ebenso konnte ich häufig die Mündungen der Schweifskanäle wahrnehmen, wenn ich die Epidermisdecke der Pockenbläschen mit der Loupe oder unter dem Mikroskope bei auffallendem Lichte betrachtete. Auch die Schweifskanäle selbst liefsen sich in manchen Fällen an feinen Durchschnitten der mit Blattern besetzten Haut noch zur Anschauung bringen. An demselben Bläschen waren aber die Mündungen und die Kanäle fast immer nicht nur an der eingedrückten Stelle, sondern zugleich auch an den hervorragenden Rändern zu unterscheiden.

Was nun die unter der Epidermishülle der Bläschen und oft auch auf der Oberfläche der Cutis befindliche weifse Masse betrifft, welche die meisten neueren Schriftsteller für eine Pseudomembran halten, so besteht dieselbe zum gröfsten Theile aus den tieferen, aufgeweichten Schichten der Oberhaut, denn man erkennt darin am meisten nach aufsen grofse, platte Zellen, weiter nach unten weniger abgeplattete, mit deutlichen Kernen versehene und der Cutis zunächst die Zellen und Kerne des sogenannten *Rete Malpighii*. Aufser diesen der Oberhaut angehörigen Bestandtheilen fanden sich noch einige andere darin vor. Zuerst nämlich zeigten sich Zellen, die durch ihre runde Form, ihr granulirtes Ansehn, ihre mehrfachen Kerne ganz mit den Eiterkörperchen übereinstimmten. Diese rührten wohl aus dem flüssigen Inhalte der Bläschen her, in welchem man, auch wenn er noch klar ist, Eiterkörperchen findet. Ferner bemerkte man darin kleinere Körner, deren Gröfse sehr verschieden war, indem ihr Durchmesser zwischen 0,0007 und 0,002‴ schwankte. Die meisten Körperchen letzterer Art waren rund, andere hatten eine unregelmäfsige, sich jedoch der runden nähernde Gestalt. Manche der gröfseren waren fein granulirt und alle unlöslich in Essigsäure. Die kleineren der erwähnten Körner waren gewifs neu gebildet;

von einem Theil der gröfseren darf wohl dasselbe mit Wahrscheinlichkeit angenommen werden, wenngleich sich diese nicht mit voller Sicherheit von den in den tiefsten Epidermisschichten vorkommenden normalen Bildungen unterscheiden lassen. Mitunter sah ich eine Anzahl der fraglichen Körner in kleine Stränge oder Platten eingebettet, die gedrückt oder gezerrt dieselbe feine Faserung zeigten, wie geronnener Faserstoff, mit diesem auch darin übereinstimmten, dafs sie durch Essigsäure so hell und durchsichtig wurden, dafs sie kaum noch wahrgenommen werden konnten, worauf dann die Körner um so deutlicher hervortraten.

Da man unter Pseudomembranen aus geronnenem Faserstoffe bestehende Platten zu verstehen pflegt, so kann man die beschriebene weifse Schicht nicht als eine solche bezeichnen, da, wie erwähnt, die Oberhautpartikeln immer die Hauptmasse derselben ausmachen. Dafs es mit letzterer Angabe seine Richtigkeit hat, läfst sich auch daraus entnehmen, dafs man in der Epidermisdecke der Bläschen, wenn man sie nach Entfernung der daran befindlichen weifsen Masse untersucht, nur die äufseren Oberhautlagen findet, während die tieferen fehlen.

In manchen Fällen ist von der beschriebenen weifsen Masse äufserst wenig vorhanden. Ich habe dies vor einiger Zeit bei einem im hiesigen Pockenhause an Variola verstorbenen Kinde gesehen. Diese Abweichung konnte darin ihren Grund haben, dafs wegen sehr schnell erfolgender Lostrennung der Epidermis die unteren Lagen derselben nicht so stark, als gewöhnlich, sich auflockern und dafs zugleich die neu gebildeten Substanzen, welche man zwischen den Epidermispartikeln findet, in sehr geringer Menge erzeugt werden. Wahrscheinlich trägt indefs grofse Dünnheit der Epidermis am meisten dazu bei. Wenn letzteres der Fall wäre, so müfste jene weifse Schicht bei Kindern immer dünner, als bei Erwachsenen sein. Nach einer, allerdings nur geringen Anzahl von Beobachtungen zu urtheilen, die ich bei Kindern anzustellen Gelegenheit gehabt habe, scheint dies auch wirklich der Fall zu sein.

Dadurch, dafs die beschriebene weifse Masse an einzelnen Stellen der Bläschen sich ohne Unterbrechung von der unteren

Fläche der Epidermis bis zur Cutis fortsetzte, während an anderen Punkten diese Verbindung durch das Voneinanderweichen der unteren Epidermislagen oder durch völlige Ablösung der Oberhaut von der Cutis unterbrochen war, entstanden die von den meisten Schriftstellern erwähnten kleinen Abtheilungen oder Fächer. Diese waren gewöhnlich von ungleicher Gröfse und ohne regelmäfsige Anordnung, zuweilen sah ich sie aber auch ziemlich regelmäfsig geordnet. Von der Mitte des Bläschens aus erstreckte sich nämlich in Fällen letzterer Art die weifse Masse in Form kleiner Scheidewände gleich den Radien eines Kreises nach der Peripherie, so dafs sechs bis acht Fächer von ziemlich gleichem Rauminhalt gebildet wurden. In dem mittleren Theile des Bläschens, von welchem die regelmäfsig geordneten Scheidewände ausgingen, befand sich dann mitunter ein Haarbalg. Oefters liefs sich auch von gesonderten Abtheilungen gar nichts bemerken. Bei Bläschen, wo dies der Fall war, zeigte sich in der Mitte die Epidermis durch einen dünnen weifsen Strang oder auch in gröfserer Ausdehnung an die Cutis geheftet und um dieses Centrum lief ein Kanal, in den sich wohl die oft erwähnte weifse Masse in Form von Höckern oder Plättchen hineinerstreckte, der aber nirgend durch vollständige Scheidewände unterbrochen war. Rayer scheint dasselbe beobachtet zu haben [1]).

Aus dem Angegebenen geht also hervor, dafs bei manchen Pockenbläschen der Nabel durch die Haarsäcke erzeugt wird, indem aufser diesen nichts vorhanden ist, was die Epidermis hindern könnte, sich in der Mitte ebenso wie an den übrigen Stellen zu erheben. An Hauttheilen, wo sehr grofse Talgdrüsen liegen, mögen, wie schon erwähnt, die Ausführungsgänge dieser dasselbe bewirken, wie an andern Hautpartien die mit kleinen Drüsen verbundenen gröfseren Haarbälge. Bei andern Bläschen läfst sich aber das Vorhandensein des Eindruckes nicht auf diese Weise erklären, indem bald gar keine Haarsäcke an der vertieften Stelle vorhanden sind, bald Haarsäcke und Ausführungsgänge von

---

[1]) *Traité des maladies de la peau. II. édit. Tome* 1. *p.* 530.

Hautdrüsen sich hier sowohl, als auch zugleich an den erhabenen Rändern vorfinden. Wie der Nabel bei diesen Pusteln entsteht, geht mit Sicherheit aus den bisher ermittelten Thatsachen nicht hervor. Möglich wäre es, dafs derselbe hier auf die von Eichhorn angenommene Weise zu Stande kommt. Dieser Schriftsteller will, wie ich oben anführte, beobachtet haben, dafs das beim Beginn des Pockenexanthems sich bildende Exsudat schnell eintrocknet und dadurch eine stärkere Befestigung der Epidermis bewirkt. Wird später mehr Flüssigkeit ausgeschwitzt, so soll diese sich im Umfange der angehefteten Stelle anhäufen und hierdurch der Rand der Pustel sich mehr erheben, als der mittlere Theil.

Dürfte man diese Erklärung als erwiesen ansehen, was bis jetzt indefs nicht der Fall ist, so liefse sich der Antheil, den aufserdem die Haarbälge mit den dazu gehörigen Talgdrüsen an der Gestaltung der Pockenpusteln haben, auf folgende Weise bezeichnen: Ist während der Bildung des Exanthems durch das Eintrocknen des Exsudates keine sehr feste Verbindung zwischen Epidermis und Cutis zu Stande gekommen, so wird bei stärkerer Anhäufung von Flüssigkeit die Epidermis zuweilen auch in der Mitte des Bläschens erhoben werden und daher eine Blatter ohne Nabel entstehen, wie man solche auch bei jedem an Variola leidenden Kranken in mehr oder weniger grofser Anzahl beobachtet. Befindet sich indefs bei nur lockerer Verbindung durch das Exsudat in der Gegend der Papel ein Haar, so wird die Epidermis von der Cutis zwar gleich anfangs getrennt werden, doch wird der Haarsack eine stärkere Erhebung der Oberhaut an der Stelle, wo er sich an diese ansetzt, verhindern und auf solche Art Ursache sein, dafs das Bläschen einen Nabel zeigt. Hat sich endlich zwischen Ober- und Lederhaut beim Beginne des Exanthems eine festere Verbindung gebildet, so werden beide Membranen in der Mitte des Bläschens, auch wenn hier keine Haarsäcke und Talgdrüsen vorhanden sind, an einander geheftet bleiben, während sie sich auf den Rändern, trotz der hier vielleicht vorhandenen Bälge, von einander trennen.

Ob das über die Entstehungsweise des Nabels Angegebene

richtig ist, müssen spätere Untersuchungen lehren, bei denen man seine Aufmerksamkeit besonders auf das noch in der Form von Papeln sich darstellende Exanthem wird zu richten haben, um zu prüfen, ob durch die von Eichhorn angenommenen Vorgänge, oder vielleicht durch andere ähnliche, in diesem Stadium der Krankeit eine festere Verbindung der Epidermis mit der Cutis hervorgebracht wird. Ich selbst habe nicht oft genug Gelegenheit gehabt in dieser Periode der Krankheit Nachforschungen anzustellen. Dafs indefs in vielen Fällen die verhinderte Erhebung der Epidermis in der Mitte der Pockenbläschen sich nicht aus dem Vorhandensein von Haarbälgen und Hautdrüsen erklären läfst, geht aus dem früher Gesagten hervor und ergiebt sich ganz besonders deutlich aus der Beschaffenheit der Bläschen an der innern Fläche der Hände und an den Fufssohlen. An diesen Hautpartien sind bekanntlich weder Haarbälge noch Talgdrüsen, sondern nur Schweifsdrüsen vorhanden. Durch die letzten kann aber der fragliche Eindruck nicht bewirkt werden, wie ich weiter unten zeigen werde. Bei Erwachsenen besitzen die Bläschen an der Hohlhand und Fufssohle, wahrscheinlich wegen der Dicke und Unnachgiebigkeit der Epidermis zwar gewöhnlich keinen Nabel, bei jungen Kindern habe ich mich indefs mehrmals auf das Bestimmteste von dessen Vorhandensein überzeugen können. Aufserdem findet man bei den Blattern jener Hautstellen, auch wenn sie keinen Eindruck haben, öfter die Epidermis am mittleren Theile des Bläschens von der Cutis nicht losgetrennt, was besonders dafür spricht, dafs nur die Dicke der Epidermis das Zustandekommen des Eindruckes verhindert. Aus der Anheftung der Epidermis in der Mitte der Bläschen erklärt sich auch die eigenthümliche Beschaffenheit, welche das Corium bei den Blattern von den erwähnten Hautstellen darbietet, und welches schon Rayer, so weit es mit blofsem Auge wahrnehmbar ist, beschrieben hat. Der der Mitte des Bläschens entsprechende Theil der Lederhaut bildet nämlich eine an ihrer Basis rundliche Erhöhung. Diese ist von einer Vertiefung umgeben, welche wie ein Graben die erhabene Stelle einfafst und unter dem Niveau der benachbarten normalen Cutisoberfläche liegt. Bringt man dünne durch senkrechte Schnitte abgelöste Lamellen so veränderter Hautstücke unter das Mikroskop, so sieht man, dafs der mittlere erhabene Theil von den gerade nebeneinander aufgerichteten, etwas angeschwollenen Hautpapillen gebildet wird. In der die erhöhte Stelle umgebenden Vertiefung findet man die Hautpapillen seitlich umgebogen und zusammengedrückt (Taf. 4. Fig. 12.). Ich habe diese Veränderungen, die zuweilen auch an andern Stellen, als der Hohlhand und Fufssohle, doch minder ausgeprägt, vorkommen, besonders deutlich an einem im hiesigen anatomischen Museum aufbewahrten Fufse eines Pockenkranken beobachtet. Rayer leitet diese Beschaffenheit der Cutis von der Pseudomembran her, welche, seiner Meinung nach, unter der Epidermis liegt. Diese falsche Haut soll an den Rändern dicker sein, als in der Mitte, und daher durch Druck auf die Cutis die oben beschriebene Vertiefung erzeugen. Dafs indefs an der innern Fläche der Hände und an den Fufssohlen die unter der Epidermisdecke der Pusteln befindliche weifse Masse nicht aus einer Pseudomembran, sondern, wie an anderen Körperstellen, zum gröfseren Theil aus den tieferen Oberhautschichten besteht, lehrt die mikroskopische Untersuchung. Es entstehen wohl die angegebenen Veränderungen der Cutis auf folgende Weise: An der Stelle, wo das Pockenbläschen seinen Ursprung nimmt, bleibt die Epidermis, aus noch nicht genau bekannten Ursachen, mit der Cutis in Verbindung, und die den Inhalt des Bläschens bildende Flüssigkeit sammelt sich im Umfange jener Stelle zwischen Ober- und Lederhaut an. Durch diese Anhäufung des Exsudates würde, wie an andern Körperstellen, die Epidermis an den Rändern des Bläschens in die Höhe gehoben werden, da dies jedoch wegen der Dicke der Oberhaut hier nur in geringem Grade oder gar nicht geschehen kann, so bildet sich der Raum für die Aufnahme der ausgeschwitzten Flüssigkeit auf die Weise, dafs durch Compression der Cutis eine Vertiefung in derselben erzeugt wird. Wie die Epidermis bei den Blattern der in Rede stehenden Hautstellen beschaffen ist, kann man recht bequem an den Krusten studiren, die nach dem Eintrocknen derselben am Körper der Kranken zurückbleiben. Die Epidermisdecke der eingetrockneten Pusteln platzt gewöhnlich von selbst oder läfst sich, wo dies nicht der Fall ist, leicht spalten. Unter derselben findet man eine runde, bräunliche, einer Linse ähnliche Scheibe, die mit ihrem mittleren Theile oft noch an der Haut befestigt ist, sich jedoch ohne Mühe ablösen läfst. Weicht man diesen linsenförmigen Körper in Wasser auf, so sieht man, dafs er aus zwei Scheiden besteht, die an ihren Rändern gewöhnlich mit einander zusammenhängen. Die untere dieser Scheiben hat in der Mitte ein rundes Loch (Taf. 4. Fig. 14. *b*), die obere (Fig. 14. *a*) ist nicht durchbohrt. Zwischen beiden Platten befindet sich eine unter dem Mikroskop körnig erscheinende Masse, der eingetrocknete Eiter der Pockenpustel. Eine aus dem mittleren Theile der Scheiben, durch senkrechte Schnitte getrennte, Lamelle ist mäfsig vergröfsert auf Taf. 4. Fig. 13. *a* (obere Scheibe), *bb* (untere Scheibe) abgebildet. Dafs beide Platten aus Epidermis bestehen, ist deutlich zu erkennen; man sieht an dünnen Lamellen oft noch die hindurchgehenden Schweifskanäle und kann durch genügende Maceration die einzelnen Oberhautzellen sehr gut zur Anschauung bringen. Die obere Scheibe gehört den mittleren Lagen der Oberhaut, die untere den tiefsten an. Ohne Zweifel bildet sich die untere Scheibe aus der Masse, die man in den noch als Bläschen sich darstellenden Blattern als eine dünne weifsliche Schicht in der Regel auf der Oberfläche der Cutis findet, während die obere Scheibe durch das Eintrocknen der an der Epidermisdecke des Bläschens haftenden weifsen Substanz entsteht. Die untere Platte ist durchbohrt, weil dieselbe den mittleren erhabenen Theil der Cutis umgiebt, der mit der Epidermis in Verbindung geblieben ist. Ein senkrechter Durchschnitt eines Pockenbläschens von der Fufssohle stellt sich so dar, wie ich es Taf. 4. Fig. 11. abgebildet habe. In dieser Figur bezeichnet *a* die äufserste Schicht der Epidermis, *b* eine tiefere, die beim Eintrocknen sich als nicht durchbohrte Scheibe darstellt, *c* die tiefsten Epidermislagen, welche zu einer durchbohrten Scheibe eintrocknen. Diese Theile liegen auf der Cutis (*d*), welche bei *f* einen mit der Epidermis verbundenen Hügel zeigt.

Ich habe noch anzugeben, warum man bei den Pusteln von den Händen und Fufssohlen die centrale Anheftung der Oberhaut und den Nabel, wenn ein solcher beobachtet wird, nicht durch das Vorhandensein der Schweifskanäle erklären kann. An der Epidermishülle der Pusteln erkennt man nämlich die Schweifskanäle nicht nur an dem mittleren angehefteten Theile, sondern auch auf den abgelösten Rändern. Die Kanäle stehen ferner in ziemlich regelmäfsigen Abständen von einander und sind in der Mitte der Pustel nicht etwa in gröfserer Menge, als auf den Seitentheilen vorhanden. Wollte man also die centrale Anheftung von den Schweifskanälen herleiten, so wäre nicht einzusehen, warum die auf dem Rande der Pusteln vorhandenen Ausführungsgänge hier die Ablösung der Epidermis nicht ebenfalls verhindern.

Haben sich die Bläschen durch das Gelbwerden ihres Inhaltes in Pusteln umgewandelt, so zeigen sie anfangs noch denselben Bau, wie die Vesikeln; später aber wird bei stärkerer Anfüllung der Pusteln die Epidermis mehr in die Höhe getrieben, wobei der Nabel verschwindet und die kleinen Scheidewände zerreifsen. In diesem Stadium entstehen dann auch häufig Verschwärungen der Cutis.

Im Inhalt der Pockenbläschen findet man, wie ich oben erwähnte, auch wenn er noch klar ist, eine Anzahl von Zellen, die mit den Eiterkörperchen übereinstimmen. In gröfserer Menge zeigen sich diese in dem Contentum der Vesikeln, nachdem es sich molkenähnlich getrübt hat. Der Inhalt der Pusteln hat mit blofsem Auge betrachtet das Ansehn von dickem Eiter. Unter dem Mikroskop erkennt man darin eine grofse Menge von Eiterkörperchen und aufserdem viele kleinere, in Essigsäure unlösliche Molecüle, die durchschnittlich einen Durchmesser von 0,001''' haben. Auf das Vorhandensein dieser feinkörnigen Masse hat schon Gluge [1]) früher aufmerksam gemacht. Aufserdem hat dieser Beobachter im Pockeneiter noch Körper gesehen, die zwei bis drei Mal gröfser, als

---

[1]) Anatomisch-mikroskopische Untersuchungen zur allgemeinen und speciellen Pathologie. Minden 1838. S. 69.

Eiterkörperchen waren, und die nach den übrigen angegebenen Merkmalen zu urtheilen, wahrscheinlich Epidermiszellen gewesen sind. Gruby [1]) sah in dem noch durchsichtigen Inhalte der Pockenbläschen weifse Kugeln, die fünf Mal gröfser als Blutkörperchen und nicht ganz rund, sondern an einer Seite gefranzt waren. Sie bestanden aus einer durchsichtigen Hülle, in der sehr feine Körnchen sich befanden. Es ist möglich, dafs diese von Gruby beobachteten Körperchen sogenannte Körnchenzellen gewesen sind, wenngleich seine Beschreibung auf diese eigentlich nicht ganz pafst. Körnchenzellen und Körnerhaufen kommen nämlich sowohl in den Bläschen, als den Pusteln der Variola nach meinen Beobachtungen mitunter vor, jedoch im Ganzen selten und immer nur in äufserst geringer Anzahl. Häufig habe ich dagegen besonders in den schon in Pusteln übergegangenen Blattern kleine Stränge und Plättchen gefunden, die sich wie geronnener Faserstoff verhielten.

Der beschriebene Inhalt der Vesikeln und Pusteln zeigt also keine eigenthümlichen Eigenschaften, denn die feinen Molecüle, welche man zwischen den Eiterkörperchen wahrnimmt, bemerkt man in kleiner Anzahl fast in jedem Eiter und gelegentlich auch wohl in eben so grofser Menge, als in dem Inhalt der Pockenpusteln. Man hat zwar auch zuweilen Thiere im Eiter der Pockenpusteln gefunden, indefs waren dies gewifs zufällige Verunreinigungen, die mit dem Contagium der Blattern weiter nichts zu thun haben. So will Sarcone in dem Eiter bösartiger Blattern fast immer Insekten wahrgenommen haben. Während einer Epidemie, welche 1828 zu Marseille herrschte, bemerkte man sehr häufig Thiere in den Blatterpusteln, die jedoch von Trémolière als die Larven einer Dipterenart erkannt wurden [2]).

Auch bei der chemischen Untersuchung des Pockeneiters hat man denselben nicht auffallend verschieden von andern Eiterarten

---

[1]) *Observationes microscopicae ad morphologiam pathologicam. Vindobonae* 1840. *p.* 39.

[2]) Naumann, Handbuch der med. Klinik. Bd. 3. Abth. 1. S. 509.

gefunden. In einer von Lassaigne [1]) angestellten Analyse enthielt der Pockeneiter folgende Bestandtheile: 90,2 Wasser, 6,0 Eiweifs, 2,5 fettige Materie, 1,2 hydrochlorsaures Natron und milchsaures Ammonium, 0,1 phosphorsaures Natron und phosphorsauren Kalk. Nach Trémolière [2]) besteht der gewöhnliche Blatterneiter aus Faserstoff, thierischem Schleim, salzsaurem Natron, schwefelsaurem Kali, phosphorsaurem Kalk und Wasser; der Inhalt der gangränösen Blattern soll dagegen statt des salzsauren blausaures Natron enthalten. F. Simon [3]) vermuthet indefs, dafs letzteres sich erst in der Kohle durch das Verbrennen gebildet haben möchte.

Ueber die Natur des Pockencontagiums läfst sich also nichts Bestimmtes angeben.

Vor dem Eintrocknen der Blatterpusteln zerreifst entweder die Epidermishülle derselben und ein Theil des Inhaltes fliefst nach aufsen, oder es tritt kein solches Bersten ein. In beiden Fällen bilden sich aus den Pusteln die schon erwähnten, mehr oder weniger dicken, braunen Borken, bei welchen sich, nachdem man sie aufgeweicht hat, die Bestandtheile der Oberhaut von dem festen Rückstande des Pustelinhaltes noch recht gut unterscheiden lassen. Auch habe ich bereits angegeben, wie man an den Borken von den Händen und Fufssohlen sehr deutlich wahrnehmen kann, dafs der Eiter der Pusteln in einer, von den unteren, auseinandergedrängten Oberhautlagen gebildeten Tasche mufs befindlich gewesen sein.

Der bei der Variola gewöhnlich stattfindende Verschwärungsprozefs giebt in der Regel zum Entstehen von Narben Veranlassung, die in einzelnen Fällen so unbedeutend sind, dafs der Substanzverlust wieder ausgeglichen wird, in der Regel aber das ganze Leben hindurch sichtbar bleiben. Sie sind anfangs nicht vertieft und von rother Farbe, später bilden sie runde Gruben und sehen weifser als die übrige Haut aus. Ihre Ränder sind gezackt, ihr Grund zeigt feine Streifen und bisweilen auch eine

[1]) Ebenda 450.
[2]) Froriep's Notizen. Bd. XXI. No. 16.
[3]) Medicinische Chemie. Berlin 1842. 2. Bd. S. 320.

Anzahl schwärzlicher Punkte, welche von den durch erhärtetes Sebum verstopften Mündungen der Haarsäcke oder Talgdrüsen herrühren.

Nach der Gestaltung des Exanthems unterscheidet man verschiedene Modificationen der Pocken. Ist jede Pustel von den benachbarten durch Zwischenräume normal beschaffener Haut getrennt, so sind *Variolae discretae* vorhanden. Stehen die Pocken so dicht bei einander, dafs sie sich mit ihren Rändern berühren, so nennt man sie *Variolae cohaerentes;* fliefsen sie völlig zusammen, so dafs die Epidermis dadurch in gröfseren Lappen abgehoben wird, so heifsen sie *Variolae confluentes.* Diese verschiedenen Formen werden wohl nur durch die gröfsere oder geringere Intensität der Hautentzündung bedingt. Sie sind auch nicht strenge von einander zu scheiden, denn man sieht häufig, dafs die Pusteln an einem Theile des Körpers confluiren, während sie an anderen discret bleiben. Am häufigsten beobachtet man das Zusammenfliefsen der Blattern im Gesicht, was Manche durch eine besondere Feinheit der Epidermis an dieser Körperpartie zu erklären gesucht haben, indem sie nämlich der Meinung sind, dafs die Eruption um so dichter werde, je zarter die Epidermis. Zu dieser Annahme ist man durch die Beobachtung Broussais's gelangt, dafs an einer Hautstelle, wo kurz vorher ein Blasenpflaster gelegen und die Epidermis ihre normale Dicke noch nicht wieder erlangt hatte, die Blattern confluirend wurden. Ob indefs wirklich die Dünnheit der Epidermis von solchem Einflusse ist, bleibt zweifelhaft, denn in dem Broussais'schen Falle könnte auch ein Zustand von Hyperaemie, der an der durch das Blasenpflaster gereizten Stelle zurückgeblieben war, die Ursache gewesen sein, dafs die von den Pocken herrührende Entzündung dort intensiver wurde. Im Gesicht mag die gröfsere Heftigkeit der Entzündung und das dadurch bedingte Confluiren von dem bedeutenden Gefäfsreichthume abhängig sein.

Eine andere Modification des Pockenexanthems sind die *Variolae verrucosae.* Bei diesen bleiben die Blattern harte Knoten, welche sich nicht zu Blasen oder Pusteln entwickeln, sondern, nachdem sie eine Zeitlang bestanden haben, wieder zusammenschrumpfen. Entweder sind alle auf der Körperoberfläche vorhandenen Pocken von dieser Beschaffenheit oder nur ein Theil derselben; am häufigsten findet man die der Extremitäten auf solche Weise gebildet. Welche Veränderungen bei dieser Gestaltung des Exanthems in der Haut vor sich gehen, ist nicht genauer untersucht. Ohne Frage rührt indefs wohl die knotige Anschwellung von der Infiltration der Zwischenräume des Hautgewebes mit entzündlichem Exsudate her, dessen Menge wahrscheinlich zu gering ist, um die Epidermis in Gestalt von Bläschen und Pusteln in die Höhe zu treiben. Ob in dem Exsudate sich Eiterkörperchen bilden, weifs man nicht, doch wäre es möglich, da wir bei kleineren und gröfseren entzündlichen Knoten von Menschen und von Thieren zuweilen Eiteranhäufungen im Cutisgewebe finden, wie ich dies S. 103 angegeben und auf Taf. 4. Fig. 6. u. 7. abgebildet habe.

Variolae crystallinae, lymphaticae, serosae werden Blattern genannt, in denen es nicht, wie in der Regel, zur Bildung von dickem Eiter kommt, sondern die sich nur mit einer dünnen Flüssigkeit füllen, die bisweilen wasserhell, in anderen Fällen gelblich, bräunlich, oder auch blutig ist. Blattern von letzterer Beschaffenheit werden auch als *Variolae cruentae* von den Schriftstellern aufgeführt. Die *Var. serosae* nehmen oft die Gestalt gröfserer Blasen an, indem sie den Umfang einer Bohne und darüber erreichen.

Variolae siliquosae, emphysematicae heifsen Blattern, bei denen der flüssige Inhalt sehr schnell verschwindet, so dafs nur die leeren Hüllen zurückbleiben. Manche behaupten auch, dafs es Blattern gebe, die von Anfang an nur mit elastisch flüssigen Stoffen gefüllt wären, und erklären das Zustandekommen derselben durch die Anhäufung von Zersetzungsgasen unter der Epidermis. Da diese Form von Blattern besonders in solchen Fällen beobachtet worden ist, wo Gangrän der Cutis sich entwickelt hatte, so wäre die Erhebung der Epidermis durch darunter angehäufte Gasarten wohl möglich.

Füllen sich die Blattern mit Blut oder einem blutig gefärbten Exsudat, so sind dies, wie ich schon erwähnte, die *Variolae cruentae*. Genauere Untersuchungen über den Inhalt dieser Blattern sind, so viel mir bekannt ist, nicht angestellt worden. Meistens zeigt bei dieser Form des Exanthems das begleitende Fieber den sogenannten putriden Charakter, doch ist dies nicht immer der Fall, denn man will zuweilen auch gesehen haben, dafs bei Frauenzimmern zur Zeit der Menses die Blattern sich mit Blut füllten, ohne dafs sonstige gefährliche Symptome zugegen waren. Ebenso habe ich einige Mal an den Unterextremitäten von Männern, bei übrigens ganz regelmäfsigem Verlaufe der Krankheit, eine Anzahl von Pocken mit blutigem Inhalte wahrgenommen.

Variolae gangraenosae sind Blattern, bei welchen die Cutis brandig wird. Gewöhnlich beginnt die Gangrän in Form eines braunen Fleckes an einer kleinen Stelle in der Mitte der Blatter und verbreitet sich von dort aus schnell über deren ganze Fläche. Häufig sind diese Pocken confluirend. Die Brandschorfe trocknen gewöhnlich nicht ein, sondern bleiben weich und unter denselben schreitet nicht selten der Brand weiter fort, so dafs zuweilen gröfsere Hautpartien dadurch zerstört werden.

Die letzte Eigenthümlichkeit des Pockenexanthems, der ich erwähnen will, besteht darin, dafs dem Ausbruche desselben zuweilen eine dem Scharlach ähnliche Röthung der Haut vorausgeht. Ich werde auf diesen Vorgang später wieder zurückkommen.

Die modificirten Blattern. *Varioloides.*

Das Exanthem der Varioloiden hat mit dem der ächten Blattern grofse Aehnlichkeit und unterscheidet sich von diesem hauptsächlich dadurch, dafs die Eruption rascher und unregelmäfsiger erfolgt und der ganze Ausschlag seine verschiedenen Stadien schneller durchläuft. Es bilden sich nämlich auch bei den Varioloiden zuerst stecknadelkopf- bis linsengrofse rothe Flecken, welche sich indefs nicht, wie dies bei der Variola ziemlich constant der Fall ist, von den oberen Körpertheilen allmälig nach den unteren zu verbreiten, sondern häufig an den unteren und oberen Partien des Körpers gleichzeitig erscheinen. An den Stellen, wo eine Eruption erfolgt ist, entstehen bei der Variola in der Regel nachträglich keine neue Blattern zwischen den schon vorhandenen, bei den Varioloiden dagegen geschieht dies gewöhnlich. Auf den rothen Flecken, mit denen das Exanthem beginnt, bilden sich nicht so deutliche Knötchen als bei den ächten Blattern, sondern es entstehen, nachdem nur eine mäfsige Auftreibung des mittleren Theiles der Flecken stattgefunden hat, Bläschen, welche anfangs stecknadelkopfgrofs sind, sich indefs allmälig vergröfsern und durch Veränderung ihres Inhaltes in Pusteln umwandeln. Letztere trocken meistens ein, ohne dafs die Epidermishülle platzt, und bilden Krusten, die bisweilen dünner, bisweilen aber auch von derselben Dicke, wie bei den ächten Blattern, sind. Jede dieser einzelnen Metamorphosen geht schneller, als bei der Variola von Statten. Nach dem Abfallen der Schorfe bleiben entweder gar keine Narben, sondern nur rothe, in manchen Fällen etwas erhabene, Flecken zurück, oder es entstehen Narben, die aber flacher sind, als bei der Variola.

Häufiger als bei der Variola geht dem Ausbruche des Exanthems eine scharlachähnliche Röthung der Haut voraus.

Im Bau der Bläschen und Pusteln konnte ich keinen wesentlichen Unterschied zwischen beiden Exanthemen wahrnehmen. Der Nabel, der in der Regel bei den Bläschen und anfangs auch bei den Pusteln vorhanden ist, scheint ganz auf dieselbe Weise zu entstehen, wie bei der Variola. Ebenso gilt von den kleinen Fächern, die man im Innern der Varioloidenblattern, gleich wie bei den ächten Pocken, vorfindet, alles das, was ich S. 133 angegeben habe.

Auch der Inhalt der Bläschen und Pusteln zeigt keine erheblichen Unterschiede von dem der Variolablattern. Das Contentum der Vesikeln ist anfangs klar, enthält aber dann doch schon Eiterkörperchen in mäfsiger Anzahl; später trübt er sich molkenähnlich und dann findet man jene Körperchen in noch gröfserer Menge darin vor. Der Eiter der Pusteln, der oft nicht so dick ist, als der bei der Variola, soll nach Gluge [1]) aufser den Eiterkörperchen nicht so viel kleine Moleciile enthalten, als der aus Pusteln der ächten Blattern. Ob dies sich constant so verhält, kann ich nicht bestimmen, da ich diesen Unterschied zwischen Variola- und Varioloiden-Eiter bei meinen schon vor einiger Zeit angestellten Untersuchungen nicht hinreichend beachtet und neuerlich zu einer Vergleichung keine Gelegenheit gehabt habe. Gruby [2]) hat in dem Inhalte der Bläschen und Pusteln der Varioloiden Kügelchen beobachtet, welche, nach seiner Beschreibung und Abbildung zu urtheilen, Eiterkörperchen auf verschiedenen Entwickelungsstufen gewesen sind. In dem molkenähnlich trüben Serum der Bläschen hat er bisweilen auch Körperchen gesehen, die gröfser als Eiterkügelchen, rund oder oval, und aus ziemlich grofsen Körnern zusammengesetzt waren. Es sind dies wahrscheinlich Körnchenzellen oder Körnerhaufen gewesen, die ich auch einige Mal in den Varioloidenblattern in geringer Anzahl gesehen habe. Aufser diesen Bestandtheilen will Gruby in den Bläschen der Varioloiden noch Thiere wahrgenommen haben, die aus einem runden oder konischen Körper und einem sehr dünnen, mit einem Haken versehenen Halse bestanden. Mit dem Haken und Halse sollen sie fortdauernde Bewegungen ausgeführt haben, wobei letzterer vorwärts und rückwärts gebogen wurde. Ob dies Thiere gewesen sind, und ob sie, wenn es wirklich der Fall, nicht durch eine zufällige Verunreinigung in die untersuchte Flüssigkeit gekommen waren, läfst sich nicht bestimmen. Ich habe in dem Contentum der Varioloidenblattern niemals etwas davon wahrgenommen. Die Gröfse der Thiere ist nicht angegeben, doch scheint nach der beigefügten Abbildung der Körper derselben kleiner, als ein Blutkörperchen gewesen zu sein.

Bekanntlich wird von den Aerzten noch immer darüber gestritten, ob die Varioloiden nur eine Modification der ächten Blattern oder eine Abart der Varicellen sind, oder ob sie als eine

---

[1]) A. a. O. S. 69.
[2]) A. a. O. S. 36.

eigenthümliche, von diesen beiden Exanthemen völlig verschiedene Krankheit angesehen werden müssen. Aus dem, was über die Hautveränderungen bei den Varioloiden ermittelt worden ist, kann zur Entscheidung dieser Frage kein Nutzen gezogen werden, wie eine Vergleichung dessen, was ich über beide Ausschläge angegeben habe, genügend zeigt. Ich bin indefs durch das, was ich, abgesehen von den Structurveränderungen der Haut, bei einer ziemlich grofsen Anzahl von Pockenkranken beobachtet habe, welche besonders durch mein ehemaliges Amt als städtischer Armenarzt in meine Behandlung kamen, bestimmt worden, mich derjenigen Parthei anzuschliefsen, welche annimmt, dafs die Varioloiden nur eine mildere Form der ächten Pocken sind.

Nach der Gestaltung des Exanthems werden ziemlich dieselben Modificationen unterschieden, wie bei den ächten Blattern. Die vorzüglichsten sind folgende: *Variolois verrucosa:* Bei dieser bildet sich nur ein harter, rother Knoten, dessen Spitze mit einem kleinen Bläschen versehen ist. Letzteres trocknet bald ein, während der Knoten länger zurückbleibt. *Variolois miliaris:* Nachdem die Haut sich ähnlich wie beim Scharlach geröthet hat, bilden sich auf den so veränderten Stellen dicht bei einander stehende, hirsekorngrofse Bläschen. *Variolois vesicularis* oder *pemphigoidea:* Hier entstehen gröfsere Blasen, die zuweilen den Umfang einer Bohne erreichen, keinen fächrigen Bau haben und deren Inhalt sich gewöhnlich nur molkenähnlich trübt, ohne die gelbe Farbe des Eiters anzunehmen. Fuchs beschreibt auch eine *Variolois confluens,* die sich von den zusammenfliefsenden ächten Blattern durch die Unregelmäfsigkeit der Eruption, die kürzere Dauer, das Fehlen des Eiterungsfiebers u. dgl. m. unterscheiden soll. Auch schildert derselbe Beobachter eine Varioloidenform, die mit der *Variola cruenta* Aehnlichkeit hat. Es bilden sich dabei Petechien und mit blutig gefärbter Flüssigkeit gefüllte Bläschen. Zuweilen entsteht dabei auch Gangrän der Haut.

Die Windpocken. *Varicellae.*

Der Ausschlag der Varicellen beginnt mit kleinen rothen Flecken oder papelartigen Anschwellungen, auf denen sich nach kurzer Zeit linsen- bis erbsengrofse Bläschen erheben. Diese sind gewöhnlich an ihrer Basis nicht vollkommen rund, sondern mehr oval, haben häufig gar keinen Nabel, oder wenn dies der Fall ist, einen nur wenig vertieften und sind inwendig meist nicht durch Scheidewände in mehrere Fächer getheilt. Ihr Inhalt ist anfangs wasserhell und trübt sich später molkenähnlich, nimmt aber selten die Beschaffenheit von wirklichem Eiter an. Der Ausbruch des Exanthems erfolgt ohne Regelmäfsigkeit an verschiedenen Stellen des Körpers gleichzeitig und der ersten Eruption folgen nachträglich während mehrerer Tage neue. Aus den Bläschen bilden sich beim Eintrocknen dünne, bräunliche Schuppen, nach deren Abfallen keine Narben zurückbleiben.

Die Flüssigkeit der Bläschen soll nach Fuchs immer alkalisch reagiren, Canstatt dagegen fand sie stets neutral. Die unter dem Mikroskop darin erkennbaren Theile bestehen aus Eiterkörperchen.

Man hat gewisse Modificationen, die in der Form des Exanthems beobachtet werden, mit besonderen Namen belegt. Die am häufigsten vorkommende, eben beschriebene Form pflegt man *Varicellae globulosae* oder *ovales* zu nennen. Sind die Bläschen kleiner, so heifst die Krankheit *Varicella lenticularis;* nimmt der Inhalt der Vesikeln das Ansehn des Eiters an, *Varicella pustulosa.* Als *Varicellae coniformes, acuminatae* (Spitzpocken) hat man eine Form bezeichnet, bei welcher sich Knötchen bilden, an deren Spitze sich ein kleines konisches Bläschen entwickelt, welches schnell eintrocknet, während der Knoten länger zurückbleibt. Die Unterscheidung dieser einzelnen Formen ist indefs von sehr untergeordnetem Werthe, zumal da man sie zuweilen sämmtlich bei derselben Person an verschiedenen Körperstellen gleichzeitig vorfindet.

Man kann die Frage aufwerfen, woher es komme, dafs die Bläschen der ächten und modificirten Blattern in der Regel einen Nabel zeigen, während dieser bei den Varicellen sehr häufig fehlt. Es ist nicht unwahrscheinlich, dafs die Schnelligkeit, mit der sich bei den Varicellen eine gröfsere Menge von flüssigem Exsudate unter der Oberhaut anhäuft, hauptsächlich zu diesem verschiedenen Verhalten beitrage. Bei der Variola und den Varioloiden wird anfangs nur wenig Flüssigkeit exsudirt und die Menge derselben nimmt nach und nach zu. Unter diesen Umständen wird auch die Epidermis nur allmälig, und nachdem sie vorher durch das Exsudat erweicht worden ist, von der Cutis abgehoben und hierbei können die Vorgänge, welche ich oben als die Bedingungen für das Zustandekommen des Nabels bezeichnete, am leichtesten eintreten. Bei den Varicellen dagegen, wo in viel kürzerer Zeit, als bei der Variola sich eine gröfsere Menge von Exsudat unter der Oberhaut ansammelt, wird schnell jede Verbindung zwischen Epidermis und Cutis aufgehoben werden und das Bläschen deshalb meistens keinen Eindruck zeigen. Die im Innern der Variolabläschen vorhandenen Fächer rühren, wie ich früher angegeben habe, davon her, dafs an einzelnen Stellen des Bläschens die untersten Epidermislagen auseinander gedrängt werden oder die Oberhaut völlig abgehoben wird, während an anderen Punkten eine solche Trennung des Zusammenhanges nicht erfolgt. Dafs auch dieses Verhalten der Haut besonders da vorkommen werde, wo ein ganz allmälig zunehmendes Exsudat sich unter der Oberhaut anhäuft, dagegen fehlen müsse, wo schnell eine gröfsere Menge von Flüssigkeit sich dort ansammelt, bedarf wohl keiner weiteren Erörterung.

Es ist noch zweifelhaft, ob die Varicellen nur eine mildere Form der Variola oder eine von den ächten und modificirten Blattern ganz verschiedene Krankheit sind. Aus den an der Haut wahrnehmbaren Veränderungen läfst sich hierüber nichts entscheiden. Auch die mit dem Contentum der Bläschen oder den Schorfen angestellten Impfversuche haben nicht zu sichern Resultaten geführt. Sie mifslangen sehr häufig, und wo sie von Erfolg waren, scheinen doch immer nur wieder Varicellen, niemals ächte Blattern erzeugt worden zu sein [1]). Hebra [2]) theilt einige Beobachtungen mit, die für die Identität mit der Variola sprechen.

Die Schutzblattern, die Kuhpocken. *Vaccina.*

Wird das Contagium der Vaccine durch einen Einstich in den Körper gebracht, so entsteht an der Impfstelle am 3ten oder 4ten Tage ein kleines, hartes, rothes Knötchen. Dieses wandelt sich am 5ten oder 6ten Tage durch Anhäufung von Flüssigkeit unter der Epidermis in ein Bläschen um, welches sich allmälig vergröfsert. Am 8ten Tage hat die flache, mit einer Centraldepression versehene, von einem rothen Hofe umgebene und inwendig fächrige Vesikel den Umfang einer grofsen Linse oder Erbse. Der anfangs wasserhelle Inhalt trübt sich vom 9ten Tage an molkenähnlich und erscheint am 10ten oder 11ten Tage eiterartig. Die Pustel trocknet dann zu einer harten, braunen Kruste ein, die spätestens am 25sten Tage abfällt und eine weifse, etwas vertiefte, mit netzartig sich kreuzenden Streifen und feinen Punkten versehene Narbe zurückläfst.

Die noch wasserhelle Flüssigkeit der Vaccinebläschen soll gewöhnlich alkalisch reagiren, bisweilen aber auch neutral sein. Ich habe dieselbe in einer kleinen Anzahl von Fällen untersucht und gewöhnlich eine geringe Menge von Körperchen darin gefunden, die den Eiterkörperchen vollkommen glichen. Aufserdem bemerkte ich in derselben gewöhnlich wenige Molecüle von $^1/_{1000}$ — $^1/_{2000}{}'''$ Durchmesser. Zuweilen war gar nichts darin wahrzunehmen. Die mit den Eiterkörperchen übereinstimmenden Zellen sind auch schon von Anderen wahrgenommen worden, z. B. von Seitz [3]). Brachte dieser Beobachter einen Tropfen Essigsäure zu

[1]) Vergl. Naumann Handbuch der medicinischen Klinik. Berlin 1831. Bd. 3. 1. Abth. S. 649.

[2]) Zeitschrift d. Gesellschaft der Aerzte zu Wien 1845. 1. Heft. 45.

[3]) Heller's Archiv für physiologische und pathologische Chemie und Mikroskopie. 1845. S. 345.

der Flüssigkeit aus den Vaccinebläschen, so verschwanden, wie dies bei den Eiterkörperchen immer geschieht, die Zellenwände. Impfversuche, die derselbe mit solcher gesäuerter Lymphe anstellte, blieben erfolglos. Aus diesem Versuche und dem Umstande, dafs die Vaccineflüssigkeit, welche die meisten Zellen enthielt, sich bei Impfversuchen als die zuverläfsigste erwies, schliefst Seitz, dafs jene, den Eiterkörperchen gleichenden Zellen das Contagium der Schutzblattern bilden; eine Annahme, die mir sehr gewagt zu sein scheint.

Den Bau der Vaccinebläschen halten die Meisten für vollkommen übereinstimmend mit dem der Vesikeln bei der Variola. Es soll wie bei diesen, nach der Annahme der meisten neueren Schriftsteller, sich eine Pseudomembran darin befinden, die den Eindruck auf der äufsern Fläche der Vesikeln und die Fächer in ihrem Innern zu Wege bringt. Andere dagegen glauben, der Nabel rühre von den Talgdrüsen her, und noch Andere leiten denselben von dem beim Impfen gemachten Einstiche ab. In Folge der Entzündung, die durch den Einstich entsteht, soll nämlich eine Verklebung der Epidermis mit der Cutis zu Stande kommen und hierdurch bewirkt werden, dafs, wenn später sich seröse Flüssigkeit zwischen beiden Membranen anhäuft, die Oberhaut an der Stelle, wo sie genauer angeheftet ist, sich nicht loslöst. Ich glaube, dafs die letzte Erklärung richtig ist, denn ich habe beobachtet, dafs die Form des Nabels immer genau der beim Impfen gemachten Verwundung entspricht. Hat man das Contagium mittelst eines einfachen Einstiches eingebracht, so bildet sich eine kleine rundliche Depression, hat man mittelst eines längeren Schnittes geimpft, so entsteht an der dann ovalen Pocke auch ein länglicher Nabel, dessen am meisten vertiefter Theil von dem noch deutlich erkennbaren Einschnitte gebildet wird. Ich habe mich von diesem Verhalten der Bläschen in der hiesigen Königl. Impfanstalt durch die Güte des Hrn. Medicinalrathes Bremer vielfältig zu überzeugen Gelegenheit gehabt. Diejenigen, welche den Nabel von den Talgdrüsen herleiten, sagen zwar, dafs bei dem rundlichen Nabel nur eine Drüse, bei dem länglichen, durch einen Schnitt erzeugten, mehrere betheiligt wären, doch konnte ich mich von der Richtigkeit dieser Angabe nicht überzeugen. Dafs die bei der Impfung gemachte Verwundung der Haut und nicht das Vorhandensein von Haarsäcken oder Talgdrüsen den Nabel hervorbringt, würde man dann annehmen dürfen, wenn eine an der innern Fläche der Hand oder der Fufssohle geimpfte Pocke auch einen, dem Orte des Einstiches oder Einschnittes entsprechenden, Nabel zeigte. An diesen Hautstellen befinden sich nur die Ausführungsgänge von Schweifsdrüsen, die, wie ich schon früher erwähnte, sehr nahe zusammen und in ziemlich regelmäfsigen Abständen von einander stehen und daher nicht bewirken können, dafs die in Form eines Bläschens erhobene Epidermis an den Rändern der Vesikel abgelöst wird und in der Mitte derselben mit der Cutis in Verbindung bleibt. Dies scheint sich nun in der That so zu verhalten. Der beim hiesigen Impfinstitute angestellte Hr. Wundarzt Cosson hat mir nämlich mitgetheilt, dafs im Jahre 1845 ein Kind beim Impfen zufällig mit der Impfnadel an der innern Fläche der Hand leicht verwundet wurde. Es entstand an dieser Stelle eine Pocke, die ebenso verlief, wie die am Oberarme geimpften, und zugleich wie diese einen deutlichen Nabel zeigte.

Auch eine Beobachtung, die ich bei Hunden gemacht habe, spricht dafür, dafs der Nabel der Vaccinebläschen auf die angegebene Weise entsehen könne. Bei einigen Hunden, denen Brechweinsteinsalbe auf die innere geschorene Fläche des Oberschenkels eingerieben worden war, entstanden nach wenigen Tagen Pusteln, welche an mehreren Punkten ihrer Oberfläche kleine Vertiefungen zeigten, die den Stellen entsprachen, wo Haare aus der Haut hervortraten. Die anfangs kleinen und flachen Pusteln wurden später gröfser und höher und verloren dann die Eindrücke, welche um die auf der Oberfläche der Pustel befindlichen Haare sichtbar gewesen waren. Ehe der beschriebene Ausschlag sich gebildet hatte, rieben sich die Thiere gewöhnlich die Haut und erzeugten dadurch kleine Einrisse in die Epidermis, die sich mit einer gelben oder bräunlichen, durch das Eintrocknen ausgesickerter Flüssigkeit entstandenen Kruste bedeckten. Eine solche kleine Kruste wurde später häufig der Mittelpunkt einer Pustel, die an der Stelle, wo der Schorf safs, einen mehr oder weniger breiten Nabel zeigte. Die so erzeugte Depression bestand in der Regel bis zum Eintrocknen des Ausschlages fort, während die andern, um die Haare bemerkbaren Vertiefungen auf der Oberfläche der Pustel, wie ich anführte, immer schon früher verschwanden. Es entsteht also hier der Nabel unter ähnlichen Verhältnissen, wie bei den durch einen Einstich oder einen kleinen Schnitt erzeugten Vaccinebläschen.

Es ist noch der Pseudomembran zu erwähnen, die nach der Meinung vieler Schriftsteller im Innern der Schutzblattern vorhanden sein und den Nabel, so wie den fächrigen Bau derselben bedingen soll. Ich habe die Epidermisdecke eines Vaccinebläschens mit der Scheere eingeschnitten und dann mit der Pincette abgehoben. Es wurde dadurch die geröthete Oberfläche des Coriums sichtbar, auf der ich indefs keine Pseudomembran wahrnehmen konnte. Die untere Fläche der Epidermis war rauh durch eine Menge kleiner daran befindlicher Fetzen. Brachte ich diese Fetzen unter das Mikroskop, so konnte ich immer nur bemerken, dafs sie aus Oberhautfragmenten bestanden, die mit einer kleinen Menge feinkörniger Masse bedeckt waren. Diese Körnchen waren rund und hatten nur $^1/_{1000}$—$^1/_{2000}$''' Durchmesser. Von Faserstoffgerinnseln konnte ich nichts auffinden. Die Fächer scheinen dadurch zu entstehen, dafs die Epidermis durch das sich darunter anhäufende Exsudat an einzelnen Stellen von der Cutis losgetrennt wird, an andern mit dieser in Verbindung bleibt.

Es ist von Sacco [1]) behauptet worden, dafs unter dem Schorfe, der von dem beim Impfen gemachten Einstich herrührt, und welcher den am meisten vertieften Theil des Nabels bildet, sich ein kleiner mit den übrigen Theilen des Bläschens nicht communicirender Raum befindet. In diesem soll ein Tröpfchen Flüssigkeit

---

[1]) Canstatt, spec. Pathologie und Therapie 1847. 1. Bd. 2. Abtheilung. S. 90.

enthalten sein, welches bei den damit angestellten Impfungen keine contagiösen Eigenschaften zeigt. Lietzau[1]) meint, daſs diese Flüssigkeit das nicht vom Vaccinestoff imprägnirte natürliche Sekret derjenigen Hautdrüse sei, welche den Nabel des Bläschens erzeugt. Ich kann nicht bestimmen, ob Sacco's Angabe richtig ist; Lietzau's Behauptung kann nur als Hypothese betrachtet werden.

Man hat bei den Schutzblattern mannigfache Abweichungen von dem regelmäſsigen Verlaufe beobachtet. Sie können sich zu rasch entwickeln und, ehe sie ihre Ausbildung erlangt haben, wieder eintrocknen, in anderen Fällen entstehen groſse, dem Pemphigus ähnliche Blasen, oder harte, den Furunkeln gleichende Knoten. Zuweilen bildet sich um die Bläschen eine weit verbreitete erythematöse Entzündung aus u. dgl. m. Ich gehe auf diese verschiedenen anomalen Formen nicht weiter ein, da ich ebenso wenig, als meine Vorgänger, anzugeben im Stande bin, welche von ihnen vor der Variola schützen, welche nicht.

Das Frieselfieber. *Febris miliaris.*

Von einer Anzahl zuverläſsiger Schriftsteller wird, unter dem Namen Frieselfieber oder Friesel, eine Krankheit beschrieben, die nach Art der bisher geschilderten fieberhaften Exantheme verlaufen und mit dem Ausbruche kleiner, discret stehender Bläschen verbunden sein soll. Die Vesikeln, welche bei dieser *Febris miliaris* beobachtet worden sind, unterscheiden sich im Ansehn nicht von denen, welche man im Verlaufe verschiedener anderer Krankheitszustände, besonders dann, wenn die Schweiſssecretion sehr vermehrt ist, sich bilden sieht, und die von Manchen ebenfalls Friesel (*Miliaria*), von Andern, zum Unterschiede von denen der *Febris miliaris, Sudamina* genannt werden. Nicht wenige Aerzte leugnen aber die Existenz eines Frieselfiebers als selbstständiger Krankheit ganz und halten die Fälle von soge-

[1]) Lehrbuch der spec. Therapie 1845. Bd. 1. S. 373.

nanntem ***Morbus miliaris*** für fieberhafte Zustände verschiedener Art, bei denen die Bildung von Sudamina vor sich gegangen sei. Ich vermag diese Streitfrage nicht zu entscheiden, denn ich habe, so lange ich als Arzt thätig bin, niemals einen Krankheitsfall beobachtet, in welchem die der *Febris miliaris* zugeschriebenen Erscheinungen vorhanden gewesen sind. Prüft man indefs die Schilderungen dieser Krankheit genauer und erwägt man zugleich, dafs dieselbe nicht überall vorzukommen, sondern sich meist auf gewisse Districte, als epidemisches oder endemisches Leiden, zu beschränken scheint, so kann man kaum umhin, sie als ein eigenthümliches, selbstständiges exanthematisches Fieber anzusehen. Ich hielt es deshalb auch für passend, das, was von den Schriftstellern über die Hautveränderungen bei diesem Fieber angegeben worden ist, hier mitzutheilen und von den Sudamina weiter unten besonders zu handeln.

Das Exanthem der *Febris miliaris*, welches am 4ten oder 5ten, zuweilen aber auch erst gegen den 11ten Tag der Krankheit ausbrechen soll, besteht aus Bläschen, welche den Umfang eines Stecknadelkopfes oder Hirsekorns haben, mitunter aber auch etwas gröfser sind, einzeln stehen und anfangs mit einer wasserhellen Flüssigkeit gefüllt sind, die später molkenähnlich und zuletzt meistens gelblich wird. Die Bläschen sind bisweilen von einem rothen Hofe umgeben (*Miliaria rubra*), bisweilen nicht (*Mil. alba*). Manche meinen, dafs der rothe Hof anfangs immer vorhanden sei, nach einiger Zeit aber verschwinde.

Es sind viele Pathologen der Ansicht, dafs die Bläschen des Frieselfiebers sowohl, als auch die Sudamina durch die Ansammlung von Schweifs in den Ausführungsgängen der Schweifsdrüsen zu Stande kämen; diese Gänge sollen dadurch so beträchtlich ausgedehnt werden, dafs sie die Epidermis in Form von Bläschen erheben. Ich habe schon oben S. 109 angegeben, dafs jene engen und dünnwandigen Gänge sich in kurzer Zeit, ohne zu zerreifsen, unmöglich in einem solchen Grade dilatiren können. Aus diesem Grunde hat sich wohl auch Hebra, der, wie ich früher erwähnte, die Meinung derjenigen theilt, welche die meisten Ausschläge von einer Erkrankung der Hautdrüsen ableiten, gegen die Annahme ausgesprochen, dafs die Frieselbläschen durch Erweiterung der Schweifskanäle erzeugt werden. Er erklärte dieselben zuerst für eine blofse Ansammlung ausgeschwitzter Flüssigkeit zwischen Epidermis und Cutis [1]), in einer späteren Schrift nennt er sie aber ein in einer Talgdrüse angehäuftes flüssiges Exsudat [2]). Auf eigenthümliche Art erklärt v. Bärensprung das Zustandekommen der Frieselbläschen. Da dessen Ansicht indefs nicht die Vesikeln der *Febris miliaris*, sondern die Sudamina betrifft, so werde ich derselben erst weiter unten (s. Sudamina) erwähnen.

Den Inhalt der Frieselbläschen wollen mehrere Beobachter, wie Fuchs und Canstatt, stets sauer gefunden haben. Seitz [3]) behauptet indefs, dafs derselbe immer neutral sei. Die Sudamina sollen dagegen, nach Seitz's Beobachtungen, immer eine sauer reagirende Flüssigkeit enthalten.

Der zuletzt genannte Beobachter hat den Inhalt der beim Frieselfieber sich bildenden Vesikeln auch mikroskopisch untersucht. Bei Bläschen, die erst entstanden waren, zeigte sich der Inhalt klar und blieb lange flüssig; man entdeckte unter dem Mikoskope in ihm kleine Kerne und nur einige Zellen, die etwas kleiner, als die gewöhnlichen Eiterkörperchen waren. Sie enthielten drei und mehr Kerne, die bei Zusatz von Essigsäure sichtbar blieben, während die Zellenwände verschwanden. Das Contentum der Bläschen, die schon länger bestanden, war weniger flüssig und durchsichtig und vertrocknete schneller. Es enthielt die erwähnten Zellen in gröfserer Anzahl. Bei einer Vergleichung derselben mit Eiterzellen aus Wunden, erschienen sie deutlicher und kleiner, als diese und enthielten weniger Kerne. In den dem Eintrocknen ganz nahen Bläschen befand sich eine gelbe, dickflüssige, opake, schnell vertrocknende Masse, welche ganz aus Zellen zu bestehen schien. Letztere hatten mehr Kerne, als die

---

[1]) B. Schulz, Diagnostik der Hautkrankheiten. Wien 1845. S. 21.

[2]) Zeitschrift d. Gesellsch. d. Aerzte zu Wien. 1845 April S. 52.

[3]) Der Friesel. Erlangen 1845. S. 434.

Zellen aus der Flüssigkeit der erst entstandenen Bläschen und ihr innerer Raum erschien daher viel dunkler.

Nach diesen Beobachtungen verhält sich also der Inhalt der Frieselbläschen ganz ebenso, wie dies bei serösen Exsudaten, welche sich in Folge von Hautentzündung bilden, gewöhnlich der Fall ist. Hieraus und aus der Angabe Seitz's und einiger anderer Beobachter, dafs jene Vesikeln anfangs immer von einem rothen Hofe umgeben sind, darf man schliefsen, dafs dieselben durch einen phlogistischen Prozefs zu Stande kommen. Auf welche Weise dieser hervorgerufen wird, ist uns aber, wie die Natur dieser Krankheit überhaupt, noch völlig dunkel. Ob sich bei derselben ein Contagium entwickelt, ist zweifelhaft. Impfversuche mit dem Inhalte der Frieselbläschen sind öfter gemacht worden, dafs sie indefs jemals gelungen wären, ist nicht sicher festgestellt [1]).

Die Rose, der Rothlauf. *Erysipelas.*

Der Ausdruck Rose (*Erysipelas*) ist von den Schriftstellern in verschiedenem Sinne gebraucht worden. Manche betrachten denselben als gleichbedeutend mit Hautentzündung, andere bezeichnen damit eine nach Art der schon abgehandelten exanthematischen Fieber verlaufende Krankheit, bei welcher eine diffuse, in der Regel mit Zertheilung endende Entzündung der Cutis sich ausbildet. In letzterer Bedeutung soll das Wort auch hier benutzt werden. Von mehreren Autoren wird das Leiden, dessen Beschreibung ich jetzt zu geben beabsichtige, auch als *Erysipelas verum* oder *exanthematicum* aufgeführt.

Die bei der Rose an der Haut wahrnehmbaren Veränderungen bestehen in der Regel in den gewöhnlichen Erscheinungen einer, gleichmäfsig über einen mehr oder weniger grofsen Abschnitt der Cutis verbreiteten, Entzündung mäfsigen Grades. Der leidende Theil zeigt nämlich eine lebhafte, dem Fingerdrucke wei-

---

[1]) Vergl. Canstatt's Handbuch der medicinischen Klinik 1847. 2. Bd. S. 219.

chende Röthe und eine bald stärkere, bald geringere Anschwellung, die an Stellen, wo viel lockeres Bindegewebe unter der Cutis liegt, z. B. den Augenlidern, am beträchtlichsten zu sein pflegt. Das entzündliche Exsudat ist meistens nicht so reichlich, daſs dasselbe sich in wahrnehmbarer Menge zwischen der Cutis und Epidermis anhäuft, doch kann man aus der nach dem Verschwinden des Exanthems erfolgenden Abschilferung der Oberhaut auf eine geringe Ausschwitzung unter diese Membran schlieſsen. Zuweilen beobachtet man eine stärkere Ansammlung von Exsudat unter der Oberhaut, wodurch letztere dann in Form von Bläschen oder Blasen in die Höhe gehoben wird (*Erysipelas vesiculosum* und *bullosum* der Schriftsteller). Auch kommt mitunter eine sehr starke Anhäufung von Flüssigkeit in den Zwischenräumen des Gewebes der Lederhaut und des Unterhautbindegewebes vor, wodurch die Geschwulst sehr bedeutend wird. Die Röthe ist in diesem Falle gewöhnlich nur blaſs und der Fingerdruck bewirkt eine, längere Zeit zurückbleibende, Grube. Es ist diese Modification der Rose, das sogenannte *Erysipelas oedematodes*, besonders im Gesicht und an den Genitalien wahrgenommen worden. Nicht unwahrscheinlich ist es, daſs bei dieser Form von Rose die starke Anhäufung von Exsudat durch eine verminderte Thätigkeit der Saugadern bedingt wird; denn Henle [1]) hat viele haltbare Gründe dafür beigebracht, daſs dies überhaupt bei den Entzündungen der Fall sein möchte, bei welchen trotz der Ansammlung von vielem Exsudate die Röthe nur unbedeutend ist oder ganz fehlt. Zuweilen sieht man die Entzündung auch den Ausgang in Eiterung oder Brand nehmen. Im ersteren Falle bildet sich Eiter in der Cutis oder dem Unterhautbindegewebe oder es entstehen an den Stellen, wo die Oberhaut sich zu Blasen erhoben hatte, eiternde oder schwärende Flächen. Brand sah man bisweilen bei sehr intensiver Hautentzündung sich ausbilden, bisweilen aber auch ohne daſs dies der Fall gewesen war. Das Exanthem verschwindet öfter kurze Zeit vor dem Tode; wo dies aber nicht

---

[1]) Rationelle Pathologie. Bd. 2. S. 582.

der Fall ist, hat man an der Haut Veränderungen wahrgenommen, die mit denen einer gewöhnlichen Entzündung der Cutis übereinstimmen. Die Capillargefäfse der Lederhaut hat man stark mit Blutkörperchen angefüllt gefunden und zwar soll sich, nach Fuchs [1]) und mehreren anderen Schriftstellern, die dadurch bedingte Röthung in manchen Fällen nur auf die oberflächlichen Schichten der Cutis beschränken, in anderen durch die ganze Dicke dieser Membran hindurchgehen. Rayer [2]) dagegen giebt an, dafs auch das einfachste Erysipelas nicht nur die oberflächlichen Lagen der Cutis ergreife, sondern sich über die ganze Dicke dieser Membran und das Unterhautbindegewebe verbreite. Ich kann aus eigener Erfahrung über diesen Punkt nichts beibringen. Neben der Röthung der Haut hat man diese und das Unterhautbindegewebe in der Regel mit einer serösen, gelblichen Flüssigkeit infiltrirt gefunden, deren Menge sich beim sogenannten *Erysipelas oedematodes* besonders ansehnlich zeigte. Zuweilen wurden Eiteransammlungen in und unter der Cutis beobachtet; bei dem *Erysipelas gangraenosum* finden sich die Zeichen des Brandes.

Die unter der in die Höhe gehobenen Epidermis beim *Erysipelas vesiculosum* und *bullosum* vorhandene Flüssigkeit stimmt ganz mit der überein, welche sich nach der Anwendung von Blasenpflastern und ähnlichen Entzündungsreizen ansammelt, und welche ich S. 97 genauer beschrieben habe.

Man hat sich vielfach bemüht, das Grundleiden aufzufinden, durch welches beim Erysipelas das dem Ausschlage vorausgehende Fieber, so wie das Exanthem selbst hervorgerufen werden. Manche glauben, dafs durch noch unbekannte atmosphärische Einflüsse eine Veränderung der Blutmischung herbeigeführt werde, von welcher dann die Erscheinungen des Rothlauffiebers abhängig seien. Diese Annahme ist indefs als eine blofse Vermuthung anzusehen, denn eine bestimmte Blutveränderung hat sich bis jetzt nicht nachweisen lassen, wie die Analysen von

---

[1]) Die krankhaften Veränderungen der Haut. 3. Abth. S. 1006.

[2]) *Traité des maladies de la peau. II. édit. Tome 1. p. 155.*

Andral und Gavarret und von Heller zeigen. Möglich wäre es auch, dafs gar nicht in allen Fällen ein und dasselbe Grundleiden vorhanden ist, sondern dafs es verschiedene krankhafte Zustände giebt, welche im Stande sind, unter febrilischen Erscheinungen eine diffuse Hautentzündung zu erregen.

Bei dieser Dunkelheit, in welche die Natur des Erysipelas gehüllt ist, sind wir auch noch nicht im Stande, uns gewisse Eigenthümlichkeiten desselben genügend zu erklären. Dahin gehört namentlich das nicht selten vorkommende schnelle Verschwinden des Ausschlages, so wie die Eigenschaft desselben, zuweilen von einer Stelle zur andern in der Art fortzukriechen, dafs er die zuerst befallenen Flächen verläfst und immer auf neue benachbarte übergeht (*Erysipelas ambulans, serpens*).

Versteht man unter Erysipelas nur das hier geschilderte exanthematische Fieber, so müssen natürlich eine Menge inflammatorischer Zustände, welche in ihrer äufsern Erscheinung dem Rothlaufe gleichen, von diesem getrennt werden. Solche sind die durch äufsere Reize hervorgerufenen Hautentzündungen, ferner die phlogistischen Prozesse, welche sich so häufig in der Nähe von chronischen Exanthemen, Varicositäten oder Geschwüren entwickeln oder die sich gelegentlich im Verlaufe anderer theils fieberhafter, theils fieberloser Krankheiten ausbilden. Erwägt man indefs, dafs jene *Febris erysipelacea* nicht immer mit so deutlich ausgeprägten Symptomen auftritt, als in den für die Beschreibungen in unseren Handbüchern benutzten Fällen, und dafs wir ferner, bei der Unbekanntschaft mit den ursächlichen Verhältnissen, diese für die Diagnose nicht benutzen können, so wird es mitunter sehr schwer, ja zuweilen unmöglich sein, zu bestimmen, welche Art von Hautentzündung man vor sich hat.

In Hospitälern hat man öfter beobachtet, dafs zu gewissen Zeiten sich zu den geringsten Verletzungen rothlaufartige Entzündungen hinzugesellen. Ob diese mit dem ächten Erysipelas verwandt sind, ist zweifelhaft.

Contagiös ist der Rothlauf gewöhnlich nicht, doch wollen mehrere Aerzte in manchen Epidemien und auch mitunter in vereinzelnen Fällen contagiöse Eigenschaften dabei wahrgenommen haben. Diese Beobachtungen bedürfen aber noch der Bestätigung.

Mit Recht unterscheidet man schon lange von der Rose, unter dem von Vielen gebrauchten Namen des Pseudoerysipelas, diejenigen rothlaufähnlichen Entzündungen, welche dadurch zu Stande kommen, dafs ein inflammatorischer Prozefs sich von den Fascien, dem Periosteum, dem intermuscularen Bindegewebe oder andern unter der Haut gelegenen Theilen auf jene fortsetzt. Dafs dieser Zustand als ein Uebergang der Entzündung auf die Cutis und nicht, wie es von Vielen geschieht, als ein Reflex derselben bezeichnet werden müsse, hat schon Henle [1]) angemerkt.

Der Nesselausschlag; die Nesselsucht. *Urticaria.*

Urticaria nennen wir ein Exanthem, welches sich durch den Ausbruch von Quaddeln (*Pomphi*), die gewöhnlich auf rothen Flecken zum Vorschein kommen, charakterisirt. Ohne Frage sind die Zustände, welche wir mit dem Namen Urticaria belegen, trotz der Uebereinstimmung in der äufsern Form des Exanthems, nicht alle von gleicher Natur. Es giebt zuerst einen Nesselausschlag, der durch nicht bekannte Ursachen nach vorausgegangenen febrilischen Symptomen erscheint und welcher schon lange unter der Benennung *Febris urticata* den exanthematischen Fiebern beigezählt wird. Von dieser Krankheit, die, strenge genommen, allein an dieser Stelle abgehandelt werden müfste, sind andere Arten von Urticaria zu trennen, die theils einen langwierigen Verlauf haben, theils durch andere Umstände von dem eigentlichen Nesselfieber sich unterscheiden.

Eine Beschreibung der Quaddeln habe ich bereits S. 93. gegeben und dort auch bemerkt, dafs dieselben zuweilen geröthet, zuweilen von der normalen Farbe der Haut sind. Wenn letzteres der Fall ist, so erscheinen sie meistens blasser als ihre Umgegend, da diese gewöhnlich krankhafter Weise geröthet ist. Zuweilen

---

[1]) Ueber Schleim- und Eiterbildung. Aus Hufeland's Journ. d. prakt. Heilkunde Bd. LXXXVI. St. 5. abgedr. 1838. S. 31.

hat ihre Oberfläche aber auch wirklich eine blassere Farbe, als normale Haut. Ueber die Hautveränderungen bei den Quaddeln siehe S. 94.

Die Quaddeln der Urticaria zeigen in Bezug auf Anordnung, Umfang und Dauer mannigfache Verschiedenheiten. Bald stehen sie zerstreut, bald dicht bei einander, so dafs mehrere zusammenfliefsen (*Urticaria conferta*). Zuweilen haben sie eine so bedeutende Gröfse und Härte, dafs sie dicken Knollen gleichen (*Urt. tuberosa*). In manchen Fällen bilden sich durch Anhäufung seröser Flüssigkeit unter der Epidermis Bläschen (*Urticaria vesiculosa*). Meistens ist der Ausschlag sehr flüchtig, verschwindet oft schnell und erscheint nach einiger Zeit an derselben Stelle oder an einer andern wieder (*Urticaria evanida*). Viel seltener bleiben die Quaddeln längere Zeit unverändert an derselben Stelle (*Urt. perstans*).

Ich stimme Canstatt darin bei, dafs man zur Aufstellung besonderer Arten von Urticaria besser die ursächlichen Verhältnisse und die den Ausschlag begleitenden Symptome, als die eben erwähnten Unterschiede in der Beschaffenheit des Exanthems benutzt, indem die Urticaria des verschiedensten Ursprunges mit jenen verschiedenen Formen des Exanthems auftreten kann.

Man mufs zuerst als besondere Art von Urticaria die schon erwähnte *Febris urticata* betrachten, bei welcher nach vorausgegangenen, meistens mit auffallenderen Digestionsstörungen verbundenen, Fiebersymptomen der Ausschlag hervorbricht, der hier oft flüchtiger Natur ist. Nach dem gänzlichen Verschwinden desselben erfolgt bisweilen eine leichte Abschuppung der Epidermis, bisweilen nicht. Auf welche Weise bei dieser *Febris urticata* Fieber und Ausschlag zu Stande kommen, ist uns nicht bekannt.

Ob eine mitunter im Verlaufe von Wechselfiebern sich ausbildende Urticaria gleichen Ursprunges mit der eben erwähnten ist, läfst sich gleichfalls nicht sicher angeben.

Von diesen Arten ist diejenige zu trennen, welche nach dem Genusse von Muscheln, Krebsen, Pilzen, Erdbeeren und manchen andern Nahrungsmitteln, so wie auch nach dem Gebrauche gewisser Arzneistoffe, z. B. des Copaivabalsams, bei einzelnen Personen sich ausbildet (Rayer's *Urt. ab ingestis*). Die Krankheit ist hier auch nicht selten mit Fieber verbunden.

Dann kennen wir eine *Urticaria chronica*, bei welcher Monate und Jahre lang von Zeit zu Zeit Quaddeln ausbrechen. Diese haben hier zuweilen die Form der *Urticaria tuberosa*. Auch über die Genesis dieser Art wissen wir nichts Bestimmtes.

Zu der Urticaria rechnet Hebra wohl ganz passend den *Lichen urticatus* Willan's unter der Benennung *Urticaria papulosa*. Da diese Form gewöhnlich lange anhält, so wäre sie als Modification der chronischen Urticaria aufzuführen.

Ich erwähnte schon S. 93, daſs durch verschiedene die Haut reizende Substanzen, zu denen Brennnesseln, manche Mollusken, die Blätter von Toxicodendron u. a. m. gehören, Anschwellungen der Haut entstehen, die den Quaddeln der Urticaria gleichen. Will man diese der Urticaria beizählen und sie nach dem Vorschlage Canstatt's *Urt. ab irritamentis externis* nennen, so wäre dagegen nichts einzuwenden. Man ist wohl um so eher dazu berechtigt, weil vielleicht auch in manchen Fällen die Quaddeln, welche wir als wirkliche Urticaria betrachten, erst durch ein ähnliches äuſseres Irritament, ich meine das Kratzen der Kranken, hervorgerufen werden. Hebra hat nämlich mit Recht schon mehrfach auf den Umstand aufmerksam gemacht, daſs Leute, die aus irgend einer Ursache an Hautjucken leiden, erst durch die mittelst Kratzens erzeugte Reizung der Haut verschiedene Ausschlagsformen bei sich erzeugen. Daſs die *Urticaria chronica*, wenigstens in manchen Fällen, auf diese Weise mag zu Wege gebracht werden, ist nicht ganz unwahrscheinlich. Das dem Erscheinen der Quaddeln vorausgehende Jucken soll bei der chronischen Nesselsucht oft auſserordentlich stark sein, daher ja auch Manche zur Erklärung desselben eine *Urticaria subcutanea* angenommen haben. Hier mögen es dann zuweilen die Nägel des Kranken sein, welche zur Erzeugung von Quaddeln Veranlassung geben. Helbert [1])

---

[1]) *De exanthematibus arte factis. Dissert. inaug. Gottingae* 1844. *p.* 22.

sah sogar bei Gesunden nach blofsem Reiben der Haut mit dem Finger Quaddeln entstehen.

Erythema.

Ueber das, was unter Erythem zu verstehen sei, sind die Schriftsteller keineswegs einig. Manche fassen unter diesem Ausdrucke eine Menge, ihrem Ursprunge nach, ganz verschiedener Zustände zusammen, bei welchen die Haut mäfsig geröthet erscheint, wie die Entzündungen leichteren Grades, welche nach der Einwirkung äufserer Reize entstehen, die Röthe, welche oft an ödematös aufgetriebenen Theilen sich ausbildet, die, welche dem Ausbruche der Pocken vorausgeht, u. dgl. m. Andere bedienen sich des Ausdruckes Erythem zur Bezeichnung eines Hautausschlages, der aus gröfseren unregelmäfsigen, rothen, dem Fingerdrucke weichenden Flecken besteht, und dem in der Regel leichte fieberhafte Erscheinungen vorausgehen. Zuweilen erfolgt Abschuppung der Oberhaut, zuweilen nicht. Ueber das Erythem in letzterem Sinne will ich hier Einiges anführen und die anderen Zustände, welche von verschiedenen Autoren mit dem gleichen Namen belegt worden sind, weiter unten erwähnen.

Die Flecken sind oft glatt, bisweilen aber auch mit kleinen Anschwellungen versehen, nach deren Umfang und Anordnung Willan verschiedene Arten von Erythem unterscheidet, wie *Er. marginatum, papulatum, tuberculatum, nodosum.* Der Ausschlag erhält durch diese Auftreibungen Aehnlichkeit mit dem Lichen und der Urticaria und mag auch öfter in Bezug auf seine Genesis mit diesen Exanthemen identisch sein. Bilden die Flecken rothe Kreise, welche normal gefärbte Hautstellen einschliefsen, so heifst die Krankheit nach Rayer *Er. circinatum.*

Manche nehmen an, dafs in den leichteren Fällen von Erythem nur ein Zustand von Congestion, keine Entzündung vorhanden sei. Da der Entzündung, wie die bei Thieren angestellten Versuche lehren, ein congestives Stadium vorausgeht, so ist es möglich, dafs dieselbe sich beim Erythem mitunter nur bis zu diesem Grade entwickelt. In den Fällen, in welchen Abschilferung der Haut oder Bildung von papelartigen Anschwellungen stattfindet, mufs indefs wohl eine durch wirkliche Entzündung erzeugte Exsudation angenommen werden. Denn wenn auch keine Untersuchung der Haut bei dem fieberhaften Erythem angestellt worden, so ist man doch zu schliefsen berechtigt, dafs die dabei vorkommenden papulösen Anschwellungen auf ähnliche Weise, wie bei den Masern und dem Lichen, zu Stande kommen.

Roseola;
(die Rötheln mancher Autoren).

Von der Roseola gilt dasselbe, wie von dem Erythem; man hat nämlich Ausschläge, die aus ganz verschiedenen Ursachen und unter ganz verschiedenen begleitenden Erscheinungen entstehen, mit jenem Namen belegt. Als charakteristisch für die Roseola wird gewöhnlich angegeben, dafs der Ausschlag aus hellrothen, meist runden oder ovalen, die Haut nicht überragenden Flecken besteht, welche kleiner sind als die des Erythems.

Einen solchen Ausschlag sieht man zuerst unter fieberhaften Vorläufern, die nicht selten mit Störungen in den Digestionsorganen verbunden sind, sich bilden und ähnlich, wie bei anderen *Febres eruptivae,* nach einigen Tagen wieder verschwinden. Ob dies ein von andern specifisch verschiedenes Exanthem ist, oder ob vielleicht das bei der *Urticaria febrilis* oder dem fieberhaften Erythem vorhandene Grundleiden gelegentlich mit einem Ausschlage, wie er als Roseola bezeichnet wird, auftreten kann, ist zweifelhaft. Ich habe zweimal ziemlich verbreitete Epidemien dieses Fiebers in Berlin gesehen, in welchen die Flecken gewöhnlich die Gröfse der Masernflecken hatten, bisweilen aber auch etwas gröfser waren. Mitunter erscheinen die Flecken kreisförmig (*Ros. annulata*). Die Formen, welche Willan als *Roseola aestiva, autumnalis* und *infantilis* beschrieben hat, gehören wohl diesem Fieber an. Die Unterscheidung dieser Arten ist indefs, wie schon Hebra bemerkt hat, überflüssig, da die Krankheit im Herbste nicht anders erscheint, als im Frühjahre und bei Kindern sich ebenso darstellt, als bei Erwachsenen.

Man darf wohl annehmen, dafs diese Flecken entweder von einer congestiven Blutanhäufung oder von einer leichten Entzündung der Haut herrühren.

Aufserdem bilden sich Ausschläge, von dem oben erwähnten Ansehen im Verlaufe verschiedener Krankheiten. Diese sind ebenfalls als Roseolaarten aufgeführt worden. So hat man die dem Ausbruche der Pocken öfter vorausgehende Röthe, welche von Andern zum Erythem gerechnet wird, ***Roseola variolosa*** genannt. Das Exanthem stellt sich hier gewöhnlich in ziemlich grofsen Flecken oder auch als eine gleichmäfsig verbreitete Röthe dar. Ein ähnlicher Ausschlag erscheint bisweilen nach der Impfung der Kuhpocken (***Roseola vaccina***) und pflegt am 9ten oder 10ten Tage nach der Inoculation sich einzustellen. Die im Verlaufe typhöser Fieber zum Vorschein kommenden rothen, dem Fingerdrucke weichenden Flecken, werden als ***Roseola typhosa*** aufgeführt. Roseolaartige Exantheme sind auch vor dem Ausbruche von Frieselbläschen (***Ros. miliaris***), bei der Cholera (***Ros. cholerica***), im Verlaufe von Gicht, Rheumatismus und manchen andern Krankheiten beobachtet worden.

Von dem unter dem Namen ***Roseola rheumatica*** (***Rheumatokelis*** nach Fuchs) beschriebenen Leiden, habe ich schon S. 78 angeführt, dafs es der Purpura beigezählt zu werden verdiene.

Als ***Roseola syphilitica*** wird ein Exanthem aufgeführt, welches in Folge von secundärer Syphilis entsteht und durch kleine, runde oder unregelmäfsig geformte, rothe Flecken gebildet wird, die beim Fingerdrucke verschwinden. Ich werde auf dieselben weiter unten nochmals zurückkommen.

Rubeolae;
(die Rötheln mancher deutscher Schriftsteller).

Die englischen und französischen Schriftsteller nennen die Masern ***Rubeolae***. Eine Anzahl deutscher Pathologen aber schildert unter dem Namen *Rubeolae* (Rötheln) ein exanthematisches Fieber, welches eine selbstständige Ausschlagskrankheit darstellen, und von den Masern, dem Scharlach und der Roseola, mit denen es Aehnlichkeit habe, specifisch verschieden sein soll.

Das, was P. Frank, Reil, Hufeland, Heim und Andere [1]) als Rötheln beschrieben haben, ist indefs ohne Frage eine modificirte Form von Scharlach, denn es sind alle Symptome dieser Krankheit dabei vorhanden und nur der Ausschlag weicht besonders durch den geringen Umfang der Flecken von dem gewöhnlichen Verhalten etwas ab. Ich sehe es deshalb auch, wie manche Andere, für unnütz an, diese Modification noch ferner unter einem besonderen Namen aufzuführen.

Aufserdem wird noch eine andere Krankheit unter dem Namen der Rötheln beschrieben, bei welcher ein Hautausschlag, der dem beim Scharlach gleicht, von Symptomen begleitet werden soll, die mit denen der Masern übereinstimmen. Diese Art von Rötheln ist indefs nur eine Modification der Masern, die durch das Zusammenfliefsen der in der Regel von einander getrennten Flecken bedingt wird und der ich schon oben als *Morbilli confluentes* gedacht habe. Dieses Leiden kann daher eben so wenig als eine besondere Ausschlagskrankheit betrachtet werden.

Von mehreren Pathologen wird auch der Zoster zu den exanthematischen Fiebern gerechnet. Es mag dies vielleicht nicht falsch sein, indefs habe ich es, aus Gründen, die ich später angeben werde, vorgezogen, denselben beim Herpes abzuhandeln.

---

[1]) Canstatt, specielle Pathologie u. Therapie. Erlangen 1847. 2. Bd. S. 287.

β) Hautentzündungen ohne typischen Verlauf.

Eine grofse Anzahl von Hautentzündungen zeigt nicht, wie die exanthematischen Fieber, einen typischen, genau an bestimmte Stadien gebundenen Verlauf. Von denselben währen manche nur kurze Zeit, die meisten aber gehören zu den langwierigen Uebeln und wenn sie mit Fieber verbunden sind, so ist dieses fast immer erst Folge der durch das Hautleiden veranlafsten Reizung. Die bei diesen Krankheitszuständen an der Haut wahrnehmbaren Veränderungen habe ich hier darzustellen versucht, wobei ich, aus schon erwähnten Gründen, der Willan-Bateman'schen Eintheilung gefolgt bin.

α) Hautentzündungen, welche blofse Röthe bewirken.

In der Beschreibung der fieberhaften Exantheme erwähnte ich schon bei Erysipelas, Erythem und Roseola, dafs mit diesen Namen von Vielen nicht nur die unter jenen Ueberschriften geschilderten, sondern auch manche andere Krankheitszustände belegt werden, welche sich ebenfalls durch eine blofse Röthung der Haut zu erkennen geben, indefs nicht zu den exanthematischen Fiebern gehören. Diesem so leicht zu Mifsverständnissen führenden Uebelstande wäre dadurch abzuhelfen, dafs man mit dem Ausdrucke Erysipelas, wie es ja auch schon von mehreren Schriftstellern geschehen ist, nur das oben geschilderte exanthematische Fieber belegte, und alle übrigen Hautentzündungen, welche ebenfalls oft Erysipelas genannt werden, von diesem trennte und, wenn sie leichteren Grades sind, unter die Gattung Erythema brächte, wenn sie aber heftiger, als sogenannte phlegmonöse Entzündungen aufführte. Es wäre dann nur der S. 164 unter der Ueberschrift Erythema geschilderte Ausschlag, wenn man ihn als ein eigenthümliches exanthematisches Fieber will gelten lassen, durch einen eigenen Beinamen, vielleicht als *Erythema febrile*, von andern Arten des Erythems zu unterscheiden. Ebenso könnte man die bei den exanthematischen Fiebern (S. 165) beschriebene Roseola als ***Roseola febrilis*** von den andern Roseolaformen, wie der ***Ros. cholerica, R. syphilitica*** u. s. w. trennen.

Da ich von dem *Erysipelas verum*, dem ***Erythema febrile*** und der fieberhaften Roseola schon bei den exanthematischen Fiebern das Nöthige erwähnt habe, so wären, wenn ich der so eben vorgeschlagenen Anordnung folge, hier als Hautentzündungen, die sich durch bloſse Röthe äuſsern, nur die noch nicht erörterten Arten des Erythems und der Roseola anzuführen. Allenfalls dürfte man auch den phlegmonösen Hautentzündungen hier eine Stelle anweisen, in so fern bei diesen, wenigstens in den ersten Stadien, die Hautröthe ein hervorstechendes Merkmal ist. Dabei will ich aber nicht unbemerkt lassen, daſs ich es in Schriften, die nicht, wie diese, vorzugsweise die Erörterung der anatomischen Verhältnisse zum Zwecke haben, unpassend finden würde, wenn man eine Anzahl von Hautkrankheiten nur deshalb in eine Abtheilung brächte, weil sie sich durch bloſse Röthung der Haut zu erkennen geben.

Was nun zuerst das Erythem betrifft, so sind dazu, auſser dem schon beschriebenen fieberhaften Ausschlage, eine von verschiedenen Ursachen herrührende Anzahl Hautentzündungen leichteren Grades zu rechnen, von denen ich die vorzüglichsten bereits S. 164 aufgezählt habe.

Während des Lebens giebt sich das Erythem durch eine meist helle, dem Fingerdrucke schnell weichende Röthe zu erkennen; die Geschwulst ist dabei nicht bedeutend oder fehlt ganz und Zertheilung, mit oder ohne Abschilferung der Oberhaut, ist der gewöhnliche Ausgang desselben. Da, wo die Röthe gering erscheint, und Abschilferung der Epidermis nicht eintritt, ist wahrscheinlich nur ein Zustand von Congestion vorhanden. Ueber die Veränderungen, welche in den Fällen vor sich gehen, wo wirkliche Entzündung angenommen werden muſs, herrschen einige

Meinungsverschiedenheiten. Nach der gewöhnlichen Ansicht soll bei der erythematösen Entzündung nur der obere Theil der Lederhaut, bei der phlegmonösen Entzündung diese Membran in ihrer ganzen Dicke und oft auch das Unterhautbindegewebe ergriffen sein. Engel[1]) dagegen behauptet, dafs bei dem Erythem die Cutis nicht nur oberflächlich, sondern auch in ihren tieferen Schichten entzündet erscheine. Der Unterschied zwischen erythematöser und phlegmonöser Entzündung bestehe, wie Engel annimmt, besonders darin, dafs bei jener sich ein seröses, bei dieser ein consistenteres, oft gallertartiges Exsudat bilde. Meine eigenen Beobachtungen über diesen Gegenstand sind nicht ausgebreitet. Ich habe, wie Andere, zuweilen nach erythematösen Entzündungen an der Leiche gar keine Röthe der Haut mehr wahrgenommen; bei einigen Sectionen fand ich nach solchen Entzündungen die Lederhaut nur in ihren äufseren Schichten, bei einigen anderen aber durchweg geröthet. Es hat demnach die gewöhnliche Annahme, dafs beim Erythem nur der obere Theil der Lederhaut entzündet sei, für manche Fälle ihre Richtigkeit, für andere, wo während des Lebens die nämlichen Erscheinungen zu bemerken waren, dagegen nicht. Ob das eine oder das andere häufiger vorkomme, bin ich nach meinen beschränkten Erfahrungen nicht im Stande zu entscheiden. Die Tiefe, bis zu welcher eine Entzündung in das Gewebe der Lederhaut eindringt, kann daher auch nicht mehr sicher zur Unterscheidung einer erythematösen Entzündung von einer phlegmonösen benutzt werden. Es ist aber nicht unwahrscheinlich, dafs es sich mit der Verschiedenheit beider Arten von Entzündung folgendermaafsen verhalte: Bei der erythematösen ist vermuthlich nur in einer kleinen Anzahl von Gefäfsen, die aber nicht immer blofs zu den oberflächlichen gehören, eine entzündliche Stockung zu Stande gekommen, während die übrigen Hautgefäfse sich wohl nur in einem Zustande von Congestion befinden. Aus letztern läfst sich deshalb auch während des Lebens das Blut leicht fortdrücken und die Röthe dadurch zum Verschwin-

[1]) Anleitung zur Beurtheilung des Leichenbefundes. Wien 1846. S. 204 u. ff.

den bringen. Bei der phlegmonösen Entzündung dagegen ist eine Stasis in vielen Gefäfsen vorhanden, das Blut läfst sich deshalb nur unvollkommen durch Druck entfernen, und dieser hat mithin ein viel geringeres oder auch gar kein Erblassen der Haut zur Folge. Ferner ist die Menge des Exsudates beim Erythem in der Regel geringer, als bei der phlegmonösen Entzündung und daher die Geschwulst bei dieser stärker. Ob auch die Beschaffenheit des Exsudates bei beiden eine verschiedene ist, müssen weitere Untersuchungen lehren.

Aufser dem Erythem ist, wie ich angegeben habe, zu den Erkrankungen der Haut, welche sich durch blofse Röthung zu erkennen geben, die Roseola zu rechnen. Die Form dieses Ausschlages, welche den exanthematischen Fiebern beigezählt werden kann, habe ich schon S. 165 beschrieben und dort auch die andern Roseolaarten, die man unterschieden hat, in der Kürze erwähnt. Ueber die wichtigeren dieser Roseolaformen will ich hier noch einiges angeben.

Die ***Roseola typhosa*** wird häufig im Verlaufe typhöser Fieber beobachtet. Sie erscheint bei unserm Abdominaltyphus meist zu Ende der ersten oder zu Anfang der zweiten Woche der Krankheit und besteht in rundlichen, einige Linien grofsen, rosenrothen Flecken, die beim Drucke auf kurze Zeit verschwinden. Sie finden sich zerstreut auf dem Unterleibe und der Brust, selten auf den Extremitäten. Bei dem Typhus, der in den letzten Jahren in Oberschlesien geherrscht hat, wurde der Ausbruch von Roseola als eine fast constante Erscheinung beobachtet. Nach Virchow's [1]) Beschreibung erscheinen hier Flecken, durchschnittlich 2—3‴ im Durchmesser, doch auch kleiner, meist flach, selten leicht erhaben, von blafsrother, an den Rändern verschwimmender Farbe; beim Druck verschwinden sie für den Augenblick. Sie gehen nicht von dem Gefäfsapparat der Haarbälge allein oder zuerst aus, denn häufig sieht man sie gleichzeitig über mehrere Haar-

---

[1]) Virchow und Reinhardt, Archiv für pathol. Anatomie u. s. w. 2. Bd. S. 187.

bälge ausgedehnt, manchmal liegt der Haarbalg vollkommen excentrisch oder es ist gar keiner vorhanden. Ihre Form ist selten vollkommen rund, sondern mehr unregelmäfsig, selbst leicht zackig. Eine Abschuppung hat Virchow nach dem Verschwinden des Exanthems nie bemerkt.

Ein im Verlaufe der asiatischen Cholera auftretendes Exanthem ist zur Roseola unter dem Namen ***Ros. cholerica*** gestellt worden. Dasselbe ist genau zuerst von Duplay [1]), später von Rayer [2]), neuerlich von Reinhardt und Leubuscher [3]), von Hamernik [4]) und Andern beschrieben worden. Dieser Ausschlag bricht in der Periode der Reaction aus, kommt häufiger beim weiblichen Geschlechte vor und zeigt sich vorzüglich an den Extremitäten. Er bildet meistens Flecken von der Gröfse eines Stecknadelkopfes bis zu der eines Hanfkornes, die gewöhnlich heller sind als die beim Typhus und sich später etwas vergröfsern. Nicht selten geht dem Erscheinen dieser Flecken eine gleichmäfsige Röthung der Haut oder die Bildung gröfserer erythematöser Flecken voraus. Auch hat man zuweilen beobachtet, dafs die Roseolaflecken später anschwellen, so dafs sie den Papeln der Masern oder gar den Quaddeln der Urticaria ähnlich werden. Meistens erfolgt eine kleienförmige Abschilferung der Haut; in einzelnen Fällen hat man auch eine Trennung der Oberhaut in grofsen, membranösen Stücken, wie beim Scharlach, wahrgenommen.

Die schon oben (S. 166) erwähnte ***Roseola syphilitica*** entsteht in Folge secundärer Syphilis und gehört zu den früh eintretenden Symptomen dieses Leidens. Das Exanthem bildet kleine rundliche oder unregelmäfsige Flecken, die dem Fingerdrucke auf kurze Zeit weichen, meist über gröfsere Körperabschnitte verbreitet sind und seltner das Gesicht, als andere Stellen befallen. Sie sind anfangs lebhaft geröthet, werden aber bald bleicher oder dunkler.

---

[1]) *Gazette de santé. Paris. Septemb.* 1832. *p.* 583.

[2]) *Traité des maladies de la peau. 2de Edit. T. I. p.* 238.

[3]) Virchow und Reinhardt, Archiv für pathol. Anatomie u. s. w. Bd. 2. S. 469.

[4]) Die *Cholera epidemica.* Prag 1850. S. 242.

Sehr selten erregen sie Jucken. Zuweilen ist eine Anzahl nahe bei einander liegender oder auch zusammenfliefsender Flecken so geordnet, dafs dadurch Kreise gebildet werden, welche normal gefärbte Hautstellen einschliefsen. Diese Form des Ausschlages, welche auch bei anderen Roseolaarten zuweilen beobachtet wird, ist, wie schon oben bemerkt, *Roseola annulata* genannt worden.

Bei Personen, die an secundärer Syphilis leiden, entstehen öfter auch gröfsere Flecken, die mehr dem Erythem gleichen und unter dem Namen der *Maculae syphiliticae* bekannt sind. Sie bilden sich öfter aus den kleinen Flecken der Roseola durch die Vergröfserung und das Zusammenfliefsen derselben, und sind bei ihrem Entstehen auch lebhaft geröthet, werden indefs später oft bräunlich-roth oder kupferfarben. Aehnliche Flecken, die auch als *Maculae syphiliticae* aufgeführt werden, dürfen mit den eben erwähnten nicht zusammengeworfen werden. Nach dem Verschwinden venerischer Ausschläge verschiedener Art bleiben nämlich nicht selten dunkelrothe Flecken zurück, welche die Form der vorausgegangenen Eruptionen haben.

Ueber die Hautveränderungen, welche den einzelnen Arten venerischer Flecken zu Grunde liegen, wissen wir nichts Bestimmtes und namentlich ist es uns unbekannt, woher die, sowohl bei diesen, als auch so oft bei andern syphilitischen Exanthemen wahrnehmbare kupferrothe Färbung der Haut rührt. Rokitansky[1]) nimmt an, dafs dieselbe durch eine veränderte Blutmischung bedingt werde, hat indefs keine Beweise für diese Behauptung beigebracht. Wahrscheinlicher ist es, dafs die bräunliche oder kupferrothe Färbung der syphilitischen Exantheme durch eine blofs örtliche Veränderung, vielleicht, wie Henle[2]) annimmt, durch Ablagerung von Pigment in das Hautgewebe bedingt ist. Es spricht dafür der Umstand, dafs die venerischen Ausschläge die bezeichnete Färbung nicht gleich anfangs zeigen, sondern meistens erst annehmen, nachdem sie einige Zeit bestanden haben. Auch läfst sich bei syphili-

---

[1]) Handbuch der patholog. Anatomie. Wien 1844. 1. Bd. S. 185.

[2]) Rationelle Pathologie. Bd. 2. S. 481.

tischen Exanthemen von einiger Dauer die Röthe durch Druck meist nicht vollständig entfernen, was ebenfalls für erfolgte Ablagerungen in das Hautgewebe spricht.

Endlich läfst sich, wie ich auch bereits erwähnt habe, noch die Hautphlegmone in die uns jetzt beschäftigende Abtheilung der Hautentzündungen bringen, indem sie sich wenigstens in ihren ersten Stadien durch blofse Röthung der Haut verräth. Da meine eigenen Beobachtungen über dieselbe nicht zahlreich sind, so gebe ich eine kurze Beschreibung der dabei wahrnehmbaren anatomischen Veränderungen nach Rokitansky [1]). Dieser Beobachter fand die Resistenz der Haut bis zu einer auffälligen Härte vermehrt. Das Gewebe der Cutis erschien auf dem Durchschnitte roth, von einem homogenen, fleischähnlichen Ansehn, es war leicht zerreifslich und das maschige Gefüge desselben verschwunden. Das Fett unter der Cutis war unkenntlich geworden, oder es zeigte sich das subcutane Binde- und Fettgewebe zum wenigsten injicirt und mit einer serösen Flüssigkeit infiltrirt.

Die Hautphlegmone wird nicht selten chronisch und dann beobachtet man die Veränderungen, welche ich S. 115 geschildert habe.

b) Hautentzündungen, welche die Bildung von Papeln bewirken.

Zu den papulösen Ausschlägen rechne ich aufser den Masern, welche bei den exanthematischen Fiebern beschrieben worden, die Gattungen *Lichen* und *Prurigo*. Den ***Strophulus***, der gewöhnlich als eine besondere Gattung aufgeführt wird, betrachte ich, mit Biett und einigen Andern, als eine Lichenform bei jungen Kindern. Wie die Haut bei der Bildung von Papeln verändert wird, habe ich S. 91 erörtert.

Lichen.

Lichen giebt sich durch den Ausbruch kleiner Papeln zu erkennen, welche gewöhnlich röther, zuweilen aber auch von der-

---

[1]) A. a. O. 2. Bd. S. 86.

selben Farbe oder blasser, als die normale Haut sind, meistens in Gruppen bei einander stehen und sich in der Regel mit nachfolgender kleienförmiger Abschuppung zertheilen. Der Verlauf ist am häufigsten chronisch, selten acut.

Man pflegt nach dem Grade der Krankheit zwei Modificationen zu unterscheiden, nämlich: *Lichen simplex* und *Lichen agrius*. Bei letzterer Form, welche sich öfter aus der ersteren entwickelt, ist die Hautentzündung heftiger, die Cutis erscheint oft verdickt und die Epidermis meist rissig und schuppig. Zuweilen bilden sich auf den Papeln oberflächliche Verschwärungen, die sich mit schuppenförmigen Schorfen bedecken.

Verschiedenheiten in der Form des Ausschlages, die durch die besondere Anordnung der Papeln hervorgebracht werden, sind wohl unnützer Weise von den Schriftstellern mit eigenen Namen belegt worden (*Lichen circumscriptus, circinatus, gyratus*).

Auch nach den Ursachen hat man besondere Arten von Lichen unterschieden. So wird eine Lichenform, welche sich unter dem Einflusse des tropischen Climas entwickelt, als *Lichen tropicus* aufgeführt. Dieser soll sich indefs, nach Er. Wilson [1]), von heftigen Licheneruptionen, wie sie bei uns öfter in heifsen Sommern beobachtet werden, nicht unterscheiden.

Durch Syphilis wird ein papulöser Ausschlag erzeugt, der als *Lichen venereus* aufgeführt wird. Es gehen dem Entstehen der Papeln immer rothe Flecken voraus, die mit denen übereinstimmen, welche ich oben S. 172 als *Roseola syphilitica* beschrieben habe. Oft sind die Papeln klein und anfangs von der Farbe der gewöhnlichen Lichenknötchen, doch nehmen sie später eine dunklere oder mehr livide Färbung an. Man findet sie bald über den ganzen Körper verbreitet, bald auf einzelne Stellen desselben beschränkt. Sie zertheilen sich oft wieder, worauf Abschuppung der Oberhaut eintritt.

In andern Fällen erscheinen die Papeln des venerischen Lichen breiter, mehr abgeflacht und bekommen mit der Zeit eine dunkel-

---

[1]) *On diseases of the skin. London* 1847. *p.* 246.

rothe Farbe. Sie können sich allmälig wieder zertheilen, gehen aber auch nicht selten in andere venerische Ausschlagsformen über. So wandeln sie sich bisweilen, indem sie sich vergröfsern, in die später zu beschreibenden *Tubercula syphilitica* um; oder, indem eine starke Abschuppung der Epidermis auf ihrer Oberfläche zu Stande kommt, gehen sie in Psoriasis über, oder werden zu Pusteln, indem, anfangs gewöhnlich seröse, Exsudate sich zwischen Cutis und Epidermis anhäufen. Auch sieht man wohl den äufsersten Theil der Papeln in Verschwärung übergehen. Erleiden die Papeln Umwandlungen der eben erwähnten Art, so findet man am Körper der Kranken oft gleichzeitig Efflorescenzen, die ganz verschiedenen Abtheilungen angehören, ein Verhalten, welches nicht nur beim *Lichen venereus*, sondern bei den syphilitischen Ausschlägen überhaupt oft beobachtet wird.

Der von Vielen als besondere Gattung aufgeführte Strophulus wird, wie ich bereits angegeben, von Andern wohl mit Recht als Lichenform angesehen und mit dem Namen *Lichen strophulus* oder *infantilis* bezeichnet. Diese Form des Ausschlages scheint öfter von äufseren Hautreizen abhängig zu sein, nicht selten aber auch mit inneren Störungen in Verbindung zu stehen, deren Einflufs auf die Haut uns jedoch unbekannt ist. Willan und Andere unterscheiden nach der Farbe und Anordnung der Papeln, so wie nach einigen anderen Merkmalen, verschiedene Arten von Strophulus, wie *S. albidus, candidus, intertinctus, confertus, volaticus*. Diese Benennungen kann man gewifs ohne Schaden für die Wissenschaft in Zukunft aufgeben.

Einige als Lichenarten aufgeführte Hautveränderungen sind von dieser Ausschlagsform zu trennen. So betrachte ich den *Lichen pilaris* als eine Form von Acne (vergl. die krankhaften Veränderungen der Haarsäcke und Talgdrüsen); des *Lichen lividus* erwähnte ich schon bei den Haemorrhagien, nach Hebra's Vorschlage, als *Purpura papulosa*, des *Lichen urticatus* bei der *Urticaria* als *Urticaria papulosa*.

Die anatomischen Veränderungen der Haut beim Lichen stimmen, in so weit ich dies habe ermitteln können, ganz mit denen überein, welche bei den Papeln von Hunden (s. o. S. 92) und den Knötchen der Masern (S. 121) zu bemerken sind. Ich habe nämlich mehrmals den *Lichen simplex* auf die Weise untersucht, dafs ich, ebenso wie es oben von den Masern angegeben wurde, bei lebenden Personen einzelne Knötchen mit der Scheere fortschnitt. Bei diesen fand ich auch die Epidermis von der Cutis nicht abgelöst; die papulöse Anschwellung wurde von der Lederhaut gebildet und rührte allem Anscheine nach von Infiltration derselben mit flüssigem Exsudate her. Das Vorhandensein von Flüssigkeit im Cutisgewebe liefs sich zuweilen sehr deutlich erkennen. Von einer Vergröfserung der Hautpapillen oder einer Ausdehnung der Haarbälge oder Talgdrüsen durch darin angehäufte Exsudate war nichts wahrzunehmen. Ich habe den vergröfserten Durchschnitt einer solchen Papel vom Vorderarme eines Knaben auf Taf. 4. Fig. 4. abgebildet. Das obere Ende eines in der Mitte der Papel befindlichen Haarbalges (*cc*) zeigte keine Veränderung. Auch in einem Falle, wo der Ausschlag einen gelinden Grad dessen, was man *Lichen agrius* genannt hat, darstellte, fand ich, aufser einer Rauheit der etwas verdickten Epidermis, nur dieselben Veränderungen vor. Das Uebel hatte am Rücken der Hände bei einem jungen Manne seinen Sitz gehabt, der mir eine genaue Untersuchung mehrmals gestattete. Die Papeln des *L. strophulus* sehen, wie ich angegeben habe, zuweilen blasser als die normale Haut aus. Hebra glaubt, dafs diese weifsen Papeln durch Anhäufung von Hauttalg in den verstopften Talgdrüsen entstehen [1]). Ich konnte mich hiervon nicht überzeugen und glaube vielmehr, dafs jene Beschaffenheit der Knötchen davon herrührt, dafs die Menge des in den Zwischenräumen des Cutisgewebes angehäuften entzündlichen Exsudates im Verhältnifs zu der Anzahl der mit Blutkörperchen überfüllten Gefäfse sehr grofs ist, wodurch dann, ähnlich wie beim Oedem, die Anschwellungen eine helle Farbe erhalten müssen. Auch die Quaddeln der Urticaria sehen, wie früher erwähnt worden, zuweilen heller, als die normale

[1]) Zeitschrift der Gesellsch. der Aerzte zu Wien. 1845. April. S. 41.

Haut aus, was wahrscheinlich von derselben Ursache abhängt, nur dafs die Veränderung über eine gröfsere Fläche der Haut verbreitet ist, als bei dem Lichen.

Von der dunkeln oder kupferrothen Farbe der Papeln des *Lichen venereus* gilt das, was ich oben S. 173 über die syphilitischen Ausschläge im Allgemeinen angeführt habe.

Prurigo.

Die Papeln bei Prurigo sind oft breiter als bei Lichen, aber niedriger; zuweilen so flach, dafs man sie kaum bemerkt. Sie zeigen in der Regel die Farbe der normalen Haut und stehen vereinzelt, während die des Lichen häufig gruppenweise geordnet sind. Wegen des heftigen Juckens werden die Knötchen oft an ihrer Spitze zerkratzt und dann findet man eine wenig prominirende, zuweilen kaum wahrnehmbare Erhöhung der Haut, welche mit einem kleinen, braunen, aus eingetrocknetem Blute bestehenden Schorfe bedeckt ist. Schon Willan hat angegeben, dafs, wenn die Prurigopapeln aufgerieben oder aufgekratzt werden, eine klare Flüssigkeit herausfliefse [1]). Hebra hat dies Hervordringen eines wasserhellen Fluidums ebenfalls immer beobachtet, wenn er die Knötchen mit einer Nadel anstach und dann zusammendrückte. Ich habe mich von der Richtigkeit dieser Angaben beim Anstechen solcher Papeln auch öfter zu überzeugen Gelegenheit gehabt.

Ueber die Hautveränderungen bei Prurigo suchte ich mich durch die Untersuchung von Papeln, die ich in einigen Fällen bei lebenden Personen mit einem kleinen Theile der benachbarten Haut fortschnitt, zu unterrichten, und ich fand dabei ganz dasselbe wie beim Lichen. Die Epidermis war nicht abgelöst, die Hautpapillen zeigten sich nicht vergröfsert, und die Cutisfasern waren nicht verändert. Vermuthlich ist daher die die Papeln erzeugende Anschwellung der Lederhaut ebenso, wie bei den früher beschriebenen Knötchen von Hunden (s. o. S. 92), auch hier durch eine

---

[1]) Willan, die Hautkrankheiten; übersetzt von Friese. Breslau 1816. 1. Bd. S. 46.

blofse Infiltration des Cutisgewebes mit Flüssigkeit bedingt. Hebra glaubt, dafs die Flüssigkeit, welche sich aus den angestochenen Prurigopapeln herausdrücken läfst, in einem Hautbalge enthalten sei, doch war von einem solchen wenigstens in den oberen Theilen der Cutis nichts wahrzunehmen. Wenn nach dem angegebenen Befunde die Hautveränderungen bei Prurigo mit denen bei Lichen übereinstimmen, so kann man fragen, woher es komme, dafs bei jenem Ausschlage durch das Anstechen der Papeln gewöhnlich eine helle Flüssigkeit, beim Lichen aber, wie ich mehrmals gesehen habe, ein Tröpfchen Blut hervordringt. Dieser Unterschied wird wohl dadurch erzeugt, dafs bei den oft deutlich gerötheten Lichenpapeln eine stärkere Anfüllung der Gefäfse mit Blut vorhanden ist, als bei den Prurigoknötchen, welche fast immer von der Farbe der normalen Haut sind. Bei diesem Verhalten wird bei dem Anstechen von Lichenpapeln aufser dem etwa ausfliefsenden Exsudate gewöhnlich auch Blut entleert werden, während bei der Beschaffenheit der Prurigopapeln das Ausfliefsen von einem Exsudate möglich ist, welches entweder gar kein Blut enthält oder nur so wenig, dafs es dadurch nicht gefärbt wird. Vielleicht würde auch bei der Verletzung der oft weifsen Papeln des *Lichen strophulus* nur wasserhelle Flüssigkeit hervortreten, was ich nicht versucht habe.

Man unterscheidet, nach Willan, drei Arten von Prurigo, nämlich *Pr. mitis, formicans* und *senilis.* Die beiden ersten Namen bezeichnen wohl nur verschiedene Intensitätsgrade der Krankheit, und Cazenave und Schedel halten dieselben wohl auch mit Recht für überflüssig. Ueber die Charaktere der *Prurigo senilis* stimmen die Angaben der Schriftsteller nicht miteinander überein. Bateman sagt, dafs die Papeln meist gröfser, Cazenave und Schedel, dafs sie niedriger seien, als bei andern Prurigoarten. Ich habe zwischen diesen und der *Prurigo senilis* in Bezug auf die Beschaffenheit der Papeln keine constanten Unterschiede wahrnehmen können.

Ueber die Ursachen, durch welche Prurigo hervorgebracht wird, wissen wir wenig Zuverlässiges. Oft scheint dieselbe durch äufsere Hautreize, wie Anhäufung von Schmutz, das Vorhandensein von Läusen und anderem Ungeziefer erzeugt zu werden. Cazenave und Schedel betrachten sogar die Gegenwart von Läusen oder andern parasitischen Insecten als ein constantes Symptom der *Prurigo senilis* und nennen diese deshalb auch *Prurigo pedicularis*. Ich theile indefs nicht die Meinung der eben angeführten und mancher anderen Schriftsteller, dafs durch das Vorhandensein der Prurigo die Ansammlung und schnelle Fortpflanzung der Läuse, Milben u. dgl. begünstigt werde, sondern ich halte es vielmehr für sehr wahrscheinlich, dafs umgekehrt erst in Folge der durch die Thiere erzeugten Hautreizung der Ausschlag sich bildet. Auch mag das Kratzen, zu welchem die Kranken durch das in solchen Fällen vorhandene Jucken veranlafst werden, an dem Zustandekommen von Papeln Antheil haben, ein Umstand, auf den besonders Hebra grofsen Werth legt.

Uebrigens scheinen aber bei der Prurigo nicht immer solche Parasiten vorhanden zu sein. Wenigstens habe ich in mehreren Fällen, unter denen auch einige von *Prurigo senilis*, weder Läuse, noch Milben wahrnehmen können. Auch andere äufsere Hautreize, wie Anhäufung von Unreinigkeiten u. dgl. waren hier öfter nicht aufzufinden.

Wo solche äufsere Reize nicht bemerkbar waren, suchte man das Zustandekommen des Ausschlages auf verschiedene Weise zu erklären, und namentlich hat die Ansicht, dafs derselbe häufig durch die Zurückhaltung von Harnbestandtheilen im Blute, in Folge verminderter und krankhaft veränderter Urinsecretion entstehe, viele Anhänger gefunden. Diese Ansicht von den Harnschärfen ist indefs noch nicht hinreichend begründet; was sich dagegen anführen läfst, hat Henle [1]) ausführlich entwickelt. Andere glauben, dafs Haemorrhoiden zu Prurigo Veranlassung geben können, was ebenfalls noch zweifelhaft ist.

Oefter beobachtet man, besonders bei alten Personen, ein heftiges Hautjucken (*Pruritus senilis*), bei welchem sich gar

---

[1]) Handbuch der ration. Pathologie. Braunschw. 1847. 2. Bd. S. 227.

keine Papeln bilden, oder wo diese nur vorübergehend entstehen, wenn die Patienten sich stark kratzen. Die Meisten betrachten diesen Krankheitszustand als ein Nervenleiden, über dessen Entstehung man indefs noch nichts Sicheres hat ausmitteln können.

c) Hautentzündungen, welche die Bildung von Bläschen bewirken.

Eczema.

Wir verstehen unter *Eczema* eine Hautentzündung, bei welcher durch Anhäufung von wäfsrigem Exsudat unter der Epidermis sich kleine, gewöhnlich nahe bei einander stehende Bläschen bilden, welche Flächen von verschiedener Form und Ausdehnung bedecken.

Nach Willan unterscheiden die meisten Schriftsteller drei Arten von Eczema, nämlich *E. simplex*, *E. rubrum* und *E. impetiginodes*, die aber, wie schon Andere bemerkt haben, nur durch die gröfsere oder geringere Intensität der Hautentzündung von einander abweichen und von denen auch oft die eine in die andere übergeht. Der Verlauf des Eczema ist entweder acut oder chronisch.

1) *Eczema simplex.* Der Ausschlag ist bei dieser Form mit gar keiner oder nur sehr geringer Röthung und mit keiner Anschwellung der Haut verbunden. Die Bläschen, deren Inhalt anfangs wasserhell, später molkenähnlich erscheint, trocknen entweder ohne zu bersten ein, oder platzen, oder werden zerrissen. In beiden Fällen bilden sich durch das Eintrocknen der Epidermishülle und des Inhalts der Vesikeln dünne, gelbe Schuppen. Häufig entsteht unter diesen dann schnell eine neue Oberhaut, worauf die Schuppen abfallen und die Krankheit beendigt ist. Mitunter wird das Leiden aber dadurch in die Länge gezogen, dafs neue Eruptionen von Bläschen erfolgen oder dafs unter den Schuppen einige Zeit hindurch die Exsudation von wäfsriger Flüssigkeit vor sich geht, durch deren Eintrocknen die Schorfe sich verdicken. Lange

kann die Krankheit jedoch nicht dauern, ohne in eine der folgenden Formen überzugehen.

2) *Eczema rubrum.* Dieses unterscheidet sich von der vorigen Form hauptsächlich dadurch, dafs neben der Bläschenbildung eine viel stärkere, mit Röthe und Anschwellung der Haut verbundene Entzündung besteht. Häufig läfst sich die Entwickelung des *E. rubrum* aus dem *E. simplex* deutlich verfolgen. Das *E. rubrum* währt mitunter nur kurze Zeit, nimmt aber auch oft einen chronischen Verlauf. Im letztern Falle erfolgt auf der ganzen kranken Fläche oder nur an einzelnen Stellen von Zeit zu Zeit eine Ablösung und Wiederbildung der aus dem eingetrockneten Exsudate bestehenden Schorfe. Wenn letztere abgefallen sind, so wird die geröthete, nässende, der Epidermis beraubte Oberfläche des Coriums sichtbar. Regenerirt sich die Epidermis, so ist sie oft nicht von normaler Beschaffenheit, sondern weich, feucht und meist dicker als gewöhnlich. Bei diesen Veränderungen erfolgt dann häufig noch in kürzeren oder längeren Pausen der Ausbruch neuer Bläschen in der Umgegend der erkrankten oder an schon verheilten Hautstellen. Hält dieser Zustand lange an, so kann sich durch Organisation des in die Zwischenräume des Cutisgewebes abgesetzten Exsudates ein Zustand von Hypertrophie (s. o. S. 59) oder auch Atrophie der Haut (s. S. 66) ausbilden.

3) *Eczema impetiginodes.* Bei diesem entstehen aufser Bläschen zugleich Pusteln, die denen bei Impetigo gleichen, während die übrigen Hautveränderungen mit den bei der vorigen Form erwähnten übereinstimmen. Die Pusteln entwickeln sich meist auf die Weise, dafs der Inhalt eines Theiles der vorhandenen Bläschen nach und nach die Beschaffenheit des Eiters annimmt, doch scheinen einzelne derselben auch nicht erst aus Bläschen hervorzugehen. Die sich bildenden Schorfe sind dicker als bei dem *Eczema rubrum.* Oft wird auch das *E. impetiginodes* chronisch. Es ist diese Form des Eczema wohl nicht strenge von der weiter unten beschriebenen Impetigo geschieden, sondern man kann letztere wohl nur als einen heftigeren Entzündungszustand der Haut betrachten, als das Eczema. Sicher gilt dies wenigstens für

die Fälle, wo äufsere Reize die Haut in Entzündung versetzen, denn derselbe Reiz erzeugt, je nach seiner gelinderen oder heftigeren Einwirkung, bald die geringeren oder höheren Grade des Eczema, bald Impetigo.

Man hat auch verschiedene Arten von Eczema nach den Theilen, an denen der Ausschlag vorkommt und nach den Ursachen, durch welche er erzeugt wird, unterschieden. Ersteres ist unnütz, weil die Krankheit an verschiedenen Körpertheilen keine hinreichend charakteristischen Verschiedenheiten darbietet.

Die Unterscheidung nach den Ursachen anbetreffend, so kommt das Eczema häufig in Folge von äufsern Hautreizen, wie verschiedenen scharfen Stoffen, der Einwirkung der strahlenden Wärme (*Eczema solare*) u. dgl. m. zu Stande. Oefter sah man es nach der äufserlichen oder innerlichen Anwendung des Quecksilbers (*Eczema mercuriale, Hydrargyria*), so wie nach dem innerlichen Gebrauche anderer Arzneimittel, z. B. der Terpenthinpräparate, des Copaivabalsams, u. a. sich bilden. Häufig entsteht der Ausschlag aber auch, ohne dafs solche Einflüsse stattgefunden haben und, wie Viele glauben, soll er dann durch Scropheln, Haemorrhoiden, Gicht oder durch Zurückhaltung von Harnbestandtheilen im Blute [1]) erzeugt werden. Ob dies aber wirklich der Fall, ist nicht sicher ausgemacht.

Bei secundärer Syphilis kann ein Exanthem ausbrechen, welches dem gewöhnlichen Eczema ähnlich ist (*E. syphiliticum*). Die Umgegend der Bläschen erscheint hier kupferfarben und nach dem Verschwinden derselben bleiben längere Zeit rothbraune Flecken zurück. Zuweilen bilden sich auch Geschwüre. Unter den syphilitischen Ausschlägen wird diese Form am seltensten beobachtet.

Was die Hautveränderungen beim Eczema betrifft, so habe ich die Bläschen an der Leiche zwar nicht untersuchen können, doch halte ich es, nach dem, was ich bei lebenden Personen und bei Thieren gesehen habe, für sehr wahrscheinlich, dafs dieselben

---

[1]) Vergl. Henle, Handbuch der ration. Pathologie. Braunschweig. 1847. 2. Bd. S. 227.

durch eine Anhäufung von entzündlichem Exsudate unter der abgehobenen Epidermis zu Stande kommen. Bei einem Hunde, bei dem ich durch das Einreiben einer scharfen Salbe Bläschen erzeugt hatte, die denen des Eczema beim Menschen sehr ähnlich waren (s. S. 102 und Taf. 4. Fig. 3.), zeigten diese wenigstens sehr deutlich nur jene Erscheinungen. Die Haarsäcke und Talgdrüsen waren unverändert. Oefter entstehen die Eczemabläschen des Menschen gerade um die Mündungen der Haarbälge, doch ist dies nicht immer der Fall. Der Inhalt der Bläschen ist, wie schon erwähnt, anfangs wasserhell, später molkenähnlich trübe. Letzteres Ansehn rührt von dem Vorhandensein von Eiterkörperchen her. Das Contentum der Pusteln beim *Eczema impetiginodes* verhält sich wie gewöhnlicher Eiter. In den Schorfen, welche sich durch das Eintrocknen der Epidermishülle und des Contentums der Bläschen bilden, erkennt man Oberhautzellen und zusammengeschrumpfte Eiterkörperchen. Das wäfsrige Contentum der durch äufsere Hautreize erzeugten Eczemabläschen stimmt, in Bezug auf seine chemische Zusammensetzung, vermuthlich mit dem Serum der durch Zugpflaster erzeugten Blasen überein, doch läfst sich bei der Kleinheit der Vesikeln hierüber schwer etwas Sicheres ermitteln. Ebenso wenig hat man bisher feststellen können, ob bei den nicht durch äufsere Reize entstandenen Eczemaausschlägen der Inhalt der Bläschen und die von der frei liegenden Cutisoberfläche abgesonderte Flüssigkeit besondere chemische Eigenschaften besitzt.

Herpes (Willan).

Beim Herpes bilden sich auf entzündlich gerötheten Flecken Bläschen, welche gruppenweise bei einander stehen. Gewöhnlich sind diese Vesikeln gröfser, als die des Eczema. Ihr Inhalt ist anfangs klar, später trübt er sich molkenähnlich und mitunter nimmt er zuletzt die gelbe Farbe des Eiters an. Die Bläschen trocknen zu dünnen, gelblich-braunen oder braunen Schuppen ein. Meistens währt der Ausschlag nur kurze Zeit, doch wird er mitunter in die Länge gezogen durch wiederholte Bildung von Bläschengruppen, von denen aber jede einzelne immer einen acuten Verlauf zeigt.

Man unterscheidet verschiedene Arten von Herpes, zuerst nach den Theilen, an denen das Exanthem vorkommt, wie *H. labialis, praeputialis* u. s. w.; ferner nach der Anordnung der Bläschen und der Form der gerötheten Hautstellen, auf denen jene entstehen, nämlich *H. phlyctaenodes, circinatus, Iris* [1]) und, nach Willan und vielen anderen Schriftstellern, auch *Herpes Zoster.*

Durch welche Ursachen der Herpes erzeugt wird, ist noch nicht hinreichend bekannt. Er bildet sich zuweilen als ein, allem Anscheine nach, rein örtliches Uebel, wie dies z. B. nicht selten beim *Herpes praeputialis* der Fall ist. Oft sieht man ihn, besonders in der Form des *Herpes labialis,* als Begleiter von Aphthen, Anginen und Catarrhen der Luftwege entstehen und zwar soll er hier, nach der Meinung Mancher, dadurch zu Stande kommen, dafs die Reizung der Schleimhäute sich auf die benachbarte äufsere Haut fortsetzt. Ebenso bricht er oft im Verlaufe von Wechselfiebern und andern fieberhaften Krankheiten aus, wo sich sein Erscheinen aber nicht in allen Fällen auf die eben angegebene Weise erklären läfst, indem er hier nicht immer um den Mund, sondern mitunter am Halse, an der Brust und den Armen zum Vorschein kommt.

Was den *Herpes Zoster* betrifft, bei welchem die Bläschengruppen gewöhnlich an einer Körperhälfte in Form eines halbkreisförmigen Bandes aneinandergefügt sind, so stimmt dieser zwar durch die Form und Anordnung seiner Bläschen mit dem Herpes überein, unterscheidet sich aber in manchen Punkten sehr auffallend von diesem, so dafs mehrere Schriftsteller es auch passend gefunden haben, ihn von der Gattung Herpes zu trennen. Einige derselben zählen ihn jetzt, unter der älteren Benennung Zona oder Zoster, den exanthematischen Fiebern bei, Andere glauben,

---

[1]) Man vergleiche Bateman, Praktische Darstellung der Hautkrankheiten. Leipzig 1835. S. 271.

dafs er durch ein Leiden eines einzelnen Nerven zu Stande komme. Diejenigen, welche ihn als *Febris exanthematica* betrachten, führen den typischen Verlauf und die fieberhaften Erscheinungen, welche seinem Ausbruche mitunter vorausgehen, zur Stütze ihrer Meinung an. Gegen diese Annahme liefse sich indefs erinnern, dafs die febrilischen Vorläufer sehr oft fehlen, wie dies von Biett [1]) und Canstatt [2]) berichtet wird, und auch ich in mehreren Fällen gesehen habe. Die Pathologen, welche den Zoster mit einem Nervenleiden in Verbindung bringen wollen, halten letzteres für ein neuralgisches und heben zu Gunsten ihrer Ansicht besonders folgende Umstände hervor: Das Beschränktbleiben des Ausschlages auf eine Körperhälfte, die Verbreitung desselben in einer solchen Weise, dafs sie dem Verlaufe eines bestimmten Nerven, z. B. am Thorax dem eines Intercostalnerven, entspricht, die heftigen Schmerzen, welche dem Ausbruche des Exanthems häufig vorausgehen und nicht selten auch nach erfolgter Heilung noch längere Zeit zurückbleiben. Ferner legen sie mit Recht besonderes Gewicht auf die Erfahrung, dafs bei deutlich ausgesprochenen Neuralgien während der Anfälle die Haut über dem leidenden Nerven nicht selten sich röthet und dafs zuweilen selbst Bläschen auf derselben sich bilden. Ich darf indefs nicht unerwähnt lassen, dafs es auch Umstände giebt, welche gegen die in Rede stehende Bildungsweise der Zona zu sprechen scheinen. In einem von Heyfelder [3]) beobachteten Falle von Zoster am Thorax lief der Gürtel dicht unter der Brustwarze über die Mamma und den Arm zum Rückgrat, während der vom Arme bedeckte Theil des Thorax frei blieb. Wie mir mitgetheilt worden ist, sollen im medicinischen Klinikum zu Halle vor mehreren Jahren einige ähnliche Fälle beobachtet worden sein. Vielleicht dürfte man, um diese Gestaltung des Exanthems zu erklären, annehmen, dafs hier zwei ver-

---

[1]) *Abrégé pratique des maladies de la peau par Cazenave et Schedel. Paris 1847. p. 167.*

[2]) Die spec. Pathologie u. Therapie. Erlangen 1847. 2. Bd. S. 279.

[3]) Schmidt's Jahrbücher der Medicin. 5. Bd. S. 23.

schiedene Zostereruptionen vorhanden gewesen sind, von denen die eine durch die Nerven des Armes, die andere durch die des Thorax bedingt ward und dafs die Bläschengruppen am Thorax zufällig an einer Stelle ungewöhnlich weit von einander entfernt lagen.

Da wir nach allem Angeführten über die Natur des Zoster noch nichts Bestimmtes wissen und auch die Genesis des eigentlichen Herpes uns noch dunkel ist, so hielt ich es vorläufig für das Beste, nur die äufsere Form dieser Ausschläge zu berücksichtigen und den Gürtel als eine Art des Herpes aufzuführen.

In Bezug auf die anatomischen Veränderungen der Haut beim Herpes ist zu bemerken, dafs die Bläschen desselben wohl jedenfalls durch Anhäufung eines entzündlichen Exsudates unter der abgelösten Oberhaut erzeugt werden. Gegen die Annahme mancher Autoren, dafs das Exsudat in einem Hautbalge enthalten sei, spricht schon die Gröfse der Bläschen, die zuweilen so beträchtlich ist, dafs diese sich den Bullae nähern. Beim *Herpes Zoster* hat Rayer [1]) genauere Untersuchungen angestellt. Im Innern der Bläschen fand derselbe meist eine Masse, die sehr fest mit der Oberfläche der Lederhaut zusammenhing und welche er für eine kleine Pseudomembran hält. Ich habe hierüber zwar keine Untersuchungen angestellt, doch ist es mir nach dem, was ich bei den Pockenbläschen beobachtet habe, nicht unwahrscheinlich, dafs jene Masse nicht aus einer Pseudomembran, sondern aus Epidermisfragmenten bestanden habe, die bei der Lostrennung der Oberhaut von der Cutis mit letzterer in Verbindung geblieben sind. Unter jener, einer Pseudomembran gleichenden, Schicht fand Rayer die Oberfläche der Cutis stark geröthet und mit kleinen Hervorragungen besetzt, die, seiner Meinung nach, von einer Vergröfserung der Hautpapillen herrührten. An der Leiche eines im Verlaufe des Zoster verstorbenen Kranken fand Rayer die sich im Gewebe der Lederhaut verzweigenden Gefäfse an allen den Stellen, wo Bläschen sich entwickelt hatten, stark injicirt. Zuweilen bemerkt

---

[1]) *Traité des maladies de la peau. II. édit. Tome* 1. *p.* 339.

man auf der äufseren Fläche der Herpesbläschen einen Eindruck (Nabel). Dieser kommt indefs hier weder so häufig vor, noch ist er so deutlich, als bei den Pockenbläschen. In so weit ich dies bei lebenden Personen habe ermitteln können, rührte der Eindruck davon her, dafs der obere Theil eines Haarsackes mit der abgehobenen Epidermis in Verbindung geblieben war, während der untere Theil desselben noch in der Cutis steckte.

Der Inhalt der Herpesbläschen soll, nach der Angabe mehrerer Schriftsteller, alkalisch reagiren oder neutral sein. Fuchs will indefs bei einzelnen Herpesformen, die er als rein örtliche Hautleiden ansieht, einen sauer reagirenden, bei andern Formen dieses Ausschlages hingegen, die seiner Meinung nach mit einem Allgemeinleiden in Verbindung stehen, stets einen alkalischen Bläscheninhalt wahrgenommen haben. In mehreren Fällen, in welchen ich das Contentum der Herpesbläschen untersuchte, fand ich dasselbe schwach alkalisch reagirend. So verhielt sich dies auch bei einem an *Herpes praeputialis* leidenden Kranken, bei welchem aufser dem localen Uebel keine weiteren Störungen wahrzunehmen waren, und wo nach den Angaben von Fuchs eine saure Reaction hätte vorhanden sein müssen.

In der molkenähnlichen Flüssigkeit der Bläschen nimmt man immer eine Menge Eiterkörperchen wahr. Die zuweilen vorkommende gelbe Färbung des Inhalts scheint von einer Vermehrung dieser Körperchen abhängig zu sein. Ob auch der zu Anfang der Krankheit vorhandene wasserhelle Bläscheninhalt Eiterzellen enthält, habe ich nicht zu untersuchen Gelegenheit gehabt.

Der Frieselausschlag; die Schweifsbläschen. *Sudamina; Miliaria.*

Schon früher (S. 154) hatte ich der Bläschen zu erwähnen Gelegenheit, welche von Manchen Miliaria, von Andern passender Sudamina genannt werden und die im Ansehen denen gleichen, welche bei der oben beschriebenen *Febris miliaris* sich bilden. Sie sind halbkugelig, durchscheinend und ungefähr hirsekorngrofs.

Meistens stehen sie in einiger Entfernung von einander und nur selten fliefsen einige zu kleinen unregelmäfsig gestalteten Blasen zusammen. Fast immer hat die sie umgebende Haut ihre normale Farbe; doch findet man dieselbe in einzelnen Fällen an der Basis der Vesikeln auch geröthet [1]). Zuweilen gewinnt das anfangs wasserhelle Contentum der Bläschen nach kurzer Zeit ein molkichtes Ansehen [2]), häufiger aber trocknen die Bläschen, ohne dafs eine Trübung erfolgt ist, ein, die Epidermis stöfst sich ab und es bleibt keine Spur von dem Ausschlage zurück. Niemals giebt dieser zur Bildung von Schorfen Veranlassung.

Das Contentum der Bläschen, welches, wie so eben angegeben wurde, meistens wasserhell ist, hat man neben diesen Eigenschaften zugleich ohne Geruch und nicht klebrig gefunden. Nach der Angabe von Seitz [3]), v. Bärensprung [4]) u. A. soll dasselbe immer sauer reagiren. J. Vogel [5]) fand es aber in einem Falle, wo er es untersucht hat, neutral und ebenso giebt Rayer [6]) an, dafs dasselbe das Lakmuspapier nicht röthe. Bei einigen an fieberhaften Krankheiten leidenden Patienten, die ich früher beobachtet habe, zeigte sich der Bläscheninhalt neutral, bei einigen Typhuskranken aber, bei denen ich neuerlich eine Prüfung vorgenommen, reagirte derselbe entschieden sauer. Da ich beide Mal mit Vorsicht zu Werke ging und Verunreinigungen der untersuchten Flüssigkeit nicht stattgefunden hatten, so darf man annehmen, dafs das Contentum der Bläschen nicht bei allen Patienten eine gleiche chemische Zusammensetzung besitzt.

J. Vogel [7]) hat auch eine mikroskopische und genauere chemische Untersuchung der fraglichen Flüssigkeit angestellt. Dieselbe war aus den behutsam geöffneten Sudamina genommen worden,

---

[1]) Rayer, *Traité des maladies de la peau. II. édit. Tom. 1. p.* 493.
[2]) Ebenda.
[3]) Der Friesel. Erlangen 1845. S. 418.
[4]) Archiv für die gesammte Medicin von Haeser. 1849. Bd. X. S. 462.
[5]) Anleitung zum Gebrauche des Mikroskops. Leipzig 1841. S. 408.
[6]) *Traité des maladies de la peau. II. édit. Tome 1. p.* 494.
[7]) A. a. O.

welche sich bei einem mit einer fieberhaften Krankheit behafteten Manne entwickelt hatten. Die Bläschen waren stellenweise zusammengeflossen, so dafs leicht einige Tropfen ihres Contentums gesammelt werden konnten. Dieses war klar und farblos und enthielt, aufser einigen Epidermisfragmenten, die wahrscheinlich erst beim Anstechen der Bläschen hineingekommen waren, keine festen Theile. Aus den Resultaten der mikrochemischen Analyse zieht Vogel folgende Schlüsse über die Zusammensetzung jener Flüssigkeit: Dieselbe enthielt keine organischen Materien und keine feuerbeständigen Salze, sondern nur Chlormetalle, und zwar, wie aus der Krystallform und der Verflüchtigung derselben beim Glühen hervorging, nur Chlorammonium.

Seitz [1]) hat ebenfalls eine mikroskopische Untersuchung des Inhalts der Sudamina vorgenommen und, wie er angiebt, kleine Kernchen, eine amorphe Masse und Epitheliumzellen, aber keine Eiterkörperchen darin gefunden. Ich habe früher in zwei Fällen eine solche Untersuchung angestellt und, aufser einzelnen gröfseren, platten Epidermiszellen, eine geringe Anzahl runder Körperchen darin wahrgenommen, welche etwas kleiner waren, als gewöhnliche Eiterzellen und auch nicht das fein granulirte Ansehen zeigten, wie diese. Bei einigen an Abdominaltyphus leidenden Kranken aber, deren Haut mit vielen, nicht von einem rothen Hofe umgebenen Sudamina bedeckt war, konnte ich in dem wasserhellen Contentum der letzteren, aufser einigen grofsen, platten Epidermiszellen, gar nichts wahrnehmen. v. Bärensprung [2]) bemerkte in dem sauer reagirendem Inhalte der Frieselbläschen von Typhuskranken kleine Zellen, die mit dem Epithelium der Schweifskanälchen übereinstimmten.

Ueber die Art, wie die Sudamina zu Stande kommen, herrschen drei verschiedene Ansichten. Manche nämlich glauben, dafs sie durch die Ablagerung eines entzündlichen Exsudates zwischen Epidermis und Cutis entstehen. Andere nehmen an, dafs

---

[1]) A. a. O. S. 437.

[2]) A. a. O.

diese Bläschen sich durch eine blofse Ansammlung von Schweifs in den erweiterten Ausführungsgängen der Schweifsdrüsen bilden, und v. Bärensprung [1]) endlich ist der Meinung, dafs dieselben durch die Anhäufung von Schweifs zwischen zwei Lamellen der Oberhaut erzeugt werden. Zur Begründung seiner Ansicht führt v. Bärensprung folgendes an: Die Flüssigkeit aus den Sudamina sei selten neutral gefunden worden, in den meisten Fällen reagire sie deutlich sauer und enthalte aufser sparsamen Zellen, die mit dem Epithelium der Schweifskanälchen übereinstimmen, keine körperlichen Theile. Diese Eigenschaften, so wie die Resultate der von Vogel angestellten chemischen Analyse (s. oben) machten es höchst wahrscheinlich, dafs die fragliche Flüssigkeit Schweifs sei; jedenfalls könne man sie nicht als Eiter oder als ein seröses, eiweifshaltiges Exsudat betrachten. Dafs die Flüssigkeit zwischen zwei Lamellen der Epidermis sich befinde, ergebe sich daraus, dafs die Decke des Bläschens nicht die von der Cutis abgehobene Epidermis sei. Diese Decke sei viel zarter und nach ihrer Entfernung komme darunter die unzerstörte Epidermis zum Vorschein. Den ganzen Vorgang bei der Bildung der Sudamina denkt sich v. Bärensprung folgendermaafsen: Die Ausführungsgänge der Schweifsdrüsen seien keine offnen Kanälchen, sondern durch die kleinen Zellen ihres Epitheliums vollkommen ausgefüllt. Der abgesonderte Schweifs könne mithin durch jene Kanälchen nicht frei abfliefsen, sondern gelange endosmotisch von Zelle zu Zelle dringend an die Oberfläche, wobei ein Theil der Zellen selbst abgestofsen und dem Sekrete beigemengt werde. Im gesunden Zustande, bei normal functionirender Haut, finde eine unmerkliche, aber fortdauernde Regeneration der Epidermis statt, eine allmälige Abstofsung ihrer ältesten Zellen, so wie der damit ein Continuum bildenden Zellen, welche die Mündungen der Schweifskanälchen verschliefsen. Wenn nun in Krankheiten die Schweifssecretion längere Zeit stockt, so müsse sich an der Oberfläche der Haut eine Schicht todter, unbrauchbar gewordener Zellen an-

[1]) A. a. O.

häufen. Stellt dann mit dem Nachlasse der Krankheit sich die Hautthätigkeit wieder her oder tritt sie gar in verstärktem Maafse ein, so werden sich die flüssigen Sekrete unter jener erstorbenen Decke ansammeln und diese in Form eines Bläschens in die Höhe heben. Die abgehobene Epidermisschicht löse sich später ab und mache einer neu gebildeten Oberhaut Platz.

Meiner Meinung nach hat unter den eben erwähnten Ansichten über das Zustandekommen der Sudamina die von v. Bärensprung ausgesprochene am meisten für sich, denn der Inhalt jener Bläschen zeigt offenbar viel mehr Uebereinstimmung mit Schweifs, als mit einem entzündlichen Exsudate. Aufserdem fand ich auch bei der Untersuchung der Sudamina einiger Typhuskranken die Angabe v. Bärensprung's bestätigt, dafs die Flüssigkeit der Bläschen zwischen zwei Epidermisschichten liegt, denn wenn man die Decke der Vesikeln entfernt, so sieht man, dafs der Grund der letztern nicht von der entblöfsten Oberfläche der Cutis, sondern von einer glatten Epidermislage gebildet wird. Das Einzige, was mir nicht recht sicher erwiesen scheint, ist die Annahme, dafs die Schweifskanäle auch im normalen Zustande durch ihr Epithelium völlig verschlossen sein sollen.

Gegen die Ansicht, dafs die Frieselbläschen von Erweiterung der Schweifskanälchen durch darin angehäuften Schweifs herrühren, habe ich mich schon oben S. 109 ausgesprochen.

Man nimmt an, dafs sich gegen das Ende mancher Krankheiten, z. B. putrider Fieber, Bläschen bilden, welche den Sudamina gleichen, aber nicht wie diese mit einer tropfbaren Flüssigkeit, sondern mit einem Gase gefüllt sind. Dieser sogenannte Todtenfriesel soll durch eine Zersetzung von Blut oder andern organischen Stoffen sich bilden, bei welcher sich Gasarten entwickeln und unter der losgetrennten Epidermis anhäufen [1]). Ich habe solche Bläschen niemals gesehen und kann daher nicht bestimmen, ob sie wirklich vorkommen.

---

[1]) Vergl. Canstatt, die spec. Pathologie u. Therapie. Erlangen 1847. 2. Bd. S. 215.

Zu den mit Bläschenbildung verbundenen Hautentzündungen sind aufser den hier angeführten auch mehrere bei den exanthematischen Fiebern beschriebene Ausschläge zu rechnen. Ebenso gehört zu denselben die Krätze, von welcher in dem von den Parasiten handelnden Abschnitte die Rede sein wird.

Ueber die bei den Bläschen vorhandenen Hautveränderungen vergleiche man auch S. 100.

d) Hautentzündungen, durch welche die Bildung von Blasen veranlafst wird.

Der Blasenausschlag. *Pemphigus.*

Bei dem Pemphigus bilden sich einzeln stehende Blasen, deren Umfang von dem einer Erbse bis zu dem eines Hühnereies variirt, und welche mit einer anfangs klaren, gelblichen, serösen Flüssigkeit gefüllt sind. Diese Blasen entstehen auf entzündlich gerötheten Flecken, welche gewöhnlich nur wenig gröfser, zuweilen auch nur eben so grofs sind als die Blasen selbst. Ihr Inhalt trübt sich später, wird molkenähnlich oder röthlich und zuletzt trocknen sie zu dünnen Schuppen ein oder bilden, wenn sie zerrissen werden, oberflächliche Excoriationen.

Die meisten Schriftsteller nehmen eine acute und eine chronische Form des Pemphigus an. Der ersteren sollen, nach der Angabe Vieler, meistens febrilische Erscheinungen vorausgehen und überhaupt soll der ganze Verlauf mit dem der exanthematischen Fieber übereinstimmen. Willan und Bateman leugnen indefs die Existenz dieses acuten Blasenausschlages; Rayer dagegen giebt an, dafs er denselben, wenngleich nur selten, gesehen habe. Ebenso soll ihn Biett beobachtet haben. Cazenave und Schedel versichern, dafs ihnen zahlreiche Fälle davon vorgekommen seien. Dafs es eine solche *Febris bullosa* wirklich giebt, kann hiernach wohl nicht bezweifelt werden, doch ist Rayer's Bemerkung, dafs dieselbe eine seltne Krankheit sei, wie es scheint, die richtige, da manchen Aerzten unter einer sehr grofsen Anzahl von Kranken niemals ein Fall davon vorgekommen ist, z. B. Hebra. Auch ich habe die acute Form nicht beobachtet. Zuweilen sah man im Verlaufe von Wechselfiebern, Ruhr, Typhus und andern acuten Krankheiten einen Pemphigusausschlag von kurzer Dauer entstehen. In einzelnen Fällen soll ein acht bis zehn Tage währender Pemphigusausschlag in der Weise sich darstellen, dafs zuerst nur eine Blase sich bildet, der in kurzen Zwischenräumen einige andere, immer einzeln entstehende, nachfolgen (*Pemphigus solitarius*).

Der chronische Pemphigus (*Pemphigus chronicus,* oder *diutinus; Pompholyx*) kommt durch wiederholte Ausbrüche von Blasen zu Stande und hält zuweilen Monate und Jahre lang an. Häufiger als bei der acuten Form bilden sich hier aus den Blasen Excoriationen, auf denen eine Zeitlang die Absonderung von Flüssigkeit stattfindet.

Aufser diesen Hauptformen hat man noch einige andere unterschieden. *Pemphigus pruriginosus* hat man die Krankheit genannt, wenn zwischen den Blasen Prurigopapeln vorhanden sind. Als *Pemphigus neonatorum* wird eine bei neugeborenen Kindern vorkommende Form aufgeführt. Bei dieser sind, nach Hebra [1]), die Blasen immer länglich und ihrer Bildung gehen ebenso geformte Flecken voraus. Die Flüssigkeit der Bläschen soll immer eine gelbliche Farbe haben und der Ausschlag am häufigsten im Gesicht und an den Fufssohlen vorkommen. Aufserdem bildet sich, nach der Angabe vieler Schriftsteller in Folge von secundärer Syphylis zuweilen ein Pemphigusausschlag. Wie manche behaupten, sollen die Blasen hier von einem kupferrothen Rande umgeben sein und nicht nur Excoriationen, sondern mitunter auch tiefer eindringende Geschwüre veranlassen. Andere hingegen, wie z. B. Ricord [2]), wollen den *Pemphigus syphili-*

---

[1]) B. Schulz, Diagnostik der Hautkrankheiten nach Hebra's Vorlesungen. Wien 1845. S. 73.

[2]) Die Pathologie und Therapie der venerischen Krankheiten. Nach Ricord's Vorlesungen bearbeitet von Lippert. Hamburg 1846. S. 88.

ticus nicht verschieden von dem gewöhnlichen gefunden haben und meinen deshalb auch, dafs die bei Syphilitischen beobachteten Pemphiguseruptionen vielleicht gar nicht durch das venerische Leiden hervorgerufen würden. Ich habe Pemphigus bei Syphilitischen niemals gesehn.

Ueber die Ursachen des Pemphigus wissen wir sehr wenig. Viele Pathologen meinen, die chronische Form werde häufig durch die sogenannten Harnschärfen erzeugt, was jedoch hier ebenso wenig erwiesen ist, als bei andern Ausschlägen, die man, wie ich schon früher erwähnte, von der gleichen Ursache ableitet.

Was die Hautveränderungen beim Pemphigus betrifft, so rühren die Blasen von einer einfachen Lostrennung der Epidermis durch darunter angesammelte seröse Flüssigkeit her. Die an die Oberhaut angehefteten Haarsäcke zerreifsen dabei und man findet daher gewöhnlich die oberen Enden der letztern als kleine Anhänge an der unteren Fläche der Oberhaut. Unter der abgehobenen Epidermis sieht man die geröthete Oberfläche der Cutis. Den Inhalt der Blasen habe ich einige Mal untersucht. Er bestand am zweiten Tage, nach erfolgter Blasenbildung, aus einer gelblichweifsen leicht getrübten Flüssigkeit, die in ihrer Consistenz mit dem Blutserum übereinstimmte. Sie enthielt eine Menge Eiterkörperchen von gewöhnlicher Beschaffenheit, die, als die Flüssigkeit einige Zeit gestanden hatte, ein lockeres Sediment in derselben bildeten. Die Flüssigkeit reagirte in den von mir untersuchten Fällen immer schwach alkalisch.

Franz Simon [1]) hat den Blaseninhalt in einem Falle von *Pemphigus chronicus* untersucht. Die Flüssigkeit war durchsichtig, gelblich und setzte ein schleimiges, aus Eiterkörperchen bestehendes Sediment ab. Sie hatte ein specifisches Gewicht von 1,018 und enthielt freie Essigsäure. In 100 Theilen derselben fanden sich

[1]) Romberg, Klinische Ergebnisse herausg. von Henoch. Berl. 1846. S. 193.

Cholesterinhaltiges Fett	0,260
Extractivstoff, in Spiritus löslich, mit milchsaurem Natron, Chlornatrium und Chlorkalium	0,650
In Wasser lösliche, dem Speichelstoff ähnliche Materie	0,190
Eiweifs mit phosphorsauren Salzen	4,800
Wasser	92,000
Essigsäure und Eiterkörperchen	unbestimmt.

Harnstoff liefs sich trotz der sorgfältigen Untersuchung in der Flüssigkeit nicht auffinden, was beachtenswerth ist, da mehrere Beobachter, welche annehmen, dafs der Pemphigus durch Anomalien in der Harnsecretion entstehen könne, den Inhalt der Bullae öfter von urinösem Geruche gefunden haben wollen. Der Geruch des nicht mehr frischen Urins wird aber, zum Theil wenigstens, durch die, von Zersetzung des Harnstoffes oder der Harnsäure herrührende, Ammoniakentwicklung bedingt.

Scharlau [1]) theilt einen Fall von Pemphigus bei einem neugeborenen Kinde mit, in welchem die Flüssigkeit der Blasen contagiöse Eigenschaften gezeigt haben soll, indem nämlich mehrere Personen, welche mit dem kranken Kinde in Berührung gekommen waren, ebenfalls einen Blasenausschlag bekamen. Auch eine Impfung mit der Flüssigkeit, die Scharlau bei sich selbst vornahm, hatte das Entstehen von Blasen zur Folge. Der Inhalt der Bullae, die am 4ten Tage nach der Geburt sich zu entwickeln begonnen hatten, war gelblichweifs gewesen, hatte stark alkalisch reagirt und unter dem Mikroskop eine Menge ovaler und runder Körperchen gezeigt. Den sporadisch vorkommenden Pemphigus haben Andere niemals ansteckend gefunden, doch erwähnen manche Schriftsteller einzelner Epidemien von *Febris bullosa* [2]), in denen die Krankheit sich contagiös gezeigt haben soll. Ob diese Fieber indefs wirklich Pemphigus gewesen sind, möchte wohl nicht sicher ausgemacht sein.

---

[1]) Casper, Wochenschrift für die gesammte Heilkunde. Jahrg. 1841. S. 186.

[2]) Willan, die Hautkrankheiten; übersetzt von Friese. Breslau 1799. 1. Bd. S. 402.

Rupia.

Rupia nennen wir einen chronischen Hautausschlag, der sich durch kleine, abgeflachte, an der Basis runde, isolirt stehende Blasen zu erkennen giebt, deren schon früh trübe erscheinender Inhalt sich bald in eine eitrige, röthliche oder braunrothe Flüssigkeit umwandelt. Der Bildung der Blasen gehen häufig entzündlich geröthete Flecken voraus, doch sollen diese zuweilen auch fehlen. Durch das Eintrocknen der Blasen entstehen dicke, feste Borken, die auf ihrer Oberfläche uneben sind und meist eine dunkele, röthlichbraune Farbe haben. Wenn die Borken abfallen, so bleiben nur selten oberflächliche Excoriationen, sondern fast immer tiefer eindringende Geschwüre zurück. Nach der Beschaffenheit der Borken hat man zwei Modificationen von Rupia unterschieden. Bei der einen, der *Rupia simplex*, haben die Borken nur eine mäfsige Dicke und ragen nicht stark über die Hautoberfläche hervor; bei der anderen, der *Rupia prominens*, sind die Borken dicker, meist zugleich breiter und gewöhnlich von konischer Gestalt. Beide Formen sind indefs nicht strenge von einander zu scheiden, denn Borken, welche anfangs dünn und von geringem Umfange sind, nehmen nicht selten dadurch, dafs sie sich allmälig verdicken und in die Breite ausdehnen, mit der Zeit die Form der *Rupia prominens* an. Hebra [1]) glaubt sogar, dafs die *Rupia prominens* sich immer erst aus der einfachen Rupia entwickele und betrachtet deshalb die erstere nur als ein späteres Stadium der anderen, was ich nach den Beobachtungen, die ich an einer Anzahl mit *Rupia syphilitica* behafteter Kranken gemacht habe, für richtig halte. Das Breiterwerden der Borken kommt dadurch zu Stande, dafs im Umfange des zuerst gebildeten Schorfes sich die Epidermis wieder durch erneuerte Exsudation von Flüssigkeit zu einem blasigen Ringe erhebt, welcher Prozefs sich mehrmals wiederholen kann. Zugleich nimmt die Borke an Dicke zu, und zwar

[1]) Zeitschrift der Gesellschaft der Aerzte zu Wien 1845. S. 152.

auf die Weise, dafs unter derselben neue Massen von der Cutis exsudirt werden und eintrocknen. Durch den neuen Ansatz, den die Kruste von den Seiten her erhält, bekommt ihre Oberfläche ein geringeltes Ansehen und durch die Massen, welche sich von unten her an den Schorf ansetzen, gewinnt dieser oft eine konische Gestalt. Der genannten Eigenschaften wegen vergleichen die meisten Schriftsteller die Krusten mit den Schalen der Austern oder Patellen.

Eine dritte Art der Rupia, welche von den meisten Autoren aufgeführt wird, ist die *Rupia escharotica* oder *gangraenosa*, bei welcher unter den Blasen sich nicht blofs Verschwärungen ausbilden, sondern brandige Zerstörungen der Cutis zu Stande kommen. Der Inhalt der Blasen ist hier eine dickliche, übelriechende, rothbraune oder schwarzbraune Flüssigkeit und die Cutis findet man an der Stelle, wo die Blase sich gebildet hatte, mit abgestorbenen Gewebetheilen bedeckt.

Die Krusten der Rupia fand ich bei der mikroskopischen Untersuchung aus Epidermiszellen und eingetrockneten Eiterkörperchen zusammengesetzt.

Ueber die Ursachen der Rupia wissen wir wenig. Zuerst ist es uns bekannt, dafs dieselbe in Folge secundärer Syphilis entstehen kann. Sie gehört den späteren Perioden dieses Leidens an und erscheint gewöhnlich erst, nachdem andere secundäre Symptome vorausgegangen sind. Manche glauben, dafs die Rupia immer syphilitischen Ursprunges sei, was jedoch von Anderen geleugnet wird, indem sie dieselbe auch bei nicht mit Lues behafteten Personen gesehen haben wollen. Die Annahme von Fuchs, dafs der Ausschlag stets von Scrofulosis herrühre, darf als unbegründet angesehen werden. Einige Schriftsteller meinen, dafs die Rupia nur als eine Modification des Pemphigus zu betrachten sei. Insofern sich dieser Ausspruch nicht blofs auf die äufsere Form, sondern auf die Genesis beider Ausschläge bezieht, möchte derselbe auch als zweifelhaft zu betrachten sein, da aus dem S. 195 Angeführten genügend hervorgeht, dafs wir über die Entstehungsweise des Pemphigus ebenfalls noch sehr wenig wissen.

e) Hautentzündungen, welche die Bildung von Pusteln bewirken.

Der nässende Grind. *Impetigo*.

Impetigo ist eine Hautentzündung, bei welcher sich auf gleichmäfsig gerötheten Flächen oder rothen Flecken von geringerem Umfange, kleine, sogenannte psydracische, Pusteln bilden, welche gewöhnlich in Menge bei einander stehen und zur Erzeugung von dicken, meist feuchten, gelblichen, grünlichgelben oder braunen Grinden Veranlassung geben. Unter diesen dauert fast immer eine Exsudation von Flüssigkeit fort, durch deren theilweises Eintrocknen die Schorfe an Dicke zunehmen. Stofsen letztere sich ab, so kommt die, der Epidermis beraubte, geröthete Oberfläche des Coriums zum Vorschein, welche sich indefs durch die auf ihrer Oberfläche secernirte Flüssigkeit bald wieder mit neuen Krusten bedeckt. Hierdurch und durch das Entstehen von neuen Pusteln in der Umgegend der zuerst ergriffenen Hautstellen kann die Krankheit sehr in die Länge gezogen werden. Nähert sich dieselbe ihrem Ende, so läfst die Secretion nach, die Schorfe werden trocken und fallen ab, nachdem sich unter denselben eine neue Oberhaut gebildet hat. Narben bleiben in der Regel nicht zurück.

Man hat nach den verschiedenen Eigenschaften, die der Ausschlag darbietet, mehrere Arten von Impetigo unterschieden. ***Impetigo figurata*** hat man ihn genannt, wenn die Pusteln in Gruppen, welche meist eine rundliche Form zeigen, bei einander stehen; ***Imp. sparsa,*** wenn dieselben über einen Theil der Körperoberfläche ohne regelmäfsige Anordnung zerstreut sind. Als ***Imp. erysipelatodes*** bezeichnen Viele, nach Willan, die Krankheit, wenn die der Pustelbildung vorausgehende Entzündung sehr heftig ist, und die leidende Hautstelle daher stärker als gewöhnlich geröthet erscheint. Unter dem Namen ***Imp. scabida*** beschreibt Willan eine Form, bei welcher sehr dicke, höckerige Krusten vorhanden sind, und wo aus Rissen in denselben fortdauernd eine purulente Flüssigkeit aussickert. Canstatt bemerkt wohl mit Recht, dafs dies eigentlich keine eigene Art von Impetigo, sondern nur ein späteres Stadium der gewöhnlichen Formen sei. Nach den Theilen, an denen die Krankheit ihren Sitz hat, unterscheidet man *Imp. faciei* (*Crustea lactea* älterer Autoren), *Imp. capitis* u. s. w. Ist die *Imp. capitis* mit starker Secretion von Flüssigkeit verbunden, so führt sie den Namen *Imp. muciflua; Impetigo capitis granulata* (*Tinea granulata*) wird sie genannt, wenn die Grinde trockner sind, und einzelne von diesen sich abbröckelnde und zwischen den Haaren sitzenbleibende Fragmente dem Kopfe das Ansehen geben, als wäre er mit Mörtel bestreut.

Hebra [1]) hat noch eine dritte Art von *Impetigo capitis* unter dem Namen *Impetigo achor decalvans* beschrieben, die sich, nach seiner Angabe, durch die Bildung kleiner Pusteln zu erkennen giebt, welche jedoch nie zusammenfliefsen, sondern immer einzeln stehen, von einem kleinen Entzündungshofe umgeben und meist von einem Haare durchbohrt erscheinen. Die Epidermis wird bei diesen Pusteln nicht stark erhoben und sie ergiefsen ihren Inhalt nicht auf die Oberfläche der Haut, sondern bestehen mehrere Tage unverändert fort und vertrocknen endlich zu kleinen bräunlichen Schuppengrinden. Hat die einzelne Pustel auf diese Weise ihren Verlauf beendet, so fällt mit der kleinen, durch Vertrocknen des Pustelinhaltes gebildeten Borke auch das Haar aus, um welches sich die Pustel gebildet hatte und es entsteht entweder eine neue Pustel an derselben nunmehr haarlosen Stelle oder es erneuern sich dieselben Krankheitserscheinungen um ein daneben stehendes Haar. Meistens geht dieses Leiden nur von einer oder der andern kleinen, umschriebenen Stelle des behaarten Kopfes aus, ergreift nach und nach die angrenzenden gleichartigen Theile und schreitet, während das anfänglich erkrankte Centrum, aufser Haarlosigkeit, später keine krankhafte

---

[1]) Zeitschrift der Gesellschaft der Aerzte zu Wien. 1. Jahrgang 1844. S. 30.

Veränderung mehr darbietet, nach der Peripherie immer weiter. In einer späteren Periode dieser Krankheit stehen daher die auf gerötheten Grunde aufsitzenden Pusteln immer in einem Kreise oder wenigstens in einem Halbkreise und umgeben eine glatte, glänzende, entweder ganz haarlose oder doch nur mit spärlichem Haarwuchse versehene Stelle.

Ich habe wohl zuweilen bei Impetigo, wenigstens ein stellenweises, Ausgehen der Haare gesehen, das von Hebra geschilderte Leiden indefs nicht beobachtet, bezweifle aber, bei der genauen Beschreibung, welche der genannte Beobachter davon gegeben hat, nicht, dafs es wirklich in der angegebenen Weise vorkomme.

In Betreff der Ursachen der Impetigo sind unsere Kenntnisse noch mangelhaft. Der Ausschlag kann durch äufsere Hautreize erzeugt werden und unterscheidet sich, wie schon oben S. 182 erwähnt wurde, vom Eczema dann nur durch die stärkere, mit deutlicher Eiterbildung verbundene Entzündung der Haut. Oft sehen wir Impetigo aber auch zu Stande kommen, ohne dafs solche Reize eingewirkt haben und dann sollen, nach der Meinung der Schriftsteller, dyskrasische Zustände, wie Scrofulosis, Gicht u. a. dieselbe veranlassen. Ob sich dies indefs wirklich so verhält, ist noch nicht ganz sicher ausgemacht.

Bei allgemeiner Syphilis entsteht zuweilen ein Ausschlag, der der gewöhnlichen Impetigo ähnlich ist, sich indefs von dieser durch die kupferfarbene Röthe in der Umgegend der Pusteln und Borken, durch häufig dabei sich ausbildende Verschwärungen und die nach der Heilung zurückbleibenden braunen oder röthlichbraunen Flecken unterscheidet.

Den Inhalt der Impetigopusteln habe ich öfter unter dem Mikroskop untersucht und denselben vom gewöhnlichen Eiter nicht verschieden gefunden.

In den Krusten nahm ich immer eine Anzahl platter Epidermiszellen und sehr viele kleinere Körner wahr, die zusammengeschrumpften Eiterkörperchen glichen.

Auch habe ich bei einigen Leichen von Kindern, die an *Impe-*

tigo capitis gelitten, die befallenen Hautstellen untersucht. An den mit Krusten bedeckten Partien fehlte in der Regel die Epidermis; in der Cutis war eine Anzahl mit Blutkörperchen stark angefüllter Gefäfsschlingen zu bemerken, übrigens aber zeigte diese Membran nichts Abnormes. Die meisten Haarbälge waren, wie man an senkrecht durchschnittener Haut deutlich sehen konnte, nicht verändert, bei einzelnen aber fehlten die Haare. An den Talgdrüsen liefs sich ebenfalls nichts Ungewöhnliches auffinden. Nach der Annahme vieler Beobachter soll die die Impetigopusteln bildende Eiteranhäufung sich in der Höhle eines Haarbalges oder einer Talgdrüse befinden. Nach dem, was ich so eben angegeben habe, kann dies indefs nicht der Fall sein, denn wenn auch an den Hautstücken, welche ich untersucht habe, keine frischen Pusteln mehr vorhanden waren, so hätten doch die durch die Eiteransammlung ausgedehnten Bälge noch erkennbar sein müssen. Von solchen war indefs, wie ich so eben angegeben, nichts zu bemerken, denn die Haarbälge, in welchen die Haare fehlten, erschienen nicht weiter, als gewöhnlich. Man mufs demnach wohl annehmen, dafs auch bei Impetigo der Eiter sich zwischen der Cutis und Epidermis anhäuft. Wie sich die Haarbälge bei der von Hebra beschriebenen *Impetigo decalvans* verhalten, kann ich nicht bestimmen. Das Ausfallen der Haare, welches bei den gewöhnlichen Impetigoformen, wie ich schon früher bemerkte, zuweilen wenigstens stellenweise stattfindet, möchte wohl durch die, in Folge der entzündlichen Blutstockung, unterbrochene Ernährung des Haares zu Stande kommen. Auch kann möglicher Weise in den Haarsack eine Exsudation erfolgen, durch welche das Haar von dem Haarkeime gelöst wird, nur ist dieselbe, wie der Augenschein lehrt, niemals so beträchtlich, dafs der Haarbalg dadurch auf wahrnehmbare Weise erweitert wird. Der Umstand, dafs die Haarbälge, aus denen die Haare ausgefallen, übrigens unversehrt sind, erklärt es wohl auch, dafs letztere, wenn sie in Folge von Impetigo verloren gegangen waren, sich meistens leicht regeneriren.

Ecthyma.

Beim Ecthyma bilden sich grofse, deutlich über die Haut hervorragende und von einem Entzündungshofe umgebene, sogenannte phlyzacische Pusteln, die fast immer isolirt stehen und beim Eintrocknen braune dicke Krusten erzeugen, nach deren Abfallen ein rother Fleck oder ein kleines Geschwür zurückbleibt.

Ecthyma entsteht häufig durch Stoffe, welche durch ihre directe Einwirkung auf die Haut, diese in circumscripte Entzündung versetzen, weshalb man den Ausschlag häufig bei Maurern, Anstreichern u. dgl. m. beobachtet. Brechweinstein, wenn er auf die Haut gebracht wird, erzeugt ebenfalls Ecthymapusteln (*E. antimoniale*). Der Ausschlag bildet sich zuweilen während des Bestehens anderer chronischer Hautkrankheiten, z. B. Prurigo, Krätze u. s. w., und wird, allem Anscheine nach, hier auch meist durch äufsere reizende Einflüsse, wie irritirende Einreibungen oder das Kratzen der Kranken, hervorgerufen. Derselbe entsteht indefs auch öfter, ohne dafs die Haut von aufsen her in Entzündung versetzt worden ist. So geschieht dies zuweilen im Verlaufe von Wechselfiebern und andern acuten Krankheiten. Auch sah man ihn in seltenen Fällen nach der innerlichen Anwendung des Brechweinsteins zu Stande kommen.

Häufig brechen Ecthymapusteln bei erschöpften, schlecht genährten Individuen aus (*E. cachecticum*). Die Pusteln sind hier von einem lividen oder dunkelrothen Hofe umgeben, haben oft einen jauchigen oder mit Blut gemischten Inhalt und geben nicht selten zur Entwicklung von Geschwüren Veranlassung.

Die Schriftsteller führen unter den verschiedenen Ursachen, durch welche das sogenannte *Ecthyma cachecticum* erzeugt werden soll, auch schlechte Kost an. Dafs Nahrungsmittel, welche keine hinreichend nährenden Eigenschaften besitzen, im Stande sind, an circumscripten Stellen des Körpers Verschwärungen unter vorausgegangenen Erscheinungen von entzündlicher Hyperaemie zu erzeugen, dürfen wir wohl als erwiesen ansehen, denn in dem bekannten Falle von Stark [1]), der längere Zeit nur Zucker als Nahrungsmittel zu sich nahm, entstanden rothe Flecken auf der Haut, welche in Geschwüre aufzubrechen drohten. Auch reiht sich die Beobachtung Magendie's hier an, dafs bei Hunden, die längere Zeit allein mit Zucker gefüttert wurden, eine Verschwärung der Cornea zu Stande kam.

In Folge von secundärer Syphilis bilden sich zuweilen Ecthymapusteln, die sich besonders durch die kupferrothe Farbe des Hofes von anderen Arten unterscheiden.

Von den Ecthymapusteln habe ich öfter die durch Brechweinstein erzeugten untersucht. Der in denselben vorhandene Eiter liegt zwischen Epidermis und Cutis und nicht, wie von Manchen angenommen wird, in einem erweiterten Hautbalge. Ich konnte wenigstens von solchen niemals etwas wahrnehmen, obwohl ich die Cutis in mehreren Fällen, wo einige Zeit vor dem Tode sich Pusteln gebildet hatten, an der Leiche untersucht habe. Die von Brechweinstein herrührenden Pusteln zeigen sehr häufig einen Eindruck (Nabel). Dieser schien mir in manchen Fällen von den Haarsäcken herzurühren, die, ebenso wie ich es von den Pockenpusteln ausführlich beschrieben habe, zuweilen mit der Epidermisdecke der Pusteln in Verbindung bleiben und eine gleichmäfsige Erhebung derselben verhindern. Auch wenn man bei Hunden durch Einreiben von Brechweinsteinsalbe Pusteln erzeugt, so haben diese mitunter einen Nabel, der auf die eben angegebene Weise entsteht (Taf. 4. Fig. 8.). In anderen Fällen aber scheint bei den Pusteln des *Ecthyma antimoniale* vom Menschen der Nabel sich dadurch zu bilden, dafs die Epidermis an der Stelle, wo die Pustelbildung beginnt, früh eintrocknet und mit der Cutis so genau verklebt, dafs die Oberhaut bei stärkerer Anhäufung von Eiter an jenem Punkte nicht in die Höhe gehoben wird. In diesen Fällen ist die Epidermis in der Gegend des Nabels gewöhnlich bräunlich oder gelblich gefärbt. Einen ähnlichen Vorgang habe ich bei künstlich an Hunden erzeugten Pusteln zuweilen beobachtet.

---

[1]) Joh. Müller's Handbuch der Physiologie. 1. Bd. 4. Aufl. S. 396.

Bei diesen Thieren bilden sich nach dem Einreiben von Brechweinsteinsalbe aufser Pusteln zuweilen auch gröfsere Beulen, welche durch eine Menge kleiner Eiteranhäufungen in der Lederhaut und dem Unterhautbindegewebe, so wie durch eine Infiltration des Hautgewebes mit flüssigem Exsudate gebildet werden (Taf. 4. Fig. 7.). Es ist möglich, dafs auch bei einzelnen durch das erwähnte Mittel erzeugten Pusteln, sowohl des Hundes als des Menschen, die Eiterung zuerst im Gewebe der Lederhaut beginnt und sich von dort aus bis unter die Oberhaut verbreitet, doch habe ich mich davon niemals mit Sicherheit überzeugen können.

Helbert [1]) hat die Bildungsweise der Ecthymapusteln genauer verfolgt, die nach dem Einreiben von Brechweinsteinsalbe beim Menschen entstehen. Es bildeten sich zuerst, besonders um die Haarbalgmündungen, rothe Flecken, auf diesen entstanden kleine Bläschen, von denen immer mehrere zu gröfseren zusammenflossen. Zuletzt nahm der Inhalt derselben die gelbe Farbe des Eiters an.

Zu den pustulösen Hautkrankheiten pflegen die meisten Schriftsteller auch noch die Acne, ferner Mentagra und Porrigo zu rechnen. Von der Acne wird bei den krankhaften Veränderungen der Haarsäcke und Talgdrüsen, von den beiden anderen Ausschlägen in dem von den Parasiten handelnden Abschnitte die Rede sein.

Der Rotzausschlag.

Durch die Uebertragung des Rotzcontagiums auf den Menschen kommen neben bedeutenden Veränderungen in verschiedenen Organen auch krankhafte Erscheinungen an der Haut zu Stande, welche besonders in der Bildung eigenthümlich beschaffener Pusteln bestehen. Da ich aufser der Untersuchung einiger in Weingeist aufbewahrter Präparate, an denen nicht viel mehr zu erkennen war, keine eigene Beobachtungen über dieses Leiden anzustellen Gelegenheit hatte, ersuchte ich Herrn Virchow, der wiederholt an Rotz Verstorbene secirt hat, mir seine Erfah-

[1]) *De exanthematibus arte factis. Gölting.* 1844. *p.* 6.

rungen mitzutheilen. Derselbe ist so gefällig gewesen, mir die folgenden Nachrichten über einen Fall zu geben, in welchem die gewöhnlich vorkommenden Hautveränderungen in sehr ausgeprägter Weise von ihm waren vorgefunden worden.

„Bei einem Manne, der in der 13ten Woche nach der Infection am Rotz gestorben war, fanden sich, über die ganze Haut verbreitet, an den Extremitäten, am Rumpfe, im Gesicht u. s. w. kleine, nadelkopf- bis erbsengrofse Erhebungen von weifslich-trüber Farbe, die eine flache oder runde Oberfläche hatten, keine Delle zeigten und mit einem leicht injicirten Hofe versehen waren. Sie glichen vollkommen Eiterpusteln, stellten sich aber auf dem Durchschnitt stets als feste, zähe, cylindrisch geformte Einlagerungen in das Corium dar, in welches sie bis zu verschiedener Tiefe eingriffen. Häufig standen sie so dicht bei einander, dafs sie auf dem Durchschnitte Tuberkelnestern glichen, indem die einzelnen Exsudatpunkte durch starke hyperämische Zwischenräume getrennt waren. Aufserdem fanden sich gröfsere Beulen an der Stirn, den Vorderarmen und Unterschenkeln von blutrother Farbe, meist rundlicher Gestalt, von dem Fettzellgewebe ausgehend und an einzelnen Stellen ziemlich weit in das Corium eingreifend, so dafs sie zum Theil bis in die oberen Schichten reichten. Sie enthielten meist einen schmutzigen, röthlichen, etwas fadenziehenden Eiter. Am unteren Theile des rechten Unterschenkels war die Haut in grofsem Umfange stark geröthet, geschwollen und derb, wie bei Erysipelas oder Elephantiasis. Beim Einschneiden fand sich ein sehr grofser Abscefs, der bis auf die Tibia ging und sich nach oben zwischen den Muskeln bis gegen das Knie erstreckte. Die umliegenden Gewebe waren ödematös infiltrirt.

Was die Entwickelung des beschriebenen Hautleidens betrifft, so wird unter ziemlich starker Hyperaemie überall, wo sich die Infiltration bildet, ein dichtes, festes Exsudat abgelagert. Dies Exsudat erscheint zuerst röthlich, entfärbt sich aber sehr bald und besteht dann verhältnifsmäfsig lange als ein gelbweifser, trockner, tuberkelartiger Knoten fort. Dann verflüssigt sich diese Masse zunächst zu einer fadenziehenden, röthlich-weifsen Pulpe, in der man unter dem Mikroskop nur die Ueberreste von Blutkörperchen und Geweberesten vorfindet. Erst später sieht man freie, glatte Kerne, dann junge Zellen und zuletzt völlig ausgebildete Eiterkörperchen. Die tuberkelartigen Nester unterscheiden sich von den einzelnen Knoten nur durch die Zahl der neben einander liegenden Exsudatheerde, durch den tieferen Sitz der Exsudate, so wie durch die starke Hyperaemie und die ödematöse Anschwellung der Umgegend.

Die blaurothe, brandige Färbung, so wie das Zerfliefsen der bedeckenden Haut zu einer schmutzig-röthlichen Pulpe rührt wohl von der starken Spannung her, in welche die Haut durch die Auftreibung der darunter gelegenen Theile versetzt wird."

f) Hautentzündungen, welche mit krankhafter Epidermisbildung verbunden sind.

(Squamöse Hautentzündungen mancher Autoren.)

Es giebt einige Hautentzündungen, bei welchen während einer längeren Dauer eine Ablösung der Epidermis in mehr oder weniger grofsen, kleien- oder schuppenähnlichen Fragmenten beobachtet wird. Diese Hautentzündungen sind die Pityriasis, die Psoriasis und das Pallagra. Von mehreren Schriftstellern wird noch eine vierte, die *Lepra vulgaris,* aufgeführt. Diese betrachte ich indefs, wie einige Andere, als eine Modification der Psoriasis.

Pityriasis.

Man versteht unter Pityriasis einen krankhaften Zustand der Haut, bei welchem sich fortdauernd Theilchen der Oberhaut in der Form kleiner, weifser, meist kleienähnlicher Schuppen in Menge ablösen. Die gebildeten Schuppen bleiben theilweise angeheftet eine Zeit lang mit der Haut in Verbindung, lösen sich indefs später ab und werden wieder durch neue ersetzt. Dieses Leiden ist entweder mit deutlichen Zeichen von Entzündung der Cutis verbunden, oder verläuft ohne alle inflammatorischen Erscheinungen. Man pflegt die erste Form, wegen der dabei stattfindenden

Röthung der Haut, durch die Benennung ***Pityriasis rubra*** von der anderen, die als ***Pityriasis simplex*** bezeichnet wird, zu unterscheiden. Eigentlich dürfte an dieser Stelle nur die ***Pityriasis rubra*** abgehandelt werden, da es indefs noch zweifelhaft ist, in welche Abtheilung der Hautkrankheiten die ***Pityriasis simplex*** gehört, so werde ich auch über diese hier Einiges anführen.

Bei der ***Pityriasis rubra*** röthet sich die Haut auf mehr oder weniger grofsen Strecken und an den so veränderten Stellen lösen sich die äufsern Lagen der Epidermis in Form kleiner Schuppen, welche abfallen und immer wieder durch neue ersetzt werden. Die Röthung giebt sich durch das mit derselben verbundene Jucken oder Brennen, die meistens dabei wahrnehmbare Temperaturerhöhung u. s. f. deutlich als eine entzündliche zu erkennen. Auch erscheint die Cutis bei längerem Bestehen des Leidens fester und schwerer verschiebbar, als gewöhnlich, was wohl durch die Ablagerung von Entzündungsproducten in die Zwischenräume ihres Gewebes bedingt wird. Es kommt die ***Pityriasis rubra*** wohl dadurch zu Stande, dafs wegen des Entzündungszustandes der Cutis die Epidermis, sowie sie sich gebildet hat, immer wieder durch darunter sich anhäufende, kleine Mengen von Exsudat von der Lederhaut getrennt wird, abstirbt und sich loslöst. Deshalb wollen auch Manche, wie z. B. Hebra, die ***Pityriasis rubra*** gar nicht als einen eigenthümlichen Krankheitszustand betrachtet wissen, sondern nur als ein Symptom, welches mäfsige und längere Zeit anhaltende Entzündungen der Haut in der Regel begleitet. Diese Anschauungsweise ist meiner Meinung nach die richtige, nichts desto weniger möchte es ohne Nachtheil sein, wenn man für die oft recht auffallende Erscheinung der Epidermisabschilferung den einmal eingeführten Namen beibehielte; nur mufs man sich stets bewufst bleiben, dafs das eigentliche Grundleiden der Entzündungszustand der Cutis ist, und dafs dieser von sehr verschiedenen Ursachen abhängig sein kann.

Dafs die bei dieser Krankheit sich ablösenden Schuppen aus Epidermis bestehen, ist leicht durch die mikroskopische Untersuchung festzustellen, denn man überzeugt sich, besonders an

Schuppen, welche man vorher in Wasser etwas aufgeweicht hat, sogleich, dafs dieselben aus platten Oberhautzellen zusammengesetzt sind.

Von der entzündlichen Form der Pityriasis ist die *Pityriasis simplex* zu unterscheiden, bei welcher eine ähnliche Abschilferung der Epidermis, doch ganz ohne Zeichen von Hyperaemie, vor sich geht. Man beobachtet eine starke Abschuppung der Oberhaut an der ganzen Körperoberfläche zuweilen bei Personen, bei denen sich übrigens gar keine Krankheitserscheinungen vorfinden. Wie man vermuthet, wird diese Anomalie durch eine verminderte Secretion von Hauttalg hervorgebracht. Hierbei sollen die äufseren Epidermislagen ungewöhnlich spröde werden, springen und sich schneller als sonst ablösen.

Eine ähnliche Abschilferung der Oberhaut beobachtet man öfter in Fällen, wo die ganze Ernährung des Körpers mangelhaft vor sich geht, wie bei *Tuberculosis pulmonum*, während des Bestehens krebshafter Entartungen, bei Greisen u. dgl. m. Wahrscheinlich bilden sich unter diesen Verhältnissen Epidermiszellen, die von solcher Beschaffenheit sind, dafs sie früher, als normale, absterben und sich loslösen. Wegen dieser zu früh erfolgenden Abstofsung der aufseren Epidermisschichten erreicht auch, wie es scheint, die Oberhaut hier niemals ihre naturgemäfse Dicke und deshalb rechnen Manche diese Form von Pityriasis zu den Atrophien der Haut. Andere dagegen, welche wegen der fortdauernd sich neu bildenden Schuppen glauben, dafs hier in einem bestimmten Zeitraume mehr Epidermiszellen erzeugt werden, als im Normalzustande, wollen das fragliche Leiden als eine Hypertrophie der Oberhaut betrachtet wissen. Ich glaube, dafs erstere Ansicht die richtige ist.

Dafs die sich lösenden Schuppen bei der *Pityriasis simplex* ebenso wie die der *Pityriasis rubra* aus Epidermiszellen bestehen, lehrt die mikroskopische Untersuchung.

Viele führen als eine besondere Art der Pityriasis noch *Pityriasis versicolor* auf. Da dieses Leiden indefs in vieler Beziehung von den so eben geschilderten Krankheitszuständen abweicht, so wird von demselben erst später die Rede sein. (Vergl. die Abschnitte über die krankhafte Pigmentbildung und die Parasiten.)

Psoriasis.

Die Psoriasis beginnt mit rothen, etwas erhabenen Flecken, auf denen sich bald weifsliche, etwas glänzende, aus zusammengefügten Epidermiszellen bestehende Schuppen von verschiedener Dicke, Gröfse und Form bilden. Entfernt man die Schuppen, so findet man eine mäfsig geschwollene, dunkel geröthete, mit einer dünnen Oberhaut überzogene Hautstelle darunter.

Die Schriftsteller haben nach der Ausbreitung und Dauer des Uebels, nach der Form der Schuppen u. s. f. verschiedene Arten von Psoriasis unterschieden, von denen die bemerkenswerthesten folgende sind:

Psoriasis guttata. Bei dieser Form entstehen kleine rothe, etwas erhabene Flecken, welche gewöhnlich nur wenige Linien Durchmesser haben. Diese bedecken sich mit weifsen, rundlichen Schuppen, von denen manche den ursprünglichen geringen Umfang behalten, andere sich allmälig vergröfsern.

Psoriasis diffusa. Die sich bildenden rothen Flecken stehen so dicht bei einander und sind so zahlreich, dafs die sich darauf erzeugenden Schuppen zusammenfliefsen, und der Ausschlag dann gröfsere Stellen der Haut ununterbrochen überzieht.

Psoriasis scutellata. Hier sind die in ihrem Umfange runden, von einander getrennten Schuppen an ihren Rändern dicker und hervorragender, als in der Mitte, so dafs sie dadurch schüsselförmig erscheinen.

Psoriasis annulata oder *orbicularis.* Die Schuppen bilden Kreise, welche normal beschaffene Hautstellen einschliefsen. Es ist dies die Form, welche seit Willan als *Lepra vulgaris* oder *squamosa* aufgeführt wird. Rayer hat indefs schon auf die nahe Verwandtschaft dieser Form mit Psoriasis hingewiesen und Fuchs dieselbe wohl ganz richtig mit letzterer Gattung vereinigt.

Psoriasis gyrata. Die Haut erscheint hier mit Schuppen bedeckt, welche lange, schlangenförmig gewundene Streifen darstellen.

Psoriasis inveterata. Wenn die Psoriasis längere Zeit besteht, so verdickt sich die Cutis und wird hart und schwer verschiebbar; die Schuppen erreichen eine beträchtliche Dicke und stofsen sich in grofser Menge ab, werden aber fortdauernd wiedererzeugt. Häufig bilden sich auch Schrunden, die mehr oder weniger tief in die Cutis eindringen, leicht bluten und eine Flüssigkeit absondern, die zu länglichen Krusten erhärtet.

Hebra [1]) ist der Ansicht, dafs diese als besondere Arten des Ausschlages aufgeführten Formen nur als verschiedene Stadien desselben anzusehen sind. Die *Psoriasis diffusa* und *inveterata* sollen, seiner Meinung nach, dadurch zu Stande kommen, dafs die Flecken der *P. guttata* sich über gröfsere Hautflächen verbreiten. Von den anderen Formen nimmt Hebra an, dafs sie durch den Rückbildungsprozefs des Ausschlages hervorgebracht werden. So beginne bei dem Verschwinden der runden Flecken der *Psoriasis guttata* die Heilung oft im Centrum derselben, die Schuppen werden hier zuerst dünner und die Ränder ragen deshalb stärker hervor als der mittlere Theil, wodurch die als *Psoriasis scutellata* aufgeführte Form sich bilde. Schreite die Heilung weiter fort, so verschwänden die Schuppen in der Mitte der Flecken ganz und nur die Ränder erschienen noch damit bedeckt. In diesem Stadium stelle die Krankheit sich daher als *Psoriasis orbicularis* (*Lepra vulgaris* Willan) dar. Blieben bei weiter fortschreitender Heilung von den durch die Schuppen hervorgebrachten Kreisen nur noch einzelne Segmente zurück, so bildeten diese, wenn sie nahe an einander lägen, oft schlangenförmig gewundene Linien und erzeugten auf diese Weise das, was man *Psoriasis gyrata* genannt hat.

Dafs die *Psoriasis diffusa* meist durch das Zusammenfliefsen

---

[1]) B. Schulz, Diagnostik der Hautkrankheiten nach Hebra's Vorlesungen. Wien 1845. S. 36.

mehrerer, nahe bei einander liegender kleiner Flecken entsteht, ist eine von Vielen längst anerkannte Thatsache. Ebenso fand ich die Angaben Hebra's über das Zustandekommen der übrigen Psoriasisformen bei mehreren Kranken bestätigt, bei einigen anderen aber nicht. So ist noch jetzt ein Patient in meiner Behandlung, bei welchem an mehreren Stellen des Körpers der Ausschlag gleich anfangs sich als *Psoriasis orbicularis* darstellte und nicht erst durch Rückbildung diese Form annahm.

Dafs die dem Entstehen der Schuppen vorausgehenden rothen Flecken durch einen Entzündungsprozefs zu Stande kommen, kann wohl nicht bezweifelt werden. Die Anschwellung der gerötheten Flecken wird, wenn diese Annahme richtig ist, von der Anhäufung entzündlicher Exsudate im Hautgewebe abhängig sein. Von welcher Beschaffenheit diese Exsudate sind, hat man indefs noch nicht erforscht. Hebra mufs der Meinung sein, dafs sie Eiweifs und Faserstoff enthalten, denn er bezeichnet die Psoriasis und Pityriasis als Ausschläge, welche von einem fibro-albuminösen Exsudate herrühren sollen. Wodurch Hebra zu diesem Ausspruche veranlafst wird, giebt er aber nicht an.

In den auf der Cutis befindlichen Schuppen finden sich, wenn man sie in Wasser aufgeweicht unter dem Mikroskop betrachtet, nur platte Epidermiszellen. Andere Bestandtheile konnte ich darin niemals wahrnehmen.

Der bei der Psoriasis vorhandene Zustand von chronischer Entzündung der Cutis hat wahrscheinlich einen Antheil an der Schuppenbildung, indem die eben gebildete Epidermis vermuthlich fortdauernd durch unter ihr sich anhäufende Exsudate wieder von der Lederhaut getrennt wird. Auch mögen die erzeugten Epidermiszellen von solcher Beschaffenheit sein, dafs sie früher als normal beschaffene absterben und sich lösen. Die Quantität der von der äufsern Oberfläche der Epidermis bei gesunden Personen in einer bestimmten Zeit sich ablösenden Massen ist zwar nicht genau bekannt, doch dürfte wohl nicht zu bezweifeln sein, dafs in heftigen Fällen von Psoriasis viel mehr Epidermis losgestofsen wird, als in demselben Zeitraume bei Gesunden. So betrug bei einem

Kranken, der an allgemein über den Körper verbreiteter Psoriasis litt, die Menge der täglich abgestofsenen Epidermis, nach Nasse's [1]) Beobachtung, 65—385 Gran. Die unter den Schuppen vorhandene, noch genau mit der Cutis vereinigte Oberhaut ist dünner als im Normalzustande, befindet sich also in einem Zustande von Atrophie. Die Psoriasis als Hypertrophie der Epidermis zu betrachten, ist, meiner Meinung nach, deshalb falsch, weil die die Verdickung bildenden Schuppen aus abgestorbener Oberhaut bestehen, die nicht mehr ernährt wird und nur noch locker mit der Haut zusammenhängt.

Ob *Pityriasis rubra* und *Psoriasis* nur dadurch von einander abweichende Krankheitszustände sind, dafs bei der letztern die Epidermisablösung in reichlicherem Maafse erfolgt als bei der erstern, mufs vorläufig unentschieden bleiben. Möglich wäre es auch, dafs die bei der Psoriasis sich lostrennenden Epidermisfragmente durch ein Bindemittel zusammengehalten werden und sich deshalb in dickeren Lagen auf der Haut anhäufen. Bei den bisherigen Untersuchungen ist von einem solchen indefs nichts wahrgenommen worden.

Durch welche Ursachen die Psoriasis erzeugt wird, ist nicht genau bekannt. Man hat Gicht, krankhaft veränderte Harnabsonderung und manche andere Störungen als die Grundleiden genannt, durch welche der Ausschlag hervorgerufen werden soll, doch sind alle diese Angaben blofse Vermuthungen. Das Einzige, was wir als erwiesen ansehen dürfen, ist, dafs bei dem Vorhandensein secundärer Syphilis zuweilen ein Ausschlag entsteht, der mit der gewöhnlichen Psoriasis viel Aehnlichkeit hat und sich hauptsächlich durch die braun- oder kupferrothe Färbung der Haut in der Umgegend der Schuppen davon unterscheidet. Auch erreichen die mit Schuppen bedeckten Stellen selten dabei den Umfang, welchen sie bei der nicht syphilitischen Psoriasis oftmals annehmen. Häufig erscheint die *Ps. syphilitica* in der Form der *Ps.*

---

[1]) Prager Vierteljahrschrift III. Bd. S. 104.

annulata oder *gyrata* und zuweilen giebt sie zu Verschwärungen Veranlassung.

Bei der, besonders in Oberitalien einheimischen, unter dem Namen Pellagra bekannten Krankheit entstehen Hautentzündungen, welche gewönlich mit einer, durch Schuppenbildung sich äufsernden, Entartung der Oberhaut verbunden sind. Mir ist dieses Leiden aus eigener Anschauung nicht bekannt und ich will dasselbe daher nur ganz in der Kürze erwähnen. Es bilden sich, nach den Berichten der Schriftsteller, vorzüglich an den den Sonnenstrahlen ausgesetzten Körpertheilen erythematöse Entzündungen und an den so veränderten Stellen schuppt sich die Epidermis, welche gewöhnlich eine bräunliche oder schwärzliche Farbe annimmt, ab. Zuweilen soll auch, ohne dafs eine Hautentzündung vorausgegangen ist, die Oberhaut sich verdicken, eine gelbliche, bräunliche oder schwärzliche Farbe annehmen und rauh und schuppig werden. Dieses Hautleiden steht mit Störungen in den Verdauungsorganen und dem Nervensysteme in Verbindung, welche oft sehr bedeutend sind.

g) Hautentzündungen, durch welche die Bildung gröfserer Knoten und Beulen bewirkt wird.

Der Blutschwär. *Furunculus.*

Der Furunkel ist eine circumscripte Entzündung der Cutis und des Unterhautbindegewebes, bei welcher sich durch die Ablagerung von Entzündungsproducten in das Gewebe der Haut eine Anschwellung in Form eines mehr oder weniger prominirenden Knotens bildet. Ich habe wohl die aus aufgebrochenen Furunkeln ausgestofsenen Massen öfter untersucht, mich über die Hautveränderungen an der Leiche zu unterrichten aber keine Gelegenheit gehabt. Rokitansky sagt, dafs die hanfkorn- bis erbsengrofse Geschwulst, mit welcher der Furunkel beginnt, besonders durch starke Entzündung ausgezeichnet sei. Diese Entzündung umgiebt die Geschwulst in verhältnifsmäfsig grofsem Umfange als Hof, reift auch weit in die Tiefe und heftet die Hautgeschwulst an den subcutanen Zellstoff. Noch ehe diese Geschwulst ihre gröfste Heftigkeit erreicht hat, setzt sie in das Gewebe der Haut ein Exsudat ab, welches unter dem Namen Pfropf bekannt ist. Dieser Pfropf durchdringt die ganze Lederhaut und ist schon vorhanden, ehe noch die Geschwulst sehr deutlich erscheint. Er hängt anfangs innig mit dem umgebenden injicirten Gewebe zusammen, später bildet sich indefs rings um denselben Eiterung aus, die seine Ausstofsung veranlafst. Man hielt diesen Pflock früher für abgestorbenes Bindegewebe, durch neuere Untersuchungen ist indefs nachgewiesen worden, dafs derselbe seiner Hauptmasse nach aus einer Substanz besteht, welche in Bezug auf ihr mikroskopisches und chemisches Verhalten [1]) am meisten mit dem geronnenen Faserstoffe übereinstimmt. Ich habe den Pflock aus Furunkeln öfter untersucht und mich überzeugt, dafs er aus den, von Eiterkörperchen umhüllten Gerinnseln der eben bezeichneten Art besteht. Aufserdem bemerkte ich aber auch immer, ebenso wie Rokitansky, eine kleine Menge von den die Haut zusammensetzenden Fasern darin. Letztere gehörten theils dem Binde , theils dem elastischen Gewebe an.

Der Carbunkel. *Carbunculus, Anthrax.*

Der Carbunkel unterscheidet sich nach Rokitansky vom Furunkel nur dadurch, dafs bei diesem sich blofs ein Pfropf, bei jenem aber mehrere neben einander bilden und dafs zugleich die Entzündung beim Carbunkel in der Umgegend der exsudirten Massen beträchtlicher ist. Ich habe den Carbunkel niemals genauer untersucht und theile deshalb Rokitansky's [2]) Beschreibung mit. Macht man vor dem Eintritt der Eiterung und somit vor der Lösung der Pfröpfe einen Einschnitt in den Anthrax, so zeigt sich

---

[1]) Ascherson in Casper's Wochenschrift für die gesammte Heilkunde 1837. S. 729.

[2]) Handbuch der pathologischen Anatomie. 2. Bd. S. 89.

ein gleichförmig geröthetes, schwammiges oder maschiges Gewebe, dessen Maschen mit Pfröpfen erfüllt sind. Sind diese in einer späteren Periode schon von dem entzündeten Gewebe losgetrennt und ist die Eiterung bevorstehend, so erscheint ein jeder der Pfröpfe von einer gallertartigen Masse umgeben. Tritt endlich die Eiterung ein, so lösen sich die Pfröpfe völlig, es entstehen sofort in Folge eiteriger Schmelzung der Wandungen der Maschenräume kleinere oder gröfsere Heerde, in welchen die Pfröpfe frei umherschwimmen. Häufig erfolgt beim Carbunkel statt der Eiterung eine brandige Zerstörung der Gewebe, welche zunächst die die Heerde überkleidende äufsere Hautschicht einzunehmen pflegt.

Bei Personen, welche an secundärer Syphilis leiden, bilden sich nicht selten Hautknoten (*Tubercula syphilitica*), die eine verschiedene Gröfse und eine dunkle, kupferrothe Farbe haben, ziemlich fest sind und häufig in Verschwärung übergehen. Sie bedecken sich oft mit Krusten, welche von Zeit zu Zeit abfallen und dann mehr oder weniger bedeutende Geschwüre erkennen lassen. Sie können sich aber auch wieder zertheilen oder sich induriren.

Nach der Anordnung der Knoten und der Beschaffenheit der daraus sich bildenden Geschwüre, hat man verschiedene Arten von syphilitischen Hautknoten unterschieden, wie *Tubercula syphilitica disseminata, conferta, rodentia* (*Lupus syphiliticus*) u. s. f. Die *Tuberc. syphil.* entstehen in der Regel in den späteren Perioden der secundären Syphilis.

Wie die Haut bei dem Entstehen dieser Knoten verändert wird, ist uns nicht genau bekannt. Man darf wohl annehmen, dafs die Anschwellung von der Ablagerung entzündlicher Exsudate herrührt, wie diese indefs beschaffen sind, auf welche Weise sich die häufig zu Stande kommenden Verschwärungen ausbilden, können wir nicht mit Sicherheit angeben.

Eine Form der Acne bildet ebenfalls harte, geröthete Hautknoten. Von dieser wird bei den krankhaften Veränderungen der Haarsäcke und Talgdrüsen die Rede sein.

Auch könnte die sogenannte Aleppopustel (*bouton d'Alep*) hier eine Stelle finden, insofern sich bei dieser harte, entzündlich geröthete Knoten bilden. Diese gehen in Verschwärungen über, nach deren Heilung fast immer tiefe, nicht wieder verschwindende Narben zurückbleiben. Da das Leiden indefs bei uns nicht vorkommt und ich keine eigenen Erfahrungen über dasselbe habe, so werde ich nicht genauer darauf eingehen.

Ich schliefse das Kapitel von den Entzündungen mit einigen Bemerkungen über

die Geschwüre und den Brand der Haut.

Wie ich oben mehrfach zu erwähnen Gelegenheit hatte, geht die Entzündung der Haut häufig in Eiterung über. Der Eiter häuft sich, wie ich angegeben, nicht selten unter der abgehobenen Epidermis an und vertrocknet mit dieser zu einer Kruste, unter der dann oft die Epidermis sich regenerirt, so dafs nach dem Abfallen des Schorfes die Haut wieder ihr normales Ansehn zeigt. Auch wenn, ohne dafs Krustenbildung erfolgt ist, eine Eiterung auf der Oberfläche der Cutis stattfindet, so bildet sich mit dem Nachlassen derselben oft eine neue Epidermis und die Haut erleidet dabei weiter keinen Schaden. Selbst kleine Gewebeverluste, die die Cutis betroffen haben, können so vollständig wieder ersetzt werden, dafs später nichts mehr davon wahrzunehmen ist. Nach bedeutenderen Substanzverlusten aber bildet sich zwar auch zum Ersatze der verloren gegangenen Cutis eine neue aus Bindegewebe bestehende Masse, welche später von Epidermis bedeckt wird, mit der normalen Haut indefs nicht ganz übereinstimmt. Es fehlen der Narbenmasse nämlich die Hautpapillen und häufig auch die Haare und dadurch erscheint deren Oberfläche glatter als die Nachbartheile. Anfangs ist das neue Gewebe sehr blutreich und deshalb sieht es ungewöhnlich roth aus, mit der Zeit aber wird es blasser als die gesunde Haut, wahrscheinlich weil das Bindegewebe sich allmälig zusammenzieht und eine Anzahl Blutgefäfse comprimirt.

Häufig beobachtet man auch, dafs während des Bestehens

einer Eiterung die Hautgewebe mehr oder weniger bedeutende Zerstörungen erleiden oder dafs vorhandene Substanzverluste sich wenigstens nicht wieder ersetzen, indem neben dem Suppurationsprozesse gar keine oder doch keine die Heilung fördernde Organisation der Exsudate stattfindet. Bei diesen unter dem Namen Verschwärung bekannten Vorgängen weicht die eitrige Absonderung auch fast immer in höherem oder geringerem Grade von dem gewöhnlichen Eiter ab. Oft ist nämlich die Menge der Eiterkörperchen im Verhältnifs zu dem flüssigen Theile des Eiters sehr gering, oder die Eiterkörperchen haben nicht ihr gewöhnliches Ansehen, sind eckig oder kolbig oder zeigen bei Behandlung mit Essigsäure keine deutlichen Kerne, enthalten statt derselben oft nur einzelne sehr kleine Moleciüle. Neben so beschaffenen Eiterkörperchen findet man dann nicht selten viele kleine Moleciüle, welche bald aus Fett, bald aus einer anderen Substanz, die, wie man annimmt, eine Proteinverbindung ist, bestehen.

Auf welche Weise dieser Prozefs der Verschwärung im Allgemeinen und an der Haut im Besonderen zu Stande kommt, läfst sich nicht mit voller Sicherheit bestimmen. Vogel glaubt, dafs besonders dann Ulceration sich bilde, wenn die Elementartheile irgend eines Gewebes lange Zeit von einem geronnenen Exsudate so innig umschlossen bleiben, dafs durch Compression der Nerven und Blutgefäfse die Ernährungsvorgänge stellenweise ganz aufhören, wobei dann die Gewebetheile absterben, zerfallen und mit dem sich bildenden Eiter ausgeleert werden. Ferner nimmt man an, dafs bei fehlerhafter Blutmischung, bei mangelhaftem Nerveneinflusse u. dgl. m. die Ernährung eines Theiles so beeinträchtigt werden könne, dafs neben der Erzeugung von schlechtem Eiter auch ein Absterben einzelner Gewebetheile desselben erfolge. Endlich wird vermuthet, dafs schlechter Eiter, der zuweilen freie Säure, kohlensaures Ammoniak u. s. w. enthält, auch durch chemische Einwirkung Zerstörungen derjenigen Organtheile herbeiführen könne, mit denen er in Berührung kommt [1]). Die

[1]) Vergl. Vogel, Patholog. Anatomie. Leipz. 1845. 1. Bd. S. 124 u. 134.

Verschwärung würde bei dieser Betrachtungsweise dem Brande sehr nahe verwandt sein, oder eigentlich in dem brandigen Absterben einzelner Gewebeelemente eines Organes bestehen, dessen noch unter dem Einflusse der Ernährung befindliche Theile eine dem Eiter ähnliche Flüssigkeit exsudiren. Wie viel von den angeführten Vermuthungen richtig ist, mufs erst durch genauere Untersuchungen ermittelt werden.

Man nahm bisher ziemlich allgemein an, dafs die meisten an der äufseren Körperoberfläche vorkommenden Geschwüre durch innere krankhafte Vorgänge hervorgebracht würden und dafs man zugleich die Art der letzteren an der Beschaffenheit des Geschwüres zu erkennen im Stande wäre. So unterscheidet man ja bekanntlich, wenigstens in Deutschland, noch jetzt abdominelle, haemorrhoidalische, menstruelle, psorische, impetiginöse, gichtische und viele andere Geschwüre.

Neuerlich hat nun Hebra [1]) behauptet, dafs die Unterscheidung dieser besonderen Geschwürsformen, für die meisten der bisher angenommenen, unzuläfsig sei, indem es, mit Ausnahme einiger weniger Arten, keine Geschwüre gäbe, welche so ausgeprägte charakteristische Merkmale besäfsen, dafs man aus der Beschaffenheit des Geschwüres auf das Vorhandensein eines inneren Grundleidens, wie Störungen in den Unterleibseingeweiden, Gicht, Haemorrhoiden, Unregelmäfsigkeiten der Menstruation u. dgl. m. schliefsen könne.

Als diejenigen Geschwürsarten, von denen Hebra annimmt, dafs sie durch ihren Sitz, ihr Product, ihren Verlauf und ihre sonstige Beschaffenheit mit Sicherheit auf das Vorhandensein innerer Krankheitszustände schliefsen lassen, welche jene bedingen, betrachtet er nur die scrophulösen, die syphilitischen, die scorbutischen und carcinomatösen. Alle übrigen Geschwürsformen bezeichnet der genannte Arzt als idiopathisch-ulceröse Zerstörungen der Haut, die zufällig gerade bei einer anderweitig erkrankten Person vorkommen. Sie sollen theils von äufseren nachweisbaren

[1]) Zeitschrift der Gesellsch. der Aerzte zu Wien 1845. S. 218.

Schädlichkeiten herrühren, theils nothwendige Folgen vorausgegangener Exsudativprozesse sein. Im letzteren Falle entstehen sie, nach Hebra's Meinung, meistens in Folge der Entzündungsprozesse, welche durch das Kratzen der mit juckenden Hautleiden behafteten Kranken erregt werden.

Es ist möglich, dafs Hebra bei seinem Reformversuche etwas zu weit gegangen ist, als sicher darf man es indefs wohl ansehen, dafs viele der bisher angenommenen Geschwürsformen nicht als eigenthümliche, mit einem inneren Leiden in Verbindung stehende Veränderungen angesehen werden dürfen. Die Lehre von den Geschwüren an den äufseren Bedeckungen des Körpers bedarf mithin einer gründlichen Revision und dieses Umstandes wegen hielt ich es auch für unmöglich, in diesem Augenblicke eine genaue Beschreibung der einzelnen Formen zu geben.

Den Grund von Geschwüren findet man oft mit einer schleimähnlichen, grau- oder gelblich-weifsen Masse überzogen, die ich bei einigen primär-syphilitischen Geschwüren untersucht habe. That ich etwas davon in Wasser, so bildete dieselbe kleine weifsliche Lamellen, die aus nahe bei einander liegenden Eiterkörperchen von gewöhnlichem Ansehn bestanden. Suchte ich diese durch Verschieben des Deckglases von einander zu trennen, so erkannte ich, dafs sie von einer durchscheinenden Masse zusammengehalten wurden, die sich durch Zerrung in feine, doch an Dicke sehr verschiedene Fasern ausziehen liefs, und welche als ein häufig im Eiter vorkommender Bestandtheil bekannt ist. Neben den kleineren Lamellen sah ich viele isolirte Eiterkörperchen und eine Anzahl sehr kleiner Moleciüle, die zum Theil wahrscheinlich dem Exsudate angehörten, zum Theil aber auch wohl Ueberreste von zerfallenem Gewebe waren.

Nicht selten erscheint die an eine schwärende Fläche grenzende Haut hart und verdickt. Diese sogenannten callösen Geschwürsränder habe ich bei einigen alten Fufsgeschwüren untersucht. Die Epidermis und die Cutis zeigten sich hypertrophisch; die Hautpapillen waren vergröfsert. Ebenso hatte ich Gelegenheit bei einigen indurirten primär-syphilitischen Geschwüren der Vorhaut die die Chanker umgebenden verhärteten Hautpartien einer Untersuchung zu unterwerfen. Aus den verhärteten Stellen liefs sich eine ziemlich klare, Blutserum gleichende Flüssigkeit in mäfsiger Quantität herausdrücken. In dieser nahm man unter dem Mikroskop runde Körperchen wahr, die fein granulirt waren, mehrere Kerne hatten und hierin, so wie in ihrer Gröfse, mit den Eiterzellen übereinstimmten, ferner Zellen von der Gröfse der Eiterkörperchen, die indefs mit einfachen Kernen versehen und nicht granulirt waren, so wie endlich freie, in Essigsäure unlösliche Kerne und sehr kleine, rundliche Molecüle. An auseinander gezerrten Stückchen des indurirten Gewebes erkannte man deutlich die Bindegewebefasern der Haut, zwischen denen indefs überall eben solche Gebilde lagen, wie sie in der ausgedrückten Flüssigkeit sich gefunden hatten. Aufserdem zeigten sich dazwischen auch einzelne an zwei Seiten zugespitzte Zellen, wie sie als die Elemente des in der Entwickelung begriffenen Bindegewebes bekannt sind.

Hiernach sind die Verhärtungen um Chanker also von der zwischen den normalen Geweben erfolgenden Organisation eines Exsudates abhängig.

Der Brand der Haut ist keine seltene Erscheinung. Derselbe kann sich in Folge von Entzündung entwickeln, doch auch ohne vorausgegangene inflammatorische Erscheinungen auf verschiedene Weise zu Stande kommen. Da eine Erörterung der einzelnen Ursachen, durch welche Gangrän herbeigeführt werden kann, das genaue Eingehen auf eine Menge pathologischer Vorgänge nöthig machen würde, die zum Theil den Hautkrankheiten sehr fern liegen, so beschränke ich mich darauf, die Hauptformen zu beschreiben, unter denen der Brand der Haut sich darstellt. Dieser erscheint zuerst als feuchter oder als trockner Brand. Bei dem feuchten wird gewöhnlich die Oberhaut in Form von Bläschen oder Blasen erhoben, die eine röthliche oder roth-braune Jauche enthalten. Die Haut selbst wandelt sich in eine röthlichbraune, bräunlich-grünliche, schwärzliche, breiähnliche, übelriechende Masse um. In der Flüssigkeit, von der die brandigen Theile durchdrungen sind, und die sich, wie erwähnt, oft unter der abgehobenen Epidermis anhäuft, findet man bei der mikroskopischen Untersuchung keine anderen Körperchen, als die Trümmer von zerstörten Gewebetheilen. In ihrer chemischen Zusammensetzung fand man dieselbe mit einem durch Blutroth gefärbten Blutserum übereinstimmend. J. Vogel [1]) hat die Jauche aus einer Brandblase, welche sich am grangränös gewordenen Arme einer Typhuskranken gebildet hatte, genauer untersucht. Die Flüssigkeit war vollkommen klar, hatte eine rothe Farbe und zeigte unter dem Mikroskop gar keine darin suspendirte Theile, weder Blutkörperchen, noch Eiterkörperchen, und reagirte alkalisch. Durch Erhitzen wurde sie coagulirt. 1000 Theile derselben hinterliefsen nach dem Abdampfen 60 Theile festen Rückstand, welcher aus Eiweifs mit einigen Salzen bestand. In der breiigen Masse, in welche das Gewebe der Haut umgewandelt wird, erkennt man häufig braune oder schwarze Körner, welche wahrscheinlich von einer Veränderung der Blutkörperchen herrühren. Aufserdem findet man die Gewebetheile der Haut in mehr oder weniger hohem Grade zerstört. Das Bindegewebe zerfällt nämlich meistens in eine feinkörnige Masse, in der man anfangs noch die Faserung der Bindegewebebündel undeutlich erkennt. So habe ich es immer beim feuchten Brande gefunden; Vogel [2]) hat aber auch beobachtet, dafs zuweilen das Bindegewebe, ohne in körnige Partikeln zu zerfallen, sich allmälig erweichte, so dafs gröfsere Partien desselben noch die ursprünglichen Umrisse zeigten, während die einzelnen sie zusammensetzenden Fasern bereits verwischt waren. Von solcher Beschaffenheit habe ich das Bindegewebe auch einmal in einem Falle von *Gangraena senilis,* die sich aber in der Form des trockenen Brandes darstellte, gefunden. Die Fettzellen bekommen zuerst undeutliche Contouren und verschwinden dann ganz; ihr Inhalt findet sich in Tropfen von verschiedener Gröfse den

[1]) Pathologische Anatomie des menschlichen Körpers. Leipzig 1845. 1. Abthl. S. 125.

[2]) A. a. O.

anderen Produkten der brandigen Zerstörung beigemischt. Oefter hat man dabei die Bildung krystallinischer Massen von Margarin oder Margarinsäure beobachtet. Länger als die übrigen Gewebetheile der Haut erhalten sich die elastischen Fasern. Ehe die Haut sich in einen Brei umwandelt, erscheint sie aufgelockert und weich, wie macerirt und gewöhnlich von rother oder rothbrauner, wohl von Infiltration mit Blutfarbestoff herrührender Farbe.

Bei dem trocknen Brande wird das Gewebe der Haut in eine gewöhnlich schwarze, ziemlich feste Masse umgewandelt. Die Zerstörung der Gewebeelemente ist hier weniger beträchtlich, wenigstens fand ich an einem Fufse, an welchem die Haut durch *Gangraena senilis* abgestorben war, die Bindegewebefasern der Cutis, als ich ein aufgeweichtes Stückchen dieser Membran unter dem Mikroskope untersuchte, viel besser erhalten, als bei dem feuchten Brande.

Man hat aufser diesen beiden Formen von Gangrän der Haut noch eine dritte unter dem Namen des weifsen Brandes [1]) beschrieben. Bei dieser stellt sich das gangränöse Hautgewebe als eine gelblich- oder grauweifse Masse dar, die ziemlich mürbe ist. Rokitansky [2]) glaubt, dafs diese Art sich besonders dann entwickelt, wenn die Haut durch eine darunter vorhandene Entzündungsgeschwulst in so starke Spannung geräth, dafs die Capillargefäfse derselben comprimirt werden oder wenn, durch Zerstörung des subcutanen Bindegewebes, der Cutis die Blutzufuhr abgeschnitten wird. Ich habe diese Form des Brandes ein Mal bei einem Manne gesehen, bei welchem eine karbunkelähnliche Geschwulst sich auf dem Rücken entwickelt hatte. Der die Geschwulst bedeckende Theil der Cutis von der Gröfse eines Achtgroschenstückes wurde gelblichweifs und stiefs sich als Brandschorf ab. Eine genauere Untersuchung der abgestorbenen Haut konnte ich nicht vornehmen.

---

[1]) Ascherson in Casper's Wochenschrift für die gesammte Heilkunde 1837. S. 805.

[2]) Handbuch der pathologischen Anatomie. 2. Bd. S. 95.

Rokitansky zählt auch den Hospitalbrand dem sogenannten weifsen Brande bei.

Jede dieser Formen von Gangrän kommt nicht immer für sich allein vor, sondern es erscheinen öfter auch mehrere gleichzeitig an einem und demselben Theile, was namentlich vom trocknen und feuchten Brande gilt. So sah ich in einem Falle von *Gangraena senilis* an den Zehen trocknen Brand, während höher herauf am Fufse die Haut in feuchten übergegangen war. Ebenso giebt Rokitansky an, dafs bei diesem Leiden unter der in eine schwarze, dürre Schwarte umgewandelten Haut zuweilen Heerde vorhanden sind, in denen die Gewebe zu einem feuchten, stinkenden Brei zerfallen erscheinen.

Ich habe die in Gangrän übergegangene Haut besonders an brandig gewordenen Wunden und Geschwüren, beim *Decubitus*, bei der *Gangraena senilis* und der *Pustula maligna* untersucht und die Gewebe so verändert gefunden, wie es oben angegeben worden ist.

Meine Beobachtungen über den Milzbrandcarbunkel (*Pustula maligna*) sind indefs nur an einem in der hiesigen Thierarzneischule in Weingeist aufbewahrten Präparate vorgenommen worden, zu dessen genauerer Untersuchung ich durch die Güte des Herrn Geheimrath Gurlt Gelegenheit erhalten habe. Das Präparat ist ein gegen 2 Zoll langes und ungefähr 1 Zoll breites Hautstück vom Vorderarm, welches seiner ganzen Dicke nach bei einem lebenden Menschen ausgeschnitten worden war. Auf demselben befinden sich zwei Milzbrandbeulen, eine gröfsere, die $\frac{1}{2}$ Zoll und eine kleinere, die $\frac{1}{4}$ Zoll im Durchmesser hat. Beide bilden hügelförmige Anschwellungen, welche an ihrem erhabensten Theile die Hautoberfläche um etwa 4 Linien überragen. Die gröfsere Beule hat auf ihrer äufseren Fläche eine graubräunliche Farbe mit einigen dunkleren, rothbraunen, etwa hirsekorngrofsen Flecken. Die Epidermis ist auf der Geschwulst noch vorhanden, an einzelnen kleinen Stellen aber von der Cutis losgetrennt. Die Geschwulst wird durch eine Verdickung der Cutis gebildet, die an der kranken Stelle ihrer ganzen Dicke nach eine aschgraue

Farbe zeigt und so mürbe erscheint, dafs sie sich sehr leicht zerbröckeln läfst. Bei der mikroskopischen Untersuchung erkennt man in dem so veränderten Cutisgewebe nur eine feinkörnige Masse, in der sich hie und da einzelne Bindegewebefasern unterscheiden lassen. In den untersten Schichten der Cutis befinden sich in der Gegend der Geschwulst mehrere rothbraune Flecken, die wie Blutextravasate aussehen. Die kleinere Beule ist an dem mittleren Theile ihrer Oberfläche von derselben Farbe, wie die gröfsere, an den übrigen Partien aber von hellerer, gelblicher. Auf dem Durchschnitt erkennt man, dafs auch hier das Gewebe der Lederhaut in eine graue, mürbe Masse umgewandelt ist, die sich unter dem Mikroskop ebenso, wie in der gröfseren Beule verhält. In der Umgegend der Geschwülste ist die Oberhaut an mehreren Stellen zu erbsengrofsen Blasen erhoben.

Die *Pustula maligna* scheint, nach den Beschreibungen der Schriftsteller zu urtheilen, mit einer Entzündung zu beginnen, welche schnell in Brand übergeht. Wegen dieses Umstandes ist zu vermuthen, dafs die kleinen Körner, die sich in den brandigen Beulen finden, nicht alle von der Zerstörung normaler Gewebe, sondern auch von dem Zerfallen der zwischen den Fasern der Haut gebildeten Entzündungsproducte herrühren.

5) Krankhafte Neubildungen an der Haut.

Eine Anzahl von krankhaften Veränderungen der äufseren Bedeckungen kommt dadurch zu Stande, dafs auf der Haut oder zwischen den Gewebetheilen derselben neue Massen sich erzeugen. Bestehen diese pathologischen Neubildungen aus denselben Gewebeelementen, wie sie normaler Weise in der Haut vorkommen, so müssen dieselben eigentlich den Hypertrophien beigezählt werden. Es ist indefs üblich solche Erzeugnisse, wenn sie mehr für sich bestehende, abgegrenzte Massen darstellen, mit dem Namen der Afterbildungen oder Geschwülste zu belegen, und aus diesem Grunde werde ich einige Krankheitszustände, die eben so gut schon bei den Hypertrophien hätten beschrieben werden können, in diesem Abschnitte abhandeln.

Aus Hornsubstanz bestehende Neubildungen.

Ich habe oben S. 29. verschiedene Formen von Hypertrophie der Epidermis geschildert; gröfsere, stark prominirende Excrescenzen der Haut, die ebenfalls in ihrem Gewebe ziemlich mit dem der Hornschicht der Oberhaut übereinstimmen und daher auch den Hypertrophien beigezählt werden könnten, will ich hier beschreiben. Es sind dies

die Hornauswüchse der Haut; die Hauthörner. *Cornua humana; Cornua cutanea.*

Die Hauthörner erscheinen in der Regel als cylindrische oder konische Zapfen, welche nicht selten die Länge mehrerer Zolle erreichen. Sie sind häufig nach einer Seite gekrümmt oder gewunden und auf ihrer Oberfläche meistens mit erhabenen Längenstreifen versehen. Mitunter stellen sie sich indefs auch nicht als längliche Excrescenzen dar, sondern haben die Form flacher Hügel. Von Farbe sind sie gelblich, grau, braun oder schwärzlich. Die Art, wie sie mit der Haut zusammenhängen, ist nicht immer gleich; zuweilen nämlich bilden sie eine unmittelbare Fortsetzung der Oberhaut, in andern Fällen hingegen stecken sie mit ihrem unteren Ende in einem in der Haut liegenden Balge. Ihre Consistenz gleicht gewöhnlich der der Nägel.

Die Substanz, aus der diese Auswüchse bestehen, wurde schon, ehe man eine genauere Untersuchung derselben vorgenommen hatte, als eine hornartige bezeichnet. Durch die Unempfindlichkeit, den Mangel an Gefäfsen, die Consistenz, das Ansehn und den beim Verbrennen entstehenden Geruch hielt man sich für hinreichend berechtigt, dieselbe als übereinstimmend mit der der Oberhaut, der Nägel, der Thierklauen und ähnlicher Gebilde zu betrachten, und erklärte hiernach die Hornauswüchse für Wucherungen der Epidermis. Die in neuster Zeit angestellten genaueren Untersuchungen bestätigen die früheren Ansichten im Ganzen, indem die meisten Beobachter die Hauthörner aus Elementartheilen zusammengesetzt fanden, welche mit denen der äufsern Epidermislagen und der Nägel fast ganz übereinstimmen. So sagt Krause [1]), dafs die hornartigen Auswüchse Wucherungen der Epidermis seien, in denen die Oberhautzellen eine mehr senkrechte Richtung angenommen und sich in faserähnlicher Gestalt verlängert haben. Rokitansky [2]) giebt an, dafs dieselben bei einer anscheinend fasrigen Structur aus stark verhornten Epidermiszellen bestehen. Hiermit stimmt J. Vogel's [3]) Angabe überein. Unter dem Mikroskop erschien ihm die Substanz der Hornauswüchse für sich ganz unbestimmt, fast amorph, wie das Nagelgewebe, aber längere Zeit mit kaustischem Kali digerirt, zerfiel das Gewebe in kleine Schüppchen, ganz ähnlich denen,

---

[1]) R. Wagner's Handwörterbuch der Physiologie. 7te Lief. Art. Haut. S. 118.

[2]) Handbuch der pathologischen Anatomie. 1846. Bd. 1. S. 291.

[3]) Pathologische Anatomie. Leipzig 1845. 1. Abthl. S. 221.

welche man von der Substanz callöser Hautstellen, der Hühneraugen u. s. f. bei gleicher Behandlung erhält. Die aus Bälgen sich entwickelnden Hörner erklärt Vogel nach diesem Befunde für örtliche Wucherungen der den Balg auskleidenden Epidermis. Auch E. Wilson [1]) hält die Masse der fraglichen Auswüchse für Hornsubstanz und vergleicht sie mit der der Nägel; er glaubt indefs, dafs sie sich aus dem erhärteten Secrete erweiterter Talgdrüsen bilde. Eine eigenthümliche Ansicht über die Structur der Hauthörner hat Klenke [2]). Er will nämlich beobachtet haben, dafs sie aus einer Anzahl miteinander verklebter Haare bestehen, die in manchen Fällen sehr deutlich erkennbar, in anderen aber so genau mit einander verschmolzen sein sollen, dafs die einzelnen sich nicht mehr unterscheiden lassen.

Ich habe zwei Hornauswüchse von Menschen und eine gröfsere Anzahl von solchen, die sich krankhafter Weise an der Haut von Thieren gebildet hatten, untersucht, und fand die Structur der meisten so, wie Krause, Rokitansky und Vogel sie beschrieben haben. Die Hauthörner von Thieren befinden sich theils in dem hiesigen anatomischen Museum, theils in der Thierarzneischule; eines ist von einer Taube, ein anderes von einem Hunde, noch andere sind von Pferden, von Kühen und Schaafen. Fast alle diese Auswüchse von Thieren zeigten, wenn sie durchschnitten wurden, der Länge des Hornes nach verlaufende Streifen und in dieser Richtung liefsen sich auch leicht Fragmente in Form dünner Fasern ablösen. Durch die Anwendung von Schwefelsäure, zuweilen auch schon nach einer mehrtägigen Maceration in Wasser, zerfielen Stückchen der Auswüchse in dünne, den äufsersten Zellen der Epidermis ähnliche Schuppen, welche gewöhnlich mit ihrer Längenachse der des Hornes parallel lagen. Einige dieser Excrescenzen zeigten auch, bei einer gleichen Zusammensetzung aus mikroskopischen Zellen, auf dem Durchschnitte

---

[1]) *A practical treatise on healthy skin. London* 1845. *p.* 321.

[2]) Untersuchungen und Erfahrungen im Gebiete der Anatomie u. s. w. Leipzig 1843. S. 68.

keine Längenstreifen, sondern sahen gleichförmig aus, was Vogel auch bei menschlichen Hauthörnern beobachtet hat. Bei einem mehrere Zoll hohen Hauthorne von einer Kuh hatte ich Gelegenheit den Balg, in welchem das untere Ende desselben steckte, zu untersuchen. Dieser bestand aus Bindegewebe und war inwendig mit einer der Epidermis ähnlichen, etwa eine Linie dicken Oberhaut ausgekleidet. Mit dieser hing der Auswuchs genau zusammen, doch liefs die Grenze zwischen beiden sich deutlich erkennen. (Vergl. auch den Abschnitt von den Balggeschwülsten.)

Die beiden menschlichen Hörner, welche ich untersucht habe, befinden sich auf dem anatomischen Museum. Das eine derselben hatte sich in der Gegend der ersten Phalanx der kleinen Zehe bei einem Manne entwickelt, bei welchem aufserdem an der Fufssohle hornartige Bildungen sich befanden, welche mit denen der Ichthyosis ganz übereinstimmen, und die ich schon oben S. 49. beschrieben habe. Da der an der Zehe vorhandene Auswuchs ganz isolirt steht und im Leben, bei einem Breitendurchmesser an der Basis von etwa ½ Zoll, mehr als einen Zoll lang war [1]), so will ich ihn hier erwähnen. Er zeigt ganz dieselbe Zusammensetzung aus platten Schüppchen, wie sie von Andern bei den Hauthörnern beobachtet worden ist, nur trennen sich die Schuppen leichter von einander, als dies sonst bei den Hornauswüchsen der Fall ist. Die Excrescenz steckt nicht in einem Balge, sondern bildet eine unmittelbare Fortsetzung der Epidermis.

Das andere menschliche Hauthorn zeigt dagegen eine Structur, wie ich sie noch nicht beschrieben gefunden habe. Dasselbe war aus einem Balge an der Stirn einer Frau hervorgewachsen und hatte die Länge mehrerer Zoll erreicht. Hier wird nur ein etwa zwei Zoll langes Stück dieses Auswuchses aufbewahrt, welches einen ungefähr ⅓ Zoll dicken, nach einer Seite gekrümmten Cylinder darstellt, der auf seiner Oberfläche der Länge nach ver-

---

[1]) *Ernst, de corneis humani corporis excrescentiis. Dissert. inaug. Berolini* 1819. *p.* 24.

laufende, erhabene Streifen zeigt und sowohl äufserlich als inwendig eine schmutziggelbe Farbe hat (Taf. 3. Fig. 12. u. 13.). Das Eigenthümliche dieses Hornes besteht darin, dafs sich in demselben deutlich zwei verschiedene Substanzen unterscheiden lassen, die man am passendsten als Mark- und Rindensubstanz bezeichnen kann. Bei der mikroskopischen Untersuchung von Längen- und Querschnitten des Auswuchses erkennt man nämlich, dafs in der Hauptmasse desselben, die ich die Rindensubstanz nennen will, sich mehrere dünne, der Länge nach verlaufende Kanäle befinden, in welchen eine Art Mark enthalten ist. Diese Kanäle erscheinen an Querschnitten von rundlicher oder ovaler Form; der längere Durchmesser beträgt bei den ovalen etwa $^1/_{10}$, der kleinere $^1/_{20}$‴. Das darin befindliche Mark füllt dieselben entweder als eine zusammenhängende, structurlose Masse vollkommen aus oder ist vielfach durchbrochen, so dafs es sich wie ein Gitterwerk ausnimmt. Auch an Längenschnitten erkennt man oft das gegitterte Ansehn des Markes, woraus sich schliefsen läfst, dafs zum Theil einen fächrigen Bau hat (Taf. 4. Fig. 1. u. 2.). Solcher Markkanäle sind auf einem Querdurchschnitte etwa sechs zu erkennen, die theils in der Mitte, theils den Rändern näher liegen. Ob diese Kanäle durch das Horn seiner ganzen Länge nach hindurchgehen, kann ich nicht bestimmen, da ich nur ein kleines Stück desselben zur Untersuchung verwendet habe. An der Rindensubstanz bemerkt man rund um jeden Markkanal eine Menge paralleler dunkler Linien. Auch entfernter von den Markkanälen zeigt die Rinde parallel verlaufende Linien, welche in weiteren Bogen mehrere Markkanäle mit der zunächst darum befindlichen Rinde umgeben. Bei der Anwendung eines stärkeren Druckes zerfällt die Rindenmasse in eine Menge bogenförmiger Fragmente, indem in der Gegend der dunkeln Linien eine Trennung erfolgt. Diese Linien sind demnach wohl die Grenzen von einander umgebenden Platten. Die letzten Bestandtheile, in welche die Rinde sich zerlegen läfst, sind die oft erwähnten schuppenförmigen Zellen, welche hier eine beträchtliche Gröfse haben.

Der beschriebene Auswuchs hat am meisten Aehnlichkeit mit den Hörnern der Wiederkäuer, mit dem Unterschiede jedoch, dafs bei diesen sich nur in der Mitte Mark befindet, und die an Querschnitten wahrnehmbaren Linien concentrisch mit dem äufseren Umfange des Hornes verlaufen. Es ist möglich, dafs die Hornbildungen, von denen Klenke annimmt, dafs sie aus zusammengefügten Haaren bestehen, solche von der eben erörterten Beschaffenheit gewesen sind. Die Rinden- und Marksubstanz des von mir untersuchten Auswuchses ist indefs sehr verschieden von den gleichnamigen Bestandtheilen der Haare, wie aus dem oben Angegebenen genügend hervorgeht.

Aus Bindegewebe bestehende Neubildungen.

Gewisse an der Haut vorkommende Neubildungen stimmen darin mit einander überein, dafs sie aus Bindegewebe zusammengesetzt sind. Dieses Bindegewebe ist häufig vollkommen entwickelt und stellt sich ganz so dar, wie in den aus diesem Gewebe bestehenden normalen Theilen des erwachsenen Körpers. In anderen Fällen aber bieten die Elemente dieser Erzeugnisse die Charactere dar, welche das noch nicht völlig entwickelte Bindgewebe des Embryo an sich trägt. Man findet nämlich Kerne, Zellen, nach zwei Seiten hin in Fasern auslaufende Zellen u. s. f. Gewöhnlich zeigt sich bei den in Rede stehenden Neubildungen neben den Formen des unreifen Bindegewebes schon völlig entwickeltes Gewebe dieser Art.

Man hat folgende verschiedene Arten von Bindegewebegeschwülsten der Haut unterschieden:

1) Unter dem Namen der weichen Warzen (*verrues charnues*) sind kleine Anhänge der Haut bekannt, die gewöhnlich den Umfang einer oder einiger Erbsen haben, viel weicher als die früher (S. 37.) beschriebenen harten oder gewöhnlichen Warzen sind und entweder mit breiter Basis aufsitzen oder mittelst eines Stieles an der Haut befestigt sind (gestielte Warzen mancher Schriftsteller; *Acrochordon*). Sie werden von einer Oberhaut überzogen,

welche hinsichtlich ihrer Structur ganz mit der normalen Epidermis übereinstimmt, und die auch in Bezug auf ihre Dicke sich entweder gar nicht oder doch wenigstens nicht beträchtlich von der benachbarten normalen Epidermis unterscheidet; niemals ist sie so stark, hart und hornähnlich als bei den *Verrucae vulgares*. Nicht selten finden sich in den tiefsten Lagen dieser Oberhaut Pigmentkörner, wodurch die Geschwülste eine gelbe, bräunliche oder schwärzliche Farbe erhalten. Die Oberfläche der Warzen, besonders der farbigen, ist zuweilen mit Haaren besetzt.

Unter der so beschaffenen Oberhaut befindet sich die innere Substanz der Warze, die auf dem Durchschnitte mit blofsem Auge betrachtet gleichförmig und nicht, wie bei der *Verruca vulgaris*, aus einer Anzahl neben einander aufgerichteter Cylinder zusammengesetzt erscheint. Oefter erkennt man, besonders bei den gröfseren Warzen dieser Art, dafs ihr mittlerer Theil ein lockereres Gefüge hat, als die weiter nach aufsen gelegenen Schichten, weshalb Viele diese Auswüchse als sackförmige Ausstülpungen des Coriums betrachten, in welche eine Wucherung des lockern unter der Lederhaut gelegenen Bindegewebes sich hineinerstreckt. In der Regel ist es indefs, wie auch v. Bärensprung [1]) angiebt, nicht das ganze Corium, welches über die Aftermasse fortgeht, sondern diese liegt vielmehr im Corium eingebettet, so dafs ober- und unterhalb derselben sich Cutisgewebe befindet. Untersucht man die Substanz dieser Warzen unter dem Mikroskop, so findet man, dafs sie, abgesehen von dem Oberhautüberzuge, aus Bindegewebe bestehen, welches gewöhnlich unter vielen vollkommen ausgebildeten und zu Bündeln vereinigten Fibrillen auch Bestandtheile enthält, die man als frühere Entwickelungsstufen jenes Gewebes ansieht, wie Zellenkerne und nach zwei Seiten in Fasern auslaufende Zellen. In den Fällen, wo die äufseren Theile der Geschwulst dichter sind, als die inneren, erkennt man, dafs an den ersteren Partien die Bindegewebefasern genauer, nach Art

---

[1]) Beiträge zur Anatomie und Pathologie der menschlichen Haut. Leipzig 1848. S. 72 u. f.

des Cutisgewebes, untereinander verflochten sind, während sie, weiter nach dem Inneren des Tumors zu, weniger fest zusammenhängen und sich daher leichter auseinanderzerren lassen. Meistens finden sich die Elemente des noch unentwickelten Bindegewebes auch nur in diesem tieferen Theile. Der Stiel, durch welchen der Auswuchs öfter mit der Haut verbunden ist, besteht ebenfalls aus Bindegewebe. Nicht selten läfst sich sehr deutlich ein Gefäfsnetz unterscheiden, welches die Substanz der Warze durchzieht. Oefter sind die beschriebenen Excrescenzen, wie schon angegeben, auf ihrer Oberfläche mit Haaren bewachsen und sie werden in diesem Falle von Manchen unter dem Namen der Haarmäler aufgeführt. Die Haare sind gewöhnlich dick, ähnlich den Bart- oder Schaamhaaren. Mitunter finden sich auch Auswüchse der Art, bei denen eine Anzahl der darin befindlichen Haarbälge erweitert, durch Hauttalg verstopft und überhaupt so verändert erscheint, wie bei den weiter unten geschilderten Comedonen. Der Auswuchs zeigt dann gewöhnlich auf seiner Oberfläche Erhöhungen und Vertiefungen und in letzteren liegen die verstopften Haarbälge. v. Bärensprung [1], der diese mit entarteten Haarbälgen versehenen Warzen in gröfserer Menge untersucht hat, fand in denselben auch gewöhnlich die Schweifsdrüsen vergröfsert [2]. (Taf. 5. Fig. 7. 8.)

In der Regel sind die beschriebenen Warzen angeboren, doch

---

[1]) A. a. O. S. 81.

[2]) Krämer (über Condylome und Warzen, Göttingen 1847. S. 64) hat eine Beschreibung der weichen Warzen gegeben, die mit der obigen im Ganzen übereinstimmt. Er meint, dafs diese Gebilde in der Regel mit den gewöhnlichen (harten) Warzen und anderen Hautgeschwülsten zusammengeworfen würden. Dieser Angabe mufs ich indefs widersprechen, denn viele Schriftsteller haben dieselben genau beschrieben und von anderen Auswüchsen unterschieden. Alibert (*Traité complet des maladies de la peau. Paris* 1833.) schildert sie ganz richtig, ebenso Rayer (*Traité des maladies de la peau. Paris* 1827. *Tm. II.*) unter den Namen *verrues peduculées, verrues charnues*. Ich habe eine mikroskopische Untersuchung derselben angestellt und die Resultate, zu denen ich dabei gelangt bin, in Müller's Archiv 1840. S. 169 mitgetheilt.

bilden sie sich zuweilen auch erst nach der Geburt, wie ich selbst in einigen Fällen beobachtet habe.

2) Von diesen kleinen Afterbildungen hat man gröfsere, angeborene Geschwülste unterschieden, die ebenfalls aus Bindegewebe bestehen. Manche nennen sie *Naevus mollusciformis;* Ph. v. Walther hat ihnen den nicht ganz passenden Namen der angeborenen Fetthautgeschwülste (*Naevus lipomatodes*) gegeben. Sie bilden bei neugebornen Kindern mehr oder weniger beträchtliche Hervorragungen auf der Haut, die bald nur einzeln vorhanden sind, bald aber sehr zahlreich sich finden, so dafs sie im letzteren Falle grofse Flächen der Haut bedecken oder auch über den ganzen Körper zerstreut erscheinen. Ihre Gestalt ist sehr verschieden, sie sind halbkuglig oder konisch und sitzen mit breiter Basis auf oder hängen durch einen dünneren Stiel mit der Haut zusammen. Sie sind wie die weichen Warzen von der gewöhnlichen Farbe der Haut oder durch eine unter ihrer Oberhaut liegende Pigmentschicht mehr oder weniger dunkel gefärbt. Ihre Gröfse ist sehr verschieden. Am häufigsten pflegen sie den Umfang einer Haselnufs zu haben, doch sind sie zuweilen auch bedeutend gröfser. Sie wachsen nicht selten nach der Geburt und erreichen dann in einzelnen Fällen ein sehr ansehnliches Volumen.

In ihrem Bau stimmen sie fast ganz mit den weichen Warzen überein, denn sie bestehen wie diese aus Bindegewebe und sind mit einer Oberhaut überzogen, die sich kaum oder gar nicht von der normalen Epidermis unterscheidet. Mitunter enthalten sie etwas Fett in kleinen, hie und da in ihre Masse eingestreuten Klümpchen. Da dasselbe indefs im Verhältnifs zu dem vorhandenen Bindegewebe sich immer nur in sehr geringer Menge findet und auch nur ausnahmsweise vorzukommen scheint, so ist der Name Fetthautgeschwulst wohl nicht recht bezeichnend. Ich habe mehrere solche Geschwülste untersucht, von denen die meisten etwa wallnufsgrofs waren, zwei aber einen sehr beträchtlichen Umfang zeigten. Die eine der letzteren, welche etwa einen halben Fufs im Querdurchmesser hat und mehrere

Zoll hoch ist, befindet sich auf dem hiesigen anatomischen Museum, die andere, von der ich ein mehrere Zoll grofses Stück erhalten habe, wurde vor mehreren Jahren von Dieffenbach exstirpirt. Zuweilen sind, wie bei den Warzen, auch bei diesen Geschwülsten die am meisten nach aufsen gelegenen Partien dichter als die tieferen, weshalb man diese Auswüchse ebenfalls als Wucherungen des Unterhautbindegewebes betrachtet hat, über denen die Cutis sackförmig ausgestülpt ist. Der äufsere dichte Theil war in der von Dieffenbach fortgenommenen Geschwulst mehr als noch einmal so dick, als die normale Lederhaut.

3) Unter dem Namen des *Molluscum simplex* oder *M. non contagiosum* hat man kleine Geschwülste der Haut beschrieben, welche nicht angeboren sind, deren Umfang von dem einer Erbse bis zu dem eines Taubeneies variirt, und die meist mit breiter Basis, seltner mit einem dünnen Stiele aufsitzen. Sie finden sich fast immer in grofser Anzahl, und zuweilen über die ganze Körperoberfläche verbreitet vor. Ueber die Beschaffenheit dieser Geschwülste weifs man noch nichts ganz Genaues. Nach Cazenave und Schedel [1]) sollen sie aus einer dichten fibrösen Masse bestehen. Rokitansky betrachtet sie als Bindegewebegeschwülste. Ich habe einige Male Auswüchse untersucht, die sich erst nach der Geburt gebildet hatten und alle die von den Schriftstellern als Charactere des *Molluscum simplex* bezeichneten Merkmale an sich trugen, und auch nur Bindegewebe darin wahrgenommen, so dafs in Bezug auf das anatomische Verhalten ein wesentlicher Unterschied zwischen diesen Auswüchsen und den angeborenen Bindegewebegeschwülsten nicht zu bestehen scheint. An einem Hautstücke, welches auf dem hiesigen anatomischen Museum aufbewahrt wird, befinden sich nahe bei einander etwa 20 mit breiter Basis aufsitzende Auswüchse, von denen viele den Umfang einer Haselnufs haben, andere wie einige Erbsen grofs sind. Diese bestehen aus vollkommen entwickeltem Bindegewebe, welches durchweg von der Festigkeit der Cutis ist, in die es

---

[1]) *Abrégé pratique des maladies de la peau. Paris* 1837. *p.* 436.

auch ohne bestimmte Abgrenzung übergeht. Diese Geschwülste sind von einer etwas verdickten, rauhen Epidermis bedeckt. Auf Taf. 5. Fig. 2. sind zwei solcher Geschwülste, von oben gesehen, abgebildet und Fig. 3. stellt einen Durchschnitt derselben dar (*a.* Oberhaut, *b.* innere Masse der Geschwulst, *c.* Haut, auf der die Auswüchse sitzen). Fuchs glaubt, dafs das Molluscum immer mit einer Dyscrasie, wahrscheinlich Scrofulosis, zusammenhänge, was jedoch noch zweifelhaft ist.

Man unterscheidet noch eine zweite Art von Molluscum unter dem Namen des *M. contagiosum.* Von diesem wird bei den krankhaften Veränderungen der Haarbälge und Talgdrüsen die Rede sein.

Aus dieser Darstellung ergiebt sich, dafs die weichen Warzen, die gröfseren angeborenen Bindegewebegeschwülste und das Molluscum in Bezug auf ihren Bau grofse Uebereinstimmung mit einander zeigen. Dieses Umstandes wegen könnte man die zuerst beschriebenen weichen Warzen, welche in der Regel angeboren sind, mit den gröfseren oben erörterten Bindegewebegeschwülsten zusammenwerfen und für beide die Benennung „angeborene Bindegewebegeschwülste" gebrauchen. Auch würde der von Fuchs benutzte Name Ochthiasis recht gut auf beide passen. Für alle nicht angeborenen Bindegewebegeschwülste könnte man, mit Ausnahme einiger noch zu erwähnenden Auswüchse, vorläufig die Benennung *Molluscum simplex* anwenden, denn, dafs es eine besondere Art von Bindegewebegeschwülsten giebt, welche immer mit dyskrasischen Zuständen zusammenhängt [1]) und die, nach der Meinung mancher Schrift-

---

*) Krämer hat in einem Falle von *Molluscum simplex* an den Geschlechtstheilen eines Knaben auch nur Bindegewebe in den Auswüchsen, welche von normaler Oberhaut überzogen waren, gefunden. Aufser den Geschwülsten war eine der Lepra ähnliche Verdickung der Haut des Scrotums und des Gliedes vorhanden, weshalb der genannte Beobachter vermuthet, dafs das Molluscum ein der Lepra verwandtes Leiden sein möchte. Ob dies wirklich der Fall ist, läfst sich nicht sicher bestimmen, wenigstens findet man nicht stets Hautverdikkungen als Begleiter von Molluscum vor, denn bei dem von mir un-

steller, allein den Namen Molluscum verdienen soll, ist noch nicht sicher nachgewiesen.

4) Die Feigwarzen; *Condylomata*. Man unterscheidet bekanntlich zwei Arten von Condylomen, nämlich spitze und breite oder platte. Da beide, nach der Meinung der meisten neueren Schriftsteller, in Bezug auf ihre Natur wesentlich von einander abweichen, so wollen Viele, dafs man den Namen *Condyloma* nur zur Bezeichnung der ersteren benutze, die breiten aber durch eine besondere Benennung von jenen trenne. Die französischen Schriftsteller gebrauchen zur Bezeichnung der breiten Condylome die Ausdrücke: *Pustules plates* (Cullerier); *Tubercules syphilitiques plats* (Rayer); *Pustules muqueuses* (Devergie); *Papules muqueuses* (Ricord) u. s. w. Fuchs nennt sie platte Schwammsyphiliden (*Syphilomykes planus*), andere deutsche Autoren platte, syphilitische Hautknoten [1]).

Da ich schon im Jahre 1839 nachgewiesen zu haben glaube [2]), dafs beide Arten ihrer Hauptmasse nach aus Bindegewebe bestehen, und auch jetzt nach öfter wiederholten Untersuchungen noch derselben Ansicht bin, so handele ich dieselben hier ab. Ich beginne dabei mit den spitzen.

a) Die erhabenen oder spitzen Condylome (*Condylomata elevata* oder *acuminata*; *Végétations dermiques*) kommen auf Schleimhäuten und der äufseren Haut vor; man findet sie auf der Eichel, besonders am Halse derselben, an der Vorhaut, an den grofsen und kleinen Schaamlefzen, auf der äufseren Haut in der Umgegend der Genitalien und des Afters, in der Ure-

---

tersuchten Präparate z. B., liefs sich an der die Geschwülste umgebenden Haut nicht die geringste krankhafte Veränderung wahrnehmen. (Krämer, Ueber Condylome und Warzen. Göttingen 1837. S. 59.)

[1]) Vergl. Rayer, *maladies de la peau*. 1835. 2. *Vol. p.* 405; die Pathologie und Therapie der venerischen Krankheiten nach Ricord, bearbeitet von Lippert. 1846. S. 77; Fuchs, Veränderungen der Haut. S. 808.

[2]) Müller's Archiv für Anatomie, Physiologie u. s. w. 1839. S. 17.

thra, der Vagina, am Muttermunde, im unteren Theile des Rectum, auf der Zunge, der Mund- und Nasenschleimhaut u. s. w. [1]).

Bilden sich die spitzen Feigwarzen frei auf der äufseren Haut, so erscheinen sie in der Regel trocken, ziemlich hart und von gelblich-röthlicher oder weifslicher Farbe, sitzen sie dagegen auf Schleimhäuten, so sind sie feucht, meistens weicher und häufig lebhaft roth.

Die spitzen Condylome gleichen darin den gewöhnlichen (harten) Warzen (s. o. S. 37), dafs sie fast immer aus einer Anzahl einzelner Zapfen oder Papillen zusammengesetzt sind; nur in seltnen Fällen kommt es vor, dafs ein Condylom blofs aus einem einzelnen faden- oder kolbenförmigen Anhange der Haut besteht, welcher nicht weiter in Aeste getheilt ist. Bei den Feigwarzen, welche aus mehreren Papillen gebildet werden, zeigen diese eine sehr verschiedene Länge und Form, bald erscheinen sie an ihrem äufseren freien Ende vollkommen spitz (Taf. 5. Fig. 12.), bald abgerundet (Fig. 11.) bald knopf- oder kolbenförmig (Fig. 15.) angeschwollen. Die Papillen sitzen theils neben-, theils übereinander und hängen an ihrer Basis mit einander zusammen. Zuweilen sitzt der Auswuchs mit breiter Basis auf, in anderen Fällen hängt er durch einen dünnen Stiel mit der Haut zusammen, indem die Papillen seitlich mehr oder weniger weit über die Stelle, an welcher das Condylom angeheftet ist, hinausragen. Durch die mannigfache Gestalt und Anordnung der Papillen erhalten die Geschwülste ein sehr verschiedenes Ansehn, und man hat nach diesen Formverhältnissen pfriemförmige Feigwarzen, gestielte, maulbeer-, trauben-, blumenkohlförmige u. s. w. unterschieden. Sind Condylome längere Zeit zwischen zwei aneinander liegenden Flächen einer Compression ausgesetzt, so erscheinen sie platt und werden wegen der Aehnlichkeit, die sie bei dieser Beschaffenheit mit Hahnenkämmen haben, nach diesen benannt.

Was die Structur der spitzen Condylome betrifft, so verhält es sich damit folgendermafsen: Schabt man von einem spitzen

---

[1]) Vergl. Annalen des Charité-Krankenhauses 1. Jahrg. S. 354. u. 355.

Condylom dünne Stückchen ab, was besonders dann sehr leicht ist, wenn man dasselbe kurze Zeit in Wasser hat maceriren lassen, so erkennt man unter dem Mikroskop deutlich, dafs die äufsersten Lagen des Auswuchses aus platten Zellen bestehen, die nach Art des Pflasterepitheliums an einander gefügt sind. Geht man weiter nach innen, so findet man hier auch abgeplattete Zellen vor, die aber kleiner sind, als die weiter nach aufsen gelegenen, indem die Zellenwand den Kern enger umschliefst. In den innersten Lagen der die Condylome zusammensetzenden Zapfen oder in der centralen Masse, von welcher die einzelnen, vereinigten Zapfen ausgehen, finden sich häufig kleine rundliche Zellen, bei denen die Zellenwand sich vom Kerne nur wenig entfernt, aufserdem anscheinend freie Kerne, ferner nach zwei Seiten hin in Fasern auslaufende Zellen, sogenannte geschwänzte Körperchen, Bindegewebefasern und nicht selten auch elastische Fasern (vergl. Taf. 5. Fig. 16. 17 *a.*, *b.* 18. 19. 20.). In der aus diesen Elementen gebildeten Masse befinden sich Blutgefäfse, welche bis in die Nähe der äufsern, aus platten Zellen bestehenden Schichten der Condylome reichen. In vielen spitzen Feigwarzen kommen alle diese genannten Bestandtheile vor. Gewöhnlich ist dann in solchen die Menge der Bindegewebefasern und geschwänzten Zellen im Verhältnifs zu der Anzahl der rundlichen Zellen gering, zuweilen auch etwas gröfser, niemals aber sehr beträchtlich. Aufserdem habe ich zuweilen Feigwarzen beobachtet, in denen, auch wenn man sie ganz in kleine Fragmente zerpflückt und diese Stück für Stück untersucht, nichts von Bindegewebefasern oder geschwänzten Zellen wahrzunehmen ist, sondern wo unter einer Lage grofser platter Zellen nur kleine rundliche Zellen und Kerne zu bemerken sind. Was die Blutgefäfse betrifft, so erkennt man diese an abgeschnittenen Auswüchsen auf der Schnittfläche oft als rothe Punkte, aufserdem sieht man an durchscheinenden Zapfen der Feigwarzen, die man etwas zusammengeprefst hat, oft Blutgefäfse, welche in einiger Entfernung von dem freien Ende Schlingen bilden und wieder abwärts laufen. Die Anordnung der Gefäfse in den Papillen der Condylome hat mithin Aehnlichkeit mit der in den

Cylindern der gewöhnlichen Warzen (s. Taf. 2. Fig. 4. 6. und 7.). Es finden indefs auch einige Verschiedenheiten in der Beschaffenheit und dem Verlaufe der Blutgefäfse bei beiden Arten von Auswüchsen statt, auf welche Krämer aufmerksam gemacht hat. Dieser Beobachter sah die Gefäfse der Condylome, bei einer Vergleichung mit denen der Warzen, nicht blofs von stärkerem Caliber und verhältnifsmäfsig höher in ihren Papillen aufsteigen, sondern nicht selten selbst darmähnliche Windungen in ihnen, besonders ihren peripherischen Enden, bilden. Die Dicke der Gefäfse in mehreren Papillen einer Feigwarze betrug, nach Krämer's Messungen, 0,0315—0,0360''', während sie in den Warzen von der Hand nur 0,0090—0,0135''' hielt [1]). Zuweilen hat es den Anschein, als befände sich in der Papille einer Feigwarze ein Blutgefäfs, welches am oberen Ende mit einer kolbigen Anschwellung blind endigt. Dieses Ansehn rührt indefs nur daher, dafs das bogenförmig gekrümmte Gefäfs in einer Richtung gesehen wird, bei welcher der aufsteigende Theil den herabsteigenden zum Theil deckt, denn man kann sich in solchen Fällen öfter von dem Vorhandensein einer Schlinge ganz sicher überzeugen, wenn man dem Präparate eine andere Richtung giebt. Die Gefäfsschlingen in den Warzen und den Gefühlswärzchen des Menschen und des Hundes bieten oft ganz dasselbe Ansehn dar, wie ich bereits im Jahre 1840 bei einer Beschreibung der Warzen auseinandergesetzt habe [2]). v. Bärensprung's [3]) Beobachtungen über die Blutgefäfse in den Condylomen stimmen hiermit im Ganzen überein.

Hauck [4]) und Andere haben beobachtet, dafs kleine spitze Condylome sich zuweilen auch in den Höhlen ausgedehnter Hautbälge entwickeln. Die Bälge, in welchen diese Bildungen vor-

---

[1]) Krämer a. a. O. S. 53.

[2]) Vergl. Müller's Archiv für Anatomie u. s. w. Berl. 1840. S. 175.

[3]) Beiträge zur Anatomie und Pathologie der menschlichen Haut. Leipzig 1848. S. 38 u. folg.

[4]) Medicinische Zeitung vom Vereine für Heilkunde in Preufsen. 1840. S. 245.

kommen, entstehen wohl durch Erweiterung der Haarsäcke und Talgdrüsen, denn man findet aufser dem Auswuchse auch stets eine Portion Hauttalg darin vor. Es stellen sich die sogenannten *Condylomata subcutanea* als flache, weifsliche oder gebliche Erhabenheiten dar, die meist die Gröfse eines Hanfkorns, höchstens die einer Linse haben. Auf ihrer Oberfläche bemerkt man eine kleine, gewöhnlich durch Hauttalg verstopfte Oeffnung. Drückt man stark auf die Umgegend der Geschwulst, so kommt zuerst fast immer etwas Hauttalg aus der erwähnten Mündung, und dann tritt der Auswuchs über die Haut hervor. Letzterer ist mit seiner oft gestielten Basis am Grunde des Balges befestigt, steht mit diesem aber sonst nicht in Verbindung. Die Excrescenz gleicht vollkommen einem kleinen spitzen Condylom. Die Zapfen derselben fand ich immer nur kurz und abgerundet (Taf. 9. Fig. 6.). Die subcutanen Condylome sitzen am häufigsten am oberen Theile der Schenkel, doch sah ich sie auch an den grofsen Schamlefzen und an der äufsern Haut des Penis. Sie kommen nicht häufig vor. So beobachtete ich im Jahre 1849 unter 1575 Syphilitischen nur 10 mit denselben behaftete Individuen [1]).

[1]) Krämer theilt (auf S. 42 seiner schon öfter angeführten Schrift) mit, dafs er auch gewöhnliche Warzen in Hautbälgen habe entstehen sehen. Er beobachtete die Bildung von Warzen in Hautkrypten zuerst bei einer Wöchnerin auf der inneren Fläche beider Vorderarme. Hier entstanden während des Wochenbettes mehrere pustelförmige Erhebungen der Epidermis, von der Gröfse eines Senfkornes bis zu der einer Linse, härtlich anzufühlen, welche die gröfste Aehnlichkeit mit Blatterpusteln hatten. Bei näherer Betrachtung zeigte jede Erhebung im Centrum einen comedonenähnlichen Punkt. Drückte man die anscheinend erweiterten Hautkrypten zwischen den Nägeln beider Daumen, so trat der Punkt wirklich als Comedo hervor, dem bei stärkerem Drucke, unter weiterem Aufreifsen der Mündung der Krypte, eine kleine granulirte Geschwulst folgte, die von dem Boden der Krypte hervorwucherte. Durch die Loupe erkannte Krämer die einzelnen constituirenden Papillen, die sich mikroskopisch durchaus wie die anderer Warzen verhielten, wovon er sich durch mehrfach wiederholte Untersuchung überzeugt hat. Bei weiterem Wachsthum traten

Ich komme nunmehr zur Beantwortung der Frage, welcher Art von krankhaften Gebilden man die spitzen Condylome nach den oben beschriebenen Bestandtheilen beizählen soll. Ich glaube, dafs mein früherer Ausspruch richtig ist, nach welchem ich dieselben für Neubildungen erklärte, die unter einer dünnen, aus platten Zellen zusammengesetzten Oberhaut aus Bindegewebe bestehen, das sich auf verschiedenen Entwickelungsstufen befindet und mit Blutgefäfsen durchzogen ist. Rundliche Zellen, nach zwei Seiten in Fasern auslaufende Zellen und feine Fasern sind bekanntlich die Bestandtheile, welche wir in dem noch nicht reifen Bindegewebe des Embryo vorfinden, so wie auch unter anderen Umständen wahrnehmen, wo Bindegewebe neu entsteht, z. B. in den Granulationen der Haut. Von den rundlichen Zellen nimmt man seit Schwann's Untersuchungen fast allgemein an, dafs sie durch bestimmte Metamorphosen sich zu Fasern umgestalten. Wenn wir daher in den Condylomen neben den Zellen häufig auch Fasern und die Uebergangsstufen von jenen zu diesen vorfinden, so sind wir zu schliefsen berechtigt, dafs die rundlichen Zellen die ersten Anfänge des sich bildenden Bindegewebes sind. Auch dürfen wir diese Zellen dann für die Grundlage von Bindegewebe halten, wenn wir in manchen Condylomen nur diese, ohne gleichzeitig vorhandene andere Entwickelungsstufen, antreffen.

Ich habe mich bei diesem Punkte länger aufgehalten, als man vielleicht für nöthig erachten möchte, doch geschah es, weil Manche über die in den Condylomen vorkommenden Gewebeelemente sich in einer von der meinigen abweichenden Weise

---

einige dieser Auswüchse durch Sprengung ihrer Decke über das Niveau der Haut und bildeten spitzige Miniaturwarzen. Später beobachtete Krämer dieselben subcutanen Warzen zwischen den Fingern eines zweijährigen Kindes. Auch nach dieser Zeit hat er dieselben noch einige Mal bei verschiedenen Individuen auf der Innenfläche des Vorderarmes getroffen. Herr Virchow hat mir vor mehreren Jahren mitgetheilt, dafs er diese *Verrucae subcutaneae* in grofser Menge bei einem Kinde in der Gegend des Kinnes gefunden habe.

ausgesprochen haben. So geben Einige an, dafs sie in den Condylomen niemals Fasern, sondern immer nur runde oder eckige Zellen haben wahrnehmen können [1]. Sie glauben demnach, dafs die Feigwarzen in die Abtheilung von Geschwülsten gehören, welche neuerlich mit dem Namen der Epithelialgeschwülste belegt worden sind, und worunter von manchen Beobachtern Afterbildungen verstanden werden, welche aus einer Wucherung des Epitheliums einer Schleimhaut oder der Oberhaut der Cutis bestehen. Dieser Ansicht kann ich indefs nicht beistimmen, denn wenn auch Condylome vorkommen, die keine Fasern, sondern nur Zellen enthalten, so befinden sich doch stets eine Menge Blutgefäfse darin und man darf unmöglich ein sehr gefäfsreiches Gewebe als die Verdickung einer Oberhaut betrachten, da das Charakteristische der Epithelien und der Epidermis nicht darin besteht, dafs sie aus Zellen zusammengesetzt sind, sondern darin, dafs sie nerven- und gefäfslose Gebilde darstellen. Vollkommen gefäfslose Verdickungen der Haut, wie die Schwielen der Epidermis und die Hühneraugen, würden den Namen Epithelialgeschwülste verdienen, für die meisten andern Gebilde, welche mit diesem Namen belegt worden sind, scheint mir diese Bezeichnung aber unpassend. Die äufsern platten Zellen der Condylome, zwischen welche die Gefäfsschlingen sich auch nicht verbreiten, sind gewifs als Epithelium anzusehen, die übrige gefäfsreiche Masse ist aber sicher kein Epithelialgebilde, sondern aus den früher erörterten Gründen für Bindegewebe zu halten.

Nimmt man es als erwiesen an, dafs die spitzen Condylome aus einer mit Oberhaut überzogenen Bindegewebemasse bestehen, so kann man ferner noch die Frage aufwerfen, ob dieselben als vollkommen neue Gebilde oder nur als Vergröfserungen normaler Hautbestandtheile zu betrachten sind. Krämer [2]) und v. Bärensprung [3]) halten letztere Ansicht für die richtige und meinen, die

---

[1]) *Lebert*, *Physiologie pathologique. Paris* 1845. *Tm. II. p.* 8.

[2]) A. a. O. S. 43.

[3]) A. a. O. S. 47.

Feigwarzen entständen durch Verlängerung der normalen Hautpapillen. v. Bärensprung giebt hierüber der Hauptsache nach Folgendes an: Beim ersten Beginn stelle ein Condylom eine flache, glatte Erhabenheit, einer Schwiele ähnlich, dar. Diefs komme dadurch zu Stande, dafs sich auf einer begrenzten Hautstelle die Papillen gleichmäfsig vergröfsern und die bedeckende Epidermisschicht sich verdickt. Bei weiter fortschreitender Entwickelung schwellen die verlängerten Papillen am Ende kolbig an, aus dieser Anschwellung treiben Sprossen hervor, welche wiederum neue Sprossen abgeben, und so werde eine an der Basis einfache Papille zu einem vielfach verzweigten Gebilde. Die Epidermis, welche, so lange die Papillen einfach waren, eine gleichmäfsige Decke für dieselben bildete, spalte sich und gebe fortan nicht der ganzen Gruppe von Papillen, sondern jedem einzelnen Papillenbaum, endlich jedem gröfseren Abschnitte eines solchen einen gesonderten Ueberzug. Ich habe bei einer Anzahl von spitzen Condylomen, so wie es v. Bärensprung angegeben, die Oberhaut durch mehrtägige Maceration locker gemacht und den Bau der innern Masse so gefunden, wie dieser Beobachter ihn beschrieben. Die spitzen Condylome entstehen demnach zunächst durch Hypertrophie der normalen Papillen. Auf diesen bilden sich dann, ähnlich wie bei den oben (S. 52.) erwähnten Höckern der ***Elephantiasis***, neue papillenförmige Auswüchse. Auf Taf. 9. Fig. 5. habe ich einen wenige Linien langen Zapfen eines blumenkohlförmigen Condylom's abgebildet, dessen innere Masse mit einer Menge zum Theil wieder getheilter Auswüchse versehen war. Die Oberhaut erschien auf ihrer äufsern Fläche glatt und gab allen kleinen Verzweigungen eine gemeinsame Decke.

Die Bildungsweise der innern Masse der Feigwarzen stellt v. Bärensprung auf folgende Weise dar: Bei frisch entstandenen, ganz kleinen Condylomen finde man nur ein formloses Blastem, in welchem rundliche und granulirte Kerne dicht neben einander liegen. Später rücken die Kerne weiter auseinander, während zwischen ihnen ein formloses Blastem sichtbar sei. Darauf bilden sich langgestreckte Kerne, die durch weitere Verlängerung und durch Verschmelzung das Ansehen der sogenannten Kernfasern und der Fasern des elastischen Gewebes annehmen. Später zerfalle das formlose Blastem in Fasern von der Beschaffenheit des Bindegewebes. Ob die Bindegewebefasern sich aus Zellen bilden, konnte nicht mit Sicherheit ermittelt werden. Ich habe diese verschiedenen Entwickelungsstufen des fraglichen Gewebes bisher noch nicht genau verfolgt.

Krämer glaubt, wie ich schon oben erwähnte, ebenfalls, dafs die Zapfen der spitzen Condylome durch Verlängerung der normalen Hautpapillen entstehen. Die Verlängerung scheint ihm aber nicht sowohl auf einer Hypertrophie der Papillen zu beruhen, als vielmehr auf einer Hervordrängung der Gefäfsschlingen derselben, welche dadurch erleichtert werden soll, dafs die Gefäfse der Cutis einen sehr gewundenen Verlauf zeigen, mithin durch Ausgleichung dieser Windungen eine Verlängerung erlauben möchten. Die Gefäfse der Condylome sollen daher keine pathologischen Neubildungen, sondern nur Ausstülpungen und Erweiterungen der auch in der Norm in kleinerem Maafsstabe vorhandenen Gefäfsschlingen der Hautpapillen sein. Die erwähnten Gefäfsschlingen mögen, wie Krämer meint, bei ihrem Hervortreten wohl andere Bestandtheile der Papillen, als Nervenschlingen und Bindegewebefasern der Cutis, bis zu einer geringeren oder bedeutenderen Höhe nach sich ziehen, doch soll die Verlängerung dieser Theile nicht sowohl die Wirkung einer Hypertrophie, als die eines mechanischen Zuges sein. Es sei einleuchtend, sagt der genannte Beobachter ferner, wie eine solche Erweiterung und Verlängerung der Gefäfsschlinge selbst bis zu einer halben Linie und mehr über ihre gewöhnliche Höhe und das Niveau der Haut, eine entsprechende Verlängerung der ihr angehörigen Papille, als eines sie bedeckenden Epidermishütchens, zur Folge haben kann und mufs, zumal da durch das vergröfserte Gefäfs auch die Bildung des Epithels reichlicher besorgt wird. Die Bildung der Condylome beruhe mithin auf „Ektasie der ursprünglichen Gefäfsschlingen der Hautpapillen und dadurch gleichzeitig gesteigerter Epithelialproduction" [1]).

[1]) Krämer a. a. O. S. 43. u. 55.

Ich halte diese Angaben Krämer's über die Bildungsweise der Condylome für unrichtig, denn sie scheinen mir mit dem, was wir über die Entwickelung normaler und krankhafter Gebilde wissen, durchaus nicht in Einklang zu stehen.

Bringt man auf spitze Condylome Stoffe, die durch chemische Einwirkung das Absterben derselben veranlassen, so kann man mit dem ertödteten Auswuchse zuweilen einen sich in das Gewebe der Cutis hineinerstreckenden Anhang desselben hervorziehen. Ich vermuthete deshalb früher, dafs ein Theil der Masse, aus welchen die Condylome bestehen, innerhalb des Cutisgewebes liegen möchte, doch hatte ich nicht Gelegenheit gehabt, mich hiervon durch eine genauere Untersuchung zu überzeugen. Ich habe seitdem öfter mit Condylomen besetzte Hautstücke untersucht und genau gesehn, dafs die Feigwarzen keine in die Cutis eindringende Wurzel haben, sondern nur von der Oberfläche dieser Membran ausgehen; wie diefs ja auch offenbar der Fall sein mufs, wenn man dieselben als Wucherungen der Hautpapillen betrachtet. Der einer Wurzel ähnliche Anhang, welchen man bei den durch Caustica behandelten Feigwarzen öfter aus der Haut mithervorzieht, besteht wohl gewifs aus normalem Cutisgewebe, welches zugleich mit dem Auswuchse zum Absterben gebracht worden ist. Hebt man letzteren ab, so bleibt dann das brandige Cutisgewebe öfter an dessen unterer Fläche hängen.

b) Die breiten oder platten Condylome (*Condylomata lata*). Bei diesen entstehen aus kleinen Knötchen hügelförmige Anschwellungen, deren Höhe meistens nicht viel über eine Linie beträgt, während ihr Querdurchmesser zwischen dem einer Linse und eines Groschens schwankt. Sie haben in der Regel eine blafsrothe oder dunklere schmutzig-rothe Farbe; ihre Oberfläche ist glatt oder mit kleinen Erhöhungen und Vertiefungen versehen, niemals aber sind sie, wie die spitzen Condylome, aus einer Anzahl einzelner Papillen zusammengesetzt. Sie gehen nicht selten in oberflächliche Verschwärung über, in andern Fällen aber verkleinern sie sich allmälig und verschwinden dann, ohne zu verschwären, zuletzt ganz, worauf gewöhnlich noch einige Zeit blaurothe oder braune Flecken zurückbleiben. An pigmenthaltigen Hautpartien dagegen schwindet zuweilen das Pigment an den Stellen, wo die Feigwarzen gesessen hatten, auch wenn diese nicht ulcerirt gewesen sind. Die Theile, an welchen die breiten Condylome am häufigsten vorkommen, sind die grofsen Schamlippen, der Raum zwischen diesen und den kleinen, der Scheideneingang, das Scrotum, die innere Fläche der Vorhaut, die Umgegend des Afters, der obere Theil der inneren Schenkelfläche. Minder häufig trifft man sie an den Lippen, im Innern des Mundes, zwischen den Zehen u. s. w.

Ich habe die breiten Condylome bei verschiedenen Individuen, bei denen ich einzelne dieser Auswüchse mit der Scheere fortschnitt, untersucht. Fast alle dazu benutzten Feigwarzen hatten in der Umgegend des Afters oder an den Geschlechtstheilen gesessen.

Die Structur derselben weicht von der der spitzen fast gar nicht ab. Man kann schon mit blofsem Auge zwei verschiedene Substanzen unterscheiden, nämlich eine äufsere, die als ein dünner Ueberzug die ganze Excrescenz bedeckt (Taf. 5. Fig. 9 *a.* u. 10 *a.*) und eine innere, die dem Anscheine nach, aus einer homogenen Masse besteht (Fig. 9 *b.* u. 10 *b.*). Der Ueberzug verhält sich, je nach dem Sitze des Auswuchses, wie Epidermis oder wie das Epithelium einer Schleimhaut; in der innern Substanz finden sich Bindegewebefasern, die völlig denen des reifen Bindegewebes gleichen, kleine, den Kern eng umschliefsende Zellen, freie Kerne und geschwänzte Zellen. Letztere schienen in einigen der untersuchten Condylome zu fehlen, die Bindegewebefasern vermifste ich dagegen niemals. Fast immer habe ich auch eine geringe Anzahl elastischer Fasern darin wahrgenommen. Die breiten Condylome sind wie die spitzen mit Blutgefäfsen versehen, die man auf der Schnittfläche oft als rothe Punkte erkennt, aus welchen sich Blut herausdrücken läfst. Auch bemerkt man an dünnen Stückchen unter dem Mikroskop öfter kleine Gefäfse, doch konnte ich über den Verlauf derselben bei dieser Art der Feigwarzen nichts Bestimmtes ermitteln. (Vergl. Taf. 5. Fig. 16—20.)

Man darf nach diesem Befunde wohl mit Sicherheit auch die breiten Condylome für krankhafte Bildungen erklären, welche aus noch nicht vollkommen entwickeltem Bindegewebe bestehen und mit einem aus Epitheliumzellen zusammengesetzten Ueberzuge bedeckt sind. Diese Bindegewebewucherung scheint ebenso, wie bei den spitzen Feigwarzen, besonders von den Hautpapillen auszugehen; denn, wenn man bei einem breiten Condylom die Oberhaut durch Maceration locker macht, so erkennt man, dafs der obere Theil der innern Masse ganz und gar aus Zapfen besteht, die vergröfserten Hautpapillen gleichen. Mit ihrem unteren Theile gehen jene Zapfen in eine zusammenhängende Bindegewebemasse über. In Bezug auf den papillenförmigen Bau der innern Substanz der breiten Condylome stimme ich v. Bärensprung [1]), der hierauf zuerst aufmerksam gemacht hat, demnach bei; nur fand ich die Papillen der breiten Condylome niemals so stark verzweigt, wie dieser Beobachter es beschrieben und abgebildet hat. Ich sah sie in der Regel ganz einfach (Taf. 9. Fig. 7.) und nur selten mit kleinen Auswüchsen besetzt (Taf. 9. Fig. 8.). Auch giebt nach meinen Beobachtungen die Oberhaut allen Papillen eine gemeinschaftliche Decke, ohne sich an irgend einer Stelle sehr tief zwischen dieselben einzusenken, was auch mit v. Bärensprung's Angaben nicht ganz übereinstimmt.

Der Bildung der breiten Condylome geht häufig eine mit Jucken oder leichtem Brennen verbundene Röthung der Haut voraus, weshalb man vermuthen darf, dafs ein entzündliches Exsudat das Material ist, welches zur Bildung des neuen Gewebes verwendet wird. Auch bei den spitzen Condylomen findet man zuweilen die Stelle, an welcher die Bildung des Auswuchses beginnt, geröthet, häufiger aber entstehen dieselben, ohne alle Erscheinungen von Hyperaemie.

In der Idee, für die über die Structur der Condylome mittelst des Mikroskopes erlangten Resultate noch vielleicht auf andere Weise eine Bestätigung zu erhalten, habe ich die Substanz

---

[1]) A. a. O. S. 47. u. Taf. 2. Fig. X.

derselben auch chemisch geprüft. Da ich die innere Masse der Condylome für Bindegewebe erklärt habe, so wäre ein Beweis für die Richtigkeit dieser Behauptung der gewesen, daſs sich dieser Theil der Feigwarzen beim Kochen zu Leim auflöst. Dieſs war indeſs kaum zu erwarten, da sich in den Condylomen immer nur wenig reifes Bindegewebe vorfindet, und es bekannt ist, daſs andere aus unentwickeltem Bindgewebe bestehende Gebilde, z. B. die Haut des Embryo, die Granulationen auf Hautwunden, keinen Leim geben. Es muſste indeſs auch schon einiger Maaſsen zu Gunsten der oben über die Structur der Condylome aufgestellten Behauptung sprechen, wenn die Flüssigkeit in der die Condylome längere Zeit gekocht worden waren, dieselben Reactionen zeigte, wie andere, auf gleiche Weise behandelte Theile, welche aus unentwickeltem Bindegewebe bestehen. Ich kochte deshalb zuerst spitze Condylome 24 Stunden lang in Wasser, wobei dieselben sich zum Theil auflösten. Die von den ungelöst gebliebenen Partien abfiltrirte Flüssigkeit wurde beinahe bis zur Trockenheit abgedampft. Beim Erkalten gerann sie nicht, während dieſs bei einer Leimauflösung geschieht. Die Flüssigkeit wurde darauf bis zur Trockenheit verdunstet, wobei ein bräunlichgelber Rückstand blieb. Alkohol, mit welchem dieser Rückstand behandelt wurde, zog aus demselben eine kleine Quantität von organischen Substanzen aus. Diese waren auch in Wasser löslich und die wässrige Lösung wurde durch Galläpfelaufguſs, essigsaures Bleioxyd und salpetersaures Silberoxyd, nicht aber durch schwefelsaures Kupferoxyd gefällt.

Der Theil des oben erwähnten Rückstandes, der in Alkobol unlöslich war, löste sich wieder in Wasser auf und diese Auflösung wurde durch Galläpfelaufguſs stark gefällt und Essigsäure löste diesen Niederschlag nicht wieder auf. Alaun und schwefelsaure Thonerde erzeugten starke Niederschläge, die durch überschüssig zugesetztes Fällungsmittel nicht wieder aufgelöst wurden. Essigsäure fällte ebenfalls und der Niederschlag war in überschüssiger Essigsäure nicht löslich. Chlorwasserstoffsäure bewirkte eine ziemlich starke weiſse Trübung, die durch mehr zugesetzte Chlorwasserstoffsäure zwar etwas vermindert, aber nicht ganz aufgehoben wurde. Schwefelsaures Eisenoxyd brachte auf der Stelle einen starken Niederschlag zu Wege. Aufserdem wurde die Auflösung noch durch essigsaures Bleioxyd, schwefelsaures Kupferoxyd, Quecksilberchlorid, salpetersaures Silberoxyd und Platinchlorid gefällt.

Diese Reactionen zeigen, dafs die aus den Condylomen erhaltene, in Alkohol unlösliche Substanz kein Leim *(colla)* war, denn eine Leimauflösung gerinnt bei gehöriger Concentration, der durch Galläpfelaufgufs in einer Leimauflösung bewirkte Niederschlag ist in Essigsäure löslich und der Leim wird durch viele Reagentien nicht gefällt, die das Extract der Condylome niederschlagen. Auch von dem Chondrin unterscheidet sich die Substanz aus den Condylomen, denn eine Chondrinlösung gelatinirt, wie eine Auflösung von gewöhnlichem Leim, und der in einer Chondrinauflösung durch Alaun hervorgebrachte Niederschlag ist in überschüssig zugesetztem Alaun löslich.

Einige breite Condylome aus der Umgegend des Afters, die 18 Stunden gekocht wurden, verhielten sich ebenso wie die spitzen.

Die Condylome weichen mithin durch das angegebene chemische Verhalten von solchen Gebilden ab, welche aus vollkommen entwickeltem Bindegewebe bestehen, indem die letzteren beim Kochen Leim geben, sie stimmen dagegen mit anderen überein, von denen es ausgemacht ist, dafs sie aus noch nicht völlig reifem Bindegewebe zusammengesetzt sind. Behandelt man nämlich die Haut vom Schweinsfötus und die Granulationen aus Wunden auf dieselbe Weise, wie es hier von den Feigwarzen angegegeben worden ist, so erhält man gleiche Reactionen, wie Schwann[1]) und Güterbock[2]) gefunden haben. Bei der

---

[1]) *De pure et granulatione. Berol.* 1837. *p.* 28.

[2]) Mikroskopische Untersuchungen über die Uebereinstimmung in der Structur und dem Wachsthume der Thiere und Pflanzen. Berl. 1838. S. 32.

Wiederholung ihrer Versuche an der Haut eines menschlichen Foetus und den Granulationen bekam ich dieselben Resultate, wie jene Beobachter.

Was die Ursachen betrifft, durch welche das Zustandekommen der Condylome bewirkt wird, so nehmen die meisten Beobachter an, dafs die breiten immer in Folge secundärer Syphilis entstehen, während hingegen Einige meinen, dieselben seien als ein primär syphilitisches Leiden anzusehn. Ich glaube, nach dem zu urtheilen, was ich selbst beobachtet habe, dafs erstere Ansicht richtig ist; denn ich konnte in einer grofsen Anzahl von Fällen feststellen, dafs zuerst primäre Geschwüre vorhanden gewesen waren, und dafs dann erst nachträglich die breiten Condylome sich gebildet hatten. Ferner kamen diese Feigwarzen sehr oft gleichzeitig mit anderen Erscheinungen der secundären Syphilis vor. Endlich wäre, wenn ein Schlufs *ex juvantibus* erlaubt ist, noch zu erwähnen, dafs diejenigen Mittel, welche gegen secundäre Syphilis sich nützlich erweisen, einen sehr entschiedenen Einflufs auf die breiten Condylome äufsern.

Was die spitzen Feigwarzen betrifft, so sind die meisten Aerzte jetzt der Ansicht, dafs dieselben in der Regel nicht von allgemeiner Syphilis abhängig sind. Sie kommen wohl bei Personen vor, die mit verschiedenen Symptomen der allgemeinen Syphilis behaftet sind, bilden sich aber noch viel häufiger bei solchen, die nur an einfachen, nicht mit Chankern verbundenen Blennorrhoeen gelitten. Oefter finden sie sich auch als einzige krankhafte Erscheinung bei Leuten vor, die weder mit Tripper, noch mit anderen venerischen Leiden behaftet gewesen. Sie können ohne Behandlung Monate lang fortbestehen, ohne dafs andere Symptome der venerischen Krankheit sich hinzugesellen, was doch bei den Leiden, von denen wir sicher wissen, dafs sie der allgemeinen Syphilis angehören, nicht leicht der Fall zu sein pflegt. Ihr Erscheinen ist auch nicht von den Affectionen begleitet, welche sonst so häufig beim Ausbruche von Lues sich einstellen, wie torpiden Anschwellungen der Lymphdrüsen, Ausfallen der Haare u. dgl. Die Mittel endlich, welche sich gegen allgemeine Lustseuche nützlich erweisen, äufsern auf die spitzen Condylome gar keinen Einflufs.

5) Fibroide der Haut. — Mit dem Namen der fibrösen Geschwülste oder der Fibroide belegt man bekanntlich Afterbildungen, die aus, dem Bindegewebe gleichenden, Fasern bestehen, bei denen jedoch die Fasern genauer aneinander gefügt sind, so dafs die Geschwulst dadurch sehr fest wird. Zwischen den Fasern findet man öfter runde oder längliche Kerne und nach zwei Seiten in Fasern auslaufende Zellen. Mitunter ist das Gewebe dieser Geschwülste an einzelnen Stellen so dicht, dafs solche Partien derselben fast homogen erscheinen und sich nicht deutlich in Fasern zerlegen lassen. Auch kommen Fibroide vor, die durchweg von dieser Beschaffenheit sind. Die beschriebenen Geschwülste beobachtet man nicht selten an der Haut, woselbst ihre Gröfse zwischen der einer Erbse und eines Taubeneies schwankt. Die kleineren gleichen, ihre bedeutendere Festigkeit abgerechnet, den S 231. beschriebenen weichen Warzen. v. Bärensprung [1]) sah in einem Falle eine grofse Menge Fibroide über den ganzen Körper verbreitet. Vergl. auch Vogel, *Icones histologiae pathologicae. Tab. XXV. Fig. VII et VIII.*

Die Afterbildung, welche Alibert unter dem Namen Keloid beschrieben hat, scheint in ihrem Gewebe mit dem der Fibroide übereinzustimmen. Es bilden sich bei diesem Leiden meistens nur an einer Hautstelle, selten an mehreren zugleich, platte, narben- oder schwielenähnliche Hervorragungen, von der oft nach verschiedenen Richtungen linien- oder strangförmige Fortsätze in die umgebende Haut auslaufen. Ihre Gestalt ist verschieden, ihr Umfang niemals beträchtlich und ihre Farbe zuweilen weifs, häufiger roth. Nach Alibert soll die das Keloid bildende Masse ein dichtes, weifsliches, fibröses Gewebe mit sich kreuzenden Fasern sein. Rokitansky glaubt, dafs dasselbe durch die Erzeugung eines dichten, mit dem fibrösen Gewebe übereinkommenden Bindegewebes zu Stande komme.

---

[1]) Beiträge zur Anatomie und Pathologie der Haut. Leipzig 1848. S. 77

6) An den Händen von Anatomen bilden sich nicht selten schwielenartige Verdickungen der Haut, die nur auf kleine Stellen beschränkt sind, aber ziemlich stark prominiren. Ich habe dieselben öfter gesehn, doch nicht genauer untersucht. Wie mir Herr Prof. Virchow vor längerer Zeit mitgetheilt hat, rühren sie von der Bildung neuen Bindegewebes her, in welchem an verschiedenen Stellen von Zeit zu Zeit kleine Eiterheerde entstehen. Die diese Anschwellungen bedeckende Epidermis verdickt sich gewöhnlich auf ähnliche Art, wie bei den Hühneraugen.

Abnorme Pigmentbildung in der Haut.

Bei der Beschreibung der normalen Haut führte ich S. 9. an, dafs die dunkle Farbe der ganzen Körperoberfläche des Negers und die einzelner Stellen des Europäers, z. B. die des Hofes der Brustwarze, von dem Vorhandensein pigmenthaltiger Zellen und kleinerer dunkeler Körner herrührt, die in den tiefsten Schichten der Epidermis sich befinden. Dadurch, dafs Zellen und Körner, welche mit jenen normalen Erzeugnissen vollkommen übereinstimmen, oder diesen wenigstens ähnlich sind, sich an Hautstellen des Europäers bilden, an denen sie unter regelmäfsigen Verhältnissen nicht vorkommen, sehen wir abnorme Färbungen der Haut entstehen, von denen hier die Rede sein soll. Diese abnormen Färbungen sind zuweilen angeboren, in anderen Fällen entstehen sie erst nach der Geburt; bald erscheinen sie nur auf kleine Partien der Haut beschränkt, bald über gröfsere Flächen derselben verbreitet. Nach diesen und einigen anderen Verschiedenheiten, welche die krankhaften Pigmentbildungen in der Haut darbieten, hat man mehrere Arten derselben aufgestellt.

Angeborne abnorme Pigmentbildung in der Haut. — Häufig beobachtet man als angeborenen Fehler das Vorhandensein von Pigment an Hautstellen, wo es im Normalzustande nicht vorkommt. Es entstehen durch diese abnorme Pigmentbildung die sogenannten Pigmentmäler (*Naevus spilus, Spilus*), welche mit den Blutmälern (*Naevus vascularis*), die von einer krankhaften Gefäfsbildung herrühren und weiter unten genauer beschrieben sind, nicht verwechselt werden dürfen. Die Pigmentmäler stellen sich als verschiedenartig gestaltete Flekken der Haut dar, die einzeln oder in gröfserer Anzahl sich vorfinden und deren Umfang und Farbe mannigfach variirt. Sie sind nämlich bald rundlich, bald ganz unregelmäfsig geformt, und zeigen bald eine gelbbraune, bald eine braune, graue oder schwärzliche Farbe. Zuweilen sind sie mit Haaren bewachsen. Ihre Gröfse ist sehr verschieden, indem sie zuweilen nur den Umfang einer Linse haben, während sie in anderen Fällen über ganze Glieder des Körpers verbreitet sind. Die Flecken erscheinen entweder ganz flach oder ragen über die benachbarte Hautoberfläche mehr oder weniger ansehnlich hervor. Ich habe solche Muttermäler häufig untersucht und dabei gefunden, dafs die verschiedene Färbung stets von dem Vorhandensein von Pigmentzellen und Pigmentkörnern in den tiefsten Schichten der Epidermis herrührte, die mit denen ganz übereinstimmten, wie sie an normaler Weise dunkel gefärbten Hautstellen vorkommen. (Taf. 5. Fig. 21. u. 22.) In einer früher mitgetheilten Beschreibung [1]) der Muttermäler erklärte ich alle im *Rete Malpighii* befindlichen gefärbten Körperchen für Zellen, doch läfst sich dies nicht für alle mit Bestimmtheit nachweisen, wie ich in dem Abschnitt von der normalen Haut (S. 9.) genauer auseinandergesetzt habe. Die Zellen und Körner liegen, wie in der Haut des Negers, in den Zwischenräumen der Gefühlswärzchen am gedrängtesten. Die Epidermis ist an den Stellen, wo das Maal seinen Sitz hat, nicht selten etwas dicker als an den benachbarten Hautpartien, wie Ribbentrop und Krause zuerst beobachtet haben. Bei den Mälern, welche über die Haut hervorragen, ist eine Verdickung der Lederhaut vorhanden und diese bilden daher den Uebergang zu den oben (S. 231.) geschilderten angeborenen Bindegewebegeschwülsten oder sind, strenge genommen, Bindegewebegeschwülste, bei denen gleichzeitig eine abnorme Pigmentbildung vorhanden

[1]) Müller's Archiv für Anatomie, Physiologie u. s. w. 1840. S. 182.

ist. Die auf den Muttermälern mitunter befindlichen Haare sind nicht selten dicker, steifer und dunkler, als die auf der benachbarten Haut.

Als eine besondere Art der Pigmentmäler beschrieben die meisten Schriftsteller, unter dem Namen der Leber- oder Linsenflecken (*Naevus lenticularis*), kleine, stecknadelkopf- bis linsengrofse Flecken der Haut von gelber, grauer, brauner oder schwärzlicher Farbe, die gewöhnlich eine regelmäfsig runde Form haben und, wie es scheint, immer angeboren sind. Man darf sie nicht mit den Flecken des Chloasma (*Pityriasis versicolor Willan*) verwechseln, welche auch Leberflecken genannt werden. Jene linsenförmigen Flecken werden ebenfalls durch Pigmentbildung im *Rete Malpighii* erzeugt. Auch stimmen sie mit den gewöhnlichen Muttermälern darin überein, dafs bei ihnen zuweilen eine Hypertrophie der Cutis vorhanden ist, welche bewirkt, dafs der Fleck über die Oberfläche der Haut hervorragt. Wo dies in höherem Grade stattfindet, pflegt man das Maal den weichen Warzen (s. S. 231.) beizuzählen. Die Flecken gleichen nach dem Angegebenen auch den Sommersprossen sehr, unterscheiden sich indefs von diesen hauptsächlich dadurch, dafs sie mehr vereinzelt vorkommen und im Winter nicht verschwinden oder blasser werden. Oefter sind die Linsenflecken, wie andere Muttermäler, mit Haaren bewachsen.

Zu den nicht angeborenen Pigmentbildungen gehören folgende abnorme Zustände:

Die Sommersprossen (*Ephelis*). Es sind diefs allgemein bekannte gelb-braune oder braune, rundliche Flecken der Haut, deren Gröfse von der eines Stecknadelkopfes bis zu der einer Linse variirt, und die weder mit Desquamation, noch Verdickung der Haut verbunden sind. Sie bilden sich meistens nach der Einwirkung der Sonnenstrahlen, finden sich daher besonders an Körperstellen, die unbedeckt getragen werden, wie im Gesicht, am Halse, am oberen Theile der Brust, im Nacken und an den Händen, entwickeln sich gewöhnlich zu Anfang des Sommers und verschwinden im Winter wieder. Bei manchen Personen scheinen sie aber auch ohne die Einwirkung der Sonnenstrahlen zu entstehen und finden sich bei diesen deshalb auch an Körperstellen, die von den Kleidungsstücken bedeckt werden. Diese Sommersprossen vergehen auch während des Winters nicht, sondern werden nur heller. Sie sind gewöhnlich dunkler und weniger zahlreich als die erste Art. P. Frank nennt die dunkeln *Ephelis umbrosa*, die anderen *E. lentigo*.

Auch bei den Sommersprossen liegt die Färbung im *Rete Malpighii*, welches an den Stellen, wo die Flecken sich befinden, Pigment von der schon oft geschilderten Beschaffenheit enthält. Auf welche Weise die Pigmentbildung bei den Sommersprossen zu Stande kommt, wissen wir nicht.

An den Narben von Geschwüren, besonders denen der Unterschenkel, so wie an Stellen, an welchen chronische Exantheme vorhanden waren, sieht man häufig eine mehr oder weniger intensiv braune Färbung der Haut entstehen. Hier findet man ebenfalls in den tieferen Schichten der Epidermis Körner, die dem gewöhnlichen Hautpigment gleichen; aufserdem aber zeigen sich auch öfter in der Cutis kleine theils rundliche, theils eckige, dunkle Körner, die mitunter in gröfseren Haufen bei einander liegen. In einzelnen Fällen fand ich auch die ganze Epidermis von bräunlich-röthlicher Farbe, und zwar war diese Färbung, mit Ausnahme der im *Rete Malpighii* vorhandenen dunkeln Körner, gleichmäfsig durch die Oberhaut verbreitet.

Mehrere Beobachter, wie Rokitansky [1]), Virchow [2]), und Andere sind der Ansicht, dafs die Pigmentablagerungen in Narben u. dgl. m. immer durch eine Veränderung von Blutfarbestoff erzeugt werden. Nach Virchow geht diese Umwandlung auf die Weise vor sich, wie ich es schon oben bei den Haemorrhagien der Haut (S. 70.) beschrieben habe. Wenn nämlich irgendwo

---

[1]) Handbuch der pathologischen Anatomie. 1846. 1. Bd. S. 17.

[2]) Archiv für pathologische Anatomie, Physiologie u. s. w. von Virchow u. Reinhardt 1847. 2. Heft. S. 379.

Blut extravasirt ist, so tritt das Haematin entweder aus den Blutkörperchen aus oder bleibt in denselben. Im ersteren Falle färbt das Haematin die benachbarten Gewebetheile, und bestehen diese aus Zellen, so sind oft gerade sie es, welche von dem eingedrungenen Haematin eine Färbung erhalten, die bald auf den Kern beschränkt, bald durch die ganze Zelle verbreitet ist. Aufserdem sammelt sich, nach Virchow's Beobachtungen, das anfangs diffuse Haematin später zu einzelnen Körnern und Klumpen von verschiedener Gestalt. Verläfst das Haematin die Blutkörperchen nicht, so treten diese oft zu rundlichen oder rundlich-eckigen Haufen zusammen, die sich mit der Zeit in dichte, verschiedenartig gestaltete Pigmentkörner umwandeln. Hat kein Austritt von Blut stattgefunden, sondern stockt dieses nur in den Gefäfsen, so kann es ganz dieselben Veränderungen, wie extravasirtes, auch innerhalb der Gefäfse, erleiden.

Die an den Narben von Geschwüren und nach chronischen Exanthemen wahrnehmbare braune Färbung der Haut könnte, nach den angeführten Beobachtungen, also theils dadurch zu Stande kommen, dafs die Zellen aus den untersten Epidermisschichten durch Aufnahme von Haematin eine dunkle Farbe erhalten, theils dadurch, dafs neue Pigmentkörner an der Oberfläche der Cutis und im Gewebe dieser Membran sich bilden. In Fufsgeschwürnarben sah Virchow öfter braune oder schwarze Pigmentkörner in Reihen, die dem früheren Gefäfsverlaufe entsprachen, angeordnet, und zuweilen konnte er diese Reihen noch bis an die permeablen Gefäfse verfolgen [1]).

Auch sieht man öfter in dem aufser Circulation gesetzten Blute, sowohl wenn dieses aus den Gefäfsen ausgetreten, als auch wenn es in denselben geblieben ist, eigenthümliche, rothe Krystalle sich bilden, die ich schon oben S. 71. genauer beschrieben habe.

Ueber die Ursachen der Pigmentbildung in Narben giebt Vir-

[1]) A. a. O. S. 401.

chow Folgendes an: Das neugebildete Bindegewebe contrahirt sich, es schrumpft in sich zusammen; die Narbe sinkt unter die Oberfläche der umgebenden Theile ein und die in ihr enthaltenen Gefäfse obliteriren. Dadurch, dafs das Blut, welches in den verstopften Gefäfsen stockt, die oben beschriebenen Umwandlungen erleidet, kommt die Bildung des Pigmentes zu Stande [1]). Bei den bräunlichen Färbungen, welche oft nach chronischen Exanthemen zurückbleiben, ist es, wie ich vermuthe, das, in Folge des vorhanden gewesenen Entzündungsprozesses, in Stockung gerathene Blut, welches die Pigmentbildung veranlafst, indem in vielen Fällen, z. B. nach papulösen Ausschlägen, keine Narben entstehen, mithin auch eine Compression der Gefäfse durch sich contrahirendes neues Bindegewebe nicht angenommen werden kann.

Melanosis der Haut. — Man hat zuweilen beobachtet, dafs besonders bei alten, schwächlichen Personen die Haut an einer oder mehreren Stellen eine graue oder bläuliche Farbe annahm, später aber dunkelbraun und zuletzt schwarz wurde. Diese Flecken sind am häufigsten an den Unterextremitäten wahrgenommen worden und hatten gewöhnlich einen ansehnlichen Umfang. Die Haut erschien dabei glatt und zeigte keine Abschuppung. In einzelnen seltenen Fällen hat man auch gesehen, dafs die dunkle Färbung sich über den ganzen Körper verbreitete, so dafs die Kranken Negern ähnlich wurden. Viele nennen dieses Leiden Melasma, und Fuchs unterscheidet nach der Ausbreitung desselben *M. maculosum* und *M. universale.* Rayer belegt diesen abnormen Zustand mit dem Namen Negrities. Ob das Leiden, welches Willan [2]) bei Kindern beobachtet hat, die in Indien geboren und nach England gebracht worden waren, und das er *Pityriasis nigra* nennt, hierher gehört, ist zweifelhaft.

---

[1]) A. a. O. Heft 1. S. 186.

[2]) Vergl. Bateman, Praktische Darstellung der Hautkrankheiten, herausgegeben von Blasius. Leipzig 1835. S. 64.

Fuchs [1]) giebt an, dafs die dunkele Färbung beim Melasma durch eine mehr oder weniger dicke Schicht schwarzen Pigmentes unter der Oberhaut bedingt werde. Ebenso sagt Rokitansky [2]), dafs der Sitz der Pigmentablagerung die Oberfläche der Cutis sei. Ueber die Beschaffenheit des Pigmentes sprechen sich die angeführten Schriftsteller nicht weiter aus.

Ferner kommt an der Haut eine Ablagerung von Pigment in der Form von Geschwülsten vor, die als kleine oder gröfsere, oft beerenähnliche Knoten erscheinen. Es werden diese Tumoren von den Schriftstellern als gutartige Hautmelanose aufgeführt; Fuchs nennt sie *Melasma granulatum*. Rokitansky giebt an, dafs bei diesen Gebilden das Pigment nicht blofs an der Oberfläche der Cutis, sondern auch in ihrem Gewebe abgelagert sei. Ich habe diese Melanosen nicht zu untersuchen Gelegenheit gehabt und kann daher weder bestimmen, wie das Pigment sich verhält, noch ob von diesem allein die Anschwellung der Haut herrührt, oder ob vielleicht gleichzeitig eine Neubildung von Bindegewebe vorhanden ist. Bei Pferden, wo gutartige Melanosen in der Form von Geschwülsten häufig sind, liegt das Pigment in einem feinen, nicht deutlich fasrigen Maschenwerk. Ich habe solche Geschwülste durch die Gefälligkeit des Herrn Geheimrath Gurlt zur Untersuchung bekommen und grofse, rundliche, mit Pigmentmolecülen gefüllte Zellen darin gefunden.

Chloasma. — Viele Schriftsteller zählen auch das Chloasma (*Pityriasis versicolor Willan*) zu den abnormen Pigmentbildungen. Es entstehen bei diesem Hautleiden gelbliche oder bräunliche Flecken von verschiedener Gröfse und Form, die häufig mit einer mäfsigen Verdickung der Epidermis und mit Abschuppung derselben in kleinen Fragmenten verbunden sind. Kommen diese Flecken, wie dies nicht selten der Fall ist, bei Schwangern vor, so werden sie von Manchen als eine besondere Art des Chloasma betrachtet, die Fuchs *Chloasma uterinum* nennt. Die-

[1]) Die krankhaften Veränderungen der Haut. S. 391.

[2]) Handbuch der patholog. Anatomie 1844. 2. Bd. S. 98.

ser Schriftsteller giebt zugleich an, dafs bei letzterer Form die Flecken gewöhnlich dunkler seien und meistens keine Desquamation der Epidermis zeigen.

Ich habe das Chloasma öfter bei Leichen untersucht und bei Individuen mit weifser Haut niemals Pigment in dem *Rete Malpighii* wahrnehmen können. Ich werde indefs auf diesen Krankheitszustand hier nicht näher eingehen, sondern denselben erst in dem von den Parasiten handelnden Abschnitte genauer beschreiben, da man dabei die Bildung mikroskopischer Pflänzchen in der Oberhaut beobachtet.

Mit den beschriebenen abnormen Pigmentbildungen darf man die schwärzliche Färbung der Haut nicht verwechseln, welche nach dem lange fortgesetzten innerlichen Gebrauche des salpetersauern Silberoxydes entsteht. Ich habe zwar diese Färbung einige Mal bei Personen gesehen, welche das genannte Mittel längere Zeit in grofsen Gaben gegen Epilepsie gebraucht hatten, konnte jedoch keine Untersuchung der Haut anstellen. Ich vermag daher auch weder zu bestimmen, in welcher chemischen Verbindung das Silber sich befindet, noch in welchen Theilen der Haut die ungewöhnliche Färbung ihren Sitz hat.

Alle hier geschilderten Pigmentablagerungen in die Haut gehören zu den gutartigen Neubildungen und dürfen mit dem weiter unten beschriebenen *Carcinoma melanodes* nicht verwechselt werden.

Fettgeschwülste der Haut.

a) Das Lipom; *Lipoma.*

Die unter dem Namen der Lipome bekannten Fettgeschwülste haben, wenn sie an der Haut vorkommen, ihren Sitz nicht im Gewebe der Cutis, sondern in der unter dieser gelegenen Fettschicht. Man kann sie als örtliche Hypertrophien des *Panniculus adiposus* der Haut ansehen. Dieselben bestehen aus einer

Anhäufung von Fettzellen, die sich von denen, welche normaler Weise im Körper vorkommen, nicht unterscheiden. Wie diese, erscheinen auch die Fettzellen der Lipome als 0,05—0,01''' im Dm. haltende rundliche oder ovale Bläschen, die durch Druck sich leicht abplatten und eine polyëdrische Gestalt annehmen. Einen Kern habe ich in denselben niemals erkennen können, und es ist ja bekanntlich ein solcher auch bei den normalen Fettzellen nur selten wahrzunehmen.

Meistens sind die Lipome äufserlich von einer mehr oder weniger dicken Lage, mitunter ziemlich dichten, Bindegewebes umgeben und auf diese Weise von den Nachbartheilen abgegrenzt. Dünnere und aus einem mehr lockeren Bindegewebe bestehende Platten und Stränge durchziehen die die Geschwulst bildende Fettmasse und theilen dieselbe dadurch in mehrere Abtheilungen oder Lappen.

Zuweilen sieht man das Lipom nur einzeln entstehen, nicht selten bilden sich deren aber auch viele gleichzeitig oder nach einander. Es gehören diese Fettgeschwülste zu den gutartigen Neubildungen, doch beeinträchtigen sie die Nachbartheile öfter durch Druck und Zerrung; auch geben sie zuweilen zu lange währenden Verschwärungsprozessen Veranlassung.

b) Die geschichtete Fettgeschwulst; *Cholesteatoma.*

Eine von den Lipomen verschiedene Art von Fettgeschwülsten, die zuerst von Joh. Müller genauer beschrieben worden ist [1]), unterscheidet sich von jenen dadurch, dafs das darin enthaltene Fett nicht in Zellen eingeschlossen ist, sondern im krystallinischen Zustande sich befindet. Das Cholesteatom besteht aus einer weichen, leicht durchscheinenden Masse, welche die Farbe des weifsen Wachses hat, zugleich aber perlmutterglänzend

---

[1]) Joh. Müller, über den feineren Bau und die Formen der krankhaften Geschwülste. Berlin 1838. 1. Lief. S. 50.

ist. Diese Masse ist aus einer Anzahl übereinander liegender dünnblättriger Schichten zusammengesetzt, welche die Dicke des feinsten Papiers haben. Bei der mikroskopischen Untersuchung sieht man, dafs die dünnen Blätter, in welche die Geschwulstmasse sich zertheilen läfst, aus mehreren übereinander geschichteten Lagen von Zellen bestehen. Die Zellen sind polyëdrisch und haben im Mittel einen Durchmesser von 0,0090‴. Ein Kern ist fast niemals darin wahrzunehmen. Sie sind nach Art der Zellen des Pflasterepitheliums aneinander gefügt und gleichen dem Gewebe der Epidermis in den höheren Schichten oder dem Epithelium mancher Schleimhäute. Zwischen den aus den beschriebenen Zellen gebildeten Schichten befinden sich Krystalle, von denen die meisten tafelförmig erscheinen und in ihren sonstigen Eigenschaften mit dem Cholestearin übereinstimmen. Sie liegen in den mannigfaltigsten Richtungen durcheinander. Der zweite krystallinische Körper, der sparsamer vorkommt und ebenfalls die Eigenschaften eines Fettes zeigt, bildet an beiden Enden zugespitzte Blättchen, welche in kleinen Haufen zusammenliegen.

Die von Barruel und Joh. Müller angestellten chemischen Untersuchungen [1]) des Cholesteatom's haben ergeben, dafs Gallenfett einen Hauptbestandtheil derselben ausmacht, und dafs aufserdem noch ein anderes Fett in geringerer Menge darin vorkommt, welches Stearin zu sein scheint. Die Grundlage der Zellen ist ein thierischer nicht fettiger Stoff, denn sie lösen sich in kochendem Alkohol oder kochendem Aether nicht auf.

Das Cholesteatom kommt auf zweierlei Weise vor, nämlich frei und in Cysten eingeschlossen. Was die letztere Form betrifft, so hat man sie öfter im Unterhautbindegewebe gefunden, und ich werde auf dieselbe bei den Balggeschwülsten der Haut nochmals zurückkommen. Das nicht eingekapselte Cholesteatom ist an der Haut frei auf Geschwürsflächen wahrgenommen worden, und zwar von Joh. Müller und Rokitansky auf

---

[1]) Joh. Müller, über den feineren Bau und die Formen der krankhaften Geschwülste. Berlin 1838. 1. Lief. S. 52.

Krebsgeschwüren, von letzterem auch auf der Oberfläche einer ulcerirenden Brandwunde.

Das Cholesteatom gehört zu den gutartigen Geschwülsten, die, wenn sie in wichtigen Organen oder in der Nähe von solchen ihren Sitz haben, nur durch den Druck, den sie ausüben, gefährliche Zufälle erregen. Da, wo es auf Krebsgeschwüren wahrgenommen worden ist, scheint es nur eine zufällige Complication dieser Entartung zu bilden, indem es auch auf nicht bösartigen Geschwürsflächen vorkommt, wie die eben angeführte Beobachtung Rokitansky's zeigt. Aufserdem sind mehrere Fälle bekannt, wo die Cholesteatommasse nach der Entfernung durch die Operation nicht wiederkehrte.

Gefäfsgeschwülste der Haut.

Mit dem Namen der Gefäfsgeschwülste (*Telangiectasia*) hat man krankhafte Gebilde belegt, welche hauptsächlich aus Blutgefäfsen mit wenigem zwischen diesen befindlichen Bindegewebe bestehen. Sie stellen sich entweder in der Form von rothen oder roth-blauen Flecken dar, oder bilden mehr oder weniger grofse Geschwülste, die ebenfalls von rother oder rothblauer Farbe und von verschiedenartiger Form sind. Durch alle Einflüsse, welche einen Congestivzustand der Haut erregen, gerathen sie in merkliche Schwellung, weshalb sie auch mit dem Namen der erectilen Geschwülste belegt worden sind. Besonders bei gröfseren Telangiectasien nimmt man zuweilen ein deutliches Pulsiren wahr.

Am häufigsten findet man sie an den Augenlidern, den Lippen, den Wangen, auf der behaarten Haut des Kopfes und an den Seitentheilen der Brust. Seltner beobachtet man sie an anderen Körperpartien.

Sie sind sehr oft angeboren, und nehmen dann nach der Geburt mitunter mehr oder weniger schnell an Umfang zu. Man rechnet diese angeborenen Telangiectasien zu den Muttermälern und nennt sie, zur Unterscheidung von den oben S. 253.

beschriebenen Pigmentmälern, Gefäfsmäler (*Naevus vascularis*). Auch hat man die in der Form blofser Flecken erscheinenden Telangiectasien unter der Benennung *Naevus vascularis simplex* von den über die Haut hervorragenden, welche *Naevus vascul. fungosus* genannt worden sind, getrennt.

Nicht immer sind indefs die Gefäfsgeschwülste angeboren, sondern sie entstehen zuweilen auch erst nach der Geburt, sowohl bei Kindern, als bei Erwachsenen.

Die Telangiectasien haben ihren Sitz in der Cutis, im Unterhautbindegewebe oder in beiden zugleich. Zuweilen dringen sie auch noch tiefer ein und verbreiten sich zwischen die unterhalb der äufseren Bedeckungen gelegenen Theile.

Die Untersuchung der Telangiectasien von Leichen oder der bei Lebenden exstirpirten zeigt ein Convolut von kleinen Gefäfsen, die in Geschwülsten, bei welchen das Blut noch nicht ausgeflossen ist, an ihrer rothen Farbe deutlich zu erkennen sind. An feinen Durchschnitten von Telangiectasien sieht man unter dem Mikroskope theils kleine Gefäfszweige und Schlingen, theils runde rothe Flecken, welche von quer durchschnittenen Blutgefäfsen herrühren. Auch erkennt man an vielen Gefäfsen deutlich die Wandungen. Ich habe öfter Telangiectasien, kurze Zeit nachdem sie durch die Operation entfernt worden waren, untersucht und feine Durchschnitte derselben bei der mikroskopischen Untersuchung stets so beschaffen gefunden, wie ich es auf Taf. 5. Fig. 1. nach einer Gefäfsgeschwulst des oberen Augenlides abgebildet, welche Herr Dr. Reich mir zuzustellen die Güte gehabt hat. In der bezeichneten Figur sind bei *a.* mehrere längere Stücke von Gefäfsen dargestellt; bei *b.* befinden sich quer durchschnittene Gefäfse, *c.* bezeichnet die Gefäfswandungen, *d.* die zwischen den Gefäfsen befindliche Substanz. Die erkennbaren Gefäfse dieser Telangiectasie hatten einen Querdurchmesser von 0,01—0,08'''. Bei einer anderen Gefäfsgeschwulst der Unterlippe des hiesigen Museums, welche injicirt ist, zeigen die dickeren Gefäfse einen Durchmesser von 0,035—0,25'''. Zuweilen hat es bei Telangiectasien den Anschein, als befänden sich an den stärkeren

Gefäfszweigen kleine beutelförmige Anhänge oder auch als endeten einzelne der dickeren Zweige mit einer blinden, kolbigen Anschwellung. Manche Beobachter nehmen auch an, dafs solche beutelförmige Anhänge der Gefäfse wirklich vorhanden sind, z. B. Robin, Lebert [1]) und v. Bärensprung [2]). Ich glaube indefs, dafs dieses Ansehen nur von dem Vorhandensein von Gefäfsschlingen herrührt, die in einer solchen Richtung gesehen werden, dafs der eine Schenkel des schlingenförmig zusammengebogenen Gefäfses den anderen zum Theil deckt, denn an den Blutgefäfsen der normalen Hautpapillen und denen der Warzen und Condylome sieht man nicht selten ganz dasselbe, kann sich indefs hier oftmals deutlich von dem Vorhandensein einer Schlinge überzeugen. Bei Telangiectasien, bei welchen das Blut bereits ausgeflossen ist und die nicht injicirt sind, kann man sich von der Beschaffenheit der Gefäfse schwerer eine Anschauung verschaffen.

Da, wo die Entartung sich in der Form blofser Flecken darstellt, ist vermuthlich nur eine Ausdehnung der normalen Hautgefäfse vorhanden, da aber, wo dieselbe mehr oder weniger beträchtlich über die Oberfläche der Haut hervorragt, mufs wohl das Entstehen neuer Gefäfse vorausgesetzt werden. Von den die Telangiectasien bildenden Gefäfsen nimmt man an, dafs sie zuweilen nur aus weiten Capillaren, in andern Fällen aus kleinen Venen oder Arterien bestehen. Aus Venen sollen die Geschwülste zusammengesetzt sein, wenn sie eine blaurothe Farbe haben, aus Arterien, wenn sie roth erscheinen und deutlich pulsiren. Schröder van der Kolk [1]) glaubt auch durch Injectionen nachgewiesen zu haben, dafs die neuen Gefäfse zuweilen dem arteriellen, zuweilen dem venösen Systeme eingeschaltet sind.

---

[1]) *Physiologie pathologique. Paris* 1845. *Tm. II. p.* 99.

[2]) Beiträge zur Anatomie und Pathologie der menschlichen Haut. Leipzig 1848. S. 65 u. folg.

[3]) Rokitansky, Handbuch der pathologischen Anatomie. 1846. I. Bd. S. 280.

Die Substanz, welche zwischen den Gefäfsen liegt, besteht aus Bindegewebe, welches zuweilen vollkommen ausgebildet ist, in anderen Fällen die Eigenschaften des noch nicht völlig entwickelten Bindegewebes zeigt. Von letzterer Beschaffenheit fand es Joh. Müller [1]) in einer Telangiectasie eines Kindes.

Die Telangiectasien sind gutartige Geschwülste, sie können wohl durch Zerreifsung ihrer Gefäfse zu mehr oder weniger starken Blutungen Veranlassung geben oder durch Spannung der Haut Entzündung und Vereiterung derselben bewirken, doch führen sie niemals die den krebshaften Geschwülsten eigenthümlichen Veränderungen herbei. Man darf sie daher auch nicht mit denjenigen carcinomatösen Geschwülsten verwechseln, welche durch ihre starke Gefäfsentwickelung Aehnlichkeit mit den Telangiectasien haben und deshalb als eine Verbindung von Krebs mit Telangiectasie betrachtet werden. Es wird von diesen bösartigen Blutschwämmen (*Fungus haematodes*) weiter unten die Rede sein. Auch hat man zuweilen beobachtet, dafs gutartige Telangiectasien durch das Entstehen von Krebsmasse in dem Gewebe derselben in bösartige Geschwülste sich umwandelten.

Unter dem Namen der cavernösen Texturen oder der cavernösen Blutgeschwülste beschreibt Rokitansky eine Art von krankhaften Neubildungen, die von den gewöhnlichen Telangiectasien in manchen Punkten abzuweichen scheinen. Sie sind nach Rokitansky's [2]) Beschreibung von einer zelligen, den cavernösen Körpern einiger Maafsen ähnlichen Structur und bestehen aus Bindegewebefasern, die ein vielfach durchlöchertes Stroma bilden, dessen Räume von einer structurlosen Haut ausgekleidet sind und Blut enthalten. Zahlreiche geschwänzte Zellen, die man bei der Untersuchung wahrnimmt, hält Rokitansky für die Trümmer eines Epitheliums. Die Zellenräume stehen untereinander in Communication, da sich der Tumor durch Druck

---

[1]) Ueber den feineren Bau und die Formen der krankhaften Geschwülste. Taf. 3. Fig. 16. u. 17.

[2]) A. a. O. S. 276.

nach der Durchschnittsfläche völlig entleeren läfst. Diese Geschwülste erscheinen von einer ziemlich dichten, aus Bindegewebe zusammengesetzten Hülse umgeben und lassen sich sammt dieser aus den Geweben ausschälen. Sie communiciren immer mit einer ansehnlichen Vene, sind von dieser aus injicirbar, während eine in ihre Textur eingehende arterielle Gefäfsverzweigung nicht nachzuweisen ist. Sie sind sehr schwellbar, bilden an der Oberfläche des Körpers hervorragende, weich elastische, dunkelblaue Geschwülste, welche das Gewebe aus dem Raume verdrängen. Rokitansky hält diese Geschwülste nicht für Gefäfserweiterungen, sondern für völlig neue Gebilde, die nach seinen bisherigen Erfahrungen durchaus gutartig sind.

Es scheinen nach dieser Beschreibung jene Afterproducte, besonders durch die gröfseren zellenartigen, mit Blut gefüllten Räume, durch das Vorhandensein eines umhüllenden Balges, so wie durch den immer beobachteten Zusammenhang mit einer Vene, von den gewöhnlichen Telangiectasien verschieden zu sein. Ich selbst habe diese Geschwülste nicht gesehen.

Sarcom der Haut.

Wie mir Herr Prof. Virchow vor einigen Jahren mitgetheilt, hat derselbe mehrmals an der Haut Geschwülste beobachtet, welche grofse Uebereinstimmung in ihrem Baue mit den Sarcomen aus dem Gehirne zeigten, die von ihm beschrieben worden sind [1]). Hr. Virchow zeigte mir ein Hautstück, auf welchem zwei solcher Geschwülste safsen, die etwa haselnufsgrofs waren. Sie bestanden aus einem mäfsig festen Gewebe, in welchem bei der mikroskopischen Untersuchung freie, theils runde, theils ovale Kerne, grofse mit Kernen versehene und mit einem granulösen Inhalte gefüllte Zellen und lange, schmale Faserzellen (geschwänzte

[1]) Virchow u. Reinhardt, Archiv für pathologische Anatomie u. s. w. Berlin 1847. 1. Bd. 1. Heft. S. 197.

Körperchen) zu erkennen waren. Auf Taf. 5. Fig. 23. habe ich diese Bestandtheile bei etwa 300facher Vergröfserung abgebildet. Zuweilen hat das Gewebe dieser Geschwülste stellenweise eine braune melanotische Färbung. Diefs war auch bei der einen von den Geschwülsten, welche ich gesehen habe, der Fall. An diesen dunklen Stellen findet man die Geschwulstmasse ebenfalls aus Kernen und Zellen zusammengesetzt, die sich von denen an den nicht gefärbten Stellen einzig und allein durch eine braune Färbung unterscheiden (Taf. 5. Fig. 24.). Die Färbung rührt hauptsächlich von dem Vorhandensein dunkler Molecüle im Innern der Zellen her. In manchen Zellen zeichnen sich einzelne dieser Körnchen durch auffallende Gröfse und sehr dunkle Färbung aus (Fig. 24*a*.). Aufserdem bemerkt man auch zwischen den Zellen in geringer Menge eine braune, feinkörnige Masse.

Bildung knochenähnlicher Substanz in der Haut.

Rokitansky hat ein einziges Mal in der Substanz einer Narbe am Rumpfe eine länglich runde, gelbliche, knochenähnliche Concretion beobachtet, die eine höckerige Platte, etwa von der Gröfse eines Thalers, darstellte.

Balggeschwülste der Haut.

Die in der Haut vorkommenden Balggeschwülste besitzen am häufigsten die Eigenschaften derjenigen, welche man nach der älteren Bezeichnung mit dem Namen *Atheroma* belegt. Ueber die Entstehungsweise der Balggeschwülste in der Haut wird noch gestritten. Viele sind nämlich der Ansicht, dafs dieselben niemals völlig neue Gebilde sind, sondern immer durch Erweiterung der in der Haut gelegenen hohlen Organe, namentlich der Talgdrüsen, zu Stande kommen. Diese schon früher von A. Cooper [1]) aus-

---

[1]) *A. Cooper and B. Travers, surgical essays* 1820. *T.* 2. *p.* 236.

gesprochene Ansicht ist in neuester Zeit besonders von Ribbentrop [1]) vertheidigt worden. Auch Rokitansky [2]) erklärt, dafs Bälge neuer Bildung im Corium nicht vorkommen, dafs solche jedoch im Unterhautbindegewebe entstehen und dann in eine nähere Beziehung zur Lederhaut treten können. Es ist diese Frage schwer zu entscheiden. Dafs man Cysten in der Haut beobachtet, die aus erweiterten Talgdrüsen oder Haarsäcken sich gebildet haben, kann wohl nicht bezweifelt werden, denn man sieht zuweilen bei einem und demselben Individuum alle Uebergänge von einer mäfsig erweiterten und noch deutlich als solcher erkennbaren Drüse zu einer wirklichen Balggeschwulst und unterscheidet dann bei dieser auch oft noch die frühere Mündung der Drüse als eine im Balge befindliche Oeffnung. Wo indefs diese Uebergänge nicht wahrzunehmen und besonders da, wo an der Cyste keine Spuren der früheren Drüsenmündung zu erkennen sind, ist es schwer zu erweisen, dafs die Geschwulst auch durch die Erweiterung einer Hautdrüse erzeugt worden. Denn da wir Cysten, ganz von derselben Beschaffenheit wie die der Haut, in Organen finden, in welchen Drüsen oder andere normale Gebilde, deren Ausdehnung zum Entstehen der Geschwülste Veranlassung geben könnte, nicht vorkommen, so wäre es wenigstens möglich, dafs Balggeschwülste auch im Corium neu entstehen. Dessen ungeachtet mag Rokitansky's oben angeführter Ausspruch richtig sein, dafs alle nicht durch die Erweiterung von Talgdrüsen erzeugten Cysten immer im Unterhautbindegewebe beginnen und sich erst später bis in das Corium erstrecken.

Der Balg besteht bei den Cysten der Haut in der Regel aus einer mehr oder weniger dichten Schicht von Bindegewebe, welche nach der Innenseite des Balges zu von einem Epithelium überzogen ist. Dieses ist meistens aus mehreren Schichten pflasterförmig aneinander gefügter Zellen zusammengesetzt.

---

[1]) Rust's Magazin für die gesammte Heilkunde. Berlin 1845. Bd. 64. Heft 1. S. 2.

[2]) Pathologische Anatomie 1844. Bd. 2. S. 98.

Als den Inhalt dieser Cysten, der sich nicht in allen Fällen auf gleiche Weise verhält, hat man folgende Substanzen gefunden:

1) Zellen, die von verschiedener Gröfse und Gestalt, rundlich, oval oder eckig und meistens sehr abgeplattet sind. Sie haben bisweilen einen deutlichen Kern, bisweilen nicht, und gleichen den Zellen in den äufseren Schichten des Pflasterepitheliums oder der Epidermis. Andere Zellen sind kleiner und stimmen mit denen aus den tieferen Schichten des Pflasterepitheliums oder der Epidermis überein. Auch hat Vogel [1]) einige Mal Zellen beobachtet, die länglich waren, und mit denen des Cylinderepitheliums Aehnlichkeit hatten. Es ist sehr wahrscheinlich, dafs die beschriebenen Zellen, die gewöhnlich locker bei einander liegen, von dem Epithelium des Balges herrühren, welches sich vermuthlich auf ähnliche Art, wie die Epidermis, fortdauernd abschuppt.

Die Menge dieser Zellen variirt; zuweilen besteht der ganze Inhalt des Balges beinahe nur aus ihnen, mitunter sind sie sehr sparsam vorhanden und scheinen zuweilen auch ganz zu fehlen. Aufser den Zellen finden sich in den Balggeschwülsten der Haut:

2) Verschiedene Fette: Elain, Margarin und die Fettsäuren derselben, ferner Buttersäure und Cholestearin. Die Mengenverhältnisse, in denen diese Substanzen wahrgenommen werden, sind sehr verschieden. Häufig bildet das Cholestearin den vorherrschenden Bestandtheil, und zwar entweder in krystallinischer Form oder nicht krystallisirt. In anderen Fällen walten die übrigen Fette vor, die gewöhnlich in Form von unregelmäfsigen Tropfen oder Klumpen erscheinen. Auch sah Vogel das Fett einige Mal in Zellen, die den gewöhnlichen Fettzellen glichen, eingeschlossen. Auf Taf. 5. Fig. 6*b*. habe ich kleine Aggregate von Fetttröpfchen aus einer Balggeschwulst der Haut abgebildet, in welcher sich aufserdem noch ein schmalzähnliches

---

[1]) Pathologische Anatomie des menschlichen Körpers. Leipzig 1845. S. 214.

Fett, Cholestearinkrystalle (Fig. 6 *a*.) und Epitheliumzellen vorfanden.

3) Ferner hat man im Inhalte von Balggeschwülsten sogenannte thierische Extractivstoffe und verschiedene Salze beobachtet. Durch die Ablagerung der Salze, besonders der Kalksalze, wird zuweilen der Balg und der Inhalt der Geschwülste ganz oder theilweise in eine Concretion umgewandelt.

4) In manchen Balggeschwülsten besteht die Hauptmasse des Inhaltes aus Haaren. Die Haare liegen hier theils locker im Balge, ohne mit den Wänden desselben in Verbindung zu stehen, theils sind sie in die Balgmembran auf dieselbe Weise eingepflanzt, wie die normalen Haare in die äufsere Haut; der Schaft und die Spitze ragen in die Höhle des Balges hinein. Bei diesen Cysten ist der Balg dicker als gewöhnlich und in seiner Structur der äufseren Haut ähnlich. Auch ist er auf seiner inneren Fläche öfter mit kleinen Hervorragungen besetzt, die den Papillen der Cutis gleichen. Man findet nicht immer den Balg in seiner ganzen Ausdehnung, sondern zuweilen nur an einzelnen Stellen von der angegebenen Beschaffenheit. Wo letzteres der Fall ist, sitzen die Haare nur an den der Cutis ähnlichen Stellen. Was die in die Balgmembran eingepflanzten Haare betrifft, so erkennt man daran eine deutliche Wurzel, die von einer Wurzelscheide und einem Haarsacke umgeben ist. In den Haarsack sieht man meist Talgdrüsen einmünden und zuweilen liegen zwischen den Haaren auch Drüsen, die den Schweifsdrüsen der Haut völlig gleichen. Kohlrausch hat dies zuerst bei Balggeschwülsten von Menschen [1]), Gurlt [2]) bei denen von Thieren nachgewiesen. Von dem Vorhandensein der Haarsäcke und Talgdrüsen habe ich mich selbst zu überzeugen Gelegenheit gehabt. Die locker im Balge liegenden Haare sind entweder zu mehr oder weniger grofsen Ballen vereinigt oder im übrigen Inhalte der Geschwulst zerstreut. Von diesen Haaren ist wohl jedenfalls an-

---

[1]) Müller's Archiv 1843. S. 365.

[2]) Magazin für d. ges. Thierheilkunde 1836. S. 212.

zunehmen, dafs sie zuerst in der Balgmembran befestigt gewesen und später ausgefallen sind.

Aufser den Haaren findet man in diesen Cysten immer eine mehr oder weniger grofse Menge fetter Substanzen, die nach der Ansicht mancher Schriftsteller [1]) von den in der Balgmembran befindlichen Talgdrüsen abgesondert werden sollen.

5) Zuweilen entwickeln sich in den Balggeschwülsten Hauthörner von der schon oben S. 226. beschriebenen Beschaffenheit. Die Hornmasse liegt zuerst in dem völlig geschlossenen Balge, durchbricht diesen aber später meistens und wächst dann mehr oder weniger weit über die Körperoberfläche empor. Ein solches in einem Balge befindliches Hauthorn von einem Thiere habe ich S. 229. geschildert [2]).

Die krankhafte Masse, welche von J. Müller Cholesteatom genannt worden ist, kommt zuweilen, von einem Balge umhüllt, im Unterhautbindegewebe vor und zeigt dann ganz dieselben Eigenschaften, welche ich oben S. 261. von den frei auf Geschwürsflächen beobachteten Cholesteatomen angegeben habe.

Krebs der Haut.

Den Untersuchungen J. Müller's verdanken wir gründlichere Kenntnisse über den Bau der Krebsgeschwülste. Ebenso hat derselbe zuerst sicher nachgewiesen, dafs die krebshaften Bildungen eine nahe Verwandtchaft zu einander haben und in einen gemeinsamen Begriff zusammengefafst werden müssen. Alle Krebsformen bestehen im ausgebildeten Zustande aus einem faserigen Gerüst, in dessen Zwischenräumen kleine Körner, Kerne und Zellen sich befinden. Die Zellen und Körner sind in einer Flüssigkeit suspendirt, die sich bei durchschnittenen Krebsgeschwülsten mit einem Theile der darin befindlichen Gebilde als eine milch- oder

---

[1]) Vergl. Vogel, Pathologische Anatomie. S. 219.

[2]) Abbildungen von Balggeschwülsten siehe auf Taf. 5. Fig. 4. u. 5.

rahmähnliche Masse, bekannt unter dem Namen Krebssaft, ausdrücken läfst. Die Zellen aus Krebsgeschwülsten zeigen sehr mannigfache Formen und enthalten nicht selten in ihrem Innern eine Anzahl kleinerer Zellen. Die Fasern des Gerüstes gleichen dem vollkommen reifen oder noch unentwickelten Bindegewebe, zwischen welchem öfter auch elastische Fasern in kleiner Menge wahrzunehmen sind. Zugleich befinden sich Blutgefäfse in den Krebsgeschwülsten. Man unterscheidet gewöhnlich folgende Hauptformen von Krebs: Ist das aus Bindegewebe zusammengesetzte Gerüst besonders ausgebildet, so ist Scirrhus (Faserkrebs, *Carcinoma fibrosum*) vorhanden; walten die Zellen vor, so wird die Afterbildung Markschwamm, Zellenkrebs (*Carcinoma medullare*), ist Pigment in denselben enthalten, melanotischer Krebs (*Carcinoma melanodes*) genannt. Sind die Blutgefäfse ungewöhnlich stark entwikkelt, so haben wir das *Carcinoma telangiectodes* Müller's oder den *Fungus haematodes* (Gefäfskrebs). Auch wird als besondere Form der haemorrhagische Krebs aufgeführt, bei welchem neben dem Krebssaft Extravasat vorkommt

Ueber die Entwickelung des Krebses hat Virchow [1]) vor einiger Zeit Untersuchungen angestellt, deren Hauptresultate folgende sind: Unter Erscheinungen von veränderter Ernährung bildet sich an einer Stelle des Körpers ein gallertartiges Exsudat, dessen chemische Beschaffenheit noch unbekannt ist und welches in ziemlich grofsen Feuchtigkeitsgraden schwankt. Zuweilen bleibt dies Exsudat persistent und stellt dann den Gallertkrebs dar. Meistentheils aber beginnt darin eine Entwickelung von Zellen, welche sich frühzeitig in zwei Richtungen ausprägt, indem sie entweder zu Bindegewebe werden oder zu Zellen, die nicht mehr Bindegewebe werden können. Mit dem Bindegewebe entwickeln sich Gefäfse und elastische Fasern; zuweilen ossificirt es. Je nach dem Vorwalten dieses oder jenes Bestandtheiles, erhalten wir die verschiedenen oben bezeichneten Formen von Krebs. Ablagerung

[1]) Archiv für pathologische Anatomie etc. von Virchow u. Reinhardt. 1. Bd. 1. Heft. S. 94.

von Pigment in oder zwischen die Zellen und das Zustandekommen von Extravasat bedingen, wie auch schon erwähnt, den Pigment- und haemorrhagischen Krebs. Letztere beide Arten und der Gefäfskrebs gehen, nach Virchow's Erfahrungen, wahrscheinlich immer in Erweichung und Ulceration über; bei dem Faser- und Zellenkrebs haben Rokitansky und der genannte Beobachter eine andere Metamorphose genauer verfolgt. In den Krebszellen bilden sich nämlich, nach Virchow's Untersuchungen, kleine Fettmolecüle und während diese sich mehren, verschwindet die Zellenmembran und es bleibt eine rundliche oder ovale Kugel zurück, die aus dicht an einander liegenden, durch eine spärliche Zwischensubstanz verbundenen Fettkörnchen besteht [1]). Diese Fettaggregatkugeln zerfallen später mehr und mehr zu einer emulsiven Masse, welche resorbirt wird. In dem Maafse, als die Resorption zunimmt, fallen die Wände des Gerüstes auf einander, die Räume werden enger und verschwinden endlich. Auf diese Weise entstehen an einzelnen Stellen des Krebses dichte, fasrige Schichten, welche schon dem blofsen Auge ein gleichförmiges, sehnen- oder membranartiges Ansehen darbieten. Dieses Gewebe entleert beim Drucke nicht mehr eine milchige oder rahmartige Flüssigkeit, sondern ein klares Serum, in welchem man nur noch einzelne Zellen, Zellenrudimente oder Fettkörnchen vorfindet. Jenes Gewebe besteht aus einer dichten Bindesubstanz und gleicht der Substanz der Narben, weshalb es auch Virchow Krebsnarbe nennt [2]). Dadurch, dafs dieses Gewebe sich allmälig mehr zusammenzieht, sinkt die so veränderte Stelle unter die Oberfläche der benachbarten Partien ein. Auf ähnliche Art, wie Virchow, schildert auch Rokitansky [3]) die Fettmetamorphose der Krebszellen.

Eine andere Veränderung, die der Krebs erleiden kann, ist das Entstehen von tuberkelähnlichen Massen in demselben.

---

[1]) A. a. O. S. 176. u. flg.

[2]) Ebenda S. 185.

[3]) Pathologische Anatomie. Bd. 1. S. 350.

Diese Massen stellen eine trockene, undurchsichtige, gelbweifse, bröcklige Substanz dar, welche in verschiedener Gröfse in den Krebs eingesprengt ist, oder in welche gröfsere Partien des Krebses sich umwandeln. Dieser Vorgang beruht, nach Virchow, auf einem allmäligen Zusammenschrumpfen und Verschwinden der Zellen, wobei ebenfalls Fett frei wird, allein nur in beschränktem Maafse. Die Zellen, auch wohl die Kerne collabiren, schrumpfen zusammen, der Inhalt beider wird undeutlicher, der Kern verschwindet und es bleiben endlich membranöse, fetzige oder granulöse Stücke zurück [1]).

In der Haut kommen nach den Angaben der Schriftsteller alle oben erwähnten Formen des Krebses vor und zwar soll häufig die carcinomatöse Entartung ursprünglich in der Cutis oder dem Unterhautbindegewebe entstehen, während dagegen in anderen Fällen die Haut nur secundär ergriffen wird, indem bei Krebs der subcutanen Theile die Entartung sich später auch auf die Haut fortsetzt.

1) Der Faserkrebs (der fibröse Krebs) der Haut erscheint in der Regel in der Form eines Knotens, dessen Gröfse von der einer Linse bis zu der einer Haselnufs variirt, der meistens abgeplattet ist und auf der Oberfläche zuweilen höckerig erscheint. In seltenen Fällen erreicht er indefs einen ansehnlichern Umfang und überragt dann als eine harte, höckrige Masse die Oberfläche der Haut mehr oder weniger weit. Der Faserkrebs entwickelt sich häufig primär in der Cutis. Ich habe diese Form des Hautkrebses früher nur an Präparaten, welche auf dem hiesigen anatomischen Museum in Weingeist aufbewahrt werden, neuerlich aber auch frisch zu untersuchen Gelegenheit gehabt. Bei zwei Präparaten des Museums, einem Krebs der Hand und einem andern vom Unterarme, leidet nicht die Haut allein, sondern es sind auch die tiefer liegenden Theile, wie die Sehnen und Muskeln, entartet. Die Cutis erscheint verdickt und hart, und zeigt in einem noch gut zu unter-

[1]) A. a. O. S. 173. u. 174.

scheidenden Maschenwerk von Bindegewebe Kerne und Zellen, die indefs nicht mehr ganz deutlich zu erkennen sind (Taf. 6. Fig. 1.). Aehnlich verhält sich ein Hautstück, welches in der Umgegend einer carcinomatösen Brust gesessen hatte. Ebenso fand sich an den frischen Krebsgeschwülsten der Haut ein faseriges Gerüst, welches Zellen und Kerne von solcher Beschaffenheit in seinen Zwischenräumen enthielt, wie sie in Carcinomen anderer Körpertheile anzutreffen sind.

2) *Carcinoma medullare* (Markschwamm der Haut) soll seltner primär in der Cutis entstehen, sondern meistens im Unterhautbindegewebe oder in noch tiefer liegenden Theilen beginnen und von dort auf die Lederhaut übergehen. Es bildet ebenfalls Knoten von verschiedener Gröfse, doch weicherer Consistenz als der fibröse Krebs. Ich habe diese Form des Hautkrebses nur an zwei Präparaten untersucht, welche zu der anatomischen Sammlung des Charité-Krankenhauses gehören. Bei dem ersteren, einem mehrere Zoll grofsen Markschwamme des Rückens, scheint die Entartung von der Cutis auszugehen und eben so ist diefs sicher der Fall bei dem zweiten Präparate, bei welchem der gröfsere Theil des Handrückens von einer Geschwulst bedeckt wird, die auf ihrer Oberfläche papillenähnliche Wucherungen trägt. Das Gewebe dieser Geschwülste scheint, so viel sich dies an den schon seit mehreren Jahren aufbewahrten Präparaten unterscheiden läfst, von dem Markschwamme in anderen Theilen nicht verschieden zu sein.

3) Beim *Carcinoma melanodes*, welches in der Haut und im Unterhautbindegewebe beobachtet worden ist, bilden sich ebenfalls Geschwülste, die aber von brauner oder schwärzlicher Farbe sind. Man findet hier, wie ich schon oben erwähnt habe, neben den Elementen des Krebses Pigmentkörnchen, die meist in, zum Theil auch zwischen den Zellen liegen.

4) *Carcinoma telangiectodes* (*Fungus haematodes cutis*, *Telangiectasia maligna*, der bösartige Blutschwamm) ist, wie ich bereits angegeben, ein an Blutgefäfsen sehr reiches Krebsgebilde. Es wuchern bei dieser Form nach dem Aufbruche

des Afterproduktes dunkelrothe, leicht blutende Schwämme hervor. Zuweilen entsteht der Gefäfskrebs auf die Weise, dafs in einer Telangiectasie, die längere Zeit als gutartige bestanden hatte, sich Krebsgewebe entwickelt.

Aufser den angeführten Formen von Hautkrebs werden von mehreren Schriftstellern noch einige besondere Arten desselben angegeben, nämlich der elfenbeinartige Hautkrebs, der Epithelialkrebs und der Schornsteinfegerkrebs.

Unter dem Namen des elfenbeinartigen Hautkrebses (*Carcine éburnée*) hat Alibert eine krebshafte Entartung der Haut beschrieben, die er immer über grofse Flächen verbreitet gesehen hat; die Haut erschien dabei weifs, glatt, etwas durchscheinend und von so bedeutender Härte, dafs sie die Bewegungen der kranken Theile beeinträchtigte.

Rokitansky [1]) sagt, dafs wenn man auch nur höchst selten das Uebel so ausgeprägt zu sehen bekomme, wie Alibert es beobachtet hat, man doch zuweilen krebsige Hautentartungen finde, die sich einigermaafsen dem nähern, was Alibert als Elfenbeinkrebs beschrieben. Es seien diese Degenerationen immer secundäre Erscheinungen, welche zu subcutanen Krebsgebilden sich hinzugesellen und die überhaupt nur bei hohem Grade von Krebsdyskrasie zu Stande kommen. Rokitansky hat die Entartung nicht genauer untersucht, vermuthet indefs nach dem Habitus der erkrankten Stellen, dafs dieselbe dem fibrösen Krebse angehöre. Sollte sich diefs später als sicher herausstellen, so würde es wohl überflüssig sein, dieser Modification des Faserkrebses eine eigene Benennung zu geben.

Unter dem Namen des Epithelialkrebses, der Epithelial- oder Papillargeschwulst werden von verschiedenen Beobachtern Entartungen der Haut und der Schleimhäute beschrieben, von denen es indefs bis jetzt noch nicht entschieden ist, ob sie dem Carcinom angehören oder nicht.

---

[1]) Pathologische Anatomie. 2. Bd. S. 102.

Rokitansky [1]) giebt von der Afterbildung, welche er Epithelialkrebs nennt, an, sie komme auf Schleimhäuten und der äufseren Haut vor und sei an letzterer von ihm besonders im Gesichte, am Scrotum, auf der Eichel, an der Vorhaut, an den äufseren Schaamlefzen, am Unterschenkel und Fufsrücken beobachtet worden. Es stelle sich diese Degeneration zuweilen in der Form einer einzelnen Geschwulst dar, die das Ansehen einer Warze oder einer ziemlich dick gestielten, blumenkohlähnlichen Wucherung habe. Diese Tumoren seien weifslich, weifs- oder blauröthlich, vascularisirt und bald ziemlich derb, bald locker. Häufiger aber erscheine nach seinen Beobachtungen das Aftergebilde als eine über gröfsere Strecken verbreitete Degeneration der Haut, wobei diese eine warzig-blättrige, höckerige, wie mit wuchernden Papillen besetzte oder eine drüsenartige Fläche darbiete, welche allmälig mit ulceröser Destruction und Abstofsung des Aftergebildes zu einem oder mehreren von einem Walle umgebenen Geschwüren ausarte.

Nach Rokitansky bestehen diese Geschwülste ganz und gar aus Zellen, welche in jeder Rücksicht mit den Epidermiszellen oder den gröfseren Zellen der Pflasterepithelien übereinstimmen.

Rokitansky meint zwar, dafs jene Neubildungen sich häufig als ganz locale und durch Exstirpation heilbare Uebel darstellten, glaubt aber doch, dafs sie zum Krebs und zwar zum *Carcinoma medullare* gerechnet werden müfsten, weil sie zu Geschwüren Veranlassung gäben, welche ihrem Habitus nach den exquisiten Krebsgeschwüren glichen.

Ecker [2]), Mayor [3]), Lebert [4]) und v. Bärensprung [5]) da-

---

[1]) Pathologische Anatomie. Leipzig 1846. Bd. 1. S. 385.

[2]) Roser und Wunderlich. Medicinische Vierteljahrsschrift 1844. 3. Heft. S. 380.

[3]) *Bulletin de la société anatomique.* 1844. p. 218. u. f.

[4]) *Physiologie pathologique. Paris* 1845. *Tm. II. p.* 5.

[5]) Beiträge zur Anatomie u. Pathologie der Haut. Leipzig 1848. S. 16.

gegen halten die sogenannten Epithelial- oder Papillargeschwülste nicht für krebshaft, sondern betrachten sie als einfache Hypertrophien der Hautpapillen und der diese bedeckenden Oberhaut.

Frerichs [1]) giebt ebenfalls an, dafs die fraglichen Geschwülste durch Wucherung der Papillen und der Oberhaut zu Stande kommen, will indefs beobachtet haben, dafs bei denselben die Epithelialmassen in die Tiefe dringen, die Hautpapillen auseinander treiben und deren Atrophie bewirken. Aufserdem bilden sich, seinen Beobachtungen zu Folge, im Corium und den tiefer liegenden Theilen kleine, weifse, aus angehäuften Epitheliumzellen, bestehende Heerde. Diese sind theils rund, theils eckig und zuweilen kaum mit blofsem Auge wahrzunehmen, zuweilen von der Gröfse eines Stecknadelkopfes, zuweilen noch gröfser. Durch die von aufsen in die Tiefe dringenden Epithelialmassen, so wie durch die Bildung der beschriebenen Heerde, sollen die normalen Gewebe zerstört werden.

Virchow [2]) betrachtet die Papillargeschwülste als nahe verwandt mit dem Krebs und zählt sie zur der Reihe von pathologischen Bildungen, welche er Cancroide zu nennen vorschlägt. Er versteht unter Cancroiden, abweichend von der Ansicht Anderer, Entartungen, die in ihrer Bedeutung für den Organismus sich ähnlich dem Krebse verhalten, die jedoch nur aus Zellen zusammengesetzt sind, während beim wahren Krebse sich ein faseriges Gerüst findet, in dessen Zwischenräumen Zellen oder Kerne liegen.

Das Cancoid der Haut gehe, wie Virchow angiebt, von einer einfachen papillären Hypertrophie mit ungewöhnlich dicker, obwohl häufig weicher Oberhautlage aus. So lange diese Bildung einfach als Papillargeschwulst besteht, sei sie indefs noch kein Cancroid, denn sie unterscheide sich dann nicht von den gewöhnlichen Papillargeschwülsten, wie den Warzen, Condylomen u. s. w.

---

[1]) Jenaische Annalen für Physiologie und Medicin. 1. Bd. 1850. S. 3.

[2]) Verhandlungen der physicalisch-medicinischen Gesellschaft in Würzburg. Erlangen 1850. 1. Bd. S. 106.

Es komme vor, dafs die Papillargeschwulst wirklich viele Jahre lang als einfache oder pigmentirte Warze bestehe, und dafs sie erst spät cancroid erkranke (*Verruca cancrosa*).

Die papilläre Hypertrophie mit der enormen Zellenwucherung an der Oberfläche sei also noch nicht das Cancroid; dieses bestehe vielmehr darin, dafs sich im Innern der erkrankten Gewebe und Organe Höhlen, Alveolen bilden, die mit Zellen von epidermoidalem Character ausgefüllt werden. Diese Höhlen seien grofs und von den Alveolen des wahren Krebses dadurch zu unterscheiden, dafs sie inmitten der alten Gewebebestandtheile auftreten, ohne jene neugebildete Bindegewebeschicht, welche die Wand der Krebs-Alveolen constituire. Wie sie grofs seien, so seien sie auch gewöhnlich sparsam, und ihr Inhalt sei nicht milchig oder rahmig, sondern dick, schmierig, käsig.

Die Bildung der Cancroid-Alveolen sei keineswegs auf die zuerst befallene Stelle und ihre nächste Umgebung beschränkt, sondern sie könne sich an entfernten Punkten reproduciren. So sah Virchow dreimal cancroide Veränderungen an den Lymphdrüsen, den Lungen und der Leber bei Personen, die lange Zeit an Lippencancroid gelitten hatten.

Was die oben erwähnte Entartung betrifft, welche unter dem Namen Schornsteinfegerkrebs [1]) aufgeführt wird, so ist es bei dieser noch zweifelhaft, ob sie dem Krebs angehört. Dieselbe ist fast nur am Hodensacke beobachtet worden und zwar sind ihr besonders die Kaminfeger in England unterworfen. Es beginnt das Leiden meistens mit einem kleinen, harten Knoten oder einem warzenähnlichen Auswuchse am Hodensacke, der sich oft erst nach langer Zeit in ein Geschwür umwandelt. Indem sich in der Umgegend des ersten Knotens neue entwickeln, welche ebenfalls aufbrechen, breitet sich das Uebel weiter nach der Fläche aus. Auf den Ulcerationen erheben sich gewöhnlich fungöse, blumen-

---

[1]) A. Earle. Ueber die Erzeugung krebshafter Krankheiten durch örtliche Reizung und über den Schornsteinfegerkrebs, mitgetheilt von C. Krause in Rust's Magazin 1825. Bd. XIX. S. 3.

kohlähnliche Wucherungen. Später dringt die Entartung auch in die Tiefe, ergreift den Hoden, dann auch den Samenstrang und setzt sich längs dieses auf die in der Bauchhöhle gelegenen Organe fort.

Nach Bennett zeigt der Schornsteinfegerkrebs die Charactere der Papillargeschwülste, nämlich papillenförmige Wucherungen, die mit dicken Epithelialmassen bedeckt sind. Die Inguinaldrüsen befanden sich in dem von Bennett [1]) beobachteten Falle im Zustande einfacher entzündlicher Hypertrophie. Virchow [2]) rechnet den Schornsteinfegerkrebs zu den Entartungen, welche er Cancroide nennt, und meint, dafs die Veränderungen, welche bei jenem Leiden längs der Lymphgefäfsstränge des Unterleibes auftreten, zuweilen offenbar cancroid seien. Ich erhielt im vorigen Jahre in London ein kleines Stück einer fast faustgrofsen Geschwulst, die von einem an Schornsteinfegerkrebs leidenden Menschen herrührte und schon längere Zeit in Weingeist gelegen hatte. Ich sah, als ich dünne Lamellen unter dem Mikroskop betrachtete, auch lange papillenartige Zapfen darin, über und zwischen denen dicke Lagen platter Epitheliumzellen sich befanden. Nach unten vereinigten sich die Papillen zu einer zusammenhängenden Masse. Das Gefüge der letztern war nicht überall mehr ganz gut zu erkennen, doch fand ich an vielen Stellen wohlerhaltene Bindegewebefasern vor und unterschied aufserdem vollkommen deutlich eine Anzahl von Höhlen, mit platten, meist concentrisch gelagerten Zellen gefüllt. Die Höhlen waren fast alle schon mit blofsem Auge wahrzunehmen und von der Beschaffenheit, wie es Virchow von den Cancroid-Alveolen angegeben (Taf. 9. Fig. 9.).

Die Krebsgeschwülste sind entschieden bösartig, sie veranlassen eine Zerstörung derjenigen Theile, an denen sie sich entwickeln, kehren nach der Exstirpation in der Regel an derselben oder einer anderen Stelle wieder und führen mit der Zeit einen Zustand von Marasmus herbei, welchem der Kranke unterliegt.

---

[1]) *On cancerous and cancroid growths. London.* 1848. *p.* 128.

[2]) A. a. O. S. 109.

Eine Beschreibung des Krebsgeschwüres will ich hier nicht geben, da sie sich in jedem chirurgischen Handbuche findet und ich über dasselbe nichts Besonderes anzuführen habe.

Der Elephantenaussatz; der Aussatz. *Elephantiasis Graecorum; Lepra var.*

Von der oben S. 51. beschriebenen *Elephantiasis Arabum* ist die unter dem Namen *Elephantiasis Graecorum* bekannte Krankheit in vieler Beziehung verschieden. Andere Benennungen für dieselbe sind *Lepra, Lepra Arabum, Leontiasis,* der Aussatz, der Elephantenaussatz u. s. w. Ich beschreibe das genannte Leiden an dieser Stelle, da, wenigstens bei einer Form desselben, die an der Haut wahrnehmbaren Veränderungen von einer krankhaften Neubildung herrühren.

Die Krankheit wird bei uns sehr selten beobachtet, dagegen ist sie endemisch in einzelnen Districten von Norwegen, so wie in manchen Theilen von Asien, Africa und Amerika. Die meisten Schriftsteller unterscheiden mehrere Arten oder Varietäten, von denen ich zuerst

der *Elephantiasis tuberculosa (Lepra tuberculosa, tuberosa* oder *nodosa; Lepra legitima, vulgaris)* erwähnen will. Eine Beschreibung dieser Form haben wir neuerlich durch Pruner [1]) erhalten, welcher das Leiden im Gebiete des Mittelmeeres, am rothen Meere und in den Nilländern häufig beobachtet und behandelt hat. Nach diesem Schriftsteller durchläuft die Krankheit ihre Stadien bald schnell, bald langsam. Im ersteren Falle kündigen Schmerzen, welche vom Ende der Extremitäten gegen den Rumpf ziehen, den nahen Ausbruch derselben an. Die Haut schwillt nun besonders am Ende der Extremitäten und im Gesicht mit dunkelrother Färbung an, die aufgetriebenen Theile erscheinen

---

[1]) Die Krankheiten des Orients. Erlangen 1847. S. 163.

hart, und ihre Temperatur ist gesteigert. Fast zu derselben Zeit brechen Knoten aus; diese sind fast immer von einander getrennt, platt oder halbkuglig, manchmal sogar gestielt, ½ bis 5 Linien über die Haut hervorragend und von einer verschiedenen Farbe, nämlich bei weifsen Menschen gewöhnlich hochroth, jedoch zuweilen auch ockerartig oder braun. Sie sind in der Regel gröfser und zahlreicher an den Extremitäten, als im Gesichte und am Rumpfe, besonders häufig entwickelt an der Rückenfläche der Hände, Arme und Füfse, an der vorderen Seite der Unterschenkel, an der äufseren der Oberschenkel und um die Gelenke. Unter der Haut bilden sich harte Knotenstränge besonders reichlich nach dem Verlaufe der Lymphgefäfse. Die Lymphdrüsen am Eingange der Körperhöhlen sind dabei mehr oder weniger geschwollen. Die Bildung der Knoten erfolgt unter Fieberbewegungen und zwar zuweilen periodisch, wobei die mit Fieber verbundenen Eruptionen besonders in der kalten und feuchten Jahreszeit einzutreten pflegen. Zeigt die Krankheit dagegen einen langsamen Verlauf, so bilden sich zwar Hautanschwellungen von gleicher Beschaffenheit, wie die eben erwähnten, doch entwickeln sie sich dann ganz allmälig und ohne Fieber. Das Einschneiden der Knoten bei Lebenden ist sehr wenig schmerzhaft. Fast gleichzeitig mit der Knotenbildung an der Haut beginnen ähnliche krankhafte Prozesse auf den Schleimhäuten des Gaumens, um den Kehlkopf und an anderen drüsenreichen Theilen, wie am Augenlidrande und am Eingange der weiblichen Schaam, deren Beschreibung ich indefs übergehe. Die Haare verlieren besonders an den knolligen Stellen ihre Farbe, fallen aus, werden dünn und wollig. Die Nägel schwellen an, trennen sich in Blätter, zerspringen und fallen theilweise oder gänzlich ab, doch ist diese Veränderung der Haare und Nägel nicht in allen Fällen vorhanden. Zuletzt erweichen sich die Knoten, was bei langsamem Verlaufe des Leidens öfter erst nach jahrelangem Bestehen desselben, bei raschem aber schon nach 2—3 Monaten geschieht. Es bilden sich dann an verschiedenen Punkten eines Knotens weiche Stellen; diese fliefsen zusammen und endlich berstet der Knoten. Es entstehen hierdurch Geschwüre, die rundlich oder oval sind, anfangs gewöhnlich über die Oberfläche der Haut hervorragen, später aber tiefer als diese liegen. Die Oberfläche der Geschwüre ist gelbroth und glatt, die Absonderung dünn, klebrig und stinkend. Letztere bildet beim Eintrocknen gummiartige, gelbe oder schwärzliche Schorfe mit papierartigen Rändern. Dabei wird die Haut allmälig trocken, gefühllos, rissig, runzlig und der Baumrinde ähnlich, und aus den gespaltenen Geweben schwitzt eine lymphatische Flüssigkeit aus. Sich selbst überlassen vernarben die geschwürigen Knoten selten, bei gehöriger Behandlung bedecken sich die Geschwüre aber mit einer dünnen Kruste, unter der die Vernarbung vor sich geht. Die zurückbleibende Narbe ist im Mittelpunkte etwas vertieft, bleibt lange Zeit röthlich und wird dann endlich weifs. Sie hat Aehnlichkeit mit den nach scrofulösen Geschwüren sich bildenden Narben.

In manchen Punkten abweichend von den Angaben Pruner's ist die Beschreibung, welche Danielssen und Boeck [1]) von der *Elephantiasis tuberculosa* gegeben haben. Die letzteren Aerzte stellten ihre sehr genauen und zahlreichen Beobachtungen in Norwegen an, wo die Krankheit mit dem Namen ***Spedalskhed*** belegt wird. Die Hauptresultate ihrer Forschungen sind folgende:

Die Krankheit, welche in der Regel einen chronischen Verlauf zeigt, beginnt mit grofser Mattigkeit und Neigung zum Schlaf. Nach diesen Vorboten kommen rothe Flecken auf der Haut zum Vorschein, welche gewöhnlich rund sind, die Gröfse einer Linse haben und etwas über die Haut hervorragen. Diese Flecken verschwinden im Verlaufe von Monaten und selbst Jahren mehrere Mal und kehren wieder. Endlich aber vergehen sie nicht mehr, sondern nehmen an Umfang zu und wandeln sich in bräunliche Knoten um, die bald isolirt bleiben, bald zusammenfliefsen. Im letztern Falle bedecken sie zuweilen als eine zusammenhängende

---

[1]) *Traité de la Spédalskhed ou Eléphantiasis des Grecs par Danielssen et Boeck. Paris* 1848. *p.* 193.

Masse gröſsere Flächen, wie einen Schenkel, einen Arm, eine ganze Wange. Die Umwandlung der Flecken in Knoten erfolgt zuweilen unter Fieberbewegungen. Die Knoten vergröſsern sich dann immer mehr, und im weiteren Verlaufe des Leidens gehen sie in Erweichung über, öffnen sich und bilden ziemlich tiefe Geschwüre, welche eine jauchige Masse absondern. Letztere trocknet oft zu dicken, grau-braunen Krusten ein. Später schwellen die Lymphdrüsen des Halses, der Achselhöhle und der Inguinalgegend bedeutend an. Während die Epidermis gewöhnlich normal bleibt, wird das Corium infiltrirt; es verdickt sich, wird sehr fest und verliert seine Elasticität. Diese Infiltration findet auch häufig zugleich im Unterhautzellgewebe statt und ist an den Beinen oft auch schon zu Anfang der Krankheit zugegen. Schweiſsabsonderung erfolgt nur an den Stellen, an welchen keine Tuberkeln sich befinden. Die Absonderung der Talgdrüsen ist vermehrt, so daſs die Kranken oft wie mit Fett bestrichen aussehen. Später entwickeln sich auch auf den Schleimhäuten Knoten, die ebenfalls in Erweichung übergehen und häufig den Tod der Kranken herbeiführen. Zuweilen entstehen auſser den runden Flecken, die den Tuberkeln vorausgehen, auch gröſsere, unregelmäſsige, dunkele, fast schwarze Flecken, die am häufigsten an den Extremitäten, selten am Stamme und niemals im Gesicht beobachtet worden sind.

Aeuſserst selten zeigt die *Elephanthiasis tuberculosa* in Norwegen einen acuten Verlauf. Ist dieſs der Fall, so stellt sich heftiges Fieber ein und, nachdem dieses 12 bis 14 Tage gedauert hat, erscheinen, gewöhnlich über den ganzen Körper verbreitet, bläuliche Flecken, die sich rasch in Tuberkeln umwandeln. Die Krankheit kann so in wenigen Wochen alle die Verwüstungen anrichten, welche bei dem chronischen Verlaufe erst im Verlaufe von Jahren zu Stande kommen. Mit der Erweichung der Knoten nimmt das Leiden den chronischen Verlauf an; geschieht dieſs nicht, so sterben die Kranken an Entzündung der Lunge, der Pleura oder der Gehirnhäute in wenigen Tagen.

Die Krusten, mit denen sich die durch Erweichung der Knoten entstandenen Geschwüre bedecken, haben in seltnen Fällen eine ganz eigenthümliche Beschaffenheit. Sie sind hornartig, graubraun und zuweilen 2 Zoll hoch. Wenn sie diese Höhe erreicht haben, fallen sie ab und bilden sich neu. Diese Krusten bestehen fast ganz aus den Körpern todter Milben.

Die Haare werden nur an den Stellen afficirt, an denen sich Tuberkeln entwickeln. Entweder fallen sie dort aus oder verändern ihre Form, werden kurz, sehen aus wie abgenagt, oder spalten sich oder werden ungewöhnlich dick. Veränderungen der Nägel sollen bei den mit *Elephantiasis tub.* Behafteten nicht häufiger vorkommen, als bei andern Individuen.

Bei den Leichen der an dem geschilderten Leiden Verstorbenen fand Pruner folgende Veränderungen: Die Haut war gewöhnlich verdickt und hart, das Zell- und Fettgewebe unter derselben sparsam, aber gleichfalls verdichtet. Die Knoten von aufsen nach innen durchschnitten, zeigten sich mit der Haut innig verschmolzen, ebenso mit der Oberhaut; ihr Gewebe war speckartig, grau-gelblich, dem Drüsengewebe ähnlich. An der innern Hautfläche liessen sich die Knoten leicht vom unterliegenden Zellgewebe abtrennen. Auch liefen an der inneren Fläche der Haut eine Menge ausgedehnter Lymphgefäfse von einem Knoten zum anderen. Die Lymphdrüsen am Eingange der Körperhöhlen waren vergröfsert, hart und trocken. Im Kehlkopfe, am Gaumensegel, in den Nasenhöhlen u. s. w. fanden sich ähnliche, nur viel kleinere Knoten, wie auf der Haut, und aufserdem auch Geschwüre.

Danielssen und Boeck [1]) beobachteten bei einer genaueren Untersuchung der Haut der an *Elephanthiasis tub.* Verstorbenen Folgendes:

Die Epidermis zeigt sich immer normal, sobald die Tuberkeln nicht erweicht sind. Die Lederhaut ist dagegen immer verändert. So lange nur Flecken vorhanden sind, ist das Corium an den Stellen, wo dieselben ihren Sitz haben, ziemlich roth, etwas fester als gewöhnlich und mäfsig angeschwollen. Beim

---

[1]) A. a. S. 216.

Drucke fliefst aus der Schnittfläche eine dickliche, blutige Flüssigkeit aus. Haben sich die Tuberkeln gebildet, so erscheinen diese beim Einschneiden inwendig braun, das Corium ist härter und stark mit Flüssigkeit infiltrirt. Sind die Knoten auf dem Wege sich zu erweichen, so findet man das normale Gefüge der Lederhaut an den in Knoten umgewandelten Stellen ganz verschwunden, die Schnittfläche ist gelb-weifs und granulirt, und beim Druck dringt eine gelb-weifse Masse hervor, die wie Hafergrützbrei aussieht. Das Unterhautbindegewebe ist, je nach der längeren oder kürzeren Dauer der Knoten, mehr oder weniger stark afficirt. Es erscheint infiltrirt, verdickt, sehr fest und genau mit der Lederhaut vereinigt, doch ist es sehr selten mit der tuberculösen Masse infiltrirt, durch welche die am Corium vorhandenen Knoten gebildet werden. Niemals ist im Unterhautbindgewebe eine Erweichung wahrgenommen worden. Die Wandungen der unter der Haut gelegenen Venen sind beträchtlich verdickt, durch Ablagerung einer speckartigen Masse auf ihre äufsere Fläche. Ebenso erscheinen die subcutanen Nerven, durch Bildung derselben Substanz auf ihrer äufseren Fläche, verdickt, während sie sich im Innern nicht verändert zeigen.

Begannen die Knoten sich zu bilden, so fanden Daniellsen und Boeck bei der mikroskopischen Untersuchung eine Menge kleiner Körner, welche in einer durchscheinenden, glänzenden, weifsgelben, ein Fasernetz bildenden Grundmasse lagen. In einem spätern Stadium bestand die in den Knoten enthaltene Masse aus einer ähnlichen Grundsubstanz, in der jedoch statt der Körner eine aufserordentliche Menge von Zellen sich zeigten. Diese waren etwas gröfser, als die sogenannten Entzündungskugeln, länglichrund und enthielten einen Kern, der fast die ganze Zelle anfüllte. Er war grau und enthielt meist 7—8 braune Körnchen. Die Fasern der Cutis waren bei dem Vorhandensein der beschriebenen Masse nicht mehr zu erkennen.

Die Schweifsdrüsen liefsen sich nicht mehr unterscheiden, die Haarbälge und Wurzelscheiden waren zum Theil zerstört, einzelne noch vorhandene Haare erschienen dicker als gewöhnlich und mitunter zugleich gespalten. Die Talgdrüsen zeigten sich zuweilen vergröfsert, häufig zerstört.

Waren die Knoten in Erweichung übergegangen, hatte indefs noch kein völliges Zerfliefsen stattgefunden, so erschien deren Masse fast amorph, nur hie und da sah man einzelne Kerne der beschriebenen Zellen; aufserdem war der ganze Objectträger mit unregelmäfsigen, zum Theil glänzenden Molecülen, so wie mit Theilchen erweichter Substanz von verschiedener Gröfse und Form bedeckt.

Die dicken Krusten, von denen oben angegeben wurde, dafs sie eine grofse Menge Milben enthalten, bestanden, wenn man sie mit Wasser aufgeweicht unter dem Mikroskop betrachtete, eigentlich nur aus den Körpern todter Thierchen, die übereinander geschichtet lagen und durch eine klebrige Masse zusammengehalten wurden. Bei den Kranken, bei denen dergleichen Krusten vorhanden waren, fanden sich dieselben Thierchen zugleich zu Tausenden nicht nur auf der Oberfläche der aufgebrochenen Knoten, sondern auch in der erweichten Masse derselben. Es liefsen sich alle Entwickelungsstufen vom Ei bis zur ausgebildeten Milbe wahrnehmen. Danielssen und Boeck glaubten anfangs, dafs jenes Thierchen eine eigene Milbenart wäre, später aber sind sie zu der Ueberzeugung gelangt, dafs dasselbe sich von der Krätzmilbe nicht unterscheidet.

Ich selbst habe, die Untersuchung eines im hiesigen Museum in Weingeist aufbewahrten Präparates ausgenommen, gar keine eigene Beobachtungen über die Elephantiasis anzustellen Gelegenheit gehabt. Das eben erwähnte Präparat ist der Kopf eines Mannes, der im Jahre 1842 hier in Berlin an Elephantiasis gestorben, und bei welchem die Symptome dieses Leidens sehr ausgeprägt vorhanden waren. Eine genaue Schilderung des Krankheitsfalles, nebst einer Abbildung des Kopfes, findet sich in Romberg's [1]) klinischem Berichte. Ich habe diesen Kopf, nach-

[1]) Klinische Ergebnisse u. s. w. Gesammelt von E. Henoch, herausg. von Romberg. Berlin 1846. S. 195. Taf. II.

dem er erst wenige Tage in Weingeist gelegen hatte, untersucht und dabei Folgendes gefunden: Wurde einer der Knoten, mit denen das Gesicht fast vollkommen bedeckt ist, senkrecht durchschnitten, so sah man, dafs die Epidermis nicht verdickt war, sie schien nur etwas weicher zu sein als gewöhnlich. Unter derselben liefsen sich zwei übereinander liegende Schichten unterscheiden, von denen die obere etwa 3—4''' dick, gelbbräunlich und ziemlich mürbe war, die untere aber an der der Mitte des Knotens entsprechenden Stelle etwa $\frac{1}{2}$ Zoll stark, zugleich dichter, fester und von hellerer grau-gelblicher Farbe erschien. Ich habe einen senkrecht durchschnittenen Knoten auf Taf. 3. Fig. 6. abgebildet; *a.* ist die äufsere weichere Substanz, *b.* die tiefere festere. Die äufsere, unmittelbar unter der Epidermis gelegene Schicht bestand, wie man bei der mikroskopischen Untersuchung wahrnahm, hauptsächlich aus rundlichen Körnern, die ein oder mehrere Kernchen enthielten und durchschnittlich einen Durchmesser von $\frac{1}{300}$''' hatten (Taf. 3. Fig. 6*a.*). Sie lagen in einem feinen Maschenwerk von Bindegewebefasern, deren Menge aber nur gering war. Die zweite tiefere Schicht des Knotens, mittelst welcher dieser unmittelbar auf den Sehnen und Muskeln aufsafs, bestand fast ganz aus Bindegewebe, dessen Faserbündel beinahe so genau, wie in der Lederhaut, untereinander verflochten waren. Hie und da fanden sich in dieser zweiten Schicht dunklere gelbbräunliche Klümpchen, etwa von der Gröfse der Hirsekörner, in denen eben solche Körper, wie in der äufseren Lage des Knotens, zu erkennen waren. Von der im Normalzustande unter der Haut befindlichen Fettschicht war unter allen Knoten, die ich untersucht habe, durchaus nichts wahrzunehmen. Wurden durch senkrechte Schnitte dünne Lamellen von einem Knoten abgetragen und, mäfsig zusammengeprefst, bei schwächeren Vergröfserungen des Mikroskops betrachtet, so sah man an vielen Stellen Haarsäcke und in jedem auch meistens ein Haar. Barthaare und Augenbraunen waren nämlich noch, wenngleich nur spärlich, vorhanden. Die Haarsäcke erschienen sehr erweitert, was man auch schon an der unverletzten Haut bemerken konnte, an der die Haarbalgmündungen weite Oeffnungen bildeten. Aus denselben trat bei stärkerem Drucke eine schmierige Masse hervor, in der kleine Cholestearinkrystalle lagen. In einiger Entfernung von den Haarsäcken bemerkte man an vielen Stellen rundliche Körper, welche Talgdrüsen zu sein schienen, als solche aber, vermuthlich wegen der Einwirkung des Weingeistes auf das Präparat, nicht mehr deutlich zu erkennen waren. Wenn es Talgdrüsen gewesen sind, so hatten sie einen merklich gröfseren Umfang, als die normalen. Endlich sah man auch an manchen Stellen von der Epidermis aus nach den unteren Schichten des Knotens hellere Streifen verlaufen, die durch ihr leicht geschlängeltes Ansehn den Schweifskanälen glichen, von diesen sich jedoch dadurch unterschieden, dafs sie wenigstens zwei- bis dreimal dikker waren als gewöhnlich. Den Zusammenhang derselben mit Schweifsdrüsen konnte man nicht gehörig unterscheiden, es lagen wohl in den tieferen Schichten des Knotens Klumpen, die das Ansehn dieser Drüsen hatten und in die auch die oben erwähnten Kanäle überzugehen schienen, doch war dies alles nur so mangelhaft zu erkennen, dafs ich keinen sicheren Ausspruch thun kann. Sind die den Schweifsdrüsen gleichenden Massen wirklich solche gewesen, so waren sie ebenfalls merklich gröfser, als in der gesunden Haut. Uebrigens hat mir Herr Prof. Brücke, der das fragliche Präparat frisch untersucht, mitgetheilt, dafs er in der verdickten Haut an vielen Stellen stark vergröfserte Schweifsdrüsen vollkommen deutlich wahrgenommen.

Von der *Elephantiasis tuberculosa* unterschieden die meisten Schriftsteller eine andere Form dieses Leidens, bei welcher sich keine Knollen bilden. Manche nennen diese Form *Elephantiasis* oder *Lepra glabra* oder *non tuberculosa*. Andere führen sie, da sich bei ihr Zerstörungen vorzugsweise in der Gegend der Gelenke ausbilden, unter dem Namen *Lepra juncturarum* (Hillary, Pruner) auf. Noch andere bezeichnen sie, wegen der dabei vorhandenen Unempfindlichkeit der Haut, als *Lepra anaesthesica* oder *anaisthetos* (Robinson, Danielssen und

Boeck und And.). Pruner[1]) betrachtet die Gelenklepra nur als eine Modification der tuberkulösen, da er beide Formen bei derselben Person vereinigt gefunden hat. Er sagt von ersterer, daſs dabei die Verschwärung nirgend so schnelle Fortschritte macht, als um die Gelenke. In der kürzesten Zeit werden die Bänder zerstört, die Gelenkhöhlen öffnen sich und die Gliedertheile fallen bald unter nagenden Schmerzen bald ohne diese ab. Meist sind es jedoch, wie er angiebt, bloſs die Finger- oder Zehenglieder, welche absterben, zuweilen auch wohl Fuſs und Hand; niemals hat er den Verlust des Vorderarmes oder Unterschenkels beobachtet. In den Fällen, wo die Krankheit sich mit besonderer Heftigkeit in dieser Art an den Gelenken, namentlich denen der unteren Extremitäten, ausbildet, bleiben die oberen Köpertheile oft fast ganz im normalen Zustande, und die Patienten erlangen nach dem Abfallen der kranken Theile wieder bis zu einem gewissen Grade ihre frühere Gesundheit. Der Stumpf derjenigen Glieder, von denen Theile durch die Verschwärung abgefallen sind, bedeckt sich, nach Pruner's Erfahrungen, an seinem Ende mit einer Narbe, welche nichts Besonderes an sich hat. Zuweilen jedoch bleibt die Umgegend derselben für immer geschwollen, und man fühlt unter der Narbe eine Art Schwappung, von einer Erweichung der tieferen Theile herrührend.

Danielssen und Boeck[2]) schildern die *Elephantiasis anaesthesica* auf folgende Weise:

Die Krankheit verläuft immer chronisch. Nachdem die Patienten sich Monate oder selbst Jahre lang matt und unwohl gefühlt haben, entstehen plötzlich Blasen, die mit denen des *Pemphigus* (s. S. 193.) übereinstimmen. Meistens bildet sich immer nur eine solche Blase nach der andern, zuweilen aber entstehen deren auch mehrere zugleich. Ihre Gröſse schwankt zwischen der einer Wallnuſs und der eines Hühnereies. Sie enthalten eine halbdurchsichtige, dickliche, grüngelbe, zuweilen auch milchichte Flüs-

---

[1]) A. a. O. S. 167.

[2]) A. a. O. S. 264.

sigkeit. Nach einigen Stunden platzen die Blasen und es bleibt längere Zeit ein oberflächliches Geschwür zurück, welches sich mit einer dünnen Kruste bedeckt und später zuheilt, während an andern Stellen neue Blasen entstehen. Die Narben der geheilten Geschwüre sind etwas vertieft, sehr weifs und glänzend. Oefter, jedoch nicht immer, entstehen auch bei dieser Form der *Elephantiasis* an Stellen, wo keine Blasen vorhanden sind, grofse, unregelmäfsige Flecken, die viel weifser sind als die benachbarte Haut. Die Empfindlichkeit dieser Hautstellen ist etwas vermindert. Nach einiger Zeit hört die Bildung der Pemphigusblasen auf und bald nachher stellt sich eine grofse Empfindlichkeit einzelner Hautstellen ein. Diese Hyperaesthesie ist bald nur auf kleine Partien beschränkt, bald über grofse Abschnitte des Körpers verbreitet. Später werden die übermäfsig empfindlichen Stellen unempfindlich und hören zugleich auf Schweifs und Hauttalg zu secerniren, denn dieselben bleiben immer trocken, auch wenn der übrige Körper schwitzt, und sehen völlig glanzlos aus. Mit der Zeit verbreitet sich die Anaesthesie weiter und kann sich über den ganzen Körper ausdehnen. Sie bleibt auch nicht auf die Haut beschränkt, sondern ergreift oft tiefer liegende Theile, wie das Unterhautbindegewebe und die Muskeln. Später leidet zugleich das Bewegungsvermögen und es bilden sich Contracturen der Gliedmaafsen aus. Der Körper ist dabei im höchsten Grade abgemagert. Zuletzt erfolgt brandiges Absterben einzelner Körpertheile, wodurch, wie schon Pruner angegeben, Finger und Zehen, zuweilen selbst ein ganzer Fufs oder eine Hand verloren gehen können. Unter colliquativen Diarrhoen und Krämpfen erfolgt der Tod.

Die Haare erleiden nach Danielssen's und Boeck's Beobachtungen keine erheblichen Veränderungen und die Nägel bleiben normal. Die Haut fand sich bei den Sectionen am ganzen Körper sehr verdünnt.

Als hauptsächliche Veränderungen fanden die genannten Beobachter in den Leichen der an *Elephantiasis anaesthesica* Verstorbenen Ablagerung von Exsudaten auf die Gehirn- und

Rückenmarkshäute, so wie eine krankhafte Veränderung des Rükkenmarkes und in geringerem Grade auch des Gehirnes.

Von diesen Leiden des Nervensystemes leiten sie, wohl mit Recht, die Störungen der Empfindungs- und Bewegungsthätigkeit, so wie der Ernährung ab. Ueber die mangelhafte Ernährung der Haut und der übrigen Weichtheile, so wie das brandige Absterben äufsern sie sich in folgender Weise: Die angegebenen pathologischen Veränderungen müssen nothwendig die Thätigkeit der vegetativen Nerven schwächen. Die Capillarcirculation wird träger, der Wiederersatz der organischen Materie unvollkommen und die Haut anaemisch. Das Fett schwindet und alle Weichtheile werden im höchsten Grade schlaff. Erlischt die Nerventhätigkeit zuletzt völlig, so stockt auch die Capillarcirculation an manchen Stellen ganz, oder wird so verlangsamt, dafs alle Ernährung aufhört und die Theile absterben.

Auch Danielssen und Boeck haben, ebenso wie Pruner, die Symptome beider geschilderten Formen von *Elephantiasis Graec.* zuweilen bei demselben Individuum vorgefunden.

Für nahe verwandt mit der *Elephantiasis Graecorum*, aber doch für verschieden davon betrachten Viele den mosaischen Aussatz (*Lepra mosaica, hebraica; Ophiasis Fuchs*). Andere dagegen, z. B. Cazenave und Schedel, so wie Danielssen und Boeck glauben, dafs dieser mit der *Elephantiasis Graecorum* identisch sei.

Der Ausschlag, den Willan Lepra genannt hat, und dessen ich S. 210. als *Psoriasis annulata* erwähnte, hat wohl nichts mit dem, was man früher Lepra nannte, gemein und es ist gewifs ganz zweckmäfsig, dafs mehrere Schriftsteller die Benennung Lepra zur Bezeichnung jenes Exanthems ganz aufgegeben haben. Ob die S. 51. bei den Hypertrophien geschilderte *Elephantiasis Arabum* ein mit der *Elephantiasis Graecorum* verwandtes Leiden ist, wie Fuchs annimmt, oder ob beide, wie Andere meinen, als ganz verschieden von einander betrachtet werden müssen, läfst sich wohl kaum entscheiden, da uns in beiden Zuständen das eigentliche Grundleiden unbekannt ist. Das Beschränktbleiben der

Elephantiasis Arabum auf die Haut und meistens auch auf ein einzelnes Glied, die dabei nicht beobachtete Anaesthesie, die geringere Gefahr des Leidens sprechen mehr für eine Verschiedenheit beider Krankheiten.

Fressende Flechte. *Lupus.*

Bei der unter dem Namen der fressenden Flechte (*Lupus, Herpes exedens*) bekannten Krankheit bilden sich meist dunkel geröthete Knoten in der Haut. Das Uebel wird besonders an der Nase, den Wangen und den Lippen beobachtet. Oefter sind die dabei entstehenden Knoten flach und auf denselben findet eine fortdauernde Abschuppung der Epidermis statt. Die Cutis verdünnt sich allmählig und gewinnt ein dem Narbengewebe ähnliches Ansehn. Diese Form ist *Lupus exfoliativus* (Hebra) oder *Lupus superficialis* (Cazenave) genannt worden. Bei einer anderen Form entstehen ebenfalls knotige Anschwellungen in der Haut oder die Haut erscheint auch nur gleichmäfsig geschwollen und an den so veränderten Stellen bildet sich ein Verschwärungsprozefs aus, welcher oft bedeutende Zerstörungen anrichtet. (*Lupus exulcerans* Hebra, |*Lupus, qui détruit en profondeur* Cazenave). Bei einer dritten Form endlich bilden sich Knoten, die oft einen beträchtlichen Umfang erreichen, von denen auch wohl mehrere zusammenfliefsen und dadurch eine mehr gleichförmig über den kranken Theil verbreitete, zuweilen sehr ansehnliche Anschwellung bewirken. Gewöhnlich gehen einzelne Knoten in Verschwärung über. Es wird diese Form von mehreren Schriftstellern *Lupus hypertrophicus* genannt. Die angeführten Formen der Krankheit sind indefs nicht als verschiedene Arten derselben anzusehen, da sie sich häufig alle gleichzeitig bei derselben Person vorfinden, wie Hebra angiebt, und ich öfter beobachtet habe.

Welche Veränderungen bei dem Lupus in der Haut vor sich gehen, weifs man noch nicht genau. Hr. Prof. Virchow theilte mir vor mehreren Jahren mit, dafs er in einigen Fällen kleine weifse Körperchen in der Haut erkannt habe, die wie erweiterte Haarbälge oder Talgdrüsen aussahen und auch eine dem Hauttalg ähnliche Masse enthielten. Aufserdem fand derselbe an den verdickten Stellen eine durch Entwickelung von neuem Bindegewebe bedingte Hypertrophie der Haut. Ich habe in einem Falle eine Untersuchung angestellt und an den verdickten Stellen nur neues Bindegewebe gefunden. Dafs bei dem Lupus, wie Einige meinen, eine Ablagerung von Tuberkelsubstanz in die Haut stattfinde, haben weder Virchow noch ich wahrnehmen können. Wegen der Erzeugung von Bindegewebe reihe ich das Wenige, was ich über den Lupus anführen konnte, an die krankhaften Neubildungen an.

6) Parasiten der Haut.

An der Haut kommen verschiedene Thiere und gewisse vegetabilische Gebilde parasitisch vor. Welche Folgen das Vorhandensein derselben für unseren Organismus hat, ergiebt sich aus den hier folgenden Thatsachen.

A. Parasitische Thiere.

Die auf oder in der Haut beobachteten parasitischen Thiere gehören theils in die Klasse der Insecten, theils in die der Milben.

a) Parasitische Insecten.

Die Läuse.

Als Schmarotzer der Haut kommen drei, zu der flügellosen, parasitischen Ordnung der Pediculina gehörige Insecten beim Menschen vor, nämlich die Filzlaus, die Kopflaus und die Kleiderlaus. Die Filzlaus bildet die Gattung Phthirius, die beiden anderen gehören der Gattung Pediculus an [1]).

Die Gattung Phthirius zeichnet sich durch den kurz gedrungenen, milbenähnlichen Körper aus, an dem Mittel- und Hinterleib fast verschmolzen erscheinen; ferner sind bei derselben nur die vier hinteren Füfse Kletterfüfse, die anderen einfach.

Bei der Gattung Pediculus ist der Körper länglich und alle Füfse sind Kletterfüfse.

---

[1]) *Denny, Monographia anoplurorum Britanniae. Lond.* 1842. *p.* 9. *et sq. pl. XXVI.* und *Burmeister, Genera insectorum. No.* 4.

1) Die Filzlaus (*Phthirius inguinalis Leach, Pediculus pubis Linné*) ist von weifsgelber Farbe, die Mitte scheint von aufgenommenem Blute oft röthlich durch, der Hinterleib ist am Rande mit kleinen Papillen besetzt; die Kletterfüfse sind viel stärker, als die anderen und ihre Krallen bräunlich. Die Länge beträgt $\frac{1}{2}$—1''' (Taf. 7. Fig. 1.).

2) Die Kopflaus (*Pediculus capitis*). Der Körper ist grauweifs, der Hinterleib an den Seitenrändern mit einem schwärzlichen Saume versehen. Die Länge ist $\frac{2}{3}$—1$\frac{1}{4}$''' (Taf. 7. Fig. 2.).

3) Die Kleiderlaus (*Pediculus vestimenti*). Diese ist im Allgemeinen gröfser, als die vorige, nämlich 1—1$\frac{1}{2}$''' lang, von gleicher Farbe, aber ohne den schwärzlichen Rand am Hinterleibe. Die Gestalt ist schlanker, der Mittelleib schmaler, der Hinterleib an den Rändern schwächer gekerbt (Taf. 7. Fig. 3.).

Von vielen Beobachtern wird noch eine vierte Laus genannt, die auf dem Menschen parasitisch vorkommen soll, nämlich *Pediculus tabescentium*. Die Existenz derselben ist indefs noch zweifelhaft.

Was die Mundtheile der Läuse betrifft, so nehmen ältere Beobachter an, dafs diese Thiere einen mit Widerhaken besetzten Rüssel besäfsen, was Erichson jedoch schon im Jahre 1839 geleugnet hat, indem er bei den Läusen deutliche Mandibeln und ein Paar viergliedriger Taster beobachtete [1]). Da die ältere Ansicht noch ziemlich verbreitet ist, so scheint es mir nicht überflüssig zu sein, auf diesen Gegenstand etwas näher einzugehen. Ich habe zu dem Zwecke gemeinschaftlich mit Herrn Professor Erichson den *Pediculus capitis* in dieser Beziehung untersucht (die früheren Beobachtungen Erichson's waren am *Pediculus vestimenti* angestellt), und wir erkannten bei starken Vergröfserungen die Mundtheile ganz so, wie es der genannte Beobachter angegeben hat und wie ich es auf Taf. 7. Fig. 4. u. 5. abgebildet habe. Unterhalb des im Kopfe liegenden Rüssels (*a*) befindet sich ein Paar bräunlich gefärbter Mandibeln (*b*) und am Rüssel

---

[1]) Wiegmann's Archiv f. Naturgeschichte. 5. Jahrg. 2. Bd. S. 375.

selbst ein Paar viergliedriger Taster (*c*). Die Mundtheile von Phthirius haben wir nicht untersucht.

So lange man annahm, dafs die Läuse nur mit einem Rüssel versehen wären, glaubte man, dafs sie die Haut mit demselben durchbohrten. Wegen des Vorhandenseins der Mandibeln mufs man indefs voraussetzen, dafs sie zuerst mit diesen in die Haut einbeifsen und dann in die so gemachte Wunde den Rüssel zum Saugen einsenken; die Taster dienen ihnen vermuthlich zum Aufsuchen der zum Saugen geeigneten Stellen.

Von den beschriebenen Läusen schmarotzt jede an verschiedenen Stellen des menschlichen Körpers. Die Filzlaus nämlich hält sich in allen mit stärkeren Haaren versehenen Partien des Körpers, mit Ausnahme der behaarten Kopfhaut, auf, findet sich also an den Schaamhaaren, an den Haaren der Achselhöhlen, in den Augenbrauen, an den Augenwimpern u. s. f. Die Kopflaus dagegen zeigt sich nur zwischen den Kopfhaaren. Die Kleiderlaus endlich sucht ihre Nahrung an den unbehaarten Theilen des Körpers und verbirgt sich aufserdem in den Nähten und Falten der Kleider, wo sie auch ihre Eier ablegt.

Was den Einflufs betrifft, den das Vorhandensein der Läuse auf den Organismus äufsert, so verhält es sich damit auf folgende Weise:

Die Filzlaus bohrt sich mit einem Theile ihres Körpers in die Haut ein. Hierdurch, so wie durch das Kratzen, zu welchem das heftige Jucken veranlafst, entsteht eine mehr oder weniger starke Reizung der Haut, die zuweilen die Bildung eines Erythems, häufiger noch den Ausbruch von Papeln zur Folge hat. Dafs es, wie Hebra [1]) angiebt, immer die Mündungen der Haarbälge sind, in welche die Filzläuse eindringen, möchte wohl nicht erwiesen sein.

Durch die Kopfläuse entsteht, wenn sie sehr zahlreich zugegen sind, eine mit heftigem Jucken verbundene Reizung der

---

[1]) Zeitschrift der Gesellschaft der Aerzte zu Wien. 1845. 1. Jahrg. III. Heft. S. 220.

Kopfhaut. In Folge dieser können, wie man glaubt, die oben unter den Namen *Impetigo* und *Eczema* beschriebenen Ausschläge erzeugt werden.

Die Kleiderläuse bewirken, wenn sie in grofser Menge vorhanden sind, die Bildung von Papeln, von gröfseren entzündlichen Knoten und Beulen, so wie Pusteln und Abscesse. Aufserdem finden sich immer eine Menge durch Kratzen erzeugter Excoriationen. Aeltere Aerzte und auch manche neuere beschreiben unter dem Namen der Läusesucht (*Phthiriasis*) eine Krankheit, bei welcher Läuse in aufserordentlicher Anzahl sich bilden sollen. Der gewöhnlichen Annahme nach kriechen diese Thiere dabei aus der Haut hervor und entstehen durch *Generatio aequivoca.* Fuchs nimmt dieses Leiden auch noch an und beschreibt es unter dem Namen *Cnesmus Acariasis*, weil er glaubt, dafs die dabei vorhandenen Insecten keine Läuse, sondern Milben wären. Diese sollen seiner Angabe nach in der unverletzten Haut entstehen. Viele Aerzte und Naturforscher neuerer Zeit leugnen aber die Phthiriasis als selbstständige Krankheit ganz oder erklären wenigstens die meisten der von diesem Leiden vorhandenen Beschreibungen für so mangelhaft, dafs sich daraus kein sicherer Schlufs auf die Natur dieses letzteren machen läfst. So sagt v. Siebold [1]) gewifs mit Recht, dafs die meisten unter dem Namen Phthiriasis beschriebenen Fälle eigentlich nichts weiter bezeichneten, als verschiedene krankhafte Zustände von Menschen, während welcher man eine Menge kleiner Thierchen auf dem Leibe der Patienten herumkriechen gesehen. Ob diese Thiere, fügt der eben genannte Beobachter hinzu, aber wirklich Läuse oder vielleicht Milben gewesen, welche dem Menschen eigenthümlich angehören, oder ob diese Läuse und Milben dem Menschen fremde, von Thieren zu ihm herübergewanderte Parasiten gewesen sind, das läfst sich in vielen Fällen wegen Mangelhaftigkeit der Beobachtung nicht bestimmen. In manchen Fällen von soge-

---

[1]) R. Wagner's Handwörterb. d. Physiologie. Braunschw. 1845. Art. „Parasiten" S. 658.

nannter Phthiriasis mag nur eine grofse Anzahl von Kleiderläusen vorhanden gewesen sein. Denny erzählt indefs von einer alten Dame, die nach der Erklärung ihres Arztes an Läusesucht leiden sollte, dafs die vorhandenen Insecten Filzläuse waren. Einigemal fand man dagegen bei Patienten, die man mit Phthiriasis behaftet glaubte, dafs die vorhandenen Thiere keine Läuse waren, sondern zu den Nirmiden (Pelzfressern) gehörten, welche parasitisch auf Haus- und Stubenvögeln vorkommen und ohne Frage von diesem Geflügel auf den Menschen übergegangen waren. Aufserdem sind Beispiele bekannt, wo Symptome, wie sie von den Schriftstellern als der Läusesucht eigenthümlich angeführt werden, von Vogelmilben (*Dermanyssus*) herrührten (s. unten die Krätze).

b) Parasitische Milben.

Die zu der Klasse der Arachniden gehörende Familie der Milben (*Acarina*) enthält mehrere Arten, die parasitisch beim Menschen vorkommen. Die Arachniden unterscheiden sich von den Insecten (der Neueren) dadurch, dafs sie vier Fufspaare haben, während bei den eigentlichen Insecten deren nur drei vorhanden sind. Ferner machen bei den Arachniden Kopf und Thorax nur ein Stück aus, bei den Insecten dagegen sind diese Theile von einander getrennt. Die als Schmarotzer der Haut bekannten Milben sind die Krätzmilbe und die Haarsackmilbe.

Die Krätzmilbe (*Sarcoptes hominis*) und die Krätze (*Scabies*).

Eine zu der Gattung *Sarcoptes* gehörige Milbe, *Sarcoptes hominis* oder *scabiei*, bohrt sich in die Haut des Menschen ein, gräbt in den tieferen Schichten der Epidermis kleine Gänge und erzeugt dadurch in der Regel einen Ausschlag, der aus Papeln, Bläschen oder Pusteln besteht. Die vorhandenen Efflorescenzen, die ich unten noch genauer schildern werde, unterscheiden sich nicht wesentlich von denen, wie wir sie bei andern Hautausschlägen beobachten, und man darf deshalb aus denselben allein nicht auf die Gegenwart der Krätze schliefsen, sondern mufs sich immer darüber vergewissern, ob die Gänge, welche die Krätzmilbe in der Haut sich bohrt, vorhanden sind, oder besser noch, die Milbe selbst aufsuchen.

Ich werde zuerst die Milbe und dann die Hautveränderungen beschreiben, welche durch dieselbe erzeugt werden.

Die Gattung Sarcoptes, welcher die Krätzmilbe angehört, besitzt folgende Charaktere: Von den 8 Füfsen sind die 4 vorderen nahe am Vorderende des Körpers eingefügt, während die 4 anderen weit nach hinten gerückt sind; alle 8 oder wenigstens die 4 vorderen Füfse sind mit Haftscheiben versehen. *Sarcoptes* unterscheidet sich von der Gattung *Acarus* dadurch, dafs bei letzterer keine Haftscheiben vorhanden sind. Das Hauptmerkmal, durch welches *Sarcoptes hominis* von andern Sarcoptesarten, wie sie z. B. parasitisch auf Thieren vorkommen, abweicht, ist, dafs nur die beiden vorderen Fufspaare mit Haftscheiben versehen sind, während die beiden hintern Paare lange Borsten tragen. Was die übrigen Kennzeichen der menschlichen Krätzmilbe anlangt, so sind es diese: Die Milbe erscheint, mit blofsem Auge betrachtet, wie ein weifser Punkt, denn die Länge des ausgewachsenen Thieres beträgt nur etwas mehr als $\frac{1}{5}'''$ und die Breite $\frac{1}{7}'''$. Unter dem Mikroskop erkennt man, dafs der Körper im Umrisse von länglich runder Form und am Seitenrande mehrmals leicht eingekerbt ist; die Rückenfläche erscheint buckelförmig gewölbt und etwas uneben [1]).

Zwischen den vordersten Füfsen tritt ein kopfähnlicher Rüssel hervor, an dem die Mundgegend mit 4 Borsten besetzt ist. An der unteren Fläche dieses Theiles sieht man ein Paar gegeneinander bewegliche und durch einen Spalt getrennte Kiefer. Augen und andere Organe sind daran nicht zu unterscheiden.

---

[1]) Siehe Taf. 8. Fig. 1 u. 2.

Auf der Rückenfläche erkennt man eine Menge konischer Hervorragungen und viele zum Theil parallel verlaufender Quer- und Bogenlinien, ferner eine Anzahl gröfserer in 4 Reihen geordneter, an ihrer Spitze gekrümmter, zapfenförmiger Auswüchse. Aufserdem befinden sich an der Rückenfläche, besonders am Hinterrande derselben, mehrere Borsten. Auf der Bauchseite sind ebenfalls Quer- und Bogenlinien zu bemerken. Auch entspringt hier von der Insertionsstelle des Rüssels auf jeder Seite eine röthlich gefärbte Linie. Beide stofsen in der Mittellinie zusammen und laufen eine Strecke weit abwärts. Aehnliche röthliche Linien entspringen von den Insertionsstellen der Füfse. Uebrigens sieht man an dieser Fläche nur einzelne Borsten.

Alle Füfse sind kurz, gegliedert, die Glieder werden stufenweise schmaler, die beiden vorderen Paare stehen an der Seite des Körpers, sind nach vorn gerichtet und endigen mit einer Haftscheibe; die 4 hinteren Füfse liegen an der Unterseite des Körpers so, dafs sie von oben nicht wahrgenommen werden, sind nach hinten gerichtet und haben jeder an der Spitze mehrere kurze und eine sehr lange Borste.

Von inneren Theilen erkannte Eichstedt [1]) Folgendes: Sehr häufig findet sich im Bauche der ausgewachsenen Milben ein Ei. Ferner sah derselbe deutlich die Speiseröhre, wenn das Thier schluckte, was man leicht dadurch erreichen soll, dafs man dasselbe unter dem Deckgläschen mit Oel befeuchtet. Die Speiseröhre reicht etwas weiter als der mittlere rothe Strich an der Bauchseite nach unten und geht alsdann in einen grofsen Magen über, an welchem man die peristaltischen Bewegungen von einer Seite zur anderen ausgezeichnet deutlich sehen kann. Den ganzen Verdauungskanal vermochte derselbe nicht zu erkennen, doch hat er den mit Faeces gefüllten Darmkanal vom After an eine Strecke weit aufwärts verfolgen können. Die Muskeln stellten sich als fein gekörnte Längsstreifen dar; sie sind besonders stark

---

[1]) Froriep's Notizen 1846. Bd. 39. S. 267.

an den Vorderfüfsen, übrigens erstrecken sie sich über den ganzen Rücken und Bauch.

Ueber die Entwickelung der Krätzmilben hat Eichstedt ebenfalls Untersuchungen angestellt, deren Hauptresultate die hier angegebenen sind:

Fast in jedem von den Milben in die Haut gebohrten Gange findet man Eier derselben. Gewöhnlich liegen mehrere Eier nebeneinander, die Achsen derselben parallel, indem die Häute der Eier mit ihren Seitenrändern sich berühren. Drei bis vier Eier sind meistens in einem Gange vorhanden, doch bisweilen auch nur eins, mitunter aber auch zehn und wohl noch darüber; dann liegen sie aber an zwei Ablagerungsstellen. Mehr als sechs neben einander liegende fand der genannte Beobachter nicht. Das Entwickelungsstadium der neben einander liegenden Eier ist meistens etwas, oft aber auch nicht merkbar verschieden, mitunter liegt aber auch ein frisch gelegtes Ei neben einem anderen, in welchem die junge Milbe vollständig ausgebildet, zum Auskriechen reif, gesehen wird, so dafs die in einem Gange befindlichen, neben einander liegenden Eier häufig alle Entwickelungsstufen bis zum Auskriechen der Milbe zeigen. Ein frisch gelegtes Ei ist durchschnittlich $\frac{1}{15}'''$ lang und $\frac{1}{25}'''$ breit (Taf. 7. Fig. 11 *a.*). Betrachtet man reife Eier (Fig. 11 *b.*) mit dem Mikroskop und wendet mittelst des Deckgläschens einen gelinden Druck an, so sieht man zuweilen das Platzen des Eies und das Herauskriechen der jungen Milbe, welche sofort munter weiter kriecht.

Die Eier platzen gewöhnlich an denselben Stellen auf, nämlich die eine Seite von unten nach oben und die entgegengesetzte Seite von der Spitze bis ungefähr zur Hälfte. Sie falten sich alsdann zusammen und bilden eine so characteristische Figur, dafs man sie beim Auffinden sogleich als Eihüllen wiedererkennt.

Die junge Milbe hat, nach Eichstedt's Beobachtungen, beim Auskriechen aus dem Ei eine Länge von $\frac{1}{14}$—$\frac{1}{16}'''$ und eine Breite von $\frac{1}{22}'''$. Der Kopf und die vier Vorderfüfse sind ebenso, wie bei der erwachsenen Milbe, statt der vier Hinterfüfse hat sie aber nur zwei, welche übrigens im Baue nicht verschieden von denen der alten Milbe sind. Aufserdem ist auch die Zahl der stachelförmigen Fortsätze auf der Rückenfläche geringer.

Die Krätzmilben überstehen, wie andere Milben, einen Häutungsprozefs, den Eichstedt genauer verfolgt hat und den sie nach seinen Erfahrungen öfter als einmal durchmachen. Die jungen sechsfüfsigen Milben werden nach der ersten Häutung achtfüfsig. Er fand die Milben, denen die Häutung bevorsteht, immer in einem regungslosen Zustande; erkennen kann man diesen Prozefs nur dadurch, dafs man die neuen Theile durch die alte Haut hindurchscheinen sieht. Die alte Haut platzt und die Milbe kriecht heraus [1]).

Dafs die Milben sich fortbewegen, kann man besonders auf einem schwarzen Grunde schon mit blofsem Auge oder der Loupe erkennen; unter dem Mikroskop unterscheidet man deutlich die Bewegungen des kopfartigen Theiles und der Füfse. Dieselben gehen ziemlich rasch vor sich und sind lebhafter in warmer Temperatur, wie ich gesehen habe, wenn ich eine zwischen zwei Glasplatten aufbewahrte Krätzmilbe aus der kalten Luft in ein warmes Zimmer brachte. Die anfangs regungslose Milbe begann dann erst nach einiger Zeit sich zu bewegen.

---

[1]) Bourguignon (Entomologische und pathologische Untersuchungen über die Krätze des Menschen. Aus dem Französischen übersetzt von Henoch. Berlin. 1848.) hat eine Beschreibung der Krätzmilbe gegeben, die in einigen Punkten von der obigen abweicht. So sagt Bourguignon, der Oesophagus sei häutig und contractil und zeige gegen seine untere Fläche zu eine kleine Queröffnung in Form eines Knopfloches, die man während des Athmens zwischen dem Kopfe und Rumpfe deutlich wahrnehmen könne. Das Innere des Bauchs und der Füfse sei mit einer Art von cellulösem Parenchym ausgefüllt. Dieses sei der Sitz eines doppelten Kreislaufes, wovon der eine speciell der Assimilation der Nahrungssäfte, der andere vorzugsweise dem Athmungsprozesse diene. Die Entwickelung der Milben hat Bourguignon ziemlich in derselben Weise wie Eichstedt beobachtet. Das Ei verlange 8 bis 10 Tage, ehe es platzt. Erst 16 Tage nach dem Auskriechen aus dem Ei bekomme die anfangs sechsfüfsige Milbe 8 Füfse.

Was nun die Veränderungen der Haut betrifft, die durch das Einbohren der Milben in dieselbe bewirkt werden, so zeigen sie, besonders nach der Empfindlichkeit der Haut, manche Abweichungen, doch gestalten sie sich in der Mehrzahl der Fälle auf folgende Weise: Unter starkem Jucken an verschiedenen Stellen des Körpers entstehen mäfsig geröthete Papeln und kleine, mit einer wasserhellen Flüssigkeit gefüllte Bläschen. Ein Theil der Papeln wird meistens zerkratzt und es bilden sich dann aus dem ausfliefsenden Blute kleine röthlich-schwarze Krusten. Werden die Bläschen zerkratzt, so fliefst ihr Inhalt aus, bleiben sie unversehrt, so wandeln sie sich häufig dadurch, dafs ihr Contentum zuerst molkig und dann eitrig wird, in Pusteln um. Diese Efflorescenzen sind anfangs auf kleine Stellen beschränkt, verbreiten sich aber später weiter über den Körper, man findet sie an den ganzen Extremitäten, besonders den Beugeseiten derselben, am Bauche, auf der Brust, in der Kreuzgegend, selten jedoch höher herauf am Rücken. Im Gesicht sind sie nur bei jungen Kindern beobachtet worden. Ferner entstehen öfter gröfsere entzündliche Knoten, die zuweilen dadurch, dafs sie in Eiterung übergehen, zur Erzeugung von kleineren und gröfseren Pusteln oder von Geschwüren Veranlassung geben. Auch bilden sich mitunter gröfsere, entzündlich geröthete, auf ihrer Oberfläche höckerige Anschwellungen, die durch das Zusammenfliefsen mehrerer Knoten veranlafst werden. Hebra [1]), dessen Erfahrungen über die Krätze sehr ausgebreitet sind, ist der Meinung, dafs mit Ausnahme der zuerst genannten Papeln und Bläschen, so wie der aus letzteren enstehenden Pusteln, die übrigen genannten Hautveränderungen durch den Reiz erzeugt werden, welchen das Kratzen der Kranken hervorbringt und als dessen unzweideutiges Zeichen man meistens auch Excoriationen beobachtet, die durch das Abreifsen der Oberhaut mit den Nägeln zu Stande kommen. Hebra führt zum Beweise dieser Annahme, die ich ebenfalls für richtig halte, an, dafs Excoriationen, Knoten u. s. w. nur an solchen Körperstellen

[1]) Oesterr. Jahrbücher März, April, Mai. 1844.

entstehen, wo die Kranken sich mit gehöriger Kraft kratzen können, wie an den Extremitäten, am Bauche, der Brust, während z. B. am Rücken zwischen den Schulterblättern jene Erscheinungen nicht wahrgenommen werden, weil an diesen Stellen das Kratzen gar nicht oder doch nur schwer vorgenommen werden kann.

Ferner hat der genannte Beobachter wahrgenommen, dafs wenn Personen krätzig werden, welche wegen einer vorhandenen Lähmung der Oberextremitäten sich nicht zu kratzen im Stande sind, auch jene gedachten Hautveränderungen fehlen [1]). Gleicher Meinung ist auch Eichstedt [2]). Der eigentliche Ausschlag bei der Krätze, meint er, würde gewifs viel geringer sein, wenn nicht die Milbe, sei es durch ihr Einbohren in die Haut oder durch ihre Bewegung ein Jucken hervorriefe, welches die Patienten veranlafste, sich diese Stelle mit den Nägeln zu zerkratzen. Eichstedt macht auch darauf aufmerksam, dafs es Fälle giebt, in denen die Milben sich ihre Gänge in der Haut bohren, ohne dafs dadurch irgend ein Ausschlag entsteht. Baum (vergl. Krause in Casper's Wochenschrift. 1840. No. 30.) hat dies zuerst beobachtet und Eichstedt mehrere Fälle der Art gesehen, welche Baum ihm gezeigt hatte. Der eine betraf einen Gesellen, welcher seit langer Zeit über heftiges Jucken geklagt; bei dem aber keine Spur von Ausschlag aufzufinden war. Nichts desto weniger zeigte sich auf dem *Pectoral. major* neben der Achselhöhle ein Milbengang, aus welchem die Milbe hervorgeholt wurde. Bourguignon [3]) will sogar im Beginn der Krätze sehr häufig Milbengänge ohne das Vorhandensein von Efflorescenzen wahrgenommen haben.

Ueber jene Gänge, welche die Milben sich in der Haut bohren, ist Folgendes zu bemerken: Dieselben stellen sich, wenn sie

---

[1]) Zeitschrift der Gesellschaft der Aerzte zu Wien. 1846. 5. Heft. S. 359.

[2]) Froriep's Notizen. 1846. Bd. 39. S. 268.

[3]) A. a. O. S. 22.

noch nicht lange bestanden haben, als schwach geschlängelte, etwas erhöhte Linien dar, die weifslich oder von der Farbe der Haut sind und in der Regel nur einige Linien, mitunter aber auch einen Zoll und darüber lang erscheinen. An ihrem einen Ende, nämlich demjenigen, wo die Milbe sich in die Haut eingebohrt hat, erkennt man gewöhnlich eine Papel, ein Bläschen oder eine Pustel [1]), am entgegengesetzten Ende des Ganges beobachtet man in der Regel einen kleinen, rundlichen, punktähnlichen, weifslichen Fleck, der meistens schwach prominirt und die Stelle bezeichnet an der die Milbe sich befindet. Selten ist auch an diesem Endtheile des Ganges eine Efflorescenz wahrzunehmen. Durch ihr längeres Fortbestehen und durch zufällige Umstände erleiden die Gänge Veränderungen. Oefter nämlich bekommen dieselben mit der Zeit das Ansehen dunkler Linien oder schwärzlich punktirter Streifen, was besonders davon herrührt, dafs Schmutz oder andere farbige Stoffe sich hier festsetzen, aber auch noch einen anderen unten zu erwähnenden Grund haben kann. In ihrer Form verändern sich die Gänge oft dadurch, dafs sie bei längerem Bestehen zerkratzt, somit zum Theil oder gänzlich ihrer Decke beraubt werden und dann als offene Kanäle erscheinen.

Am häufigsten findet man die Gänge an den Seitentheilen und der innern Fläche der Finger, so wie an der Volarfläche des Handgelenkes, doch nimmt man sie öfter auch an anderen Theilen der Hände und Vorderarme, so wie an den Füfsen wahr, zuweilen hat man sie, wenngleich seltener, an anderen Stellen gefunden, z. B. am vorderen Theile der Brust, am Scrotum, am Penis (Hebra [2])). Nur bei jungen Kindern sah man sie mitunter auch im Gesicht. Bourguignon [3]) fand im Durchschnitt, dafs

---

[1]) Bourguignon (a. a. O. S. 22) meint Bläschen, Pusteln u. s. w. würden nicht dadurch erzeugt, dafs die Milben sich in die Haut einbohren. Wo solche Efflorescenzen mit den Gängen in Verbindung ständen, sei dies rein zufällig.

[2]) Oesterr. Jahrbücher a. a. O.

[3]) A. a. O. S. 21.

unter 100 Fällen von Krätze der Acarus 80 mal ausschliefslich an den Händen und 20 mal an den Füfsen, in der Achselhöhle, am Rumpf, an den Geschlechtstheilen u. s. w. sitzt.

Um die Milbe aus den Gängen herauszunehmen, mufs man in der Gegend, wo dieselbe sitzt, eine feine Impflanzette oder eine nicht zu dünne Nadel in schräger Richtung in den Gang einstechen und durch vorsichtiges Hin- und Herbewegen derselben die Decke des Ganges wegnehmen. So gelangt man zur Milbe, welche meistens an der Nadelspitze hängen bleibt und auf diese Weise herausbefördert wird.

Die Milbengänge befinden sich in den untersten, weichen Schichten der Epidermis und erstrecken sich nicht bis zur Cutis. Eichstedt hat sich hiervon an der Leiche zu überzeugen Gelegenheit gehabt. Von den in Weingeist aufbewahrten Fingern eines Menschen, der während des Bestehens der Krätze gestorben war, nahm Eichstedt die locker gewordene Epidermis ab und fand diese in der Gegend der Milbengänge an ihrer inneren Seite nirgend durchbohrt. Die Gänge markirten sich daselbst als schwarze Striche, welche durch eine feine Hautlage vollkommen geschlossen waren.

In einem Gange hat man immer nur eine ausgewachsene Milbe gefunden, aufserdem beobachtete Eichstedt darin, wie ich schon angegeben, die Eier. Diese liegen im Grunde d. h. an der unteren Fläche des Ganges, und um sie gehörig zu sehen, mufs man den ganzen Gang herausschneiden. Eichstedt macht dies auf die Weise, dafs er die zu untersuchende Stelle mit grüner Seife einreiben läfst. Durch diesen Reiz hat sich meistens schon am folgenden Tage eine Ausschwitzung zwischen Gang und Cutis gebildet, so dafs der Gang seiner ganzen Länge nach von der Cutis entfernt gehalten wird und mit Leichtigkeit mittelst einer aufs Blatt gebogenen Scheere herausgenommen werden kann.

Ferner fand Eichstedt in den Gängen aufser einer erwachsenen Milbe mehrmals noch eine eben ausgekrochene. Diese jungen Milben machen aber ihre verschiedenen Entwickelungsstufen nicht in den Gängen durch. Während des Häutungsprozesses sah nämlich der angeführte Beobachter die Milben niemals in den Gängen; sondern sie bohren sich, wie derselbe angiebt, an einer anderen Stelle in die Epidermis ein und verfallen daselbst in ihren Larvenzustand. Oefter, doch nicht immer, entsteht an der Stelle, wo die Milbe sich einbohrt, ein Bläschen. In letzterem liegt jedoch die Milbe dann nicht, sondern stets in der weichen Schicht der Epidermis, welche die obere Decke des Bläschens bildet, meistens ganz am Rande desselben.

In den Gängen traf Eichstedt auch öfter Kopf-, Vorder- und Hinterfüfse einer Milbe noch gehörig zusammenhängend an. Er läfst es unentschieden, ob dies die Reste gestorbener Milben waren oder die alte durch die Häutung abgeworfene Haut.

Endlich beschreibt Eichstedt als Inhalt der Gänge auch noch ovale, gewöhnlich ungefähr $^1/_{74}$''' lange Körperchen, die vom Schwarzbraunen bis ins Gelbliche variiren. Diese sind auch schon von Heyland [1]) wahrgenommen worden und werden von beiden Beobachtern für die Faeces der Milbe gehalten. Eichstedt nimmt dies besonders deswegen an, weil er ganz dieselben Massen auch im Leibe der Milbe im untersten Theile des Darmkanales gesehen hat. Das schwarz punktirte Ansehen der Gänge, dessen ich oben erwähnte, rührt öfter von diesen Massen her.

Eichstedt erklärt nach diesem Befunde die Gänge für die Brutstellen der Milben. Um zu prüfen, ob auch vielleicht frei auf der Hand, in den Hautfalten Milben vorkämen, stellte er bei Krätzigen genaue Untersuchungen der Hände mit einer starken Loupe an. Er fand hierbei niemals Milben frei an der Haut, wohl aber sah er öfter solche, die sich in die Haut eingebohrt hatten, ohne einen Gang zu bilden, so dafs sie nur von einer sehr dünnen Schicht Epidermis bedeckt waren; sie erscheinen als kleine kaum wahrzunehmende weifse Punkte, ohne eine Hervorragung, viel weniger ein Bläschen zu bilden. Eichstedt hält die so gefundenen Milben für Männchen. Sie unterscheiden sich von den

---

[1]) *E. M. Heyland, De acaro scabiei humano. Dissert. inaug. Berol.* 1836.

in den Gängen vorhandenen besonders dadurch, dafs sie etwas kleiner sind, dafs die Abtheilungen des Körpers deutlicher hervortreten und die Haare länger erscheinen.

Dafs der Sarcoptes die alleinige Ursache der Krätze sei, wird jetzt von vielen Pathologen als sicher erwiesen angenommen, obwohl es auch immer noch Aerzte genug giebt, welche diese Ansicht nicht theilen mögen. Ich erkläre mich entschieden für die erste Meinung und zwar aus den schon oft von Andern angeführten Gründen, von denen die bemerkenswerthesten folgende sind: Der Inhalt der bei Krätzkranken vorhandenen Bläschen und Pusteln erzeugt, wenn er auf andere Personen übertragen wird, bei diesen niemals einen Krätzausschlag. Köhler, Hebra, Eichstedt und Andere haben solche Versuche vielfältig angestellt. Werden dagegen die Krätzmilben auf die Haut eines gesunden Menschen gebracht, so entsteht dadurch Krätze (Adams [1]), Hebra). Köhler heilte Krätze durch Ablesen der Milben.

Gleiche Resultate erhielt man bei Versuchen [2]) mit den der Krätzmilbe sehr ähnlichen Räudemilben der Thiere, die bei diesen einen der Krätze des Menschen analogen Ausschlag erzeugen. Es erregt die Uebertragung dieser Milben auf Thiere bei letzteren die Räude, während das Einimpfen des Pustelinhaltes diesen Ausschlag nicht hervorbringt. Werden nur Männchen übertragen, so entsteht wohl eine vorübergehende Reizung der Haut, doch bildet sich kein deutlicher Ausschlag, weil die die Krankheit unterhaltenden Milben sich nicht vermehren können. Werden dagegen weibliche Milben übertragen, so entsteht ein dauernder Räudeausschlag. Ebenso wurde in diesen Versuchen die Räude der Thiere allein dadurch geheilt, dafs man nach und nach sämmtliche Milben absuchte.

---

[1]) *Maladies de la peau par Cazenave et Schedel.* 1847. p. 179.

[2]) Gurlt u. Hertwig, Magazin f. d. ges. Thierheilkunde. 1835. Heft 2; Walz, Natur und Behandlung d. Schaafräude. Stuttg. 1812. Hering, Die Krätzmilben d. Thiere in *Nova acta nat. curios.* 18. 2. Abthl.

Bourguignon wirft noch die Frage auf, ob die Milben den Krätzausschlag dadurch hervorrufen, dafs sie blofs die Haut mechanisch reizen oder dadurch, dafs sie zugleich ein krankhaftes oder toxisches Princip in den Körper bringen. Er nimmt das Letztere an, weil das Zustandekommen von Papeln, Bläschen und Pusteln in weiterer Entfernung von den Milbengängen sich seiner Meinung nach nur durch den Uebergang eines giftigen Stoffes in den Körper erklären lasse. Ich halte Bourguignon's Ansicht für unrichtig, denn erstens habe ich oben haltbare Gründe dafür beigebracht, dafs jene Eruptionen in Folge der durch Krazzen veranlafsten Hautreizung hervorgerufen werden. Aufserdem läfst sich die Krätze ziemlich schnell blofs durch Tödten oder Absuchen (s. o.) der Milben heilen. Brächten die Milben eine schädliche Substanz in den Körper, die weit entfernt von der Aufnahmestelle Ausschläge zu bewirken vermag, so müfste dieselbe auch resorbirt werden. Dafs nun aber ein in die Säftemasse übergegangener krankhafter Stoff sogleich seine Wirksamkeit verlieren soll, wenn die Thiere, welche ihn in den Körper gebracht haben, getödtet worden, ist nicht wahrscheinlich.

Schliefslich erkläre ich wegen der grofsen praktischen Wichtigkeit des Gegenstandes nochmals, dafs aus der Beschaffenheit des Ausschlages die Krätzkrankheit nicht sicher erkannt werden kann, sondern dafs man, um ein entscheidendes Urtheil zu fällen, sich stets von dem Vorhandensein der Milbengänge oder der Gegenwart der Milben überzeugen mufs [1]).

Wegen des Uebergehens von Räude- und Vogelmilben auf den Menschen vgl. S. 320.

---

[1]) Beschreibungen der Krätzmilbe befinden sich in folgenden Schriften: Raspail, Naturgeschichte des Insekts der Krätze: deutsch bearb. von G. K., (mit zwei Tafeln). Leipzig 1835. — *Dugès*, *Annales des sciences natur. IIième sér. T. III. p.* 245 (1835). — Stannius in der medicin. Zeitung v. Vereine für Heilkunde in Preussen 1835. No. 29. — Köhler, ebenda 1836. No. 9. — *E. M. Heyland*, *De acaro scabiei humano. Dissert. inaug. Berol.* 1836. — *J. A. F. Rohde*, *De scabie et acaro humano. Dissert. inaug. Berol.* 1830. — Ch. Aubé, aus den *Archives génér. de médec. Novbr.* 1836. in Schmidt's Jahrb.

Die Haarsackmilbe.

Eine andere Milbe, welche sehr häufig in der Haut des Menschen vorkommt, wurde von mir [1]) im Jahre 1842 bei Untersuchungen, die ich zur Ermittelung der Natur der Acne anstellte, entdeckt. Ich fand dieselbe zuerst in den erweiterten Haarbälgen und Talgdrüsen von lebenden Personen und von Leichen und später auch in den ganz normal beschaffenen Bälgen und Drüsen.

Einige Monate vorher hatte Henle bei einer Untersuchung der Ohrenschmalzdrüsen in den Haarbälgen des äufseren Ohres einen Parasiten gefunden, über den er in der Züricher naturforschenden Gesellschaft [2]) eine vorläufige Mittheilung machte, und welchen er als einen Wurm beschrieb, der an seinem hinteren Ende in vier Paar mit Häkchen versehene Wülste endete. Eine Oeffnung, welche Henle an dem vorderen Ende wahrgenommen zu haben glaubte, erklärte er für die Mundöffnung, die Wülste mit den Haken für einen, der zusammengesetzten Saugscheibe des Octobothrium oder Gyrodactylus ähnlichen Apparat.

Bd. XIV. S. 268 (1837). — *C. G. Schwartz, De sarcopte humano. Dissert. inaug. Lipsiae* 1837. — *Thorner, De acaro scabiei. Dissert. inaug. Berol.* 1839. — *H. Sonnenkalb, De scabie humana. Dissert. inaug. Lipsiae* 1841. — *P. Gervais, Annales des sciences naturelles. IIième sér. T. I. p.* 9.; Abb. *Pl. II. Fig.* 8. (1841). — *H. G. Deutschbein, De acaro scabiei humano. Halis* 1842. — Vogel, Atlas der patholog. Anatomie. Leipz. 1843. Taf. 12. Fig. 8 u. 9.; und Handbuch d. patholog. Anatomie. S. 411. — *E. Wilson. Diseases of the skin. London* 1847; und *On healthy skin. London* 1845. (Abbild. Taf. 5. Fig. 1 u. 2.). — Hebra, Oesterr. Jahrbücher. Bd. XLVI. S. 280 u. Bd. XLVII. S. 44. (1844). — Höfle, Chemie und Mikroskop. am Krankenbette. Erlangen 1848. S. 38. Bourguignon a. a. O.

[1]) Medizinische Zeitung vom Vereine für Heilkunde in Preufsen 1842. No. 9.; und Müller's Archiv für Anatomie etc. 1842.

[2]) Siehe den Bericht im Beobachter aus der östlich. Schweiz. December 1841.

Diese Mittheilung, welche erst zu meiner Kenntnifs kam, nachdem ich die von mir aufgefundene Milbe beschrieben hatte, liefs mich anfangs in Zweifel darüber, ob letztere und das von Henle wahrgenommene Thier identisch mit einander wären. Bei der Untersuchung lebender Exemplare überzeugte sich indefs Henle [1]) später, dafs er in Bezug auf die Deutung der Theile einen Irrthum begangen, indem er das hintere Ende des Thieres für das vordere und die Füfse für eine aus Wülsten bestehende Saugscheibe augesehen hatte.

Die Haarsackmilbe ist seitdem von verschiedenen Beobachtern [2]), wie Miescher, Valentin, Owen, Er. Wilson, Gruby, K. Th. E. v. Siebold, J. Vogel, Remak, Wedl u. And. aufgefunden und im Wesentlichen so geschildert worden, wie es von mir geschehen ist.

Die Haarsackmilbe zeigt nicht immer ganz dieselbe Gestalt, sondern variirt namentlich in Bezug auf ihre Länge. Die Form der Milbe, welche am häufigsten beobachtet wird, hat eine Länge von 0,085—0,125''' und eine Breite von ungefähr 0,020''' (Taf. 7. Fig. 6.). Der Kopf besteht aus zwei seitlich gelegenen zweigliedrigen Palpen (Fig. 6*a*.) und einem, einem länglichen Rohre gleichenden Rüssel (*b*), auf welchem ein dreieckiges, aus zwei feinen Spitzen oder Borsten zusammengesetztes Organ (*c*) liegt.

Der Kopf geht unmittelbar in den Vorderleib über, der etwa

---

[1]) Henle und Pfeuffer, Zeitschrift für rationelle Medicin. III. Bd. 1. Heft. 1844. S. 28.

[2]) Vergl. Miescher, Verhandl. d. naturforsch. Gesellschaft in Basel. V. Basel 1843. S. 191. — *Owen, Lect. on compar. anat. p.* 250. 1843. — Valentin, Repertorium f. Anatomie u. Physiologie. 8. Bd. 4. Abthl. 1843. S. 248. — *Er. Wilson, On diseases of the skin. Lond.* 1847. u. *On healthy skin. Lond.* 1845. *Pl.* 3. *Fig.* 13. u. 16. — *Gruby, Compt. rendus de l'Acad. des Sc. XX. p.* 569. 1845. — K. Th. E. v. Siebold in Rud. Wagner's Wörterbuch Art. „Parisiten" S. 661. — J. Vogel, Icon. histol. pathol. Tab. XII. u. Patholog. Anatomie. S. 410. — Remak, Diagnost. u. pathogenet. Untersuchungen. Berl. 1846. S. 216. — C. Wedl in der Zeitschrift der Gesellschaft d. Aerzte zu Wien. 4. Jahrg. 9. Heft. 1847. S. 177.

den vierten Theil der Körperlänge ausmacht. Zu beiden Seiten des Vorderleibes sitzen vier sehr kurze, kegelförmige Füfse, die aus drei Gliedern bestehen und an ihrem Ende mit drei dünnen Krallen besetzt erscheinen, von denen mir die eine länger, als die beiden anderen vorkam. Miescher meint, dafs das Endglied der Füfse Aehnlichkeit mit einer Maulwurftatze habe und dafs die beiden Hinterfüfse fünf, die beiden Vorderfüfse vier Fortsätze hätten, wovon ich mich nicht überzeugen konnte. Wedl konnte über die Beschaffenheit der Krallen nicht zu sichern Resultaten gelangen. Von der Basis jedes Fufses erstreckt sich ein Streifen quer über den Vorderleib, und diese Streifen stehen in der Mittellinie durch einen Längenstreifen in Verbindung. Die Querstreifen scheinen rings um den Vorderleib herumzulaufen. Miescher hält jene Streifen für ein Gerüst aus Hornsubstanz, welches aus einem Mittelstück und vier Paar Rippen zusammengesetzt sei. Dieser Beobachter glaubt auch in einzelnen Fällen dicht hinter dem letzten Fufspaare eine After- oder Geschlechtsspalte wahrgenommen zu haben. Die Haut des Hinterleibes, der bei dieser Form die Länge des Vorderleibes etwa um das Dreifache übertrifft, ist mit Einschnürungen versehen, die sich als feine, dicht hinter einander stehende Querstreifen darstellen und bewirken, dafs die Ränder des Hinterleibes feilenartig gekerbt erscheinen. Im Innern des Hinterleibes bemerkt man eine aus kleinen Körnern bestehende Masse, die bei durchfallendem Lichte braun oder schwärzlich erscheint, und zuweilen den gröfseren Theil des Hinterleibes ausfüllt. Zwischen denselben bemerkt man oft helle, durchsichtige Stellen, die rund, oval oder viereckig sind und das Ansehn von Fetttropfen haben. E. Wilson und Wedl glauben Speiseröhre und Darm, ersterer auch die Leber erkannt zu haben.

Eine andere Form, unter der man die fraglichen Thiere antrifft, unterscheidet sich von der vorigen durch eine geringere Länge des Hinterleibes. Bei manchen Exemplaren ist nämlich der Hinterleib nur 1 bis 1½ mal so lang als der Vorderleib (Fig. 7.), während er bei anderen noch kürzer und dann zugleich am Ende zugespitzt erscheint (Fig. 8.).

Endlich findet sich noch eine andere Form, die von den übrigen hauptsächlich dadurch abweicht, dafs sie, statt der sonst vorhandenen vier Fufspaare, deren nur drei besitzt. Es gleicht das so beschaffene Thier in seinem ganzen Habitus am meisten der zuerst erwähnten Form mit langem Hinterleibe, ist jedoch immer merklich schmaler und mitunter auch kürzer, welche Verkürzung indefs nicht blofs durch geringere Länge des Hinterleibes, sondern durch verminderten Umfang in allen Dimensionen zu Wege gebracht wird. Der Hinterleib erscheint bei dieser Form wegen des Fehlens aller Querstreifen ganz glatt und die im Innern desselben vorhandene körnige Masse ist beschränkter und meistens auch blasser (Fig. 9.).

Nach Erichson's Bestimmung, der gemeinschaftlich mit mir eine gröfsere Zahl jener Thiere untersucht hat, gehören sie zu den Milben und zwar hält derselbe die so eben geschilderten Formen für verschiedene Entwickelungsstufen. Die Form mit drei Fufspaaren (Fig. 9.) sieht er für die jüngste, die mit vier Fufspaaren und langem Hinterleibe (Fig. 6.) für die folgende und die anderen mit verkürztem Hinterleibe (Fig. 7. und 8.) für noch spätere an. Er glaubt, dafs bei dem völlig ausgebildeten Thiere der Hinterleib vielleicht völlig eingehen werde und dafs mithin die letzte Entwickelungsstufe wohl noch gar nicht bekannt sein möchte. Da die Einreihung des Thieres in das zoologische System hiernach noch nicht mit Sicherheit geschehen konnte, so gab ich demselben vorläufig den Namen *Acarus folliculorum*. Diefs haben Andere jedoch nicht passend gefunden und deshalb andere Bezeichnungen gewählt. Owen nennt es *Demodex folliculorum*, Miescher *Macrogaster platypus*, P. Gervais [1]) *Simonea folliculorum*, Er. Wilson, der es anfangs für einen Eingeweidewurm hielt, *Entozoon folliculorum*, später bei besserer Einsicht, *Stea-*

[1]) *Histoire naturelle des Insectes. Aptères (Suite à Buffon-Roret). Tm. III. p. 282. Pl. 35. Fig. 6.*

zoon folliculorum. Th. v. Siebold ist dagegen der Meinung, dafs man keinen Anstand nehmen dürfe, das Thier zu den Acarinen zu zählen, indem dieser langgeschwänzte Acarus nicht als ein Unicum dastehe, denn auch der von Dugès beschriebene Acarus, welcher in kleinen taschenförmigen Gallen der Lindenblätter nistet, zeichne sich durch einen aufserordentlich langgestreckten Leib aus.

Schon in meiner früheren Mittheilung über die Haarsackmilben erwähnte ich eines herzförmigen Körpers, den ich mehrmals neben den Milben in den Hautbälgen gefunden hatte. Ich habe denselben seitdem noch öfter und meist von der auf Taf. 7. Fig. 10. dargestellten Form gesehen. Ich sprach die Vermuthung aus, dafs derselbe die Eischale sein könne, aus welcher ein Thier ausgeschlüpft ist. Wedl (a. a. O. S. 188) hat diesen Körper sehr häufig wahrgenommen und hält ihn für ein junges auf der niedrigsten Entwickelungsstufe stehendes Thier, was er besonders daraus schliefst, dafs er denselben mehrmals im Leibe der Mutter und zwar in der vordersten Bauchgegend ganz deutlich liegen sah. Eine Eihülle konnte er daran nicht wahrnehmen. Es glaubt dieser Beobachter auch die weitere Entwickelung erkannt zu haben. Dadurch nämlich, dafs die mittlere Anschwellung jenes Körpers an Breite abnimmt, der Hintertheil ebenfalls sich verschmälert und zugleich verlängert, später auch Mundtheile und, anfangs aus wulstigen Erhabenheiten bestehende, Füfse sich entwickeln, soll die von mir abgebildete sechsbeinige Form zu Stande kommen. Ich habe dergleichen nie gesehen.

Von den beschriebenen Formen kommt die achtbeinige mit langem Hinterleibe am häufigsten vor, etwas seltner sieht man die anderen mit kürzerem, aber hinten abgerundetem Hinterleibe. Verhältnifsmäfsig sehr selten traf ich die dritte mit sehr kurzem, hinten zugespitztem Hinterleibe an, etwas häufiger, doch auch nicht oft, die sechsbeinige.

Drückt man bei lebenden Personen den Inhalt eines Comedo aus und betrachtet denselben gehörig ausgebreitet unter dem Mikroskop, so erscheinen häufig darin die Thiere. Auch wenn man auf die Umgegend von Haarbalgmündungen, welche nicht zu Comedonen erweitert sind, einen Druck ausübt und die kleine Menge des herausgeprefsten Inhalts mikroskopisch untersucht, so zeigen sich dieselben öfter darin. In der Haut von Leichen sind die Milben ebenfalls leicht aufzufinden. Trennt man nämlich dünne Lamellen der Haut durch senkrecht auf diese gerichtete Schnitte ab und betrachtet dieselben mäfsig zusammengeprefst unter dem Mikroskop, so sieht man die Thiere in den Hautbälgen sitzen. Bei Haarbälgen, in welche kleine Talgdrüsen einmünden, befinden sich die Thiere im Haarbalge neben dem Haare (Taf. 6. Fig. 8 *d.*), bei den grofsen zusammengesetzten Talgdrüsen, welche mit kleinen Haaren in Verbindung stehen, und wo, wie ich S. 12. angegeben habe, die Talgdrüsen eigentlich nicht in den Haarbalg, sondern umgekehrt die Haarbälge in die Talgdrüsen münden (s. Taf. 1. Fig. 9.), befinden sich die Thiere in dem Ausführungsgange der Talgdrüsen. Sie sitzen meistens der Mündung der Haarbälge oder Talgdrüsen näher als dem Grunde derselben, doch sah ich sie in den Comedonen von Leichen zuweilen auch fast ganz in der Tiefe des Haarbalges. Der Hinterleib ist dabei fast immer der Mündung, der Kopf dem Grunde der Hautbälge zugekehrt und nur höchst selten beobachtete ich die entgegengesetzte Lage. Bei der Untersuchung an Leichen findet man die Thiere sowohl in den zu Comedonen erweiterten, als auch in ganz normal beschaffenen Hautbälgen. Von dem Vorhandensein derselben in den normalen Bälgen lebender Menschen konnte ich mich am sichersten durch die Untersuchung eines Hautstückes überzeugen, welches bei der Exstirpation einer kleinen Geschwulst an der Oberlippe einer Frau mit ausgeschnitten worden war.

Um die Thiere aus der Haut lebender Personen hervorzuziehen, habe ich gewöhnlich mit einer Haarnadel oder einer zusammengebogenen dünnen Sonde einen Druck auf die Umgegend eines oder einiger nahe bei einander stehender Mitesser ausgeübt und die dadurch hervorgeprefste Masse der Untersuchung unterworfen. Andere haben es bequemer gefunden mit einem harten Instrumente, z. B. dem Hefte einer Lanzette, über die Haut unter mäfsigem Andrücken langsam hinzufahren, die dabei aus den Hautbälgen hervorgestrichene Masse zu sammeln und zu untersuchen. Dabei zeigte es sich dann auch, dafs es gar nicht nöthig sei, Personen, die mit Comedonen behaftet sind, auszuwählen, sondern dafs sich die Milben häufig in der Masse finden, welche man aus den Bälgen ganz normal beschaffener Haut hervorgeprefst hat. Bei solchen Versuchen trifft man die Thiere sehr oft an, denn unter zehn Menschen sind gewöhnlich einer oder zwei, aus deren Haut man sie erhalten kann. So häufig wie Er. Wilson, dem es schwer war, eine nicht damit behaftete Person zu finden, habe ich aber die Thiere hier in Berlin nicht gesehen. Es mögen diese Parasiten aber doch noch öfter zugegen sein, als sich dies durch die Untersuchung bei lebenden Menschen nachweisen läfst, weil man dieselben fast in jeder Leiche antrifft, wie ich durch häufige Untersuchungen ebenso wie Andere, z. B. Henle, gefunden habe. Dafs sie sich bei lebenden Personen, obgleich sie vorhanden sein mögen, nicht immer darstellen lassen, liegt vielleicht daran, dafs sich bei manchen Menschen der Inhalt der Hautbälge schwerer, als bei anderen ausdrücken läfst. Am leichtesten gelingt das Hervordrücken jenes Contentums immer bei Personen, die eine etwas fettige Haut haben und bei solchen zeigen sich auch am häufigsten die Milben. Bei Leuten mit trockner Haut lassen sich dagegen die Hautbälge schwerer von ihrem Inhalte befreien und zugleich beobachtet man hier die Thiere selten. Dies Verhältnifs der Hautbeschaffenheit zu der Häufigkeit der Milben, welches meinen Erfahrungen zufolge besteht, hat Wedl schon ziemlich in derselben Weise beobachtet.

Man findet die Milben sehr gewöhnlich in der Haut des Gesichts, an der Nase, den Lippen, der Stirn, den Wangen, in der Regel in der Haut des äufseren Gehörganges, und hinter dem Ohre. Ich habe sie bei Leichen zuweilen auf der Brust und, wenn ich mich recht erinnere, auch einmal in der Haut des Rükkens gesehen. Auf der Brust fand sie auch Remak bei einem lebenden Menschen.

In einem Hautbalge sind oft nur zwei bis vier Thiere, in krankhaft erweiterten Bälgen sieht man deren aber nicht selten eine viel gröfsere Anzahl, ich habe mitunter bis zu zehn und in einem Falle sogar 13 wahrgenommen.

An den frisch aus der Haut lebender Personen genommenen Milben bemerkt man, sobald man sie nicht zu stark mit dem Deckglase drückt, meistens deutliche Lebenszeichen, wie Bewegungen der Mundtheile und der Füfse, Krümmungen des vorher gerade ausgestreckten Körpers. Hierdurch bewirken die Thiere kleine Ortsveränderungen, die aber niemals beträchtlich sind und nur langsam vor sich gehen. Einmal sah ich ein Thier, welches ich in dem Haarbalge einer Leiche noch lebend fand, eine Strecke weit an einem Haare fortkriechen. Seitdem habe ich aber eine solche Bewegung nicht wieder beobachtet. In Leichen findet man nämlich die Thiere zuweilen noch lebendig, doch ist dies nach meinen neueren Erfahrungen nicht häufig der Fall.

Ueber den Einflufs, den die Haarsackmilben auf unseren Organismus haben, weifs man nichts Bestimmtes. Grofs scheint derselbe aber nicht zu sein, da sie sich oft in Menge vorfinden, ohne dafs die Haut irgend eine krankhafte Veränderung zeigt. Möglich wäre es, dafs ihr Vorhandensein in sehr beträchtlicher Anzahl zum Entstehen von Comedonen und Acnepusteln Veranlassung giebt, was sich indefs nicht sicher bestimmen läfst. Gruby [1]) hat in einem Falle versucht die Haarsackmilbe auf einen Hund zu übertragen und will beobachtet haben, dafs innerhalb zweier Jahre die Parasiten bei dem Hunde so zugenommen hatten, dafs sie jeden Hautbalg desselben einnahmen. Der Hund verlor sein ganzes Haar und seine Haut erschien nackt, wie die eines Kindes. Die Epidermis erhob sich an mehreren Stellen, so dafs das Corium entblöfst erschien. Schon Wedl hat gegen diese Beobachtung eingewendet, dafs nicht angegeben ist, ob der Hund vor dem Versuche auf das Vorhandensein von Milben untersucht wor-

[1]) Aus d. *Edinburgh monthly Journal of medical science* b. Wedl a. a. O.

den ist, was um so nöthiger gewesen wäre, da Gruby [1]) eine Hautkrankheit von Hunden beschrieben hat, die durch die Anwesenheit einer zahllosen Menge von Acaris in den erweiterten Hautbälgen erzeugt werde. Diese Parasiten sollen mit der Haarsackmilbe des Menschen ganz übereinstimmen. Auch bei Schafen kommt eine Milbe vor, die mit der des Menschen viel Aehnlichkeit hat, deren Körper indefs, besonders am vorderen Theile, etwas breiter ist, als bei dem *Acarus folliculorum* des Menschen. Herr Dr. Oschatz stellte mir nämlich schon vor längerer Zeit einige dieser Milben zu, die er zufällig in den Drüsen des Augenlidrandes von einem Schafe bei der Zubereitung feiner Durchschnitte dieses Theiles für die mikroskopische Untersuchung aufgefunden hatte. Ich habe diese Milben seitdem nicht wieder aufgesucht und vom Herrn Dr. Oschatz scheint der Gegenstand auch nicht weiter verfolgt worden zu sein.

Aufser den beschriebenen Milbenarten, gehen zuweilen auch andere, welche in der Regel nur parasitisch auf Thieren leben, auf den Menschen über. Es ist dies von den Räudemilben, z. B. denen des Pferdes, beobachtet worden, ferner von der Vogelmilbe (*Dermanyssus avium*), welche auf unsern Hausvögeln schmarotzt. In mehreren Fällen, in denen die der Phthiriasis zugeschriebenen Symptome vorhanden waren, wurde, wie ich schon oben S. 277 angegeben habe, die Vogelmilbe als Ursache des Leidens aufgefunden [2]). Auch ist es diese Milbe, welche zuweilen

---

[1]) *Comptes rendus*. 1845. *Tm*. 20. *p* 569.

[2]) Mir selbst ist ein solcher vor einigen Jahren hier in Berlin beobachteter Fall bekannt. Eine Frau war fortdauernd mit kleinen, läuseähnlichen Thieren bedeckt, obwohl sie grofse Reinlichkeit beobachtete und Mittel zur Vertilgung derselben anwendete, weshalb sie selbst und ihre Umgebung der Meinung war, dafs sie an Läusesucht litte. Der hiesige Arzt, Hr. Dr. Koner, der um Rath gefragt wurde, gab einige der auf dem Körper der Frau vorhandenen Thiere dem Prof. Erichson zur Untersuchung, der sie als *Dermanyssus avium* erkannte. Bei demnach angestellter Nachfrage ergab sich, dafs jene Frau

in Hautgeschwülsten, die vermuthlich erweiterte Hautbälge waren, in grofser Menge gefunden wurde. Rust (Bremser, Lebende Würmer S. 55) hat einen vielleicht hierher gehörigen Fall beschrieben, in welchem indefs die Art der wahrgenommenen Thiere nicht bestimmt wurde. Erdl dagegen hat Hautgeschwülste beobachtet, die denen des sogenannten *Molluscum contagiosum* ähnlich waren und in welchen er Vogelmilben antraf. Erdl hielt diese zwar anfangs für eine neue, dem Menschen eigenthümliche Milbenart, doch wurden sie später als *Dermanyssus avium* erkannt. Vogel hat sie in seinen *Icones hist. pathol. Tab.* 12. abgebildet und in seiner Patholog. Anatomie S. 415 erklärt, dafs es Vogelmilben gewesen, was auch aus einer Vergleichung der Vogel'schen Abbildung mit einer anderen, die Gurlt (Magazin für die ges. Thierheilkunde. 1843. Taf. 1. Fig. 16. 17.) von *Dermanyssus avium* gegeben hat, hervorgeht. Vergl. auch die Abbildung der Vogelmilbe auf Taf. 7. Fig. 12.

B. Parasitische Pflanzen.

Auf der Haut und in den Anhängen derselben sind in neuster Zeit häufig parasitische Pflanzen beobachtet worden, welche sämmtlich der Abtheilung der Kryptogamen angehören. Diese vegetabilischen Gebilde sind alle von sehr geringer Gröfse, so dafs man sie nur, wenn sie in Menge bei einander liegen, mit unbewaffnetem Auge wahrnimmt, zur genaueren Unterscheidung der Form-Elemente aber des Mikroskops bedarf. Vermittelst dieses erkennt man bei jenen Bildungen folgende Bestandtheile:

---

mehrmals täglich einen Vorrathskeller besuchte, welcher so lag, dafs oberhalb der Treppe, die in denselben führte, ein Hühnerstall angebracht war. So oft die Frau in den Keller ging, wurden die Hühner aufgescheucht und erstere dabei jedesmal mit Milben überschüttet, von denen der ganze Stall wimmelte. Nach der Verlegung des Stalles wurde die Frau bald von ihrer vermeintlichen Phthiriasis geheilt.

Rundliche oder ovale Zellen von durchschnittlich $^1/_{600}{}'''$ im Durchmesser (*Sporulae*), ferner perlschnurartig zusammenhängende Reihen von solchen Zellen; Fäden, von demselben oder geringerem Durchmesser als die erwähnten Zellen und von verschiedener Länge, die oft Querscheidewände zeigen und häufig gabelförmig getheilt oder auch mannigfacher verästelt erscheinen (Thallusfäden). Zwischen diesen Bestandtheilen finden sich nicht selten äufserst kleine Molecüle.

Als Beweise, durch welche die vegetabilische Natur dieser Gebilde aufser Zweifel gesetzt werde, führt Höfle [1]) folgende an: 1) Weder in der normalen, noch krankhaften Zusammensetzung des menschlichen Körpers findet sich irgend ein Gewebeelement, welches mit den beschriebenen Formen, in allen ihren Entwickelungsstufen betrachtet, Aehnlichkeit oder Uebereinstimmung hätte. 2) Dagegen zeigt die Entwickelung der rundlichen oder ovalen Zellen zu perlschnurartigen Reihen und die Sprossenbildung durch Abschnürung grofse Uebereinstimmung mit dem Hefenpilze (*Torula cerevisiae*), während das gleichzeitige Vorkommen von Thallusfäden mit Sporidien den Charakter der Fadenpilze ausmacht. 3) Von Remak sind directe Keimungsversuche mit Stückchen von Favusborken angestellt worden, welche zeigen, dafs der Favuspilz sich nach Art anderer Pilze, auch vom menschlichen Körper entfernt, zu entwickeln vermag.

Ich erwähne diese Gründe, weil die vegetabilische Natur jener Bildungen von verschiedenen Forschern [2]) in Zweifel gezogen oder doch als nicht hinreichend erwiesen betrachtet worden ist, z. B. von Carpenter, Er. Wilson u. And.

Obwohl man die Pilze, welche bei einzelnen krankhaften Zuständen am menschlichen Körper beobachtet worden sind, schon mit eigenen Namen belegt hat, so halten es doch Viele für unmöglich, schon jetzt zu bestimmen, ob die verschiedenen Formen,

---

[1]) Chemie u. Mikroskop am Krankenbette. 1848. S. 49.

[2]) Vergl. *Er. Wilson, On diseases of the skin.* 2. *edit.* 1847. *p.* 430.

unter denen jene Pilzbildungen sich darstellen, nur als verschiedene Entwickelungsstufen derselben Pilzart oder als ganz verschiedene Pilze anzusehen sind [1]). Man ist mithin auch zweifelhaft darüber, ob die parasitischen Pilze bereits bekannten Gattungen angehören oder neue Gattungen bilden [2]). Ich führe die wahrgenommenen pflanzlichen Gebilde nach den Krankheiten auf, bei denen sie gefunden worden.

Der Erbgrind. *Favus; Porrigo.*

Der Erbgrind (***Favus, Porrigo***) giebt sich durch das Vorhandensein gelber, weiter unten genauer beschriebener Krusten zu erkennen, die zuweilen von einander getrennt, zuweilen miteinander verschmolzen erscheinen. Im ersteren Falle wird das Leiden ***Favus dispersus*** (***Favus disséminé Rayer; Porrigo lupinosa Willan***) genannt, im letzteren als ***Favus confertus*** (***Porrigo conferta; Porrigo scutulata Willan; Favus en groupes Rayer***) aufgeführt. Die Krankheit ist am häufigsten auf der behaarten Haut des Kopfes beobachtet worden; doch kommt sie auch, jedoch seltener, auf den Wangen, den Schultern, dem Rücken und den Gliedmafsen vor. Hebra und Lebert haben sie auch auf der Eichel des Penis gesehen; ich fand sie einmal am Nabel eines Kindes, bei welchem sonst nirgend

---

[1]) S. Kützing in Erdmann's Journal f. practische Chemie. Bd. 11. S. 409; Vogel, Patholog. Anatomie. S. 394. und Höfle, Chemie und Mikroskop am Krankenbette. Erlangen 1848. S. 50.

[2]) Höfle hat eine Reihe von Versuchen über Pilzbildung angestellt, aus denen er die hier folgenden Schlüsse gezogen: 1) Die Pilze der Bierhefe und die in einer verdünnten, angesäuerten, eiweifshaltigen Flüssigkeit entstehenden Pilze sind identisch, indem sich bei beiden nach demselben Typus Zellen und Thallusfäden in gleicher Form und Gröfse entwickeln. 2) Von den Pilzen der genannten Flüssigkeiten lassen sich die in der Favusborke und die in den Schwämmchen (der Zunge) vorkommenden durch kein einziges charakteristisches Merkmal unterscheiden. (Höfle, Chemie und Mikroskop u. s. w. 1848. Anmerkungen S. 25.)

von dem Ausschlage etwas zu bemerken war. Am Nabel sah sie auch Remak.

Die einzelnen Borken des *Favus dispersus* stellen, wenn sie eine gewisse Ausbildung erlangt haben, gelbe, trockne, in ihrem Umfange runde, mehrere Linien im Durchmesser haltende Scheiben dar, die auf der äufsern Fläche etwas concav und häufig mit concentrischen Ringen versehen sind, auf der unteren, der Haut zugekehrten Fläche convex und oft zugleich höckerig erscheinen. Die äufsere Fläche dieser Borke besitzt mitunter eine Art von Decke, welche aus Epidermiszellen besteht, ebenso finden sich auch auf der unteren Fläche mitunter Epidermiszellen, so dafs die Borke zuweilen von einer Art Hülle oder Kapsel umgeben ist. Die Substanz der Borke ist eine graue, bröckelige Masse, bei der meist die äufsersten, seltner auch die tiefsten Schichten gelb erscheinen, und die aus einem Convolut von mikroskopischen Pilzen besteht, denn in jedem Theilchen der Borke erkennt man rundliche und ovale Körperchen, von durchschnittlich $^1/_{300}'''$ Längen- und $^1/_{450}'''$ Querdurchmesser. Sie sind durchsichtig, haben scharfe, glatte Umrisse. Einen Kern konnte ich niemals deutlich darin wahrnehmen. Diese Körperchen liegen theils einzeln beieinander, theils sind sie zu zweien miteinander verbunden oder in gröfserer Anzahl perlschnurförmig aneinandergefügt. Aufserdem sieht man einfache und verzweigte Fäden, die meistens einen etwas geringeren Querdurchmesser haben, wie die runden oder ovalen Körperchen, bisweilen völlig durchsichtig sind, bisweilen auch einen feinkörnigen Inhalt zeigen und meistens kleine Querscheidewände besitzen (Taf. 6. Fig. 5.). Jod färbt den Inhalt der Zellen braun (Münter). Zwischen diesen Bestandtheilen findet sich hie und da noch eine feinkörnige, aus äufserst kleinen Molecülen bestehende Masse.

Diese Elemente der Favusborke wurden zuerst von Remak [1]) wahrgenommen; dafs dieselben Pilze sind, wurde indefs

---

[1]) Pathogenet. Untersuchungen. Berl. 1846. S. 193.

erst später durch Schönlein [1]) nachgewiesen. Nachher haben sich viele Beobachter [2]) mit der Untersuchung des Favus beschäftigt, wie Langenbeck und Fuchs, Gruby, Mendelssohn, Müller und Retzius, Hannover, J. Vogel, Bennett, Albers, Lebert, Robin u. And.

Ueber die Art, wie die Porrigoborken sich entwickeln, ist man noch getheilter Meinung. Willan, Rayer, Fuchs u. And. behaupten, diese Krankheit beginne mit sehr kleinen Pusteln; die Meisten, welche neuerlich Untersuchungen des Favus angestellt haben, nehmen dagegen an, dafs wirkliche, mit Eiter gefüllte Pusteln dabei niemals entstehen, sondern dafs die Krankheit ursprünglich mit der Bildung trockner, gelber Massen zwischen den Schichten der Epidermis anfange. Bennett (a. a. O.) endlich will beide Arten der Entwickelung, nämlich die mit und ohne Pustelbildung, beobachtet haben. In Fällen, wo er den Kopf durch Anwendung von Kataplasmen vollkommen von Krusten befreit hatte, sah er, dafs zuweilen wirkliche, mit Eiter gefüllte Pusteln, zuweilen eine blofse Abschilferung der Epidermis der Bildung der Porrigoborken vorausgingen. In einem Falle, wo zuerst ächte Pusteln erschienen, brachen diese am fünften Tage auf; ihr Inhalt bildete eine Borke, in welcher nur Epidermisschuppen und unregelmäfsige, formlose Massen zu unterscheiden waren. Erst am zwölften Tage, nachdem jene Krusten sich weit ausgebreitet und

---

[1]) Müller's Archiv f. Anatomie. 1839. S. 82.

[2]) Holscher's Annalen 1840. Heft 1. — Fuchs, Die krankhaften Veränderungen der Haut. Götting. 1840. S. 521. — *Gruby, Comptes rendus. Juill.* 1841. — ***Mendelssohn**, De porrigine lupinosa. Dissert. inaug. Berol.* 1841. — Gruby, Müller's Archiv 1842. S. 22. — Joh. Müller, ebenda S. 200. — Hannover, ebenda S. 292. — Albers, Handbuch der allg. Pathologie. Bonn 1842. Bd. 1. S. 354. — ***Bennett*** aus den *Transact. of the royal society of Edinburgh. Vol. XV. P. II.* 1842 in Henle's u. Pfeuffer's Zeitschrift f. rationelle Medicin 1844. S. 381. — J. Vogel, Patholog. Anatomie. 1845. S. 399 und *Icones histol. pathol. Tab. XI.* — *Lebert, Physiologie pathol. Tm. II. p.* 477. — ***Robin**, Des Végétaux, qui croissent sur les animaux vivants. Paris* 1847. *p.* 5.

nebenbei die Epidermis sich immerfort kleienartig abgeschuppt hatte, wurden stecknadelkopfgrofse, hellgelbe, etwas deprimirte Flecken bemerkt, welche wirkliche Favuskrusten waren. In einem anderen Falle trat am dritten Tage, nachdem der Kopf gereinigt worden, kleienförmige Abschilferung ein, die immer reichlicher wurde; am zehnten Tage fanden sich die Porrigokrusten.

Ich habe selbst die Bildung der Favusborken zu ermitteln gesucht und dabei Folgendes beobachtet: Bei zwei Kindern, welche an einzelnen Stellen des Kopfes Porrigoborken hatten, besichtigte ich täglich die in der Nähe liegenden Hautpartien, um wahrzunehmen, welche Veränderungen hier bei einer etwa erfolgenden weiteren Verbreitung des Ausschlages eintreten würden. Ich sah dabei in beiden Fällen, dafs in der Nähe der vorhandenen Porrigoborken an vorher normal beschaffenen Hautstellen die Epidermis sich in Form einer einige Linien grofsen Schuppe löste. Hob ich diese Schuppe, welche nur lokker aufsafs, ab, so war das Corium nicht entblöfst, sondern noch mit einer Lage Oberhaut bedeckt. Von einer Flüssigkeit war nichts zu bemerken. An der unteren Fläche der abgehobenen Epidermisschuppe liefs sich mit blofsem Auge von der gelben Materie des Favus keine Spur erkennen und auch bei der mikroskopischen Untersuchung derselben fanden sich nur Epidermiszellen vor. Einigemal sah ich aufser diesen an der unteren Fläche solcher Schuppen zugleich eine geringe Menge einer aus äufserst kleinen Molecülen bestehenden Masse. Auch auf der Fläche, auf welcher die Schuppe gesessen hatte, war von Pilzen nichts aufzufinden. Liefs ich solche Schuppen, ohne sie abzunehmen, mehrere Tage auf der Haut zurück, so fand sich, wenn ich sie alsdann abhob, an der unteren Fläche derselben ein etwa hirsekorngrofses, gelbes Körnchen, welches bei der mikroskopischen Untersuchung deutlich aus Pilzen bestand, die indefs etwas kleiner waren, als in älteren Borken. (Taf. 6. Fig. 4*a*. u. *a'*.)

Auch da, wo ich die Entstehungsweise der Porrigoborken weniger genau verfolgt habe, schienen mir diese immer auf die eben angegebene Weise sich zu bilden, wenigstens bemerkte ich nicht selten, dafs sich in der Umgegend alter Favusborken Epidermisplättchen lösten, unter denen die Erzeugung der Porrigokrusten begann. Niemals nahm ich wahr, dafs in der Nachbarschaft der alten Favusborken mit Eiter gefüllte Pusteln sich bildeten.

In mehreren Fällen dagegen, wo durch die Anwendung von Breiumschlägen oder auch durch vorsichtiges Auszupfen der Haare der Kopf von Ausschlag völlig befreit worden war, habe ich gesehen, dafs wenn die Krankheit später wiederkehrte, dem Erscheinen derselben zuweilen die Bildung einzelner Pusteln vorausging. Diese enthielten einen ziemlich dicken Eiter, der unter dem Mikroskope keine eigenthümlichen Eigenschaften zeigte. Es scheint indefs, dafs das Entstehen solcher Pusteln ein Vorgang ist, der unter gewöhnlichen Verhältnissen beim Favus nur selten stattfindet, und dafs die Pustelbildung nach Reinigung des Kopfes hauptsächlich von der Reizung herrührt, welche die Haut durch das Abnehmen der Borken oder das Ausreifsen von Haaren erleidet. Entständen Pusteln häufig in solchen Fällen, wo der Kopf nicht auf die angegebene Weise gereinigt worden ist, so würde man dieselben, wenn man viele Kranke zu sehen Gelegenheit hat, gewifs öfter wahrnehmen. Auch geht Pustelbildung dem Wiedererscheinen des Ausschlages nach vorgenommener Reinigung des Kopfes keinesweges immer voraus, wie schon Bennett angegeben und auch ich beobachtet.

Ich habe oben erwähnt, dafs die Porrigoborken anfangs in der Gestalt gelber, etwa hirsekorngrofser, von einer Epidermisschuppe bedeckter Körperchen sich darstellen. Die Vergröfserung dieser Körperchen scheint dadurch zu Stande zu kommen, dafs neue Pilzmassen sich um die schon vorhandenen in Form concentrischer Ringe in der Weise bilden, dafs die ursprüngliche Kruste an Dicke und besonders an Breite zunimmt. Man erkennt diese concentrischen Ringe, wie ich schon oben (S. 324.) bemerkte, öfter noch an alten Favusborken, und zugleich hat mir Herr Prof. Münter mitgetheilt, dafs er diese Vergröfserungsweise der anfangs ganz kleinen Borken vor Jahren bei einem Kinde genau verfolgt habe, wo oberhalb des Nabels ein Favusausschlag entstand. Derselbe hat auch die Güte gehabt, mir die in diesem Falle abgenommene Borke zu geben, die deutlich die concentrischen Ringe zeigt (Taf. 6. Fig. 1*b*.). Remak hat Aehnliches gesehen.

Wenn die Favusborken einige Zeit auf der Haut gesessen haben, so zeigt die Lederhaut unter der Borke häufig einen Eindruck, der an dem der Mitte der Borke entsprechenden Theile am tiefsten zu sein pflegt. Man kann sich von dieser Beschaffenheit des Coriums am besten überzeugen, wenn man Leichen untersucht, bei denen Porrigoborken auf der Haut vorhanden sind, wozu ich mehrmals die Gelegenheit gehabt habe. Viele Beobachter sind der Meinung, dafs diese Vertiefung von dem Drucke entstehe, den die Borke auf die Cutis ausübt. Diese Erklärung mag auch theilweise richtig sein, denn da die die Borken umgebende Epidermis gewöhnlich auf die Ränder der ersteren übergeht und da zugleich die Borken meist genau mit den aus der Haut hervortretenden Haaren zusammenhängen, so werden dieselben, wenn sie sich verdicken, durch jene Befestigungen verhindert, sich nach oben zu erheben. Der Raum zur Aufnahme der die Verdickung bewirkenden neuen Pilzmassen wird daher durch Compression der Cutis gewonnen. Haben sich die Borken noch nicht sehr lange auf der Haut befunden, so gleicht sich nach der Entfernung derselben jener Eindruck bald wieder aus, in manchen Fällen, nach Lebert's Beobachtungen, schon innerhalb einiger Stunden. In veralteten Fällen von Porrigo entsteht indefs eine durch theilweises Schwinden der Cutissubstanz bewirkte Atrophie der Haut, wie dies unverkennbar an einem mit Favusborken bedeckten Stücke Kopfhaut der Fall ist, welches ich von einer Kinderleiche entnommen habe und schon längere Zeit in Weingeist aufbewahre. Solche Verdünnungen der Cutis unter alten Porrigoborken entstehen indefs wohl nicht immer allein in Folge von Compression, sondern öfter scheint auch, wie ich schon oben S. 66. andeutete, ein entzündlicher Zustand der Haut Antheil daran zu haben. Nicht selten nämlich findet man unter den Porrigoborken an der Cutis die Zeichen einer Hyperaemie, die auch zuweilen an der Leiche noch wahrzunehmen ist. An einem senkrecht durchschnittenen Hautstücke vom Kopfe einer alten Frau, bei der einzelne Favuskrusten vorhanden waren, stellte sich die Röthung der Cutis so dar, wie ich es auf Taf. 6. Fig. 4c. abgebildet habe. Auch haben manche Beobachter z. B. Fuchs mitunter sogar bis auf den Knochen dringende Verschwärungen der Kopfhaut beobachtet.

Auf welche Weise Atrophie in Folge von Entzündung zu Stande kommen kann, habe ich schon oben S. 66. zu erläutern gesucht.

Beim Abheben von Porrigokrusten sieht man häufig die darunter gelegene Cutis von Epidermis entblöfst. Da man dies öfter auch in Fällen beobachtet, wo die Borken sehr vorsichtig abgenommen worden, so kann es nicht immer davon herrühren, dafs die Oberhaut erst bei der Lösung der Krusten von der Cutis losgerissen worden, sondern dieselbe mufs schon vorher getrennt gewesen sein. Zuweilen dagegen sieht man das Corium unter den Krusten wenigstens zum gröfseren Theile mit Epidermis überzogen.

Häufig gehen nach Porrigo die Haare verloren. Sie wachsen indefs meistens wieder, nur zeigen sie anfangs gewöhnlich die Eigenschaften der Lanugo, indem sie sehr fein und ohne Pigment sind. Das Ausfallen der Haare scheint von verschiedenen Ursachen abhängig zu sein. Erstens leidet wohl, wie auch Robin [1]) annimmt, die Ernährung der Haare durch die vorher erwähnte Compression der Cutis. Ferner kann die unter den Borken öfter vorhandene Entzündung der Cutis den Verlust der Haare herbeiführen, indem nämlich durch Anhäufung kleiner Mengen von Exsudat unter der Haarwurzel diese aus ihrer Verbindung mit dem Haarkeime getrennt wird.

Endlich sollen, nach der Meinung mehrerer Beobachter, auch die Pilze das Ausfallen der Haare bewirken können. So sah Gruby, wenngleich nur selten, die Pilzfäden sich in die Haarbälge fortsetzen und die Haarwurzeln umgeben. Das Haar wird,

---

[1]) A. a. O. S. 14.

seiner Angabe nach, alsdann weich und spaltet sich leicht der Länge nach in Fäden. Wedl [1]) giebt an, dafs er auch im Innern der Haare von Favuskranken deutlich Pilze erkannt habe. Behandelte er solche Haare mit einer concentrirten Kalilösung, so wurden dieselben unter Gasentwickelung durchscheinender, und nun liefsen sich Fäden unterscheiden, welche aus länglich viereckigen oder rundlichen, perlschnurartig an einander gereihten Körnern zusammengesetzt waren und hie und da Aeste abgaben. Die Pflanzen sollen besonders an der Stelle, wo das Haar über die Haut hervortritt, angehäuft sein, und sich von dort ein wenig nach oben und unten erstrecken. Die Haarwurzel schienen sie nicht zu erreichen.

Ich habe, wenn ich Haut an feinen, senkrecht durchschnittenen Stücken untersuchte, niemals bemerkt, dafs die Pilze sich weit in den Haarbalg hineinerstreckten. Meistens reichten dieselben blofs bis an die Haarbalgmündung, und nur einige Mal sah ich sie eine kleine Strecke über die Mündung hinaus zwischen Haar und innerer Wurzelscheide abwärts gehen. Ein Hinabreichen derselben bis zur Wurzel des Haares konnte ich niemals beobachten. Ich will damit zwar nicht behaupten, dafs dies niemals vorkomme, doch ist es gewifs nur selten der Fall. Wedl's Angaben hatte ich bisher zu prüfen noch keine Gelegenheit.

Wie ich S. 323. angegeben, unterscheidet man *Favus dispersus* (*Porrigo lupinosa*) und *Favus confertus* (*Porrigo scutulata*). Bei der ersten Form bestehen die Borken aus einzelnen, tellerförmig vertieften, getrennten Scheiben von der früher geschilderten Beschaffenheit; bei *Favus confertus* fehlen diese tellerförmig vertieften, rundlichen Scheiben und man bemerkt nur an einer oder mehreren Stellen der Haut gröfsere verschiedenartig gestaltete Krusten mit unregelmäfsig höckeriger Oberfläche. Lebert hat die Zusammensetzung der Krusten bei *Porrigo scutulata* verschieden von der bei *Porrigo lupinosa* gefunden. Er

---

[1]) Zeitschrift d. k. k. Gesellschaft der Aerzte zu Wien. 1849. S. 643.

giebt nämlich an, dafs bei jener zwar Pilze ziemlich von demselben Anselm als bei *Porrigo lupinosa* vorkämen, dafs dieselben jedoch kleiner wären. Aufserdem soll in den Krusten eine grofse Menge von Epidermiszellen vorhanden sein (Lebert a. a. O. II. S. 481). Ich habe auch einigemal Krusten von *Favus confertus* untersucht und konnte von einem solchen Unterschiede nichts wahrnehmen. Es scheint indefs, dafs Lebert den Ausdruck *Porrigo scutulata* nicht in dem gewöhnlichen Sinne, sondern gleichbedeutend mit *Herpes tonsurans*, einem Uebel von welchem bei den Veränderungen der Haare die Rede sein soll, genommen hat. Ich glaube, dafs *Favus dispersus* und *confertus* nicht wesentlich verschiedene Krankheitszustände darstellen, sondern nur durch die Formverschiedenheit der Borken bedingt sind. Das Zustandekommen dieser verschiedenen Formen scheint mir Hebra richtig erklärt zu haben. Entstehen, meint dieser Schriftsteller, die Favusborken sehr dicht bei einander, so fliefsen sie bei ihrer Vergröfserung zusammen und nehmen die characteristische Form der Krusten von *Porr. lupin.* nicht an, sondern stellen nur eine unregelmäfsig höckerige Borke dar. Auch kann, wie ich noch hinzufügen will, *Porr. lupinosa* bei längerem Bestehen die Form des *Favus confertus* erhalten. Wenn nämlich zwischen den vorhandenen, von einander getrennten Borken später neue entstehen, so bildet sich allmälig eine zusammenhängende Kruste. An solcher läfst sich anfangs noch die Zusammensetzung aus einzelnen, vertieften Scheiben erkennen und dieses Ansehns wegen erhielt ja auch der Ausschlag den Namen *Favus*. Mit der Zeit indefs verlieren die einzelnen Scheiben dadurch, dafs die Pilzmassen auch stark nach oben wuchern, ihre tellerförmigen Eindrücke, und die Kruste erhält ein so unregelmäfsiges Ansehn, dafs sie ebenso aussieht, wie in den Fällen, wo gleich anfangs das Leiden unter der Form des *Favus confertus* auftrat.

Aufser den angeführten noch andere Arten von Porrigo nach unwesentlichen Formverschiedenheiten der Krusten zu unterscheiden, wie es Fuchs z. B. gethan, halte ich für unnütz. Auch will ich hier bemerken, dafs mir der von diesem Beobachter

Alphus genannte Ausschlag, bei welchem aus Pusteln sich Borken bilden sollen, die zum Theil aus Eiterkörperchen, zum Theil aus Pilzen bestehen, niemals vorgekommen, obwohl ich Kopfgrinde häufig gesehen und genauer untersucht habe. Da auch kein anderer neuerer Schriftsteller diese Form beschrieben hat, so kann dieselbe wohl so lange, als nicht das Vorkommen derselben sicherer nachgewiesen ist, aus unseren Systemen fortbleiben.

Man hält Porrigo allgemein für contagiös und Viele nehmen an, dafs durch die Uebertragung der Pilze die Krankheit sich von einer Person auf die andere fortpflanze. Es ist dies auch wirklich nicht wohl zu bezweifeln, da bereits zwei gelungene Impfversuche vorliegen. Im Jahre 1842 befestigte Remak [1]) auf der unverletzten Haut seines eigenen Armes Stückchen von Favusborken, und liefs diese mehrere Tage liegen. Erst nach 14 Tagen erschien ein dunkelrother Fleck, in dessen Mitte eine Pustel entstand. Diese trocknete zu einer Borke ein, bei deren Entfernung ein $1/3'''$ langer und $1/4'''$ breiter Körper hervortrat, der ganz und gar aus mikroskopischen Fadenpilzen bestand. Später bildete sich eine gröfsere Favuskruste. Diesen Versuch wiederholte Bennett [2]) mit gleichem Erfolge. Er rieb bei einem seiner Zuhörer an einer Stelle des Armes ein Stückchen Favusborke in der Weise ein, dafs eine erythematöse Röthe der Haut und Lokkerung der Epidermis eintraten. Es entstand starkes Brennen und an einzelnen Stellen bildete sich eine oberflächliche Eiterung aus. Dessen ungeachtet vergingen drei Wochen, ohne dafs von Favus irgend etwas zu bemerken war. Da zu dieser Zeit noch ein oberflächliches Geschwür etwa von der Gröfse einer Erbse bestand, so wurde unmittelbar auf dieses ein Stückchen Favuskruste gelegt und mit Heftpflaster befestigt. Einige Tage nachher erschien die Haut in der Umgegend des kleinen Geschwüres roth, hart

---

[1]) Medizinische Zeitung vom Vereine für Heilkunde in Preufsen 1842. No. 31. und Pathogenet. Untersuchungen S. 208.

[2]) *Northern Journal of Medecine for September* 1845.

und mit Epidermisschuppen bedeckt. Zehn Tage später bemerkte man dort zuerst kleine hellgelbe Flecken, die bei genauerer Untersuchung als Favuskrusten erkannt wurden. Sie bestanden aus einer feinkörnigen Masse und wenigen Pilzfäden. Drei Tage darauf erschienen die Krusten in der Mitte vertieft und enthielten aufser Fäden eine Menge Sporen. Die Krusten wurden später entfernt und bildeten sich nicht wieder.

Aus welchem Grunde einer Anzahl anderer Beobachter, wie Fuchs, Gruby, Vogel, ähnliche Impfversuche, sowohl bei Gesunden, als an normal beschaffenen Hautpartien der mit Favus behafteten Personen, mifslangen, bin ich nicht anzugeben im Stande. Ich selbst habe vor längerer Zeit bei zwei Knaben, die an Porrigo der Kopfhaut litten, durch Einbringen mehrerer Stückchen der vorhandenen Borken in kleine Schnittwunden am hinteren Theile des Halses din Inoculation versucht, doch auch vergeblich.

Gruby hat den Pilz aus den Favusborken zu der von Persoon aufgestellten Gattung *Mycoderma* gebracht, die indefs von Fries schon vor längerer Zeit für obsolet erklärt worden ist [1]. J. Müller (s. dessen Archiv a. a. O.) hält es für passend, denselben zur Gattung *Oidium* zu stellen und ihm folgt Lebert (*Physiologie pathol. II. p.* 490), indem er die Benennung *Oidium Schoenleini* gebraucht. Remak (Diagnost. u. pathogenet. Untersuchungen S. 205) führt ihn nach Link's Rath, als eigene Gattung unter dem Namen *Achorion Schoenleini* auf.

Die Leichtigkeit, mit der sich die Porrigopilze unter dem Mikroskop erkennen lassen, macht es jetzt immer möglich, dieses Leiden, auch wenn die characteristische Form der Krusten dabei nicht vorhanden ist, von andern, mit Schuppen- oder Krustenbildung verbundenen Kopfausschlägen zu unterscheiden. Wir können deshalb auch die alte Bezeichnung *Tinea*, unter die verschiedenartige Krankheiten der Kopfhaut zusammengefafst wur-

---

[1]) Vergl. Remak, Diagnostische u. pathogenetische Untersuchungen. S. 204.

den, jetzt gewifs ganz entbehren und haben, wenn wir für den Erbgrind die Namen *Favus* oder *Porrigo* reserviren, von diesem *Eczema* und *Impetigo* der behaarten Kopfhaut und allenfalls auch *Pityriasis* zu unterscheiden. Mit Benutzung der Merkmale, welche ich oben an den betreffenden Stellen angegeben habe, wird die Unterscheidung ohne Schwierigkeiten gelingen. Der von Gruby für Favus gebrauchte Ausdruck *Porrigophyta* ist nicht gut gewählt, da derselbe eigentlich nur die bei Porrigo vorkommenden Pilze, nicht aber die Krankheit bezeichnet, und auch von Andern ähnlich zusammengesetzte Namen für die bei einzelnen Krankheiten vorkommenden parasitischen Pflanzen gebraucht worden sind. So nennt Günsburg den Pilz, der nach seinen Beobachtungen beim Weichselzopf sich finden soll, *Trichomaphyton*. Ich stimme daher Höfle, der diese Wortbildung schon vor mir getadelt hat, vollkommen bei.

Mentagra; Sycosis.

Mit dem Namen *Mentagra* wird ein pustulöser Ausschlag, der an den stärker behaarten Theilen des Gesichts, wie am Kinn, an der Oberlippe, an den mit Barthaaren versehenen Theilen der Wangen vorkommt, belegt. Ich hätte denselben schon oben bei den Hautentzündungen beschreiben können, da indefs parasitische Pflanzen dabei vorkommen sollen, so habe ich ihm hier eine Stelle angewiesen. Mentagra äufsert sich durch das Erscheinen entzündlich gerötheter, konischer Knoten, an deren Spitzen Pusteln entstehen, und die gewöhnlich von einem Haare durchbohrt sind. Die Pusteln trocknen nach einiger Zeit zu dicken, braunen Borken ein, nach deren Abfallen ein gerötheter Knoten zurückbleibt, der nur ganz allmälig verschwindet. Entwickeln sich viele solcher Efflorescenzen neben einander, so erscheint dadurch eine gröfsere Hautpartie hart, geschwollen, geröthet und schwer verschiebbar. Die Haut ist an solchen Stellen theilweise mit braunen Krusten bedeckt, in deren Zwischenräumen sich zuweilen die Epidermis in kleinen Fragmenten abschilfert.

Nach Gruby [1]) sollen bei Mentagra in den Haarbälgen kryptogamische Pflanzen vorkommen, die mit denen beim Favus grofse Aehnlichkeit haben. Es ist indefs zweifelhaft, ob die Krankheit, bei welcher Gruby diese vegetabilischen Bildungen beobachtet hat, jener so eben von mir geschilderte pustulöse Ausschlag gewesen ist; denn Gruby giebt an, dafs da, wo er die Pilze gefunden hat, der behaarte Theil des Gesichts mit weifsen, grauen und gelblichen, von Haaren durchbohrten Schuppen bedeckt war, welche aus Epidermiszellen bestanden. Diese Beschreibung pafst nicht auf das eigentliche Mentagra und Höfle (Chemie und Mikroskop etc. 1848. S. 53.) nimmt geradezu an, dafs das von Gruby beobachtete Leiden Pityriasis des behaarten Theiles des Gesichtes gewesen sei.

Die Pilze, welche Gruby dabei wahrgenommen hat, sitzen nach seinen Beobachtungen zwischen dem Haare und der Wurzelscheide. Ihre Sporen sollen klein und gewöhnlich rund sein und die Thallusfäden Körnchen enthalten. Sie treten nie über das Niveau der Haut hervor und sind bisher nur an den Barthaaren wahrgenommen worden.

Pityriasis an den mit Barthaaren versehenen Stellen der Haut habe ich nicht untersucht, dagegen in einem Falle von ächtem, pustulösem Mentagra, das bei einem jungen Manne an den Wangen schon seit mehreren Jahren bestand, eine Anzahl ausgezogener Barthaare unter dem Mikroskop betrachtet. Bei mehreren dieser Haare war der gröfsere Theil der Wurzelscheiden noch zu erkennen, doch liefs sich weder zwischen diesen und dem Haare, noch an irgend einer anderen Stelle des letztern oder der Scheiden von Pilzen die geringste Spur wahrnehmen. So viel mir bekannt geworden ist, sind auch die von Gruby bei Mentagra beobachteten Pilze noch nicht von Anderen aufgefunden worden. Es scheint demnach, dafs dieser pustulöse Ausschlag nicht durch die Entwickelung von Pilzen hervorgebracht wird.

---

[1]) *Comptes rendus* 1842.

Auf welche andere Weise er dann aber zu Stande kommt, weifs man noch nicht. Wilson vermuthet, dafs er mit der Acne verwandt sein und durch ein Leiden der Talgdrüsen und Haarbälge erzeugt werden möchte, hat indefs die Beschaffenheit dieser Bälge nicht genauer untersucht, wozu auch mir die Gelegenheit fehlte.

Gruby nennt die Krankheit, bei der er die erwähnten Pilze aufgefunden hat, Mentagrophyta, eine Bezeichnung, die eben so unzweckmäfsig ist, wie der oben getadelte Ausdruck Porrigophyta, als gleichbedeutend mit Favus.

Pityriasis versicolor, Chloasma.

Schon oben S. 259. erwähnte ich der *Pityriasis versicolor*, weil die meisten Schriftsteller annehmen, dafs dieselbe von einer krankhaften Pigmentbildung abhängig sei. Es entstehen dabei gelbliche oder braune Flecken von verschiedenem Umfange, auf deren Oberfläche meist eine Abschilferung der Oberhaut in Form von dünnen Schuppen zu bemerken ist. Eichstedt[1]) hat nachgewiesen, dafs bei diesem Leiden eine Bildung von mikroskopischen Pilzen auf der Haut stattfindet. Untersucht man nämlich die auf dieser vorhandenen Schuppen, welche sich leicht abschaben lassen, so zeigt es sich, dafs dieselben aus Epidermisfragmenten bestehen, zwischen denen Gruppen von Pilzen liegen. Diese Pilze haben Aehnlichkeit mit denen beim Favus, denn man erkennt Zellen und Thallusfäden. Die Zellen sind meistens rund und liegen in Haufen bei einander. Von den Thallusfäden giebt Eichstedt an, dafs sie feiner seien, wie die beim Favus, indem sie nur zwei Drittheile des Durchmessers der bei dieser Krankheit vorhandenen Fäden hätten; ferner erschienen sie meistens kurz, geschlängelt und selten verzweigt.

---

[1]) Froriep's Notizen. 1846. Bd. 39. S. 276.

Ich habe ebenfalls mehrere an *Pityriasis versicolor* leidende Personen untersucht und in allen Fällen die von Eichstedt beschriebenen Pilze wahrgenommen. Die Zellen hatten nach meinen Messungen einen Durchm. von 0,0008—0,002''', die Fäden eine Dicke von 0,0012'''. So geschlängelt, wie Eichstedt angiebt, habe ich sie zuweilen gesehen, häufiger aber noch mehr gerade verlaufend und zuweilen gabelförmig getheilt (Taf. 6 Fig. 18*a. b.* und 18* *a. b. c.*).

Wegen des constanten Vorkommens dieser Pilze bei der *Pityriasis versicolor* glaubt Eichstedt, dafs sie zum Wesen dieser Krankheit in genauer Beziehung stehen. Auch führt er ein Beispiel an, wo das Uebel sich von einem Menschen auf zwei andere soll übertragen haben. Ich halte es indefs noch nicht für erwiesen, dafs die Pilze bei jenem Hautleiden eine so wichtige Rolle spielen, denn es müfste erst genauer festgestellt werden, ob durch dieselben die Pityriasis wirklich hervorgerufen wird, oder ob nicht durch andere Ursachen, vielleicht einen Exsudativprozefs, die Abschuppung der Epidermis entsteht und dann nachträglich die Pilze sich in den an der Haut haftenden Schuppen bilden.

Da man gewöhnlich annimmt, dafs die gelbe oder braune Färbung der Flecken bei *Pityriasis versicolor* von einer ähnlichen krankhaften Pigmentbildung herrührt, wie sie bei den Sommersprossen u. dgl. beobachtet wird und oben S. 225. beschrieben worden ist, so habe ich, um die Richtigkeit dieser Angabe zu prüfen, bei Leichen mehrmals einzelne mit *Pityriasis versicolor* besetzte Hautstücke untersucht. In einem Falle, wo die Haut eine stark brunette Farbe hatte und das *Rete Malpighii* überall bräunliche Pigmentzellen zeigte, fanden sich diese auch an den Stellen, wo die Pityriasis ihren Sitz hatte. Die Pigmenzellen waren hier aber weder dunkler noch in gröfserer Menge vorhanden, als an den normal beschaffenen Hautpartien. Bei einigen anderen Leichen, bei denen die nicht erkrankten Hautstellen weifs und ohne Pigment waren, zeigten sich auch keine Pigmentzellen im *Rete Malpighii* unter dem Ausschlage, sondern man sah deutlich, dafs die locker auf der Haut sitzenden Epidermisschuppen selbst eine gelbe Farbe hatten. Diese Färbung war nicht gleichmäfsig durch die lockere Oberhaut vertheilt, sondern bei mäfsigen Vergröfserungen erschienen einzelne Stellen gelblich, andere nicht. Ob diese Färbung von den Pilzen herrührte, will ich nicht mit Sicherheit behaupten, doch ist es mir sehr wahrscheinlich, denn wenn ich die einzelnen Epidermiszellen an den gelben Stellen untersuchte, so schienen sie mir ganz das Ansehn der normalen zu haben. Ein gefärbter Inhalt liefs sich nicht wahrnehmen. Zugleich fanden sich immer an den gelben Stellen die stärksten Anhäufungen von Pilzen, während an den nicht farbigen weniger Pilze oder auch gar keine vorhanden waren. Zu einem ganz sichern Resultate hierüber zu kommen, hat indefs seine Schwierigkeiten, da bei starken Vergröfserungen und durchfallendem Lichte die gelbe Färbung sich nicht gehörig erkennen läfst, während bei schwacher Vergröfserung wohl diese, doch nicht die Pilze deutlich wahrzunehmen sind. Dafs aber die Färbung der Haut bei der ***Pityriasis versic.*** nicht von Pigmentzellen im ***Rete Malpighii*** herrührt, kann ich mit Sicherheit behaupten. S. 259. erwähnte ich schon, dafs Manche unter dem Namen ***Chloasma*** (syn. mit ***Pityriasis versicolor***) ***uterinum*** eine Form dieses Leidens unterscheiden, welche besonders bei Schwangern vorkommt. Nach F u c h s sollen bei derselben die Flecken dunkler, als bei der gewöhnlichen ***Pityriasis vers.*** und nicht mit Abschuppung der Epidermis verbunden sein. Ich habe diese Art des fraglichen Leidens nicht untersucht und kann daher nicht bestimmen, ob der anatomische Befund hier derselbe ist, als bei dem gewöhnlichen Chloasma. Wegen der bei Schwangeren vorhandenen Neigung zu reichlicher Pigmentbildung, wie sie sich z. B. durch das Dunkelwerden des Brustwarzenhofes und das Entstehen eines braunen Streifens am Bauche zu erkennen giebt, wäre es möglich, dafs das ***Chloasma uterinum*** auf Pigmentbildung im ***Rete Malpighii*** beruht. Sollte sich diese Vermuthung durch künftige Untersuchungen bestätigen, so würden beide Arten dieses Leidens als ganz verschieden von einander zu betrachten sein.

Pflanzen bei *Alopecia circumscripta* und *Tinea tondens.*

Ich werde weiter unten bei den Veränderungen der Haare krankhafte Zustände genauer schildern, die sich durch theilweises Ausfallen der Haare zu erkennen geben und unter den Namen *Alopecia circumscripta* (*Porrigo decalvans Willan*) und *Tinea tondens Mahon* (*Herpes tonsurans Cazenave*) beschrieben worden sind. Gruby will bei diesen Uebeln Pilze wahrgenommen haben, die bald den unteren Theil des Haares scheidenartig umgeben, bald in die Wurzel des Haares hineinwachsen. Er unterscheidet hiernach folgende zwei krankhafte Zustände;

1) *Phyto-alopecia* (*Alopecia circumscripta* Anderer). Bei diesem Leiden ist, nach Gruby's Beobachtungen, das Haar scheidenartig von der Stelle an, wo es aus dem Haarbalge hervortritt, von den Pilzen umgeben. Diese umhüllen es bis zu der Höhe von ½—1½''' und verbreiten sich von da über die benachbarte Haut. Die Pilze bestehen aus runden und ovalen Sporen und Thallusfäden. Die ovalen Sporen haben einen Durchmesser von 0,0009—0,003''', die runden von 0,0001—0,002'''.

2) *Rhizo-phyto-alopecia* (*Tinea tondens Mahon*). Hier sollen sich die Pilze in der Haarwurzel entwickeln, in das Mark des Haares hineinwachsen und zuletzt das ganze Innere desselben ausfüllen. Die Pilze bestehen aus Sporen, welche im Durchmesser den ovalen bei der *Phyto-alopecia* gleichkommen. Sie bilden meist perlschnurartige Reihen, die der Axe des Haares parallel liegen. Durch die Entwickelung dieser Pflanzen soll das Haar grau werden, an Dicke zunehmen, seine Elasticität verlieren und sich spalten. Auch Malmsten[1]) hat diese Pilze beobachtet und beschreibt sie fast ebenso wie Gruby.

---

[1]) Müller's Archiv für Anatomie u. s. w. 1848. S. 1.

Pilze beim Weichselzopf.

Auch beim Weichselzopf, auf welchen ich bei den abnormen Zuständen der Haare wieder zurückkommen werde, finden sich nach der Behauptung einiger Beobachter Pilze. Es ist dies zuerst von Günsburg [1]) angegeben worden, welcher beobachtet haben will, dafs bei der *Plica polonica* vegetabilische Bildungen zwischen der Wurzelscheide und dem Haare, im Haarmarke, so wie unter dem Epitheliumüberzuge des Haares sich finden. Die Anwesenheit der Pilze soll folgende Veränderungen am Haare bewirken: Verdickung der Wurzelscheide des Haares, bauchige Auftreibung des Haarmarkes, Auseinandertreibung der einzelnen Fasern des Haares und Spaltung desselben, Verdickung des Epithelialüberzuges und Verkümmerung vieler Haare. Die Pilze bestehen, nach Günsburg, aus Sporen und Thallusfäden. Erstere sind länglich-rund und liegen einzeln oder in Haufen beieinander; sie haben einen Durchmesser von $\frac{1}{1000}$—$\frac{1}{500}$'''. Die Thallusfäden finden sich in sehr geringer Menge vor.

Aehnliche Pilzbildungen hat auch v. Walther [2]) beim Weichselzopf wahrgenommen; er sah sie indefs niemals im Haare, wie Günsburg, sondern immer nur zwischen den Haaren. Auch beobachtete er, dafs die Cryptogamen sich bei frischen Weichselzöpfen nicht vorfinden, sondern immer erst dann wahrzunehmen sind, wenn das Uebel einige Zeit bestanden hat.

Münter [3]) konnte von solchen Pilzen bei der *Plica polonica* niemals etwas bemerken. Auch ich vermochte davon nichts aufzufinden.

---

[1]) Müller's Archiv für Anatomie u. s. w. 1845. Heft 1. S. 34.

[2]) Ebenda 1844. S. 411 und 1846. S. 149.

[3]) Ebenda 1845. S. 42.

II. Krankhafte Veränderungen der Hautdrüsen, Haarbälge, Haare und Nägel.

1) Veränderungen der Schweifsdrüsen.

Ueber die Anomalien der Schweifsdrüsen ist aufserordentlich wenig bekannt. Man hat zwar häufig die Hautabsonderung von ungewöhnlicher Beschaffenheit gefunden, wie von übelem Geruche oder eigenthümlicher Farbe, und dies einer veränderten Thätigkeit der Schweifsdrüsen zugeschrieben, doch läfst sich bis jetzt nicht mit Sicherheit bestimmen, ob solche abnorme Eigenschaften der Hautsecrete wirklich in einer Veränderung der von den Schweifsdrüsen gelieferten Producte ihren Grund haben, indem z. B. der üble Geruch der Hautabsonderung eben so wohl durch eine fehlerhafte Absonderung der Talgdrüsen bedingt sein könnte [1]).

Auch von anatomischen Veränderungen der Schweifsdrüsen ist bisher nur wenig ermittelt wörden. Eine Vergröfserung derselben wurde in dem oben S. 290. beschriebenen Falle von *Elephantiasis Graecorum* wahrgenommen. Ferner beobachtete v. Bärensprung [2]) eine Vergröfserung der Schweifsdrüsen in den oben S. 233. beschriebenen weichen Warzen. Er fand öfter unter diesen und noch häufiger in der Substanz derselben 10—12 solcher Drüsen nahe bei einander liegend. Jede Drüse hatte einen

---

[1]) Vergl. über die ungewöhnlichen Eigenschaften der Hautabsonderungsproducte: Höfle, Chemie und Mikroskop am Krankenbett. Erlangen 1848. S. 300; und Franz Simon, Chemie.

[2]) Beiträge zur Anatomie und Pathologie der menschlichen Haut. Leipzig 1848. S. 81.

Durchmesser von $^1/_4$—$^1/_2$''' und zwar war die Zunahme ihres Umfanges in einer Erweiterung des Drüsenschlauches begründet.

Eine Atrophie der Schweifsdrüsen hat derselbe Beobachter [1]) unter der mittleren, in die Cutis eindringenden Verlängerung der Hühneraugen gefunden. Den Ausführungsgang solcher verkleinerten Drüsen konnte er eine Strecke weit nach oben durch die Epidermis verfolgen, in den äufsersten Lagen des Centraltheiles der Clavi aber nicht wahrnehmen.

---

[1]) Beiträge zur Anatomie und Pathologie der menschlichen Haut. Leipzig 1848. S. 10.

2) Veränderungen der Talgdrüsen und Haarbälge.

Zu reichliche Absonderung von Hauttalg. *Stearrhoea, Fluxus sebaceus.*

Unter dem Namen *Stearrhoea* (*Seborrhagia, Seborrhoea, Fluxus sebaceus,* Gneis) wird ein Krankheitszustand der Haut beschrieben, der am häufigsten im Gesichte, seltner weiter über den Körper verbreitet vorkommt, und welcher dadurch sich äufsert, dafs die Haut an den leidenden Stellen fortdauernd mit einem ölartigen Ueberzuge bedeckt erscheint, der, wenn er fortgewischt wird, sich immer sehr bald von neuem ansammelt. Nicht selten erhärtet das anfangs ölartige Secret und bildet dünne Schuppen, welche sich fettig anfühlen und bald von der Consistenz des Ohrenschmalzes, bald auch etwas fester erscheinen. Sie sind zuerst nur dünn und von Farbe weifsgrau, mit der Zeit werden sie indefs dicker und gelblich oder braun. Die Haut zeigt sich unter den Schuppen gewöhnlich von regelmäfsiger Beschaffenheit, bisweilen ist sie aber auch leicht geröthet. Die Röthung beschränkt sich in manchen Fällen auf die Umgegend der Talgdrüsenmündungen, die auch mitunter erweitert und mit Sebum erfüllt gefunden werden. In der Regel fallen die Schuppen von Zeit zu Zeit ab und werden durch neu gebildete ersetzt, zuweilen bleiben sie aber auch Monate lang auf der Haut, ohne sich abzulösen.

E. Wilson [1]) schildert noch eine andere Form dieses Leidens, die er *Stearrhoea nigricans* nennt, und bei welcher die auf der Haut sich anhäufenden Massen eine graue und zuweilen fast

---

[1]) *On diseases of the skin. London* 1847. p. 353.

schwarze Farbe haben. Während, seinen Beobachtungen zufolge, bei der zuerst beschriebenen Form von Stearrhoe das krankhafte Secret dem gewöhnlichen Hauttalg gleicht, so ist dies bei der andern Form zwar auch, jedoch mit dem Unterschiede der Fall, dafs die in demselben befindlichen Zellen statt der sonst farblosen Kerne ganz schwarze enthalten. Wilson glaubt, dafs in den von älteren Schriftstellern mitgetheilten Fällen von Absonderung eines schwarzen Schweifses der oben erwähnte krankhafte Zustand der Talgdrüsen vorhanden gewesen sei.

Ich habe die gewöhnliche Stearrhoe einmal an der Nase, ein anderes Mal an der Stirn und den Wangen gesehen, doch keine genauere Untersuchung dabei anstellen können.

Zu sparsame Absonderung von Hauttalg.

Man findet bei manchen Menschen die Haut trocken, spröde und durch sich ablösende Epidermisfragmente rauh und rissig. Es ist sehr wahrscheinlich, wenngleich nicht sicher nachgewiesen, dafs hier neben einer Verminderung der übrigen Secretionen der Haut, auch eine verringerte Absonderung von Hauttalg stattfinde.

Hebra stellt mit diesem abnormen Zustande das Rissigwerden der Epidermis zusammen, welches wir im Winter oft an Körperstellen wahrnehmen, die entblöfst getragen werden. Wie ich glaube, führt indefs die kalte Luft jene Veränderungen der Haut nicht dadurch herbei, dafs sie die Secretion der Talgdrüsen vermindert; mir scheint vielmehr E. Mitscherlich's [1]) Erklärung die richtige zu sein, welcher annimmt, dafs die bei uns im Winter zuweilen sehr trockene Luft der Cutis mit solcher Gewalt Wasser entzieht, dafs die Epidermis dabei Risse bekommt.

---

[1]) Medizinische Zeitung vom Vereine für Heilkunde in Preufsen 1840. No. 47.

Mitesser. *Comedo.*

Die gemeinschaftliche Mündung der Haarbälge und Talgdrüsen, durch welche die Haare hervortreten und das Secret der *Glandulae sabaceae* auf die Oberfläche der Haut gelangt, können sich verstopfen; hierdurch entsteht der krankhafte Zustand, den man mit dem Namen Mitesser (*Comedo*) belegt. Man erkennt dieses Leiden leicht daran, dafs man in der mehr oder weniger erweiterten Mündung eines Hautbalges einen kleinen, meist schwärzlich gefärbten Pflock wahrnimmt, wodurch Hautstellen, an welchen viele Comedonen vorhanden sind, schwarz punktirt erscheinen. Drückt man auf die Umgegend eines Comedo, so tritt jener Pflock in der Form eines fadenförmigen, weifslichen, nur an seinem obersten Ende oft schwärzlich aussehenden Körperchens hervor.

Es sind früher von mir die Comedonen für verstopfte und erweiterte Haarbälge erklärt worden [1]). Gegen diese Ansicht ist Krause aufgetreten, indem er behauptet, dafs die Mitesser durch die Verschliefsung und Ausdehnung von Talgdrüsen entständen. Krause gebührt das Verdienst, das Verhältnifs der gröfseren zusammengesetzten Talgdrüsen zu den damit in Verbindung stehenden Haarbälgen genauer, als es vorher beachtet worden war, dargelegt zu haben. Diese gröfseren Drüsen sind nämlich, wie derselbe gezeigt hat, fast immer mit feinen Wollhaaren vereinigt, deren Balg eigentlich nur einen dünnen Anhang des viel weiteren Ausführungsganges der zusammengesetzten Talgdrüse bildet (s. o. S. 12. u. Taf. 1. Fig. 9.). Verstopft sich bei den so beschaffenen Hautbälgen die Mündung und entsteht dadurch ein Comedo, so wird dieser allerdings wohl richtiger für die Verstopfung einer Talgdrüse, als für die eines Haarsackes erklärt (Taf. 6. Fig. 10.). In so weit halte ich Krause's Angaben für richtig. Es giebt aber auch etwas gröfsere Haarbälge, welche auf die Art mit Talgdrüsen in Verbindung stehen, dafs es ganz beliebig ist, ob man den ober-

---

[1]) Müller's Archiv f. Anatomie. 1842. S. 218.

halb der Vereinigungsstelle beider befindlichen Theil als eine Fortsetzung der Talgdrüsen oder des Haarbalges ansehen will. Man vergleiche z. B. den auf Taf. 6. Fig. 8. abgebildeten Haarbalg, der von mäfsiger Gröfse war, im Gesichte gesessen hatte und einen deutlichen Comedo bildete. Sieht man hier den Theil, welcher oberhalb der Vereinigungsstelle der Talgdrüse mit dem Haarbalge sich befindet, als die Fortsetzung der Talgdrüse (*a*) an, so rührt der Mitesser von der Verstopfung dieser letzteren her. Man kann aber auch ebenso wohl diesen Theil als die Fortsetzung des Haarbalges (*b*) betrachten und alsdann mufs man von dem Comedo annehmen, er entstehe durch die Verschliefsung des Haarbalges. Endlich können sich auch gröfsere Haarbälge, in welche ganz kleine Talgdrüsen münden, verstopfen und einen Comedo darstellen, an dessen Erzeugung dann die winzigen Talgdrüsen gar keinen erheblichen Antheil haben. Solche Mitesser sieht man häufig bei unreinlichen Personen an der Streckseite der Extremitäten, besonders am Oberschenkel. Sie enthalten meist einen deutlichen schwarzen Pflock, der wie bei anderen Comedonen beschaffen ist, aufser dafs er in der Regel sehr trocken erscheint. Der Comedo ensteht hier besonders durch Erweiterung des oberen Theiles des Haarsackes (Taf. 6. Fig. 6. u. 7.). Comedonen können demnach bisweilen durch die Talgdrüsen, bisweilen durch die Haarbälge gebildet werden, und in manchen Fällen ist es gleichgültig, ob man das eine oder das andere annimmt.

Um von der Beschaffenheit der in Comedonen umgewandelten Hautbälge eine klare Anschauung zu erhalten, mufs man, durch senkrechte Schnitte abgetragene, feine Hautlamellen unter dem Mikroskop untersuchen, wobei ich das Betupfen derselben mit Auflösungen von *Ammonium* oder *Kali caust.* vortheilhaft fand. Man sieht dann, dafs bei den grofsen zusammengesetzten Talgdrüsen, wie sie besonders an der Nase sich finden, der mehreren Drüsenbläschen gemeinschaftliche Ausführungsgang sehr ausgedehnt ist. Die in den letzteren mündenden Hälse der einzelnen Drüsenbläschen sind mitunter etwas erweitert, in anderen

Fällen nicht. Der dünne zur Drüse gehörige Haarbalg ist oft unverändert und das darin befindliche, durch die Drüsenmündung austretende Haar deutlich erkennbar; häufig aber ist der zur Talgdrüse gehörige Haarbalg nicht aufzufinden, dagegen erkennt man innerhalb des gemeinschaftlichen Drüsenausführungsganges öfter eine grofse Anzahl von Haaren, die sämmtlich parallel neben einander liegen und mit ihren abgerundeten Spitzen bis an die Drüsenmündung oder auch um ein Geringes über diese hinaus ragen (Taf. 6. Fig. 9.). Da wo mäfsig grofse, mit einfacheren Drüsen verbundene Haarbälge den Comedo bilden, findet man besonders den Theil des Haarbalges, der bis zur Einmündungsstelle der Drüsen reicht, erweitert. In den Fällen, in welchen grofse, mit kleinen Drüsen zusammenhängende Haarbälge als Mitesser sich darstellen, ist, wie ich schon vorher erwähnte, nur der obere Theil des Haarbalges erweitert; die Wurzelscheide ist gegen den Haarbalg zurückgedrängt. Das Haar sieht man oft schlingenförmig zusammengebogen oder spiralig gewunden im Balge, indem das Hervortreten desselben durch den in der Haarbalgmündung befindlichen Pflock verhindert wird. Mitunter liegen dann auch mehrere Haare in einem Balge, von welchen bisweilen einzelne nur unvollkommen entwickelt sind. Einigemal sah ich, dafs die Pflöcke, welche mehrere nahe bei einander liegende gröfsere Haarbälge verschlossen, auswendig auf der Haut mit einander zusammenhingen.

Oefter findet man in Fällen, wo man äufserlich einen Pflock, wie bei gewöhnlichen Comedonen wahrnimmt, einen kleinen länglichen, unten abgerundeten Balg (Taf. 6. Fig. 11.), von dem man nicht angeben kann, ob er durch die Veränderung eines Haarsackes oder einer Talgdrüse entstanden ist, welcher indefs wohl jedenfalls durch die Umwandlung dieser normalen Hautfollikel sich gebildet haben mufs; denn der Inhalt, der meist mit dem der gewöhnlichen Mitesser übereinstimmt, so wie die vorhandene, durch einen Pflock verschlossene Oeffnung setzen diefs aufser Zweifel. Aufserdem beobachtete ich auch, dafs solche in der Form länglichrunder Säckchen erscheinenden Bälge an ihrem unteren Ende zuweilen noch mit einigen Drüsenbläschen in Verbindung standen. Welchen Antheil an der Bildung dieser Säckchen indefs die Haarbälge, welchen die Talgdrüsen haben, ist mir mit Sicherheit zu verfolgen bisher nicht möglich gewesen.

v. Bärensprung[1]) glaubt genau erkannt zu haben, wie die verschiedenen Theile der Hautfollikel beim Entstehen der Comedonen verändert werden. Dadurch dafs ein zähes, talgartiges, mit vielen Epitheliumzellen gemengtes Sebum sich in den Talgdrüsen und dem Haarbalge, so wie in dem durch den Zusammentritt beider gebildeten gemeinschaftlichen Ausführungsgange anhäuft, entstände, wie er glaubt, eine Ausdehnung aller dieser Theile. Diese nähme allmälig immer mehr zu, und zuletzt flössen der Haarbalg und die Ausführungsgänge der Talgdrüsen zu einer einzigen rundlichen Höhle zusammen, indem die Scheidewand zwischen beiden immer mehr verdrängt und zuletzt auf eine flache Hautfalte reducirt würde. Ein Haarbalg, der mit der dazu gehörigen Drüse sich so darstellt, wie der auf Taf. 6. Fig. 8. abgebildete, nimmt, nach v. Bärensprung's Beobachtungen, später die durch Fig. 19. und zuletzt die durch Fig. 20. ausgedrückte Form an. Bei dem auf Taf. 6. Fig. 9. abgebildeten Comedo müfste hiernach die mit vielen Haaren angefüllte Höhle durch das Zusammenfliefsen des Drüsenausführungsganges mit dem Haarsacke zu einem gemeinschaftlichen Behälter entstanden sein. Bei dem auf derselben Tafel Fig. 10. dargestellten Follikel würde aber ein solches Zusammenfliesen noch nicht erfolgt sein, da trotz der starken Ausdehnung des Drüsenganges (*c*) der Haarbalg (*a*) noch von ganz normaler Beschaffenheit ist. Ob die angeführten Beobachtungen richtig sind und namentlich ob die bezeichneten Vorgänge für alle Arten von Hautfollikeln, die sich in Comedonen umwandeln oder vielleicht nur für gewisse Formen derselben gelten, müssen fernere Untersuchungen lehren.

Die Masse, welche sich aus den erweiterten Hautbälgen in

---

[1]) Beiträge z. Anatomie u. Pathologie der Haut. Leipzig. 1848. S. 85 u. flg.

Form eines wurmförmigen Körperchens ausdrücken läfst, hat ungefähr die Consistenz von Talg oder ist auch etwas fester. Im ersteren Falle findet man, dafs sie zum gröfseren Theile aus rundlichen Zellen besteht, welche in ihrem Innern kleine Fetttröpfchen enthalten oder auch ganz mit Fett gefüllt sind. Zwischen den Zellen bemerkt man ebenfalls immer eine Anzahl Fetttröpfchen, von denen sich nicht bestimmen läfst, ob sie schon ursprünglich vorhanden waren oder erst während der Präparation durch das Zerreifsen von Zellen frei geworden sind. Ist die ausgedrückte Masse fester, so erscheint sie, wenn man sie nur mit Wasser befeuchtet unter dem Mikroskop betrachtet, fast gleichförmig, ungefähr wie ausgebreiteter Talg. Behandelt man dieselbe indefs mit einer Auflösung von kaustischem Kali, so sieht man, dafs sie ebenfalls aus einzelnen Zellen besteht, die fest unter einander zusammenhängen, sich durch das angegebene Mittel aber von einander trennen. Die Zellen sind, wie schon Bruns[1]) angegeben hat nicht rundlich, sondern faltig und zusammengeschrumpft. Zwischen denselben sieht man auch immer eine Anzahl feiner Fetttröpfchen. Aufserdem findet man in dem Inhalte der Comedonen gewöhnlich einzelne oder auch eine gröfsere Anzahl nahe bei einander liegender Haare und öfter einige Haarsackmilben. Nur selten nahm ich einzelne Cholestearinkrystalle darin wahr.

Auf welche Weise die die Comedonen bildende Verstopfung der Hautbälge durch darin angehäuften Talg zu Stande kommt, ist noch nicht sicher festgestellt. v. Bärensprung[2]) glaubt, das eine Entartung der Talgdrüsen selbst dazu Veranlassung giebt. Die Zellen, aus denen nach der Meinung dieses Beobachters die Talgdrüsen bestehen, sollen sich nämlich im Uebermafse mit Fettkügelchen füllen und jene Drüsen dann ein fehlerhaft beschaffenes Secret liefern. Letzteres soll sehr viel festes Fett in Form von

---

[1]) Lehrbuch der allgemeinen Anatomie des Menschen. Braunschweig 1841. S. 352.

[2]) A. a. O. S. 88.

Körnern und ungewöhnlich viele Zellen enthalten, während das normale Secret vollkommen flüssig sei. Wegen dieser fehlerhaften Beschaffenheit stocke der Hauttalg leicht in den Drüsen. Da man indefs annehmen mufs, dafs die Talgdrüsen aus inwendig hohlen Verzweigungen des Ausführungsganges bestehen, und dafs die in ihrem Innern wahrnehmbaren Zellen nicht der Substanz der Drüsen, sondern dem Secrete derselben angehören, so dürfte die bezeichnete Erklärung wohl nicht als richtig anzusehen sein. Aufserdem enthält das normale Secret der Talgdrüsen auch schon immer sehr viele Zellen und besteht nicht, wie v. Bärensprung angiebt, aus einer ganz klaren Flüssigkeit.

Da nach Kölliker's Beobachtungen in der Nähe der Talgdrüsen glatte Muskelfasern liegen, deren Zusammenziehung vielleicht die Austreibung des Hauttalges bewirkt, so wäre es möglich, dafs eine Atonie dieser Muskeln die Anhäufung jenes Secretes veranlafst. Der mit der Zeit fester werdende Hauttalg verstopft dann vermuthlich die Mündung und die Drüsen werden, da sie zu secerniren fortfahren, übermäfsig ausgedehnt.

Nicht selten beobachtet man, besonders an den Augenlidern und anderen Theilen des Gesichtes, kleine runde Bälge, die gewöhnlich die Gröfse eines Stecknadelkopfes haben und in der Form weifser, die Oberfläche der Haut etwas überragender Körner durch die Epidermis hindurchschimmern. Man pflegt sie mit dem Namen Milium zu belegen. Sie enthalten in einem feinen Balge eine Masse, die wie weifser Käse aussieht und meistens aus vielen Epitheliumzellen und Fett besteht. Oft fand ich zugleich eine grofse Menge von Cholestearinkrystallen darin. Rayer bemerkte zuweilen eine kleine, durch einen schwarzen Pflock verstopfte Oeffnung an diesen Geschwülsten, die sich wie die Mündung eines Hautbalges ausnahm; auch konnte er zuweilen mittelst Druckes den Inhalt des Tumors durch jene Oeffnung hervorpressen. Häufig scheint eine solche Oeffnung indefs nicht vorzukommen, und ich erinnere mich nicht, sie gesehen zu haben. Man hält diese Bälge allgemein für erweiterte Talgdrüsen, hat indefs bisher nicht angeben können, wodurch ihre Verschiedenheit von den sackförmig erweiterten Haarsäcken und Talgdrüsen, über welche ich vorher bei den Comedonen gesprochen, bedingt wird. v. Bärensprung[1]) hat diesen Unterschied auf folgende Weise erklärt: Es kann, meint er, der Fall eintreten, dafs das Absonderungsproduct einer Talgdrüse schon in dem eigenen, in den Haarsack mündenden Ausführungsgange derselben stockt. Alsdann wird dieser allein und der Drüsenkörper zu einem rundlichen Säckchen erweitert, der Haarbalg bleibt unverändert und es entsteht kein Comedo. Diese überfüllten Drüschen liegen in der oberflächlichen Schicht der Cutis und schimmern durch dieselbe als kleine hirsekornförmige Knötchen hindurch, an denen man keine äufsere Mündung erkennt und die beim Druck entweder ihren Inhalt durch den Haarbalg entleeren oder häufiger als geschlossene Säckchen durch die verdünnte Hautschicht zum Vorschein kommen. Auch sah v. Bärensprung[2]) nach Wunden, welche *per primam intentionem* heilten, häufig zu beiden Seiten der schmalen Narbe eine Menge sehr kleiner, weifser Knötchen zum Vorschein kommen, deren Inhalt sich als das Secret von Talgdrüsen erwies und die, seiner Meinung nach, wahrscheinlich dadurch entstehen, dafs die Ausführungsgänge der Drüschen zerschnitten und durch Verwachsung in der Narbe verschlossen waren. Mir scheint diese Erklärung Vieles für sich zu haben, nur ist nicht nachgewiesen, aus welcher Ursache das Secret der Talgdrüsen in den Fällen, wo keine Verletzungen stattgefunden haben, im Ausführungsgange stockt.

Durch Erweiterung der normalen Hautbälge gebildete gröfsere Cysten.

Bei den Balggeschwülsten (S. 268.) erwähnte ich, dafs nach der Annahme vieler Pathologen gewisse Arten derselben durch

---

[1]) A. a. O. S. 89.

[2]) Ebenda S. 90. u. 114.

die Erweiterung der normalen Hautbälge zu Stande kommen. Wie ich schon bei den Comedonen angegeben, können wir an den Talgdrüsen und Haarbälgen in allmäligen Uebergängen die Umwandlung derselben zu kleinen Säckchen, bei denen die normale Structur jener Theile nicht mehr deutlich zu erkennen ist, verfolgen. Finden wir nun in der Haut gröfsere Bälge, die noch mit einer Oeffnung versehen sind und deren Inhalt dem der früher erwähnten kleineren Säckchen gleicht, so haben wir Grund anzunehmen, dafs jene durch eine weitere Vergröfserung der letzteren gebildet worden sind. Wo der Balg einen völlig geschlossenen Sack bildet, kann man zweifelhaft über die Entstehungsweise der Geschwulst sein, indefs verrathen auch dann zuweilen die Spuren der vorhanden gewesenen Oeffnung den eigentlichen Ursprung der Cyste. Ob man diese Bälge für vergröfserte Haarsäcke oder Talgdrüsen halten sollte, war bisher unentschieden; v. Bärensprung ist, wie aus dem S. 349. über die Comedonen Angegebenen hervorgeht, der Ansicht, dafs sie durch das Zusammenfliessen des Haarsackes und der Talgdrüsen zu einer gemeinschaftlichen Höhle entstehen.

Diese Geschwülste sind meistens nur von mäfsigem Umfange, indem sie gewöhnlich die Gröfse einer Haselnufs oder eines Taubeneies haben; in seltnen Fällen werden sie aber viel gröfser. Sie liegen, so lange sie keine sehr grofse Ausdehnung erlangt haben, immer in der Lederhaut, denn, nach der schon S. 269. mitgetheilten Beobachtung von Rokitansky, findet man nur die durch die Vergröfserung von Hautfollikeln erzeugten Bälge im Corium, während die völlig neu gebildeten Cysten stets im Unterhautbindegewebe sich entwickeln. Die Bälge der ersten Art reichen, wenn sie nur einen mäfsigen Umfang haben, bald bis in die tieferen Schichten der Lederhaut, bald liegen sie ganz oberflächlich und überragen dann auch die Haut zuweilen mehr oder weniger weit, indem sie in diesem Falle mitunter an einem dünnen Stiele befestigt sind.

Die Wandungen dieser Cysten bestehen aus dichtem Bindegewebe, welches nach der Höhle des Balges zu von einer aus

Pflasterzellen zusammengesetzten Oberhaut ausgekleidet ist. Oefter ist eine deutliche Oeffnung an der Cyste wahrzunehmen, wie diefs an der kleinen Geschwulst von der Brust eines Mannes zu bemerken ist, welche ich auf Taf. 5. Fig. 5. abgebildet habe. In anderen Fällen fehlt die Oeffnung, was wohl davon herrührt, dafs dieselbe zuweilen verwächst. Nach v. Bärensprung's Beobachtungen bezeichnet alsdann ein einer kleinen Narbe gleichender Punkt noch die Stelle, an der früher eine Oeffnung vorhanden gewesen ist.

Als Inhalt dieser Geschwülste hat man besonders folgende Bestandtheile in verschiedenen Verhältnissen mit einander gemengt angetroffen: 1) Zellen, welche fast immer denen des Pflasterepitheliums von Schleimhäuten oder denen der Epidermis gleichen. Den mittleren Theil derselben fand v. Bärensprung öfter blasenartig aufgetrieben, was er von einer Imbibition mit Flüssigkeit ableitet. 2) Verschiedene Fette; Cholestearin in Krystallen, flüssiges Fett, festes Fett in Form kleinerer Körner oder gröfserer unregelmäfsiger Klumpen. Durch die chemische Untersuchung wurde aufser Cholestearin, auch Margarin, Elain, Stearin und Buttersäure aufgefunden. 3) Verschiedene Salze, wie Kalk-, Magnesia-, Kali- und Natronsalze. 4) Eiweifs und Extractivstoffe.

Diese Stoffe bilden als Inhalt der Balggeschwülste bald eine weiche breiartige Masse, bald erscheinen sie von festerer, talgähnlicher Consistenz. v. Bärensprung hat gefunden, dafs man durch Auspressen des Inhaltes solcher Balggeschwülste eine milchige, mit vielen Fettaugen vermengte Flüssigkeit erhalten kann, die eine concentrirte Lösung von Eiweifs ist. Sie bildete durch Zusatz von Salpetersäure ein flockiges Coagulum. Ihre Menge war immer nur gering und aus den Bälgen mit festerem Inhalt liefs sich kaum eine Spur gewinnen. Der genannte Beobachter glaubt, dafs die gröfsere oder geringere Menge, in welcher diese eiweifshaltige Flüssigkeit sich vorfindet, die verschiedene Consistenz des Balginhaltes bedinge. Ist dieser Inhalt fester, so zeigt er nicht selten die Eigenschaften des S. 261. beschriebenen Cholesteatoms, was ich öfter beobachtet habe. Bei Cysten, wo das Contentum von dieser Beschaffenheit war, fand v. Bärensprung meist in dem mittelsten Theile desselben nicht die das Cholesteatom characterisirenden concentrischen Schichten, sondern die Bestandtheile lagen hier ungeordnet durcheinander. Er hält diese Art Kern für das Contentum des früheren Comedo, aus welchem der Balg hervorgegangen.

Bei den aus Bindegewebe bestehenden Neubildungen erwähnte ich (S. 235.) einer Art von Geschwülsten, die mit dem Namen *Molluscum simplex* belegt worden ist. Auswüchse, die in ihrem äußeren Ansehen einige Aehnlichkeit mit den dort geschilderten haben, sich jedoch von denselben dadurch unterscheiden, daſs sie eine milchige oder breiige Materie enthalten, werden gewöhnlich mit dem Namen *Molluscum contagiosum* belegt. Sie wurden zuerst unter dem Namen *Molluscum* von Bateman beschrieben, der sie als wenig empfindliche, langsam sich entwickelnde Geschwülste schildert, deren Umfang von dem eines groſsen Nadelkopfes bis zu dem einer kleinen Bohne variirte und die bei demselben Individuum meist in groſser Anzahl sich vorfanden. Sie enthielten eine milchähnliche Flüssigkeit, die bei einem leichten Drucke aus einer kleinen, kaum sichtbaren Oeffnung hervorkam. Die Basis der Geschwülste war kleiner, als der übrige Theil derselben; ein eigentlicher Stiel aber nicht vorhanden. Bateman, der von sechs Fällen dieser Krankheit berichtet, hielt dieselbe für contagiös. Schon vor Bateman war von Tilesius [1]) ein von diesem beobachteter Fall beschrieben worden, in welchem sich bei einem Manne eine groſse Menge von Geschwülsten vorfand, die ähnlicher Natur, wie die von Bateman geschilderten gewesen zu sein scheinen. Auf der Mitte der Tumoren, von denen die gröſseren den Umfang eines Taubeneies hatten, zeigte sich eine kleine Oeffnung, aus der man eine Masse, die dem Inhalte eines Comedo glich, herausdrücken konnte. Die Krankheit erwies sich hier nicht contagiös. Später wurden ähnliche Fälle,

---

[1]) *Jacobovics, Du Molluscum; recherches critiques sur les formes etc. Paris* 1840. *p.* 7.

in denen bald eine milchige, bald eine weiſse breiähnliche Masse in den Geschwülsten sich vorfand, von Carswell, Thomson, Jacobovics [1]), Henderson, Paterson, Hebra [2]), Er. Wilson [3]) u. And. mitgetheilt. Die von Biett, Cazenave und Schedel und Gibert beobachteten Fälle scheinen *Molluscum simplex* gewesen zu sein. Mehrere der angeführten Schriftsteller halten die Krankheiten für contagiös, andere nicht. Zu den letzteren gehören besonders Hebra und Wilson.

Was die Natur dieses sogenannten *Molluscum contagiosum* betrifft, so nehmen jetzt Viele an, daſs die dabei vorhandenen, mit einer milchigen oder breïgen Masse gefüllten Bälge ganz von derselben Beschaffenheit sind, wie die vorher geschilderten Cysten und daſs sie, ebenso wie diese, sich durch die Erweiterung normaler Hautbälge bilden. Nur das gleichzeitige Entstehen einer groſsen Anzahl von Geschwülsten soll die Eigenthümlichkeit des *Molluscum* ausmachen.

So hatte Hebra (a. a. O.) einen Knaben zu beobachten Gelegenheit, bei welchem mehrere der Haut gleich gefärbte, haselnuſsgroſse, theils breit aufsitzende, theils gestielte Geschwülste vorhanden waren, die sich bei der von Rokitansky, Engel und Hebra selbst angestellten Untersuchung als mit Sebum erfüllte, ausgedehnte Schmeerbälge erwiesen. Das Sebum hatte eine milchähnliche Beschaffenheit und lieſs sich leicht ausdrücken. Hebra und mehrere andere Aerzte rieben und impften sich dasselbe ein, ohne nachtheilige Folgen davon zu verspüren.

Das Auspressen des Inhaltes oder die Entfernung der Geschwülste durch das Messer genügte zur vollständigen Beseitigung derselben. Einige, die nicht exstirpirt wurden, entzündeten sich und wurden nach eingetretener Eiterung abgestoſsen.

Die vorher beschriebenen Cysten, welche sich durch die Vergröſserung der normalen Hautbälge bilden, sind rundliche

---

[1]) A. a. O. Enthält die Literatur bis z. Jahre 1840.

[2]) Zeitschrift der Gesellschaft der Aerzte zu Wien. 1845. S. 42.

[3]) *Diseases of the skin.* 1847. p. 365.

Säcke mit inwendig glatter Wandung. Die Bälge beim sogenannten *Molluscum contagiosum* verhalten sich vermuthlich zuweilen ebenso, denn bei dem von Hebra beobachteten Knaben scheint es der Fall gewesen zu sein. Mitunter sind sie indefs anders gebildet. So sagt Wilson, sie glichen kleinen conglomerirten Drüsen, indem sie aus mehreren durch ein maschiges Gewebe zusammengehaltenen Lappen beständen. Letztere wären aus verzweigten Gängen, die sackförmig endeten, zusammengesetzt. Die in den Bälgen enthaltene Masse gliche, nach seinen Beobachtungen, ganz dem Sebum aus Comedonen und enthielte auch eben solche Zellen. Aehnlich fand ich eine kleine Geschwulst beschaffen, die etwa $1/4$ Zoll über die Hautoberfläche hervorragte, eine kleine, einer Talgdrüsenmündung ähnliche Oeffnung hatte und mit einer weichem Käse gleichenden Masse gefüllt war. In letzterer erkannte ich mit Fetttröpfchen gefüllte Zellen, nicht in Zellen eingeschlossene Körnerhaufen und viele einzelne Fetttröpfchen.

Das *Molluscum contagiosum* scheint nach allem Angeführten von den gewöhnlichen *Tumores folliculosi* sich nicht wesentlich zu unterscheiden; daher haben wohl auch diejenigen Schriftsteller recht, welche, wie Rayer, dasselbe gar nicht mehr als besonderen Krankheitszustand aufgeführt wissen wollen.

Concretionen in den Hautbälgen.

Bei den wirklichen Balggeschwülsten führte ich S. 271. an, dafs diese sich durch Ablagerung von Salzen, besonders Kalksalzen, ganz oder theilweise in eine Concretion umwandeln können. Dasselbe ist auch bei solchen Bälgen beobachtet worden, von denen es mehr oder weniger sicher ausgemacht war, dafs sie durch die Vergröfserung der normalen Hautfollikel entstanden. Schon Meckel[1]) hat einen Fall beschrieben, der wohl hierher

---

[1]) Voigtel, Handbuch d. pathologischen Anatomie. Halle 1804. 1. Bd. S. 85.

gehört; von einem anderen berichtet Voigtel [1]). Eine sehr genaue Beschreibung einer verkreideten Balggeschwulst, die wahrscheinlich eine vergröſserte Hautdrüse war, hat Dalrymple [2]) gegeben. Die Balggeschwulst, welche am oberen Augenlide eines Mannes gesessen hatte, enthielt, statt der gewöhnlichen käsigen Masse, eine erdige Ablagerung. Die Geschwulst war etwas grösser als eine Erbse und bestand aus concentrischen Schichten einer harten erdigen Substanz. Unter dem Mikroskop fanden sich diese concentrischen Lagen ganz und gar aus fest mit einander verklebten Epithelialzellen zusammengesetzt. Diese bildeten aber nicht, wie gewöhnlich dünne, durchsichtige Blättchen, sondern erschienen verdickt und hart und enthielten körnige, erdige Molecüle, weche von schwacher Salzsäure aufgelöst wurden. Zwischen den Zellen fand sich kein amorpher erdiger Niederschlag, sondern das Ganze bestand aus Epitheliumzellen, die undurchsichtig waren, eine hellbräunliche Farbe hatten und deutliche groſse Centralkerne enthielten. Nach Gulliver's chemischer Untersuchung bestand die beschriebene Masse hauptsächlich aus phosphorsaurem Kalk mit einer Spur von kohlensaurem Kalk. v. Bärensprung (Beiträge z. Anat. u. Pathol. d. Haut S. 101.) giebt an, daſs er die Ablagerung von Kalksalzen auch als feinen Niederschlag zwischen den Zellen beobachtet habe.

Einen ähnlichen Fall hat J. Vogel [3]) beschrieben. Bei einem Manne befanden sich in der Haut des Hodensackes ungefähr 150 rundliche Geschwülste von der Gröſse einer Erbse bis zu der einer Haselnuſs. Mit der Lanzette geöffnet, entleerten dieselben eine breiartige, vollkommen weiſse Masse, welche mit Wasser befeuchtet deutlich alkalisch reagirte und an der Luft sehr bald steinhart wurde. Jene Masse bestand mikroskopisch untersucht

---

[1]) Ebenda.

[2]) A. d. *London Medical Gazette. Juny* 1843. *p.* 238. in Froriep, Neue Notizen Septbr. 1843. S. 288.

[3]) *Icones histol. pathol.* S. 52. Taf. XI. Fig. 2.

aus einer unbstimmten, feinkörnigen Substanz, die bei durchfallendem Lichte eine bräunliche Farbe zeigte und mit farblosen, durchsichtigen Krystallstücken gemengt war, welche meist abgerundet und von unbestimmter Form erschienen, nie ausgebildete Krystalle darstellten.

Eine genaue chemische Untersuchung ergab als Hauptbestandtheile kohlensauren und phosphorsauren Kalk. Aufserdem fand sich eine Spur von Chlornatrium und eine geringe Beimengung organischer Stoffe (Fett und extractive Materie).

Der ausgeschnittene Balg, in welchem die beschriebene Masse gesessen hatte, war so stark mit Kalkkrystallen imprägnirt, dafs man seine Structur erst erkennen konnte, als die Kalksalze durch verdünnte Salpetersäure entfernt worden waren. Es zeigte sich nämlich alsdann, dafs derselbe aus Bündeln von Bindegewebe bestand.

Was es wahrscheinlich macht, dafs in diesem Falle die Kalksalze nicht unmittelbar zwischen die Gewebetheile der Haut, sondern in die Hautdrüsen abgelagert worden waren, ist der Umstand, dafs unter den von der Innenfläche des Balges abgeschabten Kalkfragmenten auch Spuren von kernlosen Epitheliumzellen bei der mikroskopischen Untersuchung entdeckt wurden.

Die Finnen. *Acne.*

Der unter dem Namen Acne bekannte Hautausschlag besteht in einem Entzündungsprozesse, welcher in dem die Haarbälge und Talgdrüsen umspinnenden Gefäfsnetze (Taf. 2. Fig. 1.) sich ausbildet und die Anhäufung von Exsudat in dem jene Bälge umgebenden Cutisgewebe zur Folge hat. Es giebt sich dieses Leiden durch den Ausbruch harter, von einander getrennter, konischer Anschwellungen zu erkennen, welche meistens geröthet sind und zuweilen den Umfang von Papeln, viel häufiger aber den mäfsig grofser entzündlicher Knoten haben. Gewöhnlich entsteht durch Anhäufung von Eiter an der Spitze des Knotens eine Pustel, aus der ein kleiner, brauner Schorf sich bildet, nach dessen Abfallen die Hautanschwellung häufig noch längere Zeit zurückbleibt. Manche Knoten zertheilen sich auch langsam wieder, ohne in Eiterung überzugehen.

Dafs bei dieser Hautentzündung wirklich die Haarbälge und Talgdrüsen wesentlich betheiligt sind, kann man schon deshalb annehmen, weil man sehr häufig auf der Mitte der die Acne bildenden Knoten die verstopfte Mündung eines in einen Comedo umgewandelten Hautbalges bemerkt. Auch tritt beim Ausdrükken von Acnepusteln, bei welchen ein deutlicher Comedo nicht wahrzunehmen ist, zuweilen ein aus verhärtetem Sebum bestehender Pflock hervor. Einigemal konnte ich auch bei Finnen an den Wangen ein noch von dem gröfseren Theile des Haarbalges umgebenes Baarthaar herausdrücken. Der Balg war äufserlich von Eiterkörperchen umhüllt. Er. Wilson [1]) hat zwar gegen diese schon früher von mir mitgetheilte Beobachtung eingewendet, dafs bei der Acne niemals die Hautbälge selbst, sondern immer nur das Epithelium und der Inhalt derselben ausgestofsen würden, indefs wenn diefs auch der gewöhnliche Fall sein mag, so kommt doch wohl der andere von mir beobachtete zuweilen ebenfalls vor. Was besonders für die Richtigkeit meiner Angabe spricht, ist der Umstand, dafs Acne öfter kleine Narben zurückläfst, die dem mittleren Theile der vorhanden gewesenen Anschwellung entsprechen. Jedenfalls können dieselben nur von einem Substanzverluste herrühren und ein solcher wird gewifs viel leichter durch die Abtrennung des Balges, in dessen Umgegend sich die Entzündung entwickelt hatte, als durch die Zerstörung irgend eines anderen Hauttheiles zu Stande kommen.

Auch anatomische Untersuchungen haben die Ansicht, dafs die Acne von einer Entzündung in der Umgegend der Haarbälge und Talgdrüsen herrühre, bestätigt. So sagt Fuchs, dafs der Kern jeder Acnepustel ein ausgedehnter *Folliculus sebaceus* sei,

---

[1]) *On diseases of the skin.* 1847. p. 388.

in dessen Umkreise das Gewebe der Cutis injicirt, verdichtet und angeschwollen erscheine. Ich konnte mich nur einmal von der Richtigkeit dieser Angaben durch eine Untersuchung an der Leiche überzeugen. An der stark mit Mitessern besetzten Nase eines in der Charité verstorbenen Mannes, fand ich eine kleine geröthete Anschwellung, auf deren mittlerem Theile ein grofser Comedo vorhanden war. Die Geschwulst glich einem noch nicht in Eiterung übergegangenen Acneknoten, nur war sie nicht so prall, wie bei einer lebenden Person, prominirte indefs sehr deutlich. Als ich die Geschwulst durchschnitt, fand ich in der Mitte derselben einen in ein etwa $^3/_4$ Linien langes ovales Säckchen umgewandelten Hautbalg, dessen Mündung durch Sebum verstopft war. Von Drüsengewebe war nichts mehr daran zu erkennen. Das benachbarte Corium zeigte eine beträchtliche Hyperaemie. (Taf. 6. Fig. 16.). E. Wilson [1]) bildet einen durchschnittenen Comedo ab, in dessen mittlerem Theile eine Talgdrüse sich befindet, deren Ausführungsgang beträchtlich erweitert ist. Eine Copie seiner Abbildung siehe auf Taf. 6. Fig. 17.

Willan und andere Schriftsteller haben vier Arten von Acne unterschieden, nämlich *A. simplex, A. punctata, A. indurata* und *A. rosacea.* Es ist diefs aber wohl unnütz, denn *A. simplex* und *indurata* sind nur verschiedene Intensitätsgrade der Krankheit, die nicht mit besonderen Namen belegt zu werden verdienen. *A. punctata* bezeichnet die Form, wo auf der Anschwellung ein schwarzer, von einem Comedo herrührender Punkt vorhanden ist. Da sich aus dem vorher Angeführten ergiebt, dafs dieser Umstand unwesentlich ist, so können wir auch jene Benennung entbehren und diefs mit um so gröfserem Rechte, als Manche dieselbe auch gleichbedeutend mit Comedo gebrauchen. Ich glaube demnach, dafs Wilson recht hat, wenn er nur zwei Arten von Acne unterscheidet, nämlich *Acne vulgaris* und *Acne rosacea.* Einer Form von Acne will ich aufserdem

---

[1]) *On heathy skin. London* 1845. *Plate* 6. *Fig.* 9.

noch erwähnen, welche indefs keines eigenen Namens bedarf, sondern zur *A. vulgaris* gerechnet werden kann. An den Armen, den Schultern, an der vordern Fläche der Schenkel kommen nämlich öfter kleine Anschwellungen vor, die wie Papeln aussehen und bald von der Farbe der Haut, bald geröthet erscheinen. Sie befinden sich immer in der Umgegend einer Haarbalgmündung, die häufig als ein Comedo von der S. 347. geschilderten und auf Taf. 6. Fig. 6. u. 7. abgebildeten Beschaffenheit zu erkennen ist. Es wird von Manchen angenommen, dafs die Verstopfung des Haarbalges hier nicht durch Hauttalg, sondern durch das oft schlingenförmig zusammengebogene Haar oder durch eine sich vor die Haarbalgmündung legende Epidermislamelle bewirkt werde. Diefs ist jedoch nicht der Fall, denn bei genauerer Untersuchung, besonders an der Leiche, kann man sich überzeugen, dafs die Verstopfung der Haarbälge stets durch eine Masse bewirkt wird, die wie bei den gewöhnlichen Comedonen beschaffen ist. Die geschilderten Knötchen werden von Vielen nicht zur Acne, sondern zum Lichen gerechnet, und besonders entspricht *Lichen pilaris Willan* dem eben beschriebenen Zustande. Da letzterer indefs, die Kleinheit der Knoten abgerechnet, mit der gewöhnlichen Acne übereinstimmt, so ist kein Grund vorhanden, ihn von dieser zu trennen.

Das bisher Angeführte gilt besonders von der *A. vulgaris.* Von dieser unterscheidet sich die *A. rosacea* in vielen Punkten. Während *A. vulgaris* an verschiedenen Stellen des Körpers, wie im Gesichte, auf der Brust, dem Rücken, an den Oberarmen, dem Gesäfse, den Unterextremitäten sich bilden kann, hat die *A. rosacea* ihren Sitz immer im Gesicht, am häufigsten entsteht sie an der Nase, von wo sie öfter auf die Wangen, das Kinn und die Stirn übergeht. In schlimmeren Fällen findet sie sich ziemlich über das ganze Gesicht verbreitet. Gewöhnlich beginnt die *A. rosacea* mit einer starken Hyperaemie einzelner Stellen des Gesichtes, die alsdann dunkel geröthet und mit kleinen stark ausgedehnten Gefäfszweigen durchzogen erscheinen. Auf den so veränderten Hautpartien entstehen dann von Zeit zu Zeit Acneknoten, an deren Spitzen sich meist Pusteln entwickeln, die sich in braune Krusten umwandeln. Die Knoten zertheilen sich nur sehr langsam oder auch gar nicht wieder und dadurch, dafs in der Nähe der früheren neue entstehen, verdickt sich die Haut mehr oder weniger beträchtlich. Sie ist dann in Fällen, wo das Uebel einen hohen Grad erreicht hat, mit einer Menge von Höckern besetzt, dunkel geröthet und mit zahlreichen Gefäfsramificationen durchzogen. Die Nase besonders wird so zuweilen durch wahre Auswüchse verunstaltet.

Hebra giebt an, dafs die Hautverdickung bei der *Acne rosacea*[1]) von einer Neubildung von Bindegewebe herrühre. Aufserdem nimmt er auch das Entstehen von neuen Gefäfsen bei diesem Leiden an. Dafs solche in den Fällen erzeugt werden, in denen die Hautverdickung bedeutend erscheint, ist sehr wahrscheinlich, die bei den geringeren Graden der Krankheit in der Haut wahrnehmbaren Gefäfsverzweigungen möchten aber wohl nur von einer Erweiterung der normalen Gefäfse herrühren. Ich habe die Nase eines Trunkenboldes untersucht, die mit mäfsig grofsen, von *Acne rosacea* herrührenden Höckern besetzt war. Die Höcker sollen im Leben dunkel geröthet und stark prominirend gewesen sein, an der Leiche war indefs die Röthe unbedeutend, ein Hervorragen der Anschwellungen über das Niveau der Haut aber noch deutlich zu erkennen. Die Verdickung rührte hier nur von völlig ausgebildetem Bindegewebe her, welches sich in gröfserer Menge vorfand, als an andern nicht aufgetriebenen Hautstellen, was also mit Hebra's Angaben übereinstimmt. Aufserdem waren alle Talgdrüsen der Nase stark erweitert und mit festem Hauttalg angefüllt. Als die Nase einige Zeit in Weingeist gelegen hatte und das hierdurch locker gewordene Hauttalg aus den Bälgen genommen worden war, erschien die Haut derselben durch die stark dilatirten Drüsenmündungen wie siebförmig durchlöchert. Hebra will wegen der krankhaften Erzeugung von Bindegewebe

---

[1]) Zeitschrift der Gesellschaft der Aerzte zu Wien 1845. Mai. S. 145.

bei der *Acne rosacea* diese von der *Acne vulgaris*, welche er, wie manche Andere *A. disseminata* nennt, trennen und zu den krankhaften Neubildungen stellen. Wenn es sich indefs bei späteren Nachforschungen ergeben sollte, dafs die Erweiterung der normalen Hautbälge bei der *A. rosacea* stets in der Weise sich vorfindet, wie an der Nase, welche ich untersucht habe, so würde es daraus mindestens sehr wahrscheinlich werden, dafs die Veränderung der Talgdrüsen und Haarbälge auch an dem Entstehen dieser Form von Acne einen Antheil hat. Zeigte es sich bei häufiger vorgenommenen Untersuchungen der Haut, dafs schon zu Anfang des Leidens viele Follikel stark dilatirt sind, so würde sich wohl die Hyperaemie der leidenden Hautpartien und die Gefäfsausdehnung in denselben von dem, den Rückflufs des Blutes erschwerenden Drucke ableiten lassen, welchen die vergröfserten Hautbälge auf die Cutis ausüben. Bildet sich dann später Entzündung um die Hautbälge aus und wandeln sich die hierdurch im Cutisgewebe angehäuften Exsudate in Bindegewebe um, so kommen die Verdickungen der Haut zu Stande, welche ich oben beschrieben habe. Sollten sich diese Vermuthungen bestätigen, so würde die *A. rosacea* als nahe verwandt mit der *A. vulgaris* zu betrachten sein.

In Bezug auf die Eiterbildung in den Acneknoten, will ich noch an eine schon S. 104. gemachte Bemerkung erinnern. Dieselbe beginnt nämlich nicht immer an der Oberfläche des Coriums zwischen diesem und der Epidermis, sondern zuweilen auch innerhalb des Gewebes der Lederhaut, denn wenn man bei einem Acneknoten, bei welchem unter der Epidermis nichts von Eiter zu bemerken ist, einen kleinen Einstich macht oder auf die Umgegend desselben drückt, so tritt mitunter etwas Eiter hervor, welcher sich also innerhalb der Lederhaut mufs gebildet haben.

Manche rechnen auch zu der Acne das Mentagra unter dem Namen *Acne Mentagra*. Dafs wir von der Natur dieses Leidens noch zu wenig wissen, um zu bestimmen, ob diese Auffassung die richtige ist, wurde schon S. 336. angegeben.

3) Veränderungen der Haare.

Uebermäfsige Haarbildung. *Hypertrichosis.*

Ein Uebermaafs im Bildungsprozefs der Haare äufsert sich auf verschiedene Weise. Es entstehen nämlich erstens zuweilen Haare an Stellen, die sonst unbehaart sind, ferner wachsen an den gewöhnlich nur mit Lanugo [1]) besetzten Hautpartien oft stärkere Haare und endlich zeichnen sich die stärkeren Haare unserer Körperoberfläche, wie die des Kopfes, der Genitalien u. s. w. mitunter durch sehr dichtes Beieinanderstehen, oder eine übermäfsige Länge oder Dicke aus.

1) Was das Vorhandensein stärkerer Haare an den sonst nur Lanugo tragenden Hautstellen betrifft, so ist dieses öfter als angeborener Fehler beobachtet und unter dem Namen *Hirsuties adnata* beschrieben worden. So berichten Bartholin, Thomas Ficinus u. And. von Kindern, die am ganzen Körper behaart zur Welt kamen. Felix Plater sah zwei Kinder, die mit behaartem Gesichte geboren worden waren; einen ähnlichen Fall theilt Bichat mit. Ruggieri sah ein erwachsenes Frauenzimmer, das von den Brüsten bis zu den Knien von Geburt an mit Haaren bewachsen war [2]).

Die von abnormer Pigmentbildung herrührenden Muttermäler sind, wie S. 255. angeführt wurde, ebenfalls häufig mit stärkeren

---

[1]) Mit Ausnahme der inneren Fläche der Hände, der Fufssohlen, der dritten und zuweilen auch der zweiten Finger- und Zehenglieder ist die ganze Hautoberfläche mit Haaren besetzt (s. o. S. 23.).

[2]) Vergl. Eble die Lehre von den Haaren. Wien 1831. Bd. II. S. 230. — Fuchs, Die krankh. Veränderungen d. Haut. S. 34. — Bichat, Allgemeine Anatomie, übers. von Pfaff. 1803; 2. Bd. 2. Abthl. S. 301.

Haaren besetzt. Sie haben meistens nur einen geringen Umfang, doch nehmen sie zuweilen auch gröfsere Stellen der Körperoberfläche ein, während zugleich der Haarwuchs auf denselben sehr beträchtlich ist. So sah Villermé (*Rayer, Malad. de la peau. III. p.* 723.) einen Knaben, bei dem etwa der fünfte Theil der Körperoberfläche mit braunen Mälern besetzt erschien, auf denen borstige Haare standen. Alibert berichtet von einem jungen Frauenzimmer, welches fast ganz und gar mit dunkelbraunen behaarten Mälern bedeckt war (*Wilson, Diseases of the skin p.* 400.).

Oefter bilden sich aber auch erst mehr oder weniger lange Zeit nach der Geburt die stärkeren Haare an Stellen, wo sonst nur Lanugo vorkommt. Degner sah sie bei einem Mädchen im dritten Jahre am Rücken, am Bauch und den Extremitäten entstehen (*Act. Acad. nat. curios. T. VI. obs.* 71.). In einem von Osiander mitgetheilten Falle wuchsen Haare oberhalb des Nabels bei einer Schwangern (Gilibert's Samml. pract. Beobachtungen S. 56.). Bricheteau behandelte eine Frau, bei welcher in der Reconvalescenz von einem typhösen Fieber innerhalb eines Monats der ganze Körper, mit Ausnahme der Hände und des Gesichts, behaart wurde. Diese Haare fielen aber nach einigen Monaten aus und bildeten sich nicht wieder. Aehnliche Fälle von abnormer Haarbildung theilen Rayer, Fuchs und Andere mit.

Nicht ungewöhnlich ist die Bildung stärkerer Haare an der Oberlippe und dem Kinne von Frauenzimmern. Man beobachtet diese Erscheinung zuweilen bei jungen Frauen und Mädchen. Bei solchen sind dann häufig gleichzeitig Störungen in der Menstruation vorhanden, wenngleich diefs auch nicht immer der Fall ist. Bei älteren Frauenzimmern ist die Bildung stärkerer Haare an den gedachten Stellen etwas sehr Gewöhnliches.

In einer Anzahl bekannt gewordener Beispiele entwickelte sich ein ungewöhnlicher Haarwuchs an solchen Hautpartien, die zuvor gereizt worden waren. Rayer (*Traité des maladies de la peau. III. p.* 724.) sah bei einem Kinde, dem ein Vesicatorium applicirt worden war, Haare an der Stelle entstehen, wo das Pflaster gelegen hatte. In dem oben erwähnten Osiander'schen

Falle von einer Schwangeren war ebenfalls vor dem Erscheinen der Haare ein solches Pflaster angewendet worden. Boyer sah bei einem Frauenzimmer lange und zahlreiche Haare an einer Stelle des Schenkels entstehen, an welcher zuvor eine Entzündungsgeschwulst vorhanden gewesen war (*Rayer III. p.* 724.). Ebenso bildeten sich eine Menge mit Haaren bewachsener brauner Flecken bei einem jungen Manne, der wiederholt nach dem Gebrauche von Bädern seine befeuchtete Körperoberfläche der Einwirkung der Sonnenstrahlen aussetzte (*Rayer ibid.*).

An die bisher mitgetheilten Beobachtungen von ungewöhnlichem Haarwuchse sind auch die Fälle von vorzeitigem Erscheinen derjenigen Haare anzureihen, welche sich in der Regel erst zur Zeit der Pubertät entwickeln. Hierher gehört ein von Duhamel (Eble 235.) mitgetheiltes Beispiel eines Knaben, der schon im 7ten Jahre Barthaare hatte, das eines 6jährigen, von Moreau (Eble 236.) beobachteten Knaben, dessen Brust wie die eines Erwachsenen behaart erschien, ferner das eines anderen Knaben, bei welchem im ersten Jahre sich Haare an den Geschlechtstheilen entwickelten, und einige ähnliche von Eble a. a. O. mitgetheilte Beispiele.

2) Was die Bildung von Haaren an solchen Hautstellen betrifft, welche im Normalzustande völlig haarlos sind, so ist es zweifelhaft, ob in manchen der so eben angeführten Fälle, namentlich in denen von angeborenem Behaartsein der ganzen Körperoberfläche, auch Haare an der inneren Fläche der Hände und an den Fufssohlen vorhanden gewesen sind. Es würde indefs das Vorkommen derselben an solchen sonst haarosen Stellen, wenn es zuweilen beobachtet wäre, auch nichts besonders Auffallendes sein, da Fälle genug bekannt sind, wo sogar auf Schleimhäuten krankhafter Weise Haare sich bildeten. Ich erinnere an das Vorkommen von Haaren auf der Conjunctiva, in der Blase, im Darmkanale u. s. w. (Bichat, Allgem. Anatomie, übers. von Pfaff. Leipz. 1803. 2. Thl. 2. Abthl. S. 301.), auf welchen abnormen Vorgang ich indefs, als zu meinem Gegenstande nicht gehörig, einzugehen unterlasse. Auch ist hierher die schon oben S. 271.

erwähnte Erzeugung von Haaren auf der inneren Oberfläche von Balggeschwülsten zu rechnen.

3) Der zu üppige Bildungsprozefs der Haare kann sich endlich an denjenigen Stellen äufsern, welche im Normalzustande mit stärkeren Haaren besetzt sind. Diese Haare zeigen nämlich zuweilen eine abnorme Länge oder Dicke und stehen, wie von den Schriftstellern angegeben wird, auch mitunter ungewöhnlich dicht bei einander.

Eine ungewöhnliche Länge ist öfter bei den Kopfhaaren, ferner an den Schaamhaaren, besonders des weiblichen Geschlechtes, an den Barthaaren und den Haaren in den Achselhöhlen beobachtet worden. Beispiele davon finden sich bei Fuchs (Krankh. Veränderungen d. Haut. S. 49.) u. And.

Zuweilen zeigen die Haare eine ungewöhnliche Dicke, so dafs sie dann Aehnlichkeit mit Schweinsborsten haben. Eble [1] hat diese Beschaffenheit bei scrofulösen und rhachitischen Kindern beobachtet, die sich von schlechter Kost nährten. Solche Haare sind meistens ungewöhnlich trocken und spalten sich leicht oder bekommen wenigstens Risse an ihrer Oberfläche (Eble).

Mitunter sieht man unter den normalen Haaren des Kopfes oder Bartes nur einzelne borstenähnliche. Auch die Haare, welche sich abnormer Weise an sonst nur mit Milchhaaren versehenen Stellen bilden, zeigen zuweilen eine solche borstenähnliche Beschaffenheit, wie mehrere der oben angeführten Beispiele lehren.

Eine genauere Untersuchung dieser verdickten Haare ist mir nicht bekannt. Vermuthlich unterscheiden sie sich, ihren gröfseren Umfang abgerechnet, nicht von den gewöhnlichen.

Fuchs (Krankhafte Veränder. d. Haut. S. 49.) sah nicht selten bei Frauen, die nur ein mäfsig starkes Kopfhaar hatten, dieses plötzlich an Stärke, Länge und Dichtigkeit übermäfsig zunehmen. Dieses rasche Wachsthum der Haare schien in einigen Fällen sogar von nachtheiligem Einflusse auf das Gesammtbefinden zu

---

[1]) A. a. O. S. 376.

sein, indem die bisher blühende Gesichtsfarbe blafs wurde, die Kräfte abnahmen und früher nicht vorhandene hysterische Beschwerden eintraten. Wie Fuchs vermuthet, steht eine solche vermehrte Haarbildung meistens mit Störungen im Sexualsystem in Verbindung.

Mangelhafte Haarbildung.

a) Angeborene Kahlheit (*Alopecia adnata*).

Als angeborene fehlerhafte Bildung kommt es vor, dafs am ganzen Körper oder nur an einzelnen, sonst behaarten Stellen die Haare fehlen (*Atrichia* oder *Alopecia adnata*). In manchen Fällen bilden sich die mangelnden Haare dann nachträglich aus, was gewöhnlich zwischen dem ersten und zweiten Lebensjahre geschieht; bisweilen hingegen besteht der Fehler das ganze Leben hindurch fort. So beobachtete Danz bei zwei erwachsenen Juden einen angeborenen vollständigen Mangel der Haare, so wie zugleich auch der Zähne (Stark's Archiv für die Geburtshülfe. Bd. IV. p. 684.). Steimnig (Froriep's Notizen. 26. Bd. No. 4.) sah das Fehlen der Haare bei 2 Geschwistern, bei denen jedoch die Zähne vorhanden waren. Rayer (*Malad. de la peau. Tm. III. p.* 736.) sagt, dafs das angeborene Fehlen der Haare und die ausbleibende nachträgliche Bildung derselben zwar eine ziemlich seltene Erscheinung sei, dafs er dieselbe jedoch mehrmals beobachtet habe. Er theilt den Fall eines 32jährigen Mannes mit, der mit Ausnahme weniger dünner Haare, am ganzen Leibe unbehaart war.

In anderen Fällen fehlt das Haar nur an einzelnen Theilen. Ein solcher Mangel betrifft dann entweder das ganze Kopfhaar, die Schaamhaare u. s. w. oder es bleiben nur einzelne kleinere Stellen unbehaart. So hat man, wenngleich nicht oft, bei neugeborenen Kindern einzelne Partien der übrigens mit Haaren versehenen Kopfhaut unbehaart gefunden (Fuchs S. 21.).

Als ein geringerer Grad der beschriebenen angeborenen Fehler ist der zu sparsame Haarwuchs (*Oligotrichia*) anzusehen. Die Haare stehen überall oder an einzelnen Stellen des Körpers weniger dicht bei einander und haben meistens zugleich eine geringere Dicke, als gewöhnlich. Man findet dies bei den Kopfhaaren und den Haaren, die sich zur Zeit der Pubertät entwickeln.

b) Ausfallen der Haare. *Alopecia acquisita; Defluvium capillorum.*

Die Haare, welche sich auf normale Weise entwickelt hatten, können in mehr oder weniger grofser Ausdehnung verloren gehen. Es geschieht dies entweder, ohne dafs die Haut, abgesehen von dem Ausfallen der Haare, krankhafte Veränderungen zeigt, oder es gehen dem Verlust der Haare abnorme Erscheinungen an der Haut, wie Entzündung, Eiterung u. s. w., voraus oder begleiten denselben.

Was zuerst das nicht mit anderen krankhaften Veränderungen der Haut verbundene Ausfallen der Haare betrifft, so kommt dasselbe in folgender Weise vor:

Bei alten Personen, namentlich männlichen Geschlechtes, ist das Ausfallen der Haare (*Alopecia senilis*), besonders der des Kopfes, eine so gewöhnliche Erscheinung, dafs dasselbe wohl den normalen Prozessen beigezählt werden darf. Ehe die Haare bei Greisen ausgehen, ergrauen sie. Die Kahlheit beginnt in der Regel am vorderen Theile des Kopfes, so dafs, wenn dieser schon völlig haarlos ist, oft noch Haare am Hinterhaupte gefunden werden. Die Haare anderer Körperstellen, wie die des Bartes, der Genitalien, der Augenbrauen u. s. w., vermindern sich im Alter ebenfalls gewöhnlich, doch gehen sie nur ausnahmsweise ganz verloren. Wie Kölliker [1]) glaubt, hängt das Ausfallen der Haare

[1]) Mikroskopische Anatomie. Leipzig 1850. 2. Bd. S. 150.

bei alten Leuten einfach von einer Obliteration der Gefäfse des Haarkeimes ab, was sehr wahrscheinlich ist, da auch manche andere normale Rückbildungsprozesse durch Obliteration der Gefäfse eingeleitet werden. Ich erinnere z. B. an die von Henle [1]) beobachtete Obliteration der Gefäfse in der Pupillarhaut, welche dem Schwinden dieser Membran vorausgeht.

Häufig kommt auch bei jüngeren Personen ein Ausgehen der Haare, besonders der des Kopfes vor (*Alopecia praematura*), jedoch geht hier in den meisten Fällen kein Ergrauen derselben voraus. Weniger häufig beobachtet man das Ausfallen der Barthaare oder der des Stammes oder der Gliedmaafsen. Beispiele von dem Verluste der Haare am ganzen Körper sind sehr selten. Heister, P. Frank, Wells und Rayer theilen indefs einige Fälle der Art mit [2]).

Bei Männern beobachten wir das Kahlwerden häufiger als bei Frauenzimmern; ob dies indefs von einer vorzugsweise im männlichen Körper vorhandenen Prädisposition, oder davon herrührt, dafs das männliche Geschlecht den Gelegenheitsursachen, welche Alopecie erzeugen, mehr ausgesetzt ist, läfst sich nicht mit Sicherheit angeben.

Ueber die Ursachen, durch welche der bei jüngeren Personen ohne anderweitige Hautveränderungen eintretende Verlust der Haare herbeigeführt wird, wissen wir nur wenig. Was sich mit einiger Sicherheit darüber bestimmen läfst, möchte Folgendes sein:

Zuerst darf man annehmen, dafs mangelhafter Nerveneinflufs das Ausfallen der Haare verursachen kann. Bei einem Kaninchen, bei welchem Steinrück [3]) den *Nerv. ischiadicus* durchschnitten hatte, waren die an der operirten Extremität fortgeschnittenen Haare nach 4 Monaten noch nicht wiedergewachsen. Im 5ten Monate entstanden junge Haare, die indefs nach 8 Tagen

---

[1]) Allgemeine Anatomie S. 341.

[2]) Vergl. Eble, Die Lehre v. d. Haaren. II. S. 245 u. *Rayer, Traité des maladies de la peau. Tm. III. p.* 741.

[3]) *De nervorum regeneratione. Dissert. inaug. Berol.* 1838. *p.* 40.

schon wieder ausfielen. Auch liegen an Menschen gemachte Beobachtungen vor, wo gestörter Nerveneinflufs den Verlust der Haare herbeigeführt zu haben scheint. In einem von Ravaton (*Rayer, Maladies de la peau. Tm. III. p.* 741.) beschriebenen Falle wurde nach einer heftigen Erschütterung des Kopfes, die auch Amaurose des einen Auges zur Folge hatte, das Ausfallen der Kopfhaare, so wie der Augenbrauen und Augenwimpern auf der leidenden Seite beobachtet. Dem Ausfallen der Haare ging ein Ergrauen derselben voraus. Bei einem an Atrophie der einen Gesichtshälfte leidenden Mädchen entstanden an der kranken Seite kahle Stellen auf dem Kopfe. Wie Romberg (Klinische Ergebnisse. Berl. 1846. S. 76.) vermuthet, ging die Atrophie hier vom Nervensysteme aus. Möglich wäre es, dafs manche Einflüsse, welche unter den Gelegenheitsursachen der Alopecie aufgeführt werden, wie geschlechtliche Ausschweifungen, deprimirende Gemüthsbewegungen u. s. w., jenes Leiden dadurch herbeiführen, dafs sie zunächst die Thätigkeit des Nervensystems vermindern.

Alopecie kann ferner wohl durch eine abnorme Beschaffenheit des Blutes bewirkt werden. Hunde, die Magendie [1]) nur mit Käse fütterte, blieben zwar am Leben, verloren aber die Haare. Bei diesen Thieren haben höchst wahrscheinlich einzelne derjenigen Substanzen im Blute gefehlt oder sind in zu geringer Menge darin gewesen, welche demselben durch die Verdauungswege zugeführt werden müssen, wenn der Ernährungsprozefs des Körpers regelmäfsig von Statten gehen soll. Ebenso mag zuweilen beim Menschen eine durch abnorme Beschaffenheit des Blutes bedingte Störung der Ernährung Alopecie herbeiführen. So glauben Viele, dafs die reichliche innerliche Anwendung des Quecksilbers Kahlheit veranlasse. Wenn sich dies wirklich so verhält, so kann das bezeichnete Mittel jenen Nachtheil doch nur dadurch herbeiführen, dafs es, in's Blut übergegangen, die Ernährung der Haare auf eine, nicht genau bekannte Weise stört. Uebrigens

---

[1]) Joh. Müller's Physiologie. 1. Bd. 4. Aufl. S. 397.

steht aber noch gar nicht fest, dafs das Quecksilber wirklich den angegebenen Einflufs hat, denn da die Beobachtungen über das Ausfallen der Haare nach Mercurialgebrauch nur bei Syphilitischen gemacht worden sind, so ist es zweifelhaft, welchen Antheil die Syphilis und welchen das Quecksilber an dem Verluste der Haare gehabt hat. Dafs auch die Syphilis allein das Ausfallen der Haare bewirken könne, ist nicht zu bezweifeln. Schon ältere Aerzte, wie Fracastor, Forestus u. And. [1]) versichern, dafs sie ein Ausgehen der Haare bei Venerischen beobachtet hätten, denen niemals Quecksilber gegeben worden wäre. Gleicher Ansicht ist auch Rayer, während er zugleich annimmt, dafs das Quecksilber gar nicht nachtheilig auf die Haare wirke. Er führt zur Stütze seiner Behauptungen an, dafs er bei einer Anzahl Vergolder, die an starkem Mercurialzittern litten, den Haarwuchs von vollkommen guter Beschaffenheit gefunden habe [2]). Auch Ricord erklärt bei seiner reichen Erfahrung, dafs der Vorwurf, den man dem Quecksilber gemacht habe, als erzeuge es Alopecie, ungegründet sei, indem diese vielmehr als Symptom der Syphilis angesehen werden müsse. Ich selbst habe ebenfalls in den letzten Jahren eine Anzahl Venerischer gesehen, bei denen Kahlheit sich einstellte, obgleich dieselben niemals *Mercurialia* gebraucht hatten. In der Regel fallen bei Venerischen nur die Kopfhaare mehr oder weniger reichlich aus, doch habe ich zuweilen auch den Verlust der Augenbrauen und ein theilweises Ausgehen der Haare an den Geschlechtstheilen beobachtet. Der Verlust der Haare an den zuletzt genannten Stellen, so wie auch der der Barthaare ist, nach den Berichten älterer Schriftsteller, in früherer Zeit bei Syphilitischen viel häufiger vorgekommen, als jetzt.

Eine andere Ursache, durch welche zuweilen, ohne erhebliche weitere Hautveränderungen, ein Ausgehen der Haare bewirkt werden soll, ist die schon oben S. 339. erwähnte Entwicklung von

---

[1]) Vergl. *Rayer, Traité des maladies de la peau. Tm. II. p.* 424.

[2]) Vergl. *Rayer*, a. a. O. *III. p.* 741.

kryptogamischen Pflanzen um den unteren Theil oder im Innern der Haare. Von den Pflanzen, welche ich selbst nicht gesehen, habe ich S. 339. eine kurze Schilderung nach Gruby gegeben; sie sind auf gleiche Weise von Malmsten [1]) beschrieben worden, der die in den Haaren vorkommenden vor einiger Zeit aufgefunden hat, ohne mit Gruby's Beobachtungen bekannt gewesen zu sein.

Ueber die Art, wie die Veränderung der Haare, welche durch jene Pflanzen bewirkt werden soll, sich darstellt, ist Folgendes zu bemerken:

Schon ältere Aerzte haben angegeben, dafs zuweilen die Kopfhaare an einer oder an mehreren umschriebenen, gewöhnlich kreisrunden Stellen ausgehen. Celsus schildert ein solches Leiden unter dem Namen *Area*. Später hat Sauvages diesen Zustand *Alopecia areata* und Willan *Porrigo decalvans* genannt. Neuere Autoren beschreiben denselben unter dem Namen *Alopecia circumscripta* auf folgende Weise: Fast immer nur am Kopfe fallen an einer oder mehreren Stellen die Haare aus. Die kahlen Flecken sind kreisrund und haben anfangs gewöhnlich den Umfang eines Groschens, vergröfsern sich indefs allmälig. Durch das Zusammenfliefsen mehrerer derselben können ausgedehntere Stellen des Kopfes kahl werden. Die Haut erscheint an den haarlosen Stellen glatt, glänzend und beinahe milchweifs. Die Benennung *Porrigo decalvans* ist nach diesen Angaben unpassend, da in keinem Stadium der Krankheit von den der Porrigo eigenthümlichen Krusten etwas zu bemerken ist. Nach Gruby's Beobachtungen sollen bei dem fraglichen Leiden die Haare oberhalb der Hautoberfläche von den oben S. 339. erwähnten Pilzen scheidenartig umgeben sein. Da Gruby letztere als die Ursache der Krankheit ansieht, so nennt er diese, wie auch schon bemerkt, *Phyto-Alopecia*.

Aufser der *Porrigo decalvans* (Willan) hat man neuerlich

---

[1]) Müller's Archiv für Anatomie u. s. w. 1848. S. 1.

eine andere Krankheit beschrieben, welche mit jener zwar grofse Aehnlichkeit haben, aber doch in manchen Punkten von ihr verschieden sein soll. Dieselbe ist zuerst von Mahon unter dem Namen *Teigne tondante* der Hauptsache nach auf folgende Weise geschildert worden: Es bilden sich fast immer am Kopfe kreisrunde kahle Stellen, welche anfangs klein sind, sich aber allmälig vergröfsern. Das Kahlwerden rührt davon her, dafs die Haare 1—1½ Linien oberhalb der Epidermisoberfläche abbrechen. Die Haut erscheint an den kahl gewordenen Stellen trocken, fest und rauh, so dafs sie einige Aehnlichkeit mit Chagrin oder Seehundsfell hat. Die Farbe der Haut fällt etwas in's Bläuliche und wenn man darauf kratzt, löst sich ein weifser Staub ab, der feinem Mehle gleicht. Greifen die Flecken mehr um sich, so können sie in der Art zusammenfliefsen, dafs mit der Zeit der ganze Kopf kahl wird. Die Krankheit soll sehr selten vorkommen. Cazenave beschreibt dieselbe fast auf ganz gleiche Weise und erklärt sie ebenfalls für verschieden von der *P. decalvans.* Er nennt sie *Herpes tondens* [1]. Das Abbrechen der Haare und das Rauhwerden der Haut würde also dieses Leiden hauptsächlich von der *Porrigo decalvans* unterscheiden. Gruby giebt an, dafs bei dem *Herpes tondens,* den er *Rhizo-phyto-alopecia* nennt, sich Pilze von der S. 339. beschriebenen Beschaffenheit innerhalb der Haare entwickeln und dafs dieselben das Zerbrechen der letzteren bewirken. Zu demselben Resultate ist Malmsten bei seinen Untersuchungen gelangt. Man hält diese Krankheit für ansteckend.

Ich habe früher zwei Fälle bei Männern und einen bei einem 9jährigen Mädchen gesehen, in welchen die die *Porr. decalvans* characterisirenden Symptome vorhanden waren. Nur bei zweien dieser Kranken konnte ich einige wenige Haare untersuchen, an denen ich von Pflanzen nichts wahrnahm. Neuerlich habe ich wieder bei drei Kranken vergeblich nach Pilzen gesucht, weshalb ich glauben möchte, dafs diese bei *Porrigo decalvans* nicht constant vorkommen.

---

[1]) Schmidt's Jahrbücher 1844. Bd. 41. S. 297.

Das bisher Angeführte betraf den Verlust der Haare, der mit keinen oder sehr geringen anderweitigen Hautveränderungen verbunden ist. Häufig sehen wir nun aber auch die Haare ausfallen, während zugleich an der Haut deutliche krankhafte Veränderungen vorhanden sind, welche dann meist in einem ursächlichen Verhältnisse zu dem Ausgehen der Haare stehen. Gar nicht selten sieht man, dafs an Hautstellen, die entzündet gewesen sind, *Defluvium capillorum* zu Stande kommt. *Erysipelas capitis* hat bekanntlich diese Folge recht oft. Es ist sehr wahrscheinlich, dafs das Ausfallen der Haare hier dadurch zu Wege gebracht wird, dafs kleine Quantitäten von Exsudat sich im Haarbalge anhäufen und die Haarwurzel aus ihrer Verbindung mit dem Haarkeime trennen. Das Haar fällt aus, ähnlich wie die durch geringe Anhäufung von Exsudat locker gewordene Epidermis sich später abschilfert. Nicht jede Hautentzündung zieht indefs den Verlust der Haare nach sich, und man kann daher fragen, worauf dieser Unterschied beruht. Ich glaube, dafs besonders solche Hautentzündungen, bei denen sich auch im Unterhautbindegewebe Exsudate anhäufen, ein Ausfallen der Haare herbeiführen, denn da die Wurzeln der stärkeren Haare bekanntlich bis in die *Tela cellulosa subcutanea* reichen, so müssen dieselben bei Entzündungen der gedachten Art am leichtesten leiden. Bei Hautentzündungen hingegen, wo die Ausschwitzung vorzüglich an der Oberfläche der Cutis zwischen dieser und der Epidermis stattfindet, werden die Haarwurzeln und mithin auch die Ernährung der Haare nicht beeinträchtigt werden. Bei einem starken Erysipelas z. B. bilden sich Exsudate im Unterhautbindegewebe, wie schon aus der starken Hautgeschwulst zu schliefsen und auch durch anatomische Untersuchung nachgewiesen ist. Hier gehen meistens die Haare verloren. Bei Impetigo dagegen, wo die Anhäufung von Entzündungsproducten besonders an der Oberfläche des Coriums stattfindet, leidet der Haarwuchs häufig nicht, sondern nur bei langer Dauer und grofser Heftigkeit des Uebels pflegt hier Kahlheit zu Stande zu kommen.

Bei tiefer in das Gewebe der Lederhaut eindringenden Eiterungen werden die Haarbälge zerstört und die später sich bildende Narbe erscheint dann haarlos. Nur in seltnen Fällen sieht man nach Verlauf eines längeren Zeitraumes auf derselben einzelne feine Wollhaare sich bilden, von denen es zweifelhaft ist, ob sie in völlig neu erzeugten Bälgen oder aus den Ueberresten etwa unzerstört gebliebener Haarsäcke entstehen. v. Bärensprung [1]) hat auf einen interessanten Unterschied aufmerksam gemacht, der unter diesen Verhältnissen zwischen den Haarbälgen und Schweifsdrüsen stattfindet. Bei Eiterungen, die nicht so tief in die Haut eindrangen, dafs die Schweifsdrüsen dadurch erreicht wurden, regenerirten sich, nach v. Bärensprung's Beobachtungen, die Ausführungsgänge der Schweifsdrüsen oft in sehr kurzer Zeit, während die Haarbälge für immer verloren waren. Mitunter konnte man nach Brandwunden in der kaum gebildeten Narbe schon die punctförmigen Mündungen jener Kanäle erkennen. War die Eiterung dagegen durch das Corium hindurch bis in das Unterhautbindegewebe gedrungen und hatte die Schweifsdrüsen zerstört, so bildeten sich diese und ihre Ausführungsgänge nicht wieder.

Wird die Haut comprimirt oder in starke Spannung versetzt, so gehen an den Stellen, wo solche Einwirkungen stattfinden, die Haare meist verloren, was theils von Hemmungen der Blutcirculation und dadurch gestörter Ernährung der Haare, theils von unmittelbarer Compression der Haarbälge abhängig sein mag. Der Verlust der Haare beim Favus rührt, wie ich schon S. 329. bemerkte, wenigstens in vielen Fällen, wahrscheinlich von dem Drucke her, den die Krusten auf die Haut ausüben. Ebenso sieht man, dafs Hauttheile, welche durch darunter liegende Geschwülste stark gespannt werden, ihre Haare verlieren. Bei Balggeschwülsten unter der Kopfhaut habe ich dies öfter gesehen.

Ueber die Veränderungen der Haut bei kahl gewordenen

---

[1]) Beiträge zur Anatomie und Pathologie der menschlichen Haut. Leipzig 1848. S. 115.

Personen haben Bichat[1]) und E. H. Weber[2]) Untersuchungen angestellt. Der erstere giebt an, er habe bei der Section mehrerer alter, kahl gewordener Menschen die innere Fläche der Haut ganz glatt gefunden, und nichts von den durch die Haarbälge gebildeten kleineren Verlängerungen wahrnehmen können, welche bei behaarter Haut vorhanden sind. Dagegen fand derselbe bei der Zergliederung eines Menschen, der nach einem putriden Fieber beinahe völlig kahl geworden war, die Haarbälge von ganz normaler Beschaffenheit und im Grunde derselben schon die ersten Spuren neuer Haare. Beim Ausfallen der Haare des Greises, sagt Bichat deshalb, sterbe Alles ab, nach Krankheiten aber falle blos das Haar aus und der Haarsack bleibe zurück.

E. H. Weber hingegen giebt an, dafs nach dem Ausfallen der Haare bei Greisen die Haarbälge zurückblieben.

Ich habe ebenfalls bei einer Anzahl von Leichen alter Personen die kahl gewordene Kopfhaut untersucht. Ich sah an feinen senkrechten Durchschnitten derselben stets die Talgdrüsen ganz deutlich und mit diesen stand ein sehr kleiner Haarsack in Verbindung, in welchem sich ein feines, mit blofsem Auge zuweilen gar nicht erkennbares Flaumhaar befand. Dieses trat durch die gemeinschaftliche Mündung des Haarsackes und der Talgdrüsen auf die Oberfläche der Haut hervor. Nur einzelne Drüsen bemerkte ich mitunter, die nicht mit kleinen Haarsäcken in Verbindung zu stehen schienen. Man erkennt jene Mündungen häufig als kleine Vertiefungen schon an der Kopfhaut lebender kahlköpfiger Personen und kann hier öfter auch ohne vergrössernde Instrumente das hervortretende feine Haar unterscheiden. Häufig liegen diese Haarsackmündungen so nahe an einander, wie bei normal beschaffenem Haarwuchse; in einzelnen wenigen Fäl-

---

[1]) Allgem. Anatomie, übers. von Pfaff. Leipz. 1803. 2. Thl. 2. Abthl. S. 300.

[2]) Hildebrandt's Anatomie. Bd. 1. S. 196.

len fand ich sie indefs auch weiter von einander entfernt, so dafs ich hier zuweilen Hautstücke von etwa $1/4$ Zoll Durchmesser beobachtete, an denen sich weder Haarbälge, noch Talgdrüsen wahrnehmen liefsen. Die Leichen, in deren Haut die Haarbälge sich so sparsam zeigten, waren die sehr alter Personen. Bei solchen sah man dann auch mit blofsem Auge nicht die vorher erwähnten, von den Haarbalgmündungen herrührenden Grübchen, sondern die kahle Kopfhaut erschien glatt und glänzend. Die mit den kleinen Haarbälgen kahl gewordener Haut in Verbindung stehenden Talgdrüsen sind öfter ziemlich grofs (Taf. 6. Fig. 3.), andere Mal nur von geringem Umfange (Fig. 2.). Im ersteren Falle stellen sie sich an der senkrecht durchschnittenen Haut, mit blofsem Auge betrachtet, als weifse Körperchen dar.

Wie die Haut da verändert wird, wo bei jüngeren Personen in Folge von Entzündungen und anderen Hautkrankheiten ein Ausfallen der Haare bewirkt wird, habe ich nur selten zu untersuchen Gelegenheit gehabt. Bei Kindern mit Impetigo fanden sich, wenn ich die Kopfhaut an feinen Durchschnitten unter dem Mikroskop betrachtete, in den meisten Haarbälgen in der Regel noch Haare, doch zeigte sich zugleich immer eine geringe Anzahl übrigens normal beschaffener Haarbälge, in denen keine Haare vorhanden waren [1]). Vermuthlich würde man dasselbe antreffen, nämlich normale Haarbälge, in denen die Haare fehlen, auch in den Fällen, wo nach Erysipelas, typhösen Fiebern u. s. w. die Haare in gröfserer Ausdehnung verloren gegangen sind.

Dafs Bichat und Weber bei ihren Untersuchungen kahl gewordener Haut zu verschiedenen Resultaten gelangten, hat wahrscheinlich darin seinen Grund, dafs jene Beobachtungen zu einer Zeit angestellt worden sind, wo man weder die Structur der normalen Haut so gut kannte, noch diese so genau zu untersuchen verstand, als jetzt. Bichat erklärte, dafs bei Greisen die Haarbälge fehlten, weil er jene kleinen Verlängerungen, die

---

[1]) Siehe o. S. 202.

diese Bälge bei normaler Beschaffenheit an der unteren Fläche der Lederhaut bilden, vermifste. Hätte Bichat schon verstanden, die Haut, so wie man es jetzt zu thun pflegt, in feinen Durchschnitten mikroskopisch zu untersuchen, so würde er gewifs wahrgenommen haben, dafs zwar die grofsen über die Lederhaut hinausragenden Haarbälge nicht vorhanden sind, dafs indefs kleinere ganz im Gewebe des Coriums liegende sich vorfinden. Weber hat vermuthlich die Talgdrüsen, welche man, wie ich schon erwähnte, an durchschnittener Haut als weifse Körperchen erkennt, für die zurückgebliebenen Haarbälge gehalten, denn die Structur der letzteren und ihr Verhältnifs zu den Talgdrüsen hat man erst später gehörig kennen gelernt.

Anomalien des Haarpigmentes.

Die Haare können von Geburt an pigmentlos sein und ferner können sie ihr Pigment mehr oder weniger lange Zeit nach der Geburt verlieren.

Den angeborenen Pigmentmangel der Haare beobachten wir neben Fehlen des Pigmentes in der Haut und dem Auge bei den Albinos. Die Haare haben bei diesen eine blafsgelbliche oder ganz weifse Farbe. Eble (a. a. O. II. S. 312.) giebt von den Haaren der Albinos an, dafs er unter dem Mikroskop die Wurzel derselben von sehr zarter Structur und fast vollkommen durchsichtig gefunden, an den übrigen Theilen aber nichts Abweichendes wahrgenommen habe. Baum (Rust's Magazin 61. Bd. 1. Hft. 1843. S. 1.) fand die Haare der Albinos sehr dick.

Ich habe einige Haare eines von Europäern abstammenden Albino untersucht, der sich hier für Geld sehen liefs. Die sehr langen Haare sind nicht vollkommen weifs, sondern haben einen schwachen Stich ins Gelbe; ihre Oberfläche ist sehr glänzend, Epitheliumüberzug und Rindensubstanz sind wie gewöhnlich beschaffen. Mark war an den meisten Stellen nicht zu erkennen und nur auf einzelnen kurzen Strecken nahm man einen schmalen Streifen davon wahr. Das Fehlen oder vielleicht nur die Undeutlichkeit des Markkanales ist indefs keine Eigenthümlichkeit der Albinohaare, denn es läfst sich derselbe auch an farbigen Haaren zuweilen gar nicht oder nur an einzelnen kleinen Stellen wahrnehmen. Auch fand Baum (l. c.) einmal in Albinohaaren gerade sehr viel Mark. Mehrere Haare, die ich gemessen habe, hatten am mittleren Theile des Schaftes eine Dicke von $^{1}/_{33}$—$^{1}/_{25}$'''.

Zuweilen findet man, dafs das angeborene Fehlen des Pigmentes auf die Haare einzelner Körperstellen beschränkt ist, während die übrigen auf normale Weise gefärbt sind. Man hat dies zuweilen bei Negern beobachtet, bei denen dann an solchen Stellen auch das Pigment in der Haut fehlte; doch kommt diese Beschaffenheit der Haare auch mitunter bei Europäern vor. Von Fällen der letzteren Art berichten Kanzow (*De pilis pilorumque morbis, dissert. inaug. Berol.* 1834. *p.* 20.), Er. Wilson (*Diseases of the skin* 1847. *p.* 412.) und Andere.

Im höheren Alter verlieren die Haare bei den meisten Menschen ihr Pigment. Dieser Prozefs beginnt meistens an den Schläfen und verbreitet sich von dort allmälig über sämmtliches Kopfhaar. Etwas später stellt sich dieselbe Veränderung an den Baarthaaren ein und hierauf an den Haaren des übrigen Körpers. Nicht selten beobachtet man ein Ergrauen der Haare auch bei jüngeren Personen, jedoch bleibt dasselbe hier in der Regel auf die Kopfhaare beschränkt, welche meistens nach und nach und in derselben Reihenfolge, wie bei Greisen, erbleichen.

Ferner hat man, besonders bei Kindern und Individuen, die sich in den Pubertätsjahren befanden, ein Ergrauen der Haare an einzelnen, circumscripten Stellen beobachtet, während die übrigen Haare ihre normale Farbe behielten. Solche Stellen, an denen die Haut nicht weiter verändert erscheint, haben bisweilen die Gröfse eines Groschens, bisweilen die eines Thalers und darüber.

Das Erbleichen der Haare kommt bei Greisen und jüngeren Personen, wie erwähnt, meist allmälig zu Stande, doch werden auch eine Menge von Beispielen angeführt, in denen sich dasselbe an allen Kopfhaaren in sehr kurzer Zeit, z. B. einer Nacht, soll ausgebildet haben. Man kann diese Thatsache nicht bezweifeln, da mehrere achtbare Schriftsteller versichern, dafs sie dergleichen Fälle selbst beobachtet hätten. Bei dem allmälig eintretenden Ergrauen soll dasselbe, nach der Angabe vieler Autoren, an den Spitzen der Haare beginnen.

Was die Beschaffenheit der ergrauten Haare betrifft, so sind diese, abgesehen von dem fehlenden Pigmente, ganz so gebaut, wie farbige. Man erkennt deutlich die fasrige Rindensubstanz, das Mark und den Epitheliumüberzug und vermifst nur die sonst vorhandene Färbung. Ebenso sind die Haarbälge und die Wurzelscheiden der ergrauten Haare nicht verschieden von denen der andern. Die Annahme älterer Schriftsteller, dafs beim Weifswerden der Haare das Mark derselben schwinde, ist mithin nicht richtig, und ebenso kann man nicht annehmen, dafs die grauen Haare statt des Markes Luft enthalten, da nach den neueren Untersuchungen (s. o. S. 17.) sich nicht nur im Marke der weifsgewordenen Haare, sondern auch in dem der farbigen Luft befindet.

Ob bei dem allmälig eintretenden Ergrauen die vorhandenen farbigen Haare ihr Pigment verlieren oder ob die grauen Haare neu gebildete sind, die sogleich pigmentlos aus der Haut hervorwachsen, ist noch nicht sicher ausgemittelt. Die Behauptung, dafs beim Eintritte des Erbleichens die Haare zuerst an den Spitzen weifs werden sollen, würde für eine Veränderung der vorhandenen farbigen Haare sprechen. Es steht indefs um diese Annahme sehr zweifelhaft, und ich habe mehrmals Haare gesehen, die gerade umgekehrt an den Spitzen gefärbt und am unteren Theile weifs erschienen. Hier war wohl höchst wahrscheinlich der zuerst erzeugte Theil des Haares pigmenthaltig aus der Haut hervorgewachsen, während das untere, später gebildete Ende sogleich ungefärbt hervorgetreten war. Dafs weifse Haare, wenn sie abgeschnitten oder ausgerissen werden, ohne Pigment wiedervachsen, ist bekannt.

Das plötzliche Ergrauen dagegen mufs nothwendig durch eine Veränderung der vorhandenen farbigen Haare zu Wege gebracht werden. Ob hier vielleicht, wie Vauquelin vermuthet hat, das Erbleichen von der chemischen Einwirkung irgend eines in den Hautsecreten enthaltenen Stoffes auf die Haare abhängt, ist zweifelhaft.

Aufser dem Mangel des Pigmentes der Haare, sind noch einige andere Anomalien in Bezug auf die Färbung derselben beobachtet worden.

Man hat gesehen, dafs ausgefallene Haare durch neue von anderer Farbe ersetzt wurden. Eine Frau, von der Alibert (*Rayer, Maladies de la peau. Tm. III. p.* 730.) berichtet, verlor nach einem im Wochenbette entstandenen Fieber ihr blondes Kopfhaar und bekam später ganz schwarzes wieder. Derselbe Autor erwähnt eines Mannes, dem nach einer Krankheit seine braunen Haare ausgingen und dann lebhaft rothe wiederwuchsen (ebenda).

Zuweilen soll es auch vorgekommen sein, dafs Personen, deren Haar weifs geworden und ausgefallen war, neues bekamen, welches dieselbe Farbe oder eine noch dunklere zeigte, als die Haare vor dem Eintritte des Erbleichens gehabt. Selbst bei hochbejahrten Leuten will man diese Farbeveränderung beobachtet haben.

Auch wird von den Schriftstellern angegeben, dafs mitunter im Verlaufe von Fiebern die Haare ihre Farbe verändern und nach Beendigung der Krankheit ihr gewöhnliches Colorit wieder annehmen (Rayer a. a. O.).

Eine ganz eigenthümliche Beschaffenheit der Haare ist vor mehreren Jahren bei einem 19jährigen Manne in Greifswalde beobachtet und auf Baum's Veranlassung von Karsch [1]) beschrieben worden. Die meisten Haare des Kopfes sind nämlich so gebildet, dafs an jedem derselben in kurzen Abständen weifse und braune Stellen oder Ringe mit einander abwechseln. Mit blofsem Auge betrachtet, stellen sich diese Haare so dar, wie in der Abbildung auf Taf. 6. Fig. 13. Die Ringe oder Abtheilungen waren nicht

---

[1]) *De capillitii humani coloribus quaedam, dissert. inaug. Gryphiae* 1846.

an allen Haaren von gleicher Länge, sie zeigten sich am mittleren Theile des Haares am gedrängtesten und fehlten an der Spitze und in der Nähe der Wurzel ganz. Zugleich bemerkte man Haare, welche zur Hälfte weifs und zur Hälfte braun erschienen. Die braunen Stellen waren an demselben Haare meistens dicker, als die weifsen. Auf dem Scheitel safs eine Anzahl stärkerer und ganz brauner Haare und aufserdem fanden sich auch mehrere ganz weifse vor. Hr. Prof. Brücke und Hr. Dr. Krieger waren so gütig, mir einige Haare dieses Menschen zuzustellen, an denen ich Folgendes gesehen habe: An den dunkeln Stellen war bei durchfallendem Lichte eine hellbraune Rinde und ein schwärzliches Mark sehr deutlich zu unterscheiden. Das Mark bildete einen länglichen, an seinen Enden spitz zulaufenden Streifen. An den hellen Stellen des Haares war die Substanz desselben durchweg von hellbrauner Farbe, oft war hier wohl auch eine durch zwei Linien von der Rinde abgegränzte Markmasse zu unterscheiden, doch fehlte dieser die schwarze Färbung, welche sie an den dunkeln Stellen zeigte (Taf. 6. Fig. 14.). Diese Beschaffenheit der Haare soll von Jugend auf vorhanden gewesen sein.

Eine, obwohl nur entfernte Aehnlichkeit mit dem eben erwähnten Falle, hat ein anderer von Richelot [1]) beobachteter. Ein an Chlorose leidendes Mädchen bekam von der Wurzel bis auf zwei Zoll Länge graues Haar; das obere Ende blieb unverändert. Nach der Heilung der Chlorose durch Eisen wuchsen die Haare wieder braun hervor, so dafs das Mädchen Haare hatte, die am oberen und unteren Ende braun und in der Mitte, auf einer Strecke von 2 Zoll, weifs waren.

Zur Hälfte braune, zur Hälfte weifse Kopfhaare sind einigemal beobachtet worden. Einen bemerkenswerthen Fall der Art beschreibt Villermé bei *Rayer, Malad. de la peau. Tm. III. p. 730.*

Eine grüne und blaue Farbe, die man zuweilen an den

---

[1]) Prager Vierteljahrsschrift 1845. 3. Bd. Analekten S. 79.

Haaren gesehen, rührte gewöhnlich von fremdartigen färbenden Substanzen, namentlich Kupfer- und Kobaltverbindungen, her und ist auch fast immer nur bei Fabrikarbeitern, die mit dergleichen Substanzen zu thun hatten, wahrgenommen worden. Ob die Metalle chemische Verbindungen mit der Substanz der Haare eingehen oder nur äufserlich an diesen haften, scheint noch nicht sicher festgestellt zu sein.

Veränderungen der Haare in Bezug auf Form und Consistenz.

Was zuerst die Form der Haare betrifft, so hat man zuweilen knotige Anschwellungen daran bemerkt. Eble (II. p. 278.) hat dies häufig gesehen, doch keine genauere Untersuchung über den alsdann vorhandenen Bau angestellt. Rokitansky erwähnt geknickter und an der Bruchstelle knotig angeschwollener Haare. Ich habe auch mitunter solche Auftreibungen am Haarschafte wahrgenommen, die aber nur von dem Auseinanderweichen der durch Längsspaltungen im Haare gebildeten Fasern herrührten. Kölliker [1]) hat indefs manchmal im Verlaufe des Schaftes wirkliche Knötchen gefunden, die meist von dunklerer Farbe waren.

Mitunter findet man die Haare an der Spitze gespalten, so dafs dieselben dann Aehnlichkeit mit Schweinsborsten haben. Ebenso zeigt sich öfter eine Spaltung tiefer unten am Schafte, in welchem Falle es aussieht, als wüchse aus diesem noch ein Seitenhaar hervor. Auch bemerkt man zuweilen mehrere solcher Spaltungen in verschiedener Höhe; Eble sah Haare mit 6 Seitenästen. Alle diese Theilungen der Haare entstehen durch Zerreifsung der Haarsubstanz und sind nicht so gebildet, wie die Spitzen der Borsten. Eble hat dies schon angegeben und ich habe mich ebenfalls davon überzeugt. Auch Weber fand ge-

---

[1]) Mikroskopische Anatomie oder Gewebelehre des Menschen. Leipzig 1850. S. 100.

brochene und an der Bruchstelle zersplitterte Haare (Meckel's Archiv 1827. p. 222.). Derselbe sah auch Haare, die auf ähnliche Art, wie die Zähne. angefressen waren, so dafs man an ihnen dunklere vertiefte und glanzlose Stellen wahrnahm (Hildebrandt's Anat. I. S. 202 und a. eben a. O.).

Zuweilen hat man eine ungewöhnliche Sprödigkeit der Haare wahrgenommen, so dafs sie sich sehr leicht spalteten. Ehle beobachtete dies, wie schon S. 367. angegeben, einige Mal bei den abnorm dicken, borstenähnlichen Haaren.

Endlich sind einige Fälle bekannt, wo bei Personen mit schlichtem Haar dieses ausfiel und durch krauses ersetzt wurde. (Villermé bei Rayer III. S. 730.)

Der Weichselzopf. *Plica polonica; Trichoma.*

Die Natur des Weichselzopfes ist trotz der vielen darüber erschienenen Schriften noch keinesweges aufgeklärt, sondern es herrschen über dieses Leiden noch immer grofse Meinungsverschiedenheiten. Das was man bei dem Weichselzopfe mit unbewaffnetem Auge wahrnimmt, ist eine starke Verfilzung der Haare und das Vorhandensein einer klebrigen Materie zwischen denselben. Die verfilzten Haare gestalten sich dabei auf verschiedene Weise; bald bilden sie einen einzigen langen Zopf, bald mehrere kleinere Zöpfe, bald eine breite und dabei zuweilen auch ziemlich hohe kappenartige Masse u. s. w. Das Uebel zeigt sich in der Regel an den Kopfhaaren, ist jedoch auch am Barte, so wie an den Achsel- und Schamhaaren beobachtet worden.

Von den Ansichten, welche neuere Schriftsteller, auf genauere Untersuchungen gestützt, über die Natur der Plica ausgesprochen haben, möchten folgende die wichtigsten sein:

Nach der Meinung Vieler soll von der Haut eine dickliche Flüssigkeit abgesondert werden, welche die Haare miteinander verklebt. Welche Theile der Haut diese Flüssigkeit secerniren, ist nicht genau festgestellt. Fuchs giebt an, dafs sie an den

Wurzeln der Haare zum Vorschein komme, woraus man schliessen möchte, dafs sie aus den Mündungen der Haarbälge hervorträte. Dabei meint eine Anzahl von Schriftstellern zugleich, dafs die Secretion jenes klebrigen Fluidums mit einem Allgemeinleiden in Verbindung stände, über dessen Natur und Beziehungen zu der Absonderung sehr verschiedene Ansichten geltend gemacht worden sind, welche ich indefs als ganz hypothetisch übergehen werde.

Günsburg [1]) dagegen ist der Meinung, dafs der Weichselzopf von der Entwickelung kryptogamischer Pflanzen abhängig sei. Wie ich schon S. 340. angegeben, bilden letztere sich nach seinen Beobachtungen innerhalb der Substanz der Haare; hierdurch soll ein Zersplittern der Haare und in Folge dieser die Verfilzung derselben bewirkt werden. A. v. Walther [2]) will, wie ich ebenfalls S. 340. schon bemerkte, auch Cryptogamen bei der Plica beobachtet haben, doch niemals in den Haaren, sondern immer nur zwischen denselben. Er nimmt von den ersteren an, dafs sie wohl die Verwirrung der Haare mitbefördern könnten, doch nicht die alleinige Ursache derselben wären.

Diesen Ansichten steht eine andere gegenüber, welche in neuester Zeit besonders von Beschorner [3]) und Weese [4]) vertheidigt worden ist, die aber auch schon einige ältere Aerzte, z. B. Davisson, Kreuzer u. s. w., theilten [5]). Es soll nämlich der Weichselzopf gar kein krankhafter Zustand sein, sondern nur eine Haarverfilzung, die bei dem in Polen herrschenden Vorurtheile, als heile die Plica alle Krankheiten, durch unterlassene Reinigung des Kopfes und durch Anhäufung von Schmutz und Residuen der Hautausdünstung zwischen den Haaren erzeugt werde.

---

[1]) J. Müller's Archiv f. Anatomie u. s. w. 1845. S. 34.

[2]) Ebenda 1844. S. 411. u. 1846. S. 149.

[3]) Der Weichselzopf. Berlin 1843.

[4]) Rust's Magazin 1845. Bd. 64. S. 88.

[5]) Ebenda S. 128.

Hebra soll die Plica für *Eczema capitis* bei unreinlichen Personen halten [1]).

Ich will nun das anführen, was durch genauere Untersuchungen über die Beschaffenheit der Haare beim Weichselzopfe, so wie über die zwischen denselben befindliche Masse ausgemittelt worden, und hieraus wird sich ergeben, in wie weit wir zu sicheren Schlüssen über die Natur der Plica berechtigt sind.

Was zuerst die Haare betrifft, so wollen viele ältere Beobachter dieselben krankhaft verändert gefunden haben. So erklärt La Fontaine [2]), dafs die Haarwurzeln sehr angeschwollen wären und dafs beim Drucke eine klebrige, weifsgelbliche Flüssigkeit aus denselben hervorkäme. Ebenso behauptet Schlegel [3]), dafs er die Haare durch eine braungelbe Flüssigkeit ausgedehnt gefunden habe In einem Falle sollen sie sogar sechsmal dicker, als im Normalzustande gewesen sein. Rolfink und Vicat (Rayer III. p. 906.) wollen auch eine Auftreibung der Haare durch eine Flüssigkeit beobachtet haben. Diese soll, wenn sie sich in zu grofser Menge anhäuft, ein Platzen der Haare bewirken und sich nach aufsen ergiefsen. Aehnliches wird von anderen älteren Schriftstellern behauptet, unter denen auch einzelne sind, welche annehmen, dafs aus den Haaren sich Blut ergösse, wenn dieselben in der Nähe der Hautoberfläche durchschnitten würden [4]).

Hiermit im Widerspruche stehen die Angaben vieler neuerer Beobachter, welche bei der Plica an den Haaren gar keine oder doch nur ganz unerhebliche Veränderungen auffinden konnten. So sind von Baum [5]) sehr genaue Untersuchungen angestellt worden. Derselbe vermochte in Bezug auf die Dehnbarkeit und Tragkraft keinen Unterschied zwischen normalen und plicösen

---

1) Medicinische Centralzeitung. 1850; 6. Febr. No. 11.

2) Chirurgisch-medicinische Abhandlungen vermischten Inhalts. Breslau u. Leipzig 1792. S. 22.

3) Ueber die Ursachen des Weichselzopfes. Jena 1806. S. 45. u. 216.

4) *Haller, Elementa physiolog. Lib. XII. Sect.* 1. §. 19.

5) Rust's Magazin 1843. Bd 61. Heft 1. S. 1.

Haaren wahrzunehmen. Ebenso bemerkte er am Haarkeime, an der Haarwurzel, an der Wurzelscheide und den übrigen Theilen des Haares, mit Ausnahme einer geringen Farbeveränderung, durchaus nichts Abnormes. Die Haare im Weichselzopfe zeigten sich nämlich bei einer Vergleichung mit den normal gebliebenen Haaren derselben Person in der Farbe so verändert, dafs dunkles Haar im Zopfe immer etwas heller und helles etwas dunkler erschien. Nach Baum's Ansicht rührt dies indefs zum grofsen Theil nur daher, dafs Staub, Hautschüppchen und Fett durch ihre weifslichgraue Farbe das dunkle Haar heller machen, während durch das Hautfett, indem es das Haar verklebt, hellblondes etwas dunkler werde, wie man schon beim Behandeln der Haare mit Pomade beobachten könne. Von einer Gefäfsinjection des Haarkeimes oder der Wurzelscheiden nahm Baum bei keinem einzigen Haare auch nur das Geringste wahr.

Ebenso haben andere Forscher, wie Hünefeld, v. Walther, Beschorner, Weese, keine erheblichen Veränderungen an den Haaren beobachtet. Das einzige Abweichende, was Hünefeld bei denen aus Weichselzöpfen bemerkte, bestand darin, dafs er dieselben öfter pinselförmig oder mit abgesprungenen Fädchen besetzt fand. Baum giebt dagegen ausdrücklich an, dafs er diese Veränderung niemals gesehen habe. v. Walther behauptet, dafs die plicösen Haare nicht selten brüchiger wären als gewöhnlich, so dafs sie sich beim Drucke leichter in Fasern spalteten. Er will diese Eigenschaft indefs nur bei den Haaren aus alten Weichselzöpfen, niemals da, wo das Leiden erst kurze Zeit bestanden, wahrgenommen haben. Hr. Dr. Münter hat mir ferner mitgetheilt, dafs er an den Weichselzöpfen einiger lebender Personen Untersuchungen angestellt, an den Haaren indefs gar nichts Abweichendes gesehen. Ich habe mehrere Weichselzöpfe, die sich auf dem hiesigen Museum befinden, untersucht und konnte ebenfalls, weder an den Haarwurzeln, noch an dem übrigen Theile der Haare eine Veränderung auffinden. Auch schienen mir die Haare nicht brüchiger zu sein, als gewöhnlich. Von den Pilzen, die Günsburg in der Haarsubstanz beobachtet haben will, konnte ich niemals eine Spur wahrnehmen. Auch Münter, der in diesen Untersuchungen so geübt ist, konnte dies nicht. v. Walther sagt, dafs er zwar zwischen den Haaren bei älteren Pliken Pilze gefunden, diese aber niemals in der Substanz der Haare gesehen habe. Die anderen oben angeführten Beobachter geben von Pilzen nichts an. Hiernach darf man wohl annehmen, dafs die von Günsburg beschriebenen Veränderungen der Haare wenigstens nicht constant vorkommen.

Was die zwischen den Haaren befindliche Substanz betrifft, so wird dieselbe gewöhnlich als eine klebrige, übelriechende Flüssigkeit bezeichnet. Fuchs schildert sie als ein leimartiges Fluidum, das nach verdorbenem Essig oder ranzigem Fett riecht und, zwischen die Haare ergossen, diese bald zu einem filzartigen, feuchten, übelriechenden Gewebe verkleistert. Aehnliches geben viele andere, besonders ältere Schriftsteller von dieser Materie an. v. Walther sagt, dafs dieselbe im frischen Zustande breiartig sei. Hr Dr. Münter theilte mir mit, dafs in den von ihm beobachteten Fällen von Plica eine gelblichbraune, klebrige Masse abgesondert wurde, die beim Trocknen körnig erschien. Ich finde bei trocknen Weichselzöpfen eine heller oder dunkler braune, zerreibliche Substanz zwischen den Haaren.

Genauere Untersuchungen jener Masse, die von Baum, Hünefeld, v. Walther u. And. angestellt worden sind, haben gezeigt, dafs darin Epidermisschuppen, Fäden von Wolle, Seide, Baumwolle, Insecten, Sandkörner u. s. w. vorkommen. Ferner erkennt man darin eine amorphe feinkörnige Masse. v. Walther fand aufserdem darin die schon S. 310. erwähnten kryptogamischen Pflanzen, von denen er indefs angiebt, dafs er sie niemals bei frischen, sondern immer nur bei solchen Weichselzöpfen wahrgenommen, die schon einige Zeit bestanden. Auch wurden dieselben nicht in allen Fällen von Plica gesehen, woraus sich ergiebt, dafs sie in Bezug auf die Haarverfilzung von untergeordneter Bedeutung sind.

Aufserdem haben chemische Untersuchungen über die Weichselzopfmaterie Hünefeld und v. Walther angestellt.

Der erstere erhielt durch Extraction eines Weichselzopfes mit Wasser eine ziemlich grofse Menge einer bräunlich-gelben Substanz, die eingedampft bräunlich-schwarz erschien. Dieser Auszug, der sich vollkommen neutral verhielt, gab beim Eindampfen, unter Verbreitung eines sehr übeln Geruches, eine schwarze, schmierige Masse. Diese löste sich nicht vollständig wieder in Wasser auf und erlitt beim wiederholten Eindampfen und auch schon beim Stehen an der Luft eine partielle Zersetzung. Mit Kali-liquor versetzt, entwickelte sich sogleich ein Geruch nach Ammoniak, welches, wie die weitere Untersuchung zeigte, als milchsaures vorhanden war. Mit salpetersaurem Silberoxyd, schwefelsaurem Kupferoxyd, Eisenchlorid, Sublimat, essigsaurem Bleioxyd, Zinnsalz gab die Auflösung des schwärzlichen Extractes Niederschläge. Die Asche, welche das Extract hinterliefs, reagirte etwas alkalisch (wegen des aus dem milchsauren Natron entstandenen kohlensauren Natrons) und enthielt aufser phosphorsaurem und kohlensaurem Kalke viel Kochsalz, etwas schwefelsaures Natron, Spuren von phosphorsaurem Natron und etwas Eisen.

Hünefeld zieht aus seinen Versuchen den Schlufs, dafs in der beim Weichselzopfe zwischen den Haaren befindlichen Masse eine dem Wasserextracte des Fleisches ähnliche, leicht zersetzbare thierische Materie sich befinde, während die auf den gesunden Haaren eingetrocknete Ausdünstungsmaterie verhältnifsmäfsig nur wenig extractivstoffige Substanzen und auch diese von anderer Qualität enthalte (Rust's Magazin Bd. 61. S. 19.).

v. Walther hat gemeinschaftlich mit Segeth (l. c. 1846. Heft II. p. 160.) Weichselzöpfe auf die Weise chemisch untersucht, dafs er sie zuerst mit Wasser und dann mit Alkohol extrahirte. Was bei dieser Behandlung ungelöst blieb, bestand aufser den Haaren gröfstentheils aus Epidermisschuppen. Der wässrige Auszug reagirte neutral, der spirituöse sauer. In beiden zusammen wurden nachgewiesen: Chlorverbindungen, schwefelsaure, phosphorsaure, milchsaure und essigsaure Salze, deren Basen Natron, äufserst wenig Kali, Magnesia, sehr wenig Eisenoxyd, Spuren von Kieselerde; ferner Fette, Fettsäuren, frei und an die erwähnten Basen gebunden, wässriger und spirituöser Extractivstoff. Die beiden letzteren Stoffe nahmen, wenn sie eintrockneten, eine gelb-bräunliche Farbe an. Beim Abdampfen des wässrigen Auszuges bildete sich ein, abgenommen immer wieder sich erneuerndes, in Wasser lösliches Häutchen, das wie v. Walther meint, wohl nichts anderes als Käsestoff gewesen sein möchte. Sonst war keine Proteinverbindung und auch keine leimartige Materie da.

Diese Untersuchungen zeigen, dafs die beim Weichselzopfe zwischen den Haaren vorhandene Substanz keine so eigenthümlichen Eigenschaften besitzt, dafs sich daraus mit Sicherheit ein Schlufs auf die Natur der Krankheit machen liefse. Auch kann man nach den Resultaten der angestellten chemischen Analysen nicht mit Entschiedenheit der von Beschorner und Weese aufgestellten Behauptung widersprechen, dafs die bei Plica zwischen den Haaren befindlichen Stoffe von den dort angehäuften normalen Secreten der Haut herrühren. Ich glaube, dafs man bei späteren Untersuchungen über den Weichselzopf vorzüglich wird zu beachten haben, wie die zwischen den Haaren sich ansammelnde Materie von der Haut secernirt wird. Fände es sich dabei, dafs dieselbe in erheblicher Menge neben den Haaren hervorkommt, wie es nach den Angaben von Fuchs u. And. wahrscheinlich ist, so würde man sie jedenfalls als ein krankhaftes Secret ansehen müssen. Stellte es sich dann überdies sicher heraus, dafs es die Mündungen der Haarbälge sind, aus welchen jene Masse hervortritt, so dürfte man wohl keinen Anstand nehmen, dieselbe für ein abnormes Secret der Talgdrüsen zu erklären. Vielleicht fände man aber auch Hebra's Ausspruch bestätigt, dafs die die Haare verklebende Masse von einem eczematösen Ausschlage der Kopfhaut herrührt. Die Ausmittelung dieser Thatsachen würde offenbar von viel gröfserem Nutzen sein, als die steten Verhandlungen über die muthmafsliche kritische Bedeutung des Weichselzopfes.

Mit dem Namen des falschen Weichselzopfes hat man die Verwirrung der Haare belegt, welche bei längere Zeit unterlassener Reinigung in der Weise entsteht, dafs die Haare sich untereinander zu einem schwer oder gar nicht mehr entwirrbaren Filze entwickeln. Man sah diesen Zustand, der nicht krankhaft genannt werden kann, sich besonders dann ausbilden, wenn wegen vorhandener Krankheiten der Kopfhaut das Kämmen der Haare Wochen oder Monate lang unterlassen werden mufste. Auch bei nachlässigen Greisen beobachtete man ihn mitunter. Derselbe entsteht besonders leicht in den Fällen, wo die Haare von beträchtlicher Länge sind. Bei den Zweifeln, die noch über die Natur des wahren Weichselzopfes herrschen, kann natürlich von der Angabe sicherer Merkmale zur Unterscheidung des wahren Weichselzopfes von dem falschen in diesem Augenblicke noch nicht die Rede sein, zumal da genauere Nachforschungen ja vielleicht ergeben könnten, dafs der bisher als ächt betrachtete Weichselzopf auch nur ein falscher ist.

4) Veränderungen der Nägel.

A. Angeborene abnorme Beschaffenheit der Nägel.

1) Mangel der Nägel. *Anonychia.*

Als angeborene Mifsbildung hat man in einzelnen seltenen Fällen ein Fehlen aller oder nur einzelner Nägel beobachtet. Ueber die alsdann vorhandene Beschaffenheit der letzten Finger- oder Zehenglieder, giebt die Abbildung eines Foetus mit fehlenden Zehennägeln in Otto's [1]) Werke über Mifsgeburten Aufschlufs. Die Haut geht hier nämlich ohne alle Andeutung eines Nagelbettes über das letzte Zehenglied fort.

Bei überzähligen Fingern, besonders wenn dieselben mangelhaft entwickelt sind, fehlen sehr oft die Nägel.

2) Ueberzählige Nägel. *Polonychia.*

Ueberzählige Nägel kommen als angeborene Mifsbildung in der Art vor, dafs überzählige Finger auch mitunter mit Nägeln versehen sind (Rayer III. p. 764.). Ferner findet man bei blofs angedeuteter Duplicität der Endphalanx zuweilen überzählige Nägel und endlich kommen doppelte Nägel an den Fingern oder Zehen auch ohne alle Spur von Doppelbildung vor. Dies soll nach Neuhoff bei den Chinesen oft an der kleinen Zehe der Fall sein (Otto's pathol. Anatomie 1830. §. 97. und ***Besserer, De Anat. et pathol. unguium. Bonnae*** 1834. *p.* 21.). Nagelähnliche Platten finden sich auch wohl von Geburt an an Stellen, die im

---

[1]) *Monstrorum sexcentorum descriptio.* 1841. *p.* 78. *Tab.* 5. *Fig.* 3.

Normalzustande ohne Nägel sind. Einen solchen Fall beschreibt Ash (Fuchs, Krankh. Veränderungen d. Haut. Bd. I. S. 35.).

3) Abnorme Einpflanzung der Nägel.

Als angebornen Fehler hat man in einigen seltenen Fällen die Nägel an ungewöhnlichen Stellen eingepflanzt gefunden. Thomas Bartholin erzählt von einem Mädchen, bei welchem in Folge angeborener Mifsbildung am Zeigefinger der Nagel auf dessen innerer Seite safs. In einem andern von demselben Schriftsteller mitgetheilten Falle fehlten die Finger und die Nägel safsen an dem Stumpfe der Hand (*Blech, De mutationibus unguium dissert. inaug. Berol.* 1816. *p.* 9.).

B. Nicht angeborene abnorme Beschaffenheit der Nägel.

1) Schwinden der Nägel. *Atrophia unguium; Onychatrophia* Fuchs.

Das Wachsthum der Nägel kann auf mannigfache Weise beeinträchtigt werden.

Vorübergehend ist ein unterbrochenes Wachsthum der Nägel während der Heilung von Knochenbrüchen beobachtet worden. Ferner hat man bei Gelähmten zuweilen ein mangelhaftes Fortwachsen der Nägel gesehen. Auf eine Verkümmerung eigenthümlicher Art, die der Nagel durch Vereiterung und Verwachsung des Nagelfalzes erleidet, hat Henle [1]) aufmerksam gemacht. Die Ernährung des Nagels vom Nagelbett aus wird, wie Henle angiebt, dadurch nicht aufgehoben; aber da die Apposition neuer Zellen am hinteren Rande wegfällt, die den Nagel über die Fin-

---

[1]) Handbuch der rationellen Pathologie. 2. Bd. Braunschweig 1850. S. 663.

gerspitze hinaus nach vorn schiebt, so hört er auf in dieser Richtung zu wachsen und einen freien Rand zu bilden. Wenn nach Panaritien die Knochen der letzten Phalanx theilweise oder gänzlich verloren gehen, kommt öfter eine Verkleinerung der Nägel an solchen Gliedern zu Stande, wovon Rayer (III. p. 772.) mehrere Beispiele anführt. Wahrscheinlich verkleinert sich in solchen Fällen das Nagelbett. Auch wenn durch Verletzungen, Verschwärungen u. dgl. ein Theil des Nagelbettes verloren geht, so kommt eine dem Verluste desselben entsprechende Verkleinerung des Nagels zu Stande.

Eine Atrophie der Nägel, die indefs mit einer Substanzveränderung derselben verbunden ist, indem die Nagelmasse meist mürber als gewöhnlich erscheint, schildert Fuchs (Krankh. Veränderungen d. Haut. Thl. 1. S. 62.) auf folgende Weise: Seltener an den Fingern, als an den Zehen sieht man zuweilen einzelne, zuweilen alle Nägel ihre Glätte und ihren Glanz verlieren und sich nicht mehr verlängern. Sie erscheinen dabei gewöhnlich aus übereinander liegenden Schichten zusammengesetzt, von denen die oberen kürzer sind, als die unteren; ihre Substanz ist zugleich trockener und brüchiger. Es stofsen sich allmälig einzelne Stücke ab und so gehen zuerst die oberen, später auch die unteren Lamellen verloren. Die des Nagels beraubte Matrix nimmt dann allmälig die Beschaffenheit der benachbarten Epidermis an und es bildet sich kein neuer Nagel mehr. Ehe der Nagel völlig verloren geht, bleiben oft noch längere Zeit kleine höckerige Fragmente in der Gegend der Nagelwurzel zurück. Zuweilen löst sich der Nagel auch auf die Weise, dafs er sich an seinen seitlichen Rändern von der Haut lostrennt und sich aufkrempt.

Wie die Substanz des Nagels bei diesem Leiden sich verändert, ist noch nicht genauer untersucht und ebenso weifs man über die Ursachen desselben nichts Bestimmtes. Die höheren Grade des Uebels sind besonders bei alten Leuten beobachtet worden, die gleichzeitig an ausgebildeter Alopecie litten. Geringere Grade der Krankheit kommen an den Zehen auch bei jungen Personen vor. Fuchs glaubt, bei diesen liege der Grund in zu engem Schuhzeug, durch welches dem Wachsthum der Nägel ein fortdauerndes Hindernifs entgegengesetzt würde.

Aeltere Schriftsteller beschreiben dieses Leiden unter dem Namen *Scabrities unguium*.

2) Hypertrophie der Nägel. *Hypertrophia unguium; Onychauxe Fuchs.*

Die Nägel können in Bezug auf ihre Länge und Dicke von der Norm abweichen (*Hypertrophia unguium*). Werden die normalen Nägel nicht beschnitten, so wachsen sie eine ansehnliche Strecke weit über die Fingerspitze hinaus, wobei die Seitenränder des freien Endes des Nagels sich etwas nach unten einbeigen. So reicht bei dem nicht beschnittenen Nagel eines Sundainsulaners, dessen Finger sich auf dem anatomischen Museum befindet, das freie Ende des Nagels mehr als einen Zoll weit über die Fingerspitze hinaus. In manchen Fällen, in denen nach den Beschreibungen und Abbildungen einzelner Schriftsteller Nagelhypertrophie vorhanden gewesen sein soll, bestand offenbar nur eine von unterlassenem Beschneiden herrührende Verlängerung. Man findet solche Nägel öfter bei alten Leuten aus der ärmeren Klasse, die wegen Krankheit lange Zeit das Bett gehütet und alle Pflege der Nägel verabsäumt haben. Ich sah Nägel von dieser Beschaffenheit öfter bei in der Charité verstorbenen Greisen, besonders an der grofsen Zehe. Das einzige Ungewöhnliche, was man an denselben häufig wahrnimmt, besteht darin, dafs die untere concave Fläche des Nagels, so weit sie über die Zehenspitze hinausreicht, in kurzen Zwischenräumen mit dünnen Membranen besetzt ist, die in ihrer Structur mit der Epidermis übereinstimmen. Auf Taf. 8. Fig. 12. habe ich einen solchen Nagel der grofsen Zehe von der unteren Fläche gesehen abgebildet. Nicht selten sind die ungewöhnlich langen Nägel aber auch zugleich von übermäfsiger Dicke und öfter zugleich stark gekrümmt oder hornähnlich gewunden [1]). Ehe ich jedoch auf die so gebildeten Nägel näher eingehe, will ich zuvor das angeben, was ich über die Verdickung derselben überhaupt beobachtet habe.

Die Verdickung der Nägel stellt sich nach Untersuchungen, die ich bei einer ziemlich grofsen Anzahl derselben vorgenommen, auf dreierlei Art dar. Zuerst findet man hypertrophische Nägel, welche, wie die normalen, aus einer einfachen Platte bestehen, die wohl meist etwas unförmlich erscheint, deren Substanz indefs von der normalen Nagelmasse entweder gar nicht oder nur durch eine etwas gröfsere Härte abweicht. Ich habe auf Taf. 8. Fig. 6. einen Nagel von dieser Beschaffenheit abgebildet, den Hr. Dr. Waldeck der Aeltere bei einem alten Manne wegen einer an der Nagelwurzel vorhandenen Eiterung entfernt hatte. Die Art, wie der Nagel in die Zehe eingefügt war, ist nach einer von dem genannten Arzte entworfenen Zeichnung dargestellt. Dann findet man zweitens verdickte Nägel, welche sich von den eben beschriebenen dadurch unterscheiden, dafs sie aus mehreren deutlich von einander gesonderten und mitunter auch leicht von einander trennbaren Schichten zusammengesetzt sind. Dieselben nehmen sich mitunter so aus, als lägen mehrere Nägel von gewöhnlicher Beschaffenheit übereinander. Die einzelnen Platten sind in den Fällen, wo sie sich leicht von einander trennen lassen, durch eine mürbe Masse miteinander vereinigt, welche aus eben solchen Zellen zusammengesetzt ist, wie sie in den äufsern Lagen der Oberhaut sich finden. Auf Taf. 8. Fig. 4. habe ich eine grofse Zehe abgebildet, an der ein Nagel vorhanden war, welcher aus drei leicht von einander trennbaren Platten bestand. Fig. 5. stellt dieselbe Zehe mit den von einander getrennten Platten dar. Endlich findet man drittens Nägel, die dadurch verdickt erscheinen, dafs unter denselben eine mürbe, durch Aufweichen im Wasser breiig erscheinende Masse vorhanden ist. Diese Masse erstreckt sich zuweilen nicht tief unter den Nagel

---

[1]) Siehe Taf. 8. Fig. 10. u. 11.

herunter, zuweilen reicht sie bis in die Gegend der Nagelwurzel; auch ist ihre Dicke in den einzelnen Fällen sehr verschieden. Die über der weichen Masse liegende harte Nagelplatte ist mitunter von normaler Beschaffenheit, anderemal dicker als gewöhnlich und zuweilen auch aus mehreren einander deckenden Schichten zusammengesetzt. Fig. 7. u. 9. sind Durchschnitte von Nägeln, unter welchen eine dicke Schicht weicher Substanz vorhanden war. Nägel, bei denen diese dritte Art der Verdikkung vorkommt, findet man oft zugleich von ungewöhnlicher Länge. Die Seitenränder derselben sind dabei dann öfter nach der unteren Fläche zu umgebogen und umfassen auf diese Weise die weiche Substanz. Dies beobachtete ich z. B. bei dem auf Taf. 8. Fig. 10. abgebildeten Nagel von der grofsen Zehe einer alten Frau, welcher zugleich stark gewunden erscheint. Zuweilen umgiebt auch die harte Nagelplatte bei stark verlängerten Nägeln von der in Rede stehenden Art die weiche Masse tutenförmig, so dafs der Nagel dadurch die Gestalt eines zugespitzten Hornauswuchses erhält, welcher äufserlich hart, inwendig weicher erscheint. Fig. 11. ist der Durchschnitt eines solchen von der grofsen Zehe einer Leiche entnommenen Nagels, welcher über die zweite Zehe herübergebogen war; *a.* ist die äufsere harte Schicht, *b.* die innere weiche Masse. Beide sind sehr genau miteinander verschmolzen.

Die Fälle von Vergröfserung der Nägel, welche Besserer in seiner oben angeführten Dissertation abgebildet hat, lassen sich ziemlich gut auf die von mir beobachteten Formen zurückführen. Aus dem Mitgetheilten geht hervor, dafs nicht in allen Fällen von Nagelverdickung diese durch Vermehrung der normalen Nagelsubstanz, sondern öfter auch durch die Erzeugung von Gewebeelementen zu Wege gebracht wird, welche von den normalen verschieden sind, weshalb man, strenge genommen, nicht alle oben beschriebenen Formen als Hypertrophien bezeichnen darf.

3) Formveränderung der Nägel.

Das, was ich so eben über die Atrophie und Hypertrophie der Nägel angeführt habe, zeigt uns, dafs bei diesen Zuständen nicht immer eine blofse Verdünnung oder Verdickung der Nagelplatte mit normal bleibender Form der letzteren beobachtet wird, sondern dafs dabei öfter die Gestalt der Nägel auffallend von dem gewöhnlichen Verhalten abweicht. Ich will auf diese und einige andere Formveränderungen noch etwas näher eingehen. Bei Leuten, welche an Lungenschwindsucht leiden, findet man besonders in den letzten Stadien der Krankheit die Nägel oft sehr convex, indem sie nach ihrem freien Ende zu stark gegen die Volarfläche des Fingers gekrümmt erscheinen, während zugleich auch die Seitenränder mehr als gewöhnlich abwärts gerichtet sind. Der Nagel erhält hierdurch eine klauenähnliche Form. Manche haben dies von einem mit der allgemeinen Abmagerung zusammenhängenden Schwinden der Weichtheile an der Fingerspitze abgeleitet, wodurch das vordere Ende des Nagels herabsänke. Pigeaux (Besserer l. c. p. 42.) dagegen meint, diese Veränderung entstände dadurch, dafs die Weichtheile in der Gegend der Nagelwurzel sich mit Flüssigkeit infiltrirten und dafs hierdurch der hintere Theil des Nagels in die Höhe gehoben würde. Ich habe oft gekrümmte Nägel von Schwindsüchtigen untersucht, und um eine recht genaue Anschauung von der Beschaffenheit der Theile zu erhalten, die Finger von Leichen der Länge nach durchgesägt (Taf. 8. Fig. 5.). Ich konnte indefs weder ein Schwinden der Weichtheile an der Fingerspitze, noch eine Infiltration an der Nagelwurzel wahrnehmen, und mufs gestehen, dafs mir die Ursache der fraglichen Nagelveränderung dunkel geblieben ist. Der Nagel zelbst seigt, abgesehen von der Krümmung, keine Veränderung.

Auf ähnliche Weise gekrümmt sieht man die Nägel öfter bei der Cyanose. Meistens ist hier zugleich die letzte Phalanx kolbenförmig angeschwollen. Bedeutendere Formveränderungen der Nägel hat man, zuweilen mit beträchtlicher Verdickung derselben verbunden, bei Personen beobachtet, die am Weichselzopfe, an Lepra und chronischen Exanthemen litten. Fuchs (Veränd. d. Haut. I. 717.) sagt, dafs beim Weichselzopfe die Nägel höckerig, dunkel und knotig würden, sich verkrümmten und zuletzt abstürben. La Fontaine (Chirurg.-med. Abhandl. 1792. Fig. 6. u. 7.) hat die sehr verunstalteten Nägel eines am Weichselzopfe leidenden Menschen abgebildet. Von den Nägeln bei der Gelenklepra giebt Fuchs an, dafs sie kolbig und unförmlich, verdickt und aus zahlreichen Lamellen zusammengesetzt erschienen. Andere Beobachter haben jedoch keine Verunstaltungen der Nägel bei jenem Leiden wahrgenommen (s. o. S. 292.). Eine nicht selten vorkommende Formveränderung der Nägel besteht darin, dafs dieselben mit Querfurchen versehen sind. Zuweilen sind deren an einem Nagel so viele vorhanden, dafs die ganze Oberfläche desselben mit erhabenen Querleisten und dazwischen liegenden rinnenförmigen Vertiefungen bedeckt erscheint, in anderen Fällen finden sich nur wenige Furchen. Manche Aerzte sind der Ansicht, dafs diese Beschaffenheit der Nägel besonders bei Personen vorkomme, welche an chronischen Exanthemen leiden. Dies hat in so weit seine Richtigkeit, als jene Veränderung der Nägel zuweilen gleichzeitig mit chronischen Ausschlägen, z. B. Psoriasis, beobachtet wird, dagegen trifft man dieselbe auch häufig an, ohne dafs solche Exantheme vorhanden sind. Beau [1]) hat das Zustandekommen der Querfurchen auf den Nägeln folgendermafsen erklärt: Nach seinen Beobachtungen wachsen die Nägel der Hände wöchentlich um 1 Millimeter vorwärts, die der Füfse dagegen nur um 1 Millim. alle 4 Wochen. Ein ungefähr 20 Millim. langer Fingernagel würde also 5 Monate, ein 24 Millim. langer Zehennagel 2 Jahre zu seiner Entwickelung brauchen. Beau will nun gefunden haben, dafs im Verlaufe von Krankheiten

---

[1]) *Archives générales de médecine.* 4. *Série. Paris* 1846. *Tm. XI. p.* 447.

das Vorwärtswachsen der Nägel nicht langsamer erfolge, dagegen soll, wegen geringerer Erzeugung von Nagelsubstanz, das alsdann gebildete Nagelstück nicht die gewöhnliche Dicke erlangen. Nach dem Verschwinden der Krankheit gehe die Nagelbildung wieder regelmäfsig vor sich; das dünnere Nagelstück setze sich darauf mehr oder weniger deutlich von den normal beschaffenen Stellen ab und erscheine als Furche. Nicht blofs Krankheiten, sondern auch heftige Gemüthsbewegungen können, nach Beau's Behauptung, die Nagelbildung auf die angegebene Weise beeinträchtigen und zum Entstehen von Querfurchen Veranlassung geben.

Aufser den Querfurchen beobachtet man an den Nägeln öfter auch Längenfurchen, so wie kleinere Unebenheiten, die ganz unregelmäfsig über die Nageloberfläche verbreitet sind.

Nach Kölliker's [1]) Untersuchungen rühren die Verunstaltungen der Nägel sehr häufig von theilweiser Unwegsamkeit der Capillaren des Nagelbettes her. So fand dieser Beobachter bei den lamellösen, nach vorn sehr verdickten und nach unten gekrümmten Nägeln älterer Leute alle Capillaren des vorderen Abschnittes des Nagelbettes von Fettkörnern verschiedener Gröfse dicht erfüllt und für das Blut ganz unwegsam. In einem solchen Falle kann, wie Kölliker angiebt, die Bildung von Nagelsubstanz nur in kleinen Lamellen im Falze erfolgen, welche dann durch die von hinten neu nachrückenden begreiflicherweise immer schiefer aufgerichtet werden, so dafs sie vorn angelangt, eine fast senkrechte von hinten und oben nach unten und vorn gerichtete Stellung haben, und mit ihren hinteren Enden von der Nageloberfläche quere in kurzen Intervallen aufeinanderfolgende Riffe bilden.

Ist in Folge von Entzündungen, Eiterungen u. s. w. der Nagel abgefallen, so bedeckt sich das entblöfste Nagelbett mit weichen Hornblättchen, welche allmälig zusammenfliefsen und eine neue Nagelplatte herstellen. Hat das Nagelbett dabei keine Structur-

[1]) Mikroskopische Anatomie oder Gewebelehre des Menschen. Leipzig 1850: S. 93.

veränderungen erlitten, so nimmt der Nagel mit der Zeit wieder eine völlig normale Beschaffenheit an; sind dagegen Veränderungen am Nagelbette zu Stande gekommen, so bleibt die Gestalt des Nagels für immer mehr oder weniger unregelmäfsig.

4) Texturveränderungen der Nägel.

Nicht selten werden Texturveränderungen der Nägel beobachtet, wie bei den vorher geschilderten Abnormitäten schon mehrfach erwähnt wurde. Das Wichtigste, was wir von denselben wissen, möchte Folgendes sein:

Zuweilen erscheint die Substanz der Nägel mürber als gewöhnlich, so dafs bei geringfügigen Veranlassungen einzelne Fragmente sich ablösen oder Risse entstehen. Diese Beschaffenheit zeigt z. B. die Nagelsubstanz bei der oben nach Fuchs geschilderten Art von Atrophie. Auch die verdickten Nägel bei der Plica und der Lepra sollen mürber sein als gewöhnlich. Nägel von solcher Beschaffenheit sind öfter zugleich aus mehreren über einander liegenden Platten oder Blättern zusammengesetzt. Mitunter zeigt die äufsere Schicht des Nagels die gewöhnliche Consistenz, doch entwickelt sich unter dieser eine weiche, aus platten Zellen bestehende Masse. Von dieser Veränderung, bei welcher die Nägel immer dikker, als gewöhnlich erscheinen, ist schon S. 397. die Rede gewesen.

Umgekehrt ist mitunter eine ungewöhnliche Härte und Festigkeit bei der Nagelsubstanz beobachtet worden, so dafs sie sich schwerer als gewöhnlich schneiden liefs. Vergl. *Blech de mutationibus unguium. Dissert. Berol.* 1816. *p.* 11. Auch der auf Taf. 8. Fig. 6. abgebildete Nagel war fester als gewöhnlich.

Häufig sieht man weifse Flecken auf den Nägeln, die nach Valentin [1]) daher rühren, dafs an solchen Stellen nur eine unvollständige Verhornung der die Nagelsubstanz bildenden Zellen erfolgt. Da solche unvollkommen verhornte Nagelzellen gleich denen an dem embryonalen Hornschnabel des Hühnchens eine

---

[1]) Wagner's Handwörterb. d. Physiologie. Art. „Gewebe" S. 769.

weifse Farbe hätten, so entstände hierdurch ein weifser Fleck auf dem Nagel.

5) Die Entzündung

des unter und neben dem Nagel befindlichen Coriums, welche bald acut, bald chronisch verläuft, bildet den unter dem Namen Onychia und Paronychia bekannten Krankheitszustand. Da ich über diesen nur das anzugeben wüfste, was in den chirurgischen Lehrbüchern mitgetheilt wird, so halte ich es für passend denselben zu übergehen.

Erklärung der Abbildungen.

Taf. I.

Fig. 1. Ein Hautstück von der Fufssohle senkrecht durchschnitten und 20 mal vergröfsert. *a.* Ausführungsgänge der Schweifsdrüsen. *b.* Schweifsdrüsen. *c.* Oberhaut. *d.* Lederhaut. *e.* Fettschicht.

Fig. 2. Ein Hautstück aus der Achselhöhle senkrecht durchschnitten und 20 mal vergröfsert. *a.* Ausführungsgang einer Schweifsdrüse. *b.* Schweifsdrüse. *c.* Oberhaut. *d.* Lederhaut. *e.* Fettschicht. *f.* Haarbalg. *g.* Haar. *h.* Talgdrüse.

Fig. 3. Platte, kernlose schon locker gewordene Zellen von der Oberfläche der Epidermis 300 mal vergröfsert.

Fig. 3*a*. Aus den obersten Schichten der Epidermis herrührende Zellen, die noch fest mit den tiefer liegenden verbunden waren. Sie sehen regelmäfsiger aus als die vorigen. Dieselbe Vergröfserung.

Fig. 4. Zellen aus einer tieferen Schicht der Epidermis. Die Kerne sind deutlich zu erkennen. Dieselbe Vergröfserung.

Fig. 5. Ein Kopfhaar mit pinselförmiger Wurzel 150 mal vergröfsert. *a.* Haarwurzel. *b.* Haarschaft. *d.* Epithelium des Haares.

Fig. 6. Unterer Theil eines Haarbalges aus der Kopfhaut mit einem Haare 200 mal vergröfsert. *a.* Haarbalg. *b.* Aeufsere Schichten der Wurzelscheide. *c.* Innere Schichten der Wurzelscheide. *d.* Haar. In dem hellen Raume zwischen dem Haarbalge und der Wurzelscheide befinden sich nach Kölliker's Beobachtungen eine structurlose Membran und eine Lage glatter Muskelfasern.

Fig. 7. Ein Stück der mit Löchern versehenen und anscheinend structurlosen Schicht der innern Wurzelscheide. 300 mal vergröfsert.

Fig. 7*. Ein gröfseres Stück desselben Theiles der Wurzelscheide nach der Behandlung mit einer Auflösung von *Kali causticum*. Man erkennt deutlich die Zusammensetzung aus länglichen Zellen. Zwischenräume zwischen den Zellen bilden die Löcher. Ich habe öfter gesehen, dafs dasselbe Präparat, welches anfangs structurlos erschien, sich nach der Behandlung mit Kali aus Zellen zusammengesetzt zeigte.

Fig. 8. Ein Stück Lederhaut von der Fufssohle, bei welchem die Epidermis entfernt ist, um die Hautpapillen deutlich zu zeigen. Die zwischen *a.* und *b.* befindlichen Papillen standen auf einer der an der Fufssohle vorhandenen erhabenen Linien der Breite nach neben einander. 30 malige Vergröfserung.

Fig. 8*a*. Drei mit einander verbundene Hautpapillen von der Fufssohle mit darin befindlichen Gefäfsschlingen. Die am meisten nach rechts gelegene Papille enthält mehrere Gefäfsschlingen.

Fig. 9. Eine grofse zusammengesetzte Talgdrüse von der Nase mit einem Haarbalge, 40 mal vergröfsert.

Fig. 10. Letztes Fingerglied, bei welchem der Nagel entfernt ist, in natürlicher Gröfse.

Fig. 11. Fingernagel von seiner unteren Fläche gesehen in natürlicher Gröfse.

Fig. 12. Durchschnitt des letzten Gliedes vom Zeigefinger in natürlicher Gröfse. *a.* Nagel. *b.* Aeufsere Schicht der Epidermis. *c.* Innere Schicht der Epidermis. *d.* Corium. *e.* Knochen.

Taf. II.

Fig. 1. Der untere Theil eines Haarsackes vom Kopfe mit der umgebenden Haut, 20 mal vergröfsert. *a.* Unterer Theil der Lederhaut. *b.* Fettschicht. *c.* Haar. *d.* Haarbalg mit dem ihn umgebenden Gefäfsnetze. *e.* Blutgefäfse der Haut. Das Hautstück ist einem von Lieberkühn injicirten Kopfe entnommen, der sich auf dem hiesigen Museum befindet.

Fig. 2. u. 3. Durchschnitte gewöhnlicher Warzen von der Hand, 3 mal vergröfsert. *a.* Epidermis. *b.* Warzenhöcker. *c.* Cutis.

Fig. 4. Mehrere senkrecht durchschnittene Höcker einer gewöhnlichen Warze von der Hand, 20 mal vergröfsert. *a.* Oberhaut der Warze. *b.* Innere Substanz derselben. *c.* Gefäfsschlinge. *d.* Lederhaut.

Fig. 5. Senkrechter Durchschnitt eines Stückchens einer gewöhnlichen Warze von der Hand, 20 mal vergröfsert. *a.* Oberhaut der Warze. *b.* Innere Substanz derselben. *c.* Lederhaut.

Fig. 6. Querdurchschnitt eines Stückes von einer Warze. *a.* Oberhaut. *b.* Innere Substanz. *c.* Blutgefäfse. 20 mal vergröfsert.

Fig. 7. Warzenhöcker mit mehreren Blutgefäfsen. *a.* Ueberzug. *b.* Innere Substanz. *c.* Blutgefäfse. 80 mal vergröfsert.

Taf. III.

Fig. 1. Zehe mit einem Hühnerauge. *a.* Mittlerer Theil des Clavus.

Fig. 2. Eine Zehe, bei welcher der unter der Cutis befindliche Schleimbeutel freigelegt ist. *a.* Der Schleimbeutel.

Fig. 3. Eine durchschnittene Zehe mit einem Hühnerauge in natürlicher Gröfse. *a.* Mittlerer Theil des Clavus. *b.* Die Seitentheile desselben.

Fig. 4. Ein senkrecht durchschnittenes Hautstück mit einem Hühnerauge, unter welchem sich ein Schleimbeutel befindet, in natürlicher Gröfse. *a.* Mittlerer Theil des Clavus. *b.* Seitentheile desselben. *d.* Synovialsack.

Fig. 5. Ein Hühnerauge mit einem Theile der darunter gelegenen Cutis senkrecht durchschnitten und 20 mal vergrössert. *a.* Mittlerer Theil des Clavus. *b.* Seitentheile desselben. *c.* Oberfläche des Coriums mit den Hautpapillen. *d.* Tieferer Theil der Lederhaut. *e.* Vertiefte Stelle der Lederhaut unter dem mittleren Theile des Clavus, an welcher die Hautpapillen fehlen. Im mittleren Theile des Clavus *a.* sieht man Bogenlinien, welche von den schräg gelagerten Epidermiszellen herrühren.

Fig. 6. Ein Knoten von *Elephantiasis Graecorum* senkrecht durchschnitten in natürlicher Gröfse. *a.* Oberflächliche Schicht, *b.* tiefere.

Fig. 6a. Körner aus der äufseren Schicht des durch **Fig. 6.** dargestellten Knotens mit einigen daneben liegenden Bindegewebebündeln, 300 mal vergröfsert. [Jene Körner waren in dem Präparate schon vorhanden, ehe es in Weingeist gelegt worden, wie Hr. Geheimrath J. Müller, der dasselbe ganz frisch untersuchte, mir mitzutheilen die Güte gehabt hat.]

Fig. 7. Ein Stück von der Kopfhaut eines an Ichthyosis leidenden Kindes in natürlicher Gröfse und von der äufsern Fläche gesehen.

Fig. 8. Senkrechter Durchschnitt eines Hautstücks vom Schenkel des bei der vorigen Figur erwähnten Kindes in natürlicher Gröfse. *a.* Verdickte Epidermis. *b.* Lederhaut.

Fig. 9. Ein senkrechter Durchschnitt des durch die vorige Figur dargestellten Hautstückes ungefähr 4 mal vergröfsert. *a.* Oberhaut. *b.* Lederhaut.

Fig. 10. Senkrechter Durchschnitt der in den vorigen Figuren dargestellten Haut 20 mal vergröfsert. *a.* Oberhaut. *b.* Oberer Theil eines Haarbalges. *c.* Lederhaut mit krankhaft vergröfserten Hautpapillen. *d.* Unterer Theil eines Haarbalges.

Fig. 11. Ein Hautstück von der Fufssohle eines an Ichthyosis leidenden Mannes. *a.* Höcker. *b.* Oberfläche der normal gebliebenen Oberhaut. Natürliche Gröfse.

Fig. 12. Hauthorn von der Stirn einer Frau in natürlicher Gröfse.

Fig. 13. Oberes Ende des in der vorigen Figur dargestellten Hauthornes, bei welchem die durch einen Querschnitt sichtbar gemachte innere Substanz desselben deutlich erkennbar ist. Natürliche Gröfse.

Taf. IV.

Fig. 1. Dünne Querlamelle von dem in den vorigen Figuren dargestellten Hauthorne, 150 mal vergröfsert. *a.* Rinde *b.* Mark.

Fig. 2. Eine ähnliche Querlamelle nur 20 mal vergröfsert. *a.* Rinde. *b.* Mark.

Fig. 3. Senkrechter Durchschnitt der Haut eines Hundes, auf welcher sich ein einige Linien breites Bläschen befand. *a.* Oberhaut. *b.* Lederhaut. *c.* Fettschicht. *d.* Talgdrüsen. *e.* Haarbälge. *f.* Höhle des Bläschens. 20 mal vergröfsert.

Fig. 4. Der obere Theil einer Papel vom Arme eines Knaben. *a.* Oberhaut. *b.* Lederhaut. *c.* Haarbalg. 20 mal vergröfsert.

Fig. 5. Künstlich erzeugte Papel von der Haut eines Hundes. *a.* Oberhaut. *b.* Lederhaut. *c.* Fettschicht. Natürliche Gröfse.

Fig. 6. Eine einer Papel gleichende Anschwellung von der Haut eines Hundes, die nicht künstlich erzeugt worden war und bei welcher sich eine kleine Eiteranhäufung in der Lederhaut befand. *a.* Oberhaut. *b.* Lederhaut. *c.* Fettschicht. *d.* Eiteranhäufung. Natürl. Gröfse.

Fig 7. Ein gröfserer entzündlicher Knoten, der künstlich an der Haut eines Hundes erzeugt worden war, in natürlicher Gröfse. *a.* Oberhaut. *b.* Lederhaut. *c.* Fettschicht. *d.* Eiteranhäufungen im unteren Theile der Lederhaut und im Unterhautbindegewebe.

Fig. 8. Kleines Bläschen von der Haut eines Hundes mit einem Nabel. 10 mal vergröfsert.

Fig. 9. Senkrechter Durchschnitt einer Pockenpustel, bei welcher sich in der Gegend des Nabels ein Haar befindet. *a.* Obere Schicht der Epidermis. *b.* Weifse Masse, die zum gröfseren Theile aus den tieferen Epidermisschichten besteht. *c.* Lage weifser Masse auf der Oberfläche der Cutis, auch zum Theil aus Epidermiszellen bestehend. *d.* Lederhaut. *e.* Fettschicht. *f.* Haarbalg. *g.* Höhle der Pustel. 10fache Vergröfserung.

Fig. 10. Senkrechter Durchschnitt einer Pockenpustel mit 2 Haarbälgen in der Gegend des Nabels und 2 anderen auf dem erhabenen Rande der Pustel. *a.* Aeufsere Schicht der Oberhaut. *b.* Weifse daran befindliche Masse. *c.* Weifse Masse auf der Oberfläche der Lederhaut. *d.* Lederhaut. *e.* Fettschicht. *f.* Haarbälge in der Mitte des Bläschens. *g.* Haarbälge an dem Rande desselben. 10fache Vergröfserung.

Fig. 11. Senkrechter Durchschnitt einer Pockenpustel von der Fufssohle. *a.* Aeufsere Schicht der Oberhaut. *b.* Weifse Masse unter derselben. *c.* Weifse Masse auf der Oberfläche der Lederhaut. *d.* Lederhaut. *f.* Mittlerer erhabener Theil der Lederhaut, welcher mit der Oberhaut in Verbindung geblieben ist. 8fache Vergröfserung.

Fig. 12. Senkrechter Durchschnitt der Lederhaut von einer Stelle der Fufssohle, an welcher eine Pockenpustel gesessen hatte. *a.* Lederhaut. *b.* Fettschicht. *c.* Mittlerer erhabener Theil der Lederhaut. *d.* Vertiefter Theil der Lederhaut. *e.* Uebergang in die normale Lederhaut. 10fache Vergröfserung.

Fig. 13. Der unter der Epidermisdecke der eingetrockneten Pockenpusteln liegende linsenförmige Körper senkrecht durchschnitten und 8 mal vergröfsert. *a.* Obere Platte desselben; *b.* untere durchbohrte Platte desselben.

Fig. 14. Derselbe Körper nur um das Doppelte vergröfsert und von der Fläche gesehen. *a.* Obere nicht durchbohrte Platte jenes Körpers. *b.* Untere durchbohrte Platte.

Fig. 15. Hautstück vom Oberschenkel mit Petechien um die Mündungen der Haarbälge. *a.* Petechien. Natürliche Gröfse.

Taf. V.

Fig. 1. Stück einer Telangiectasie vom Augenlide, etwa 60 mal vergrössert. *a.* Längere Stücke von Blutgefäfsen. *b.* Quer durchnittene Blutgefäfse. c. Gefäfswandung. *d.* Die zwischen den Blutgefäfsen befindliche Substanz.

Fig. 2. *Molluscum simplex.* *a.* Hautstück auf welchem die Geschwülste safsen. *b.* Geschwülste. Natürliche Gröfse.

Fig. 3. Die in der vorigen Figur dargestellten Geschwülste senkrecht durchschnitten. *a.* Normale Oberhaut. *b.* Innere Substanz der Geschwülste. c. Normale Lederhaut. *d.* Oberhaut der Geschwülste. Natürliche Gröfse.

Fig. 4. Senkrechter Durchschnitt einer im Gewebe der Lederhaut liegenden Balggeschwulst. *a.* Lederhaut. *b.* Oberhaut. *c.* Höhle der Cyste.

Fig. 5. Eine kleine Balggeschwulst mit einer Oeffnung. *a.* Oberfläche der Haut, auf welcher die Geschwulst sitzt. *b.* Geschwulst. *c.* Oeffnung der letzteren. Natürliche Gröfse.

Fig. 5'. Dieselbe Balggeschwulst im senkrechten Durchschnitt. *a.* Lederhaut. *b.* Oberhaut. c. Höhle des Balges. *d.* Oeffnung desselben. Natürliche Gröfse.

Fig. 6. Inhalt von Balggeschwülsten der Haut. *a.* Cholestearinkrystalle. *b.* Fettaggregate. 300fache Vergröfserung.

Fig. 7. und 8. Weiche Warzen. *a.* Lederhaut. *b.* Normale Oberhaut. c. Innere Substanz des Auswuchses. *d.* Oberhaut des Auswuchses. Um das Doppelte vergröfsert.

Fig. 9. und 10. Breite Condylome senkrecht durchschnitten. *a.* Oberhaut. *b.* Innere Substanz des Auswuchses. Natürliche Gröfse.

Fig. 11. Spitzes Condylom mit abgerundeten Zapfen. *a.* Normale Haut. *b.* Condylom. 3fache Vergröfserung.

Fig. 12. Spitzes Condylom mit zugespitzten Höckern. 3fache Vergrösserung.

Fig. 13. Maulbeerförmiges Condylom. *b.* Auswuchs. *a.* Haut auf welchem derselbe safs. Natürliche Gröfse.

Fig. 14. Spitzes Condylom senkrecht durchschnitten. Natürliche Gröfse.

Fig. 15. Einzelne Zapfen von Condylomen. Natürliche Gröfse.

Fig. 16. Aufsere Zellen aus der Oberhaut eines Condyloms. 350malige Vergröfserung.

Fig. 17. Zellen aus einer tieferen Schicht eines Condyloms. *a.* Gröfsere Zelle; *b.* kleinere. Dieselbe Vergröfserung.

Fig. 18. Zugespitzte Zellen aus Condylomen. Dieselbe Vergröfserung.

Fig. 19. Ein Bindegewebebündel aus einem Condylom mit einem darauf liegenden Kern. Dieselbe Vergröfserung.

Fig. 20. Bindegewebebündel aus Condylomen. Dieselbe Vergröfserung.

Fig. 21. u. 22. Stücke aus einem senkrecht durchschnittenen Pigmentmaal. Fig. 21. 60fache Vergröfserung, Fig. 22. 300malige. *a.* Oberhaut. *b.* Pigment. *c.* Cutis.

Fig. 23. farblose und Fig. 24. braune Zellen aus einem Sarcom. Etwa 350fache Vergröfserung. *a.* Sehr dunkles Körnchen.

Taf. VI.

Fig. 1. Stück einer Krebsgeschwulst der Hand. *a.* Fasergerüst. *b.* Zellen, die deutlicher dargestellt worden sind, als sie in dem schon einige Zeit in Weingeist aufbewahrten Präparate waren. 300fache Vergröfs.

Fig. 2. und 3. Kleine Haarbälge mit Talgdrüsen aus der Haut Kahlköpfiger bei 60facher Vergröfserung. *a.* Haar. *b.* Talgdrüsen.

Fig. 4. Favusborken. *a.* Eine Epidermisschuppe an deren unterer Fläche eine ganz kleine Favuskruste safs. *a'.* Dieselbe Epidermisschuppe mit der daran befindlichen Favuskruste im Durchschnitt und schwach vergröfsert. *b.* Eine kleine Favuskruste, die auf dem Bauch gesessen hatte, von der unteren Fläche gesehen. Man erkennt mehrere concentrische Ringe. *b'.* Eine ähnliche kleine Favusborke schwach vergrössert. *c.* Eine Favusborke mit der darunter befindlichen Haut im Durchschnitte, natürliche Gröfse. Unter der Borke hat die Lederhaut einen Eindruck und erscheint geröthet. Durch die Borke geht ein Haar hindurch.

Fig. 5. Favuspilze 350 mal vergröfsert. Die beiden obersten Fäden mit dunklen Flecken sind mit Jod behandelt und nach einer von Herrn Dr. Münter angefertigten und mir von demselben gütigst zugestellten Zeichnung gestochen.

Fig. 6. Ein in einen Comedo umgewandelter Haarbalg von der vorderen Fläche des Schenkels. *a.* Schlingenförmig zusammengebogenes Haar. *b.* Haarbalg. *c.* Aus Hauttalg bestehender Pflock, der die ausgedehnte Mündung des Haarbalges verstopft. *d.* Talgdrüse. 40fache Vergröfser.

Fig. 7. Ein in einen Comedo umgewandelter Haarbalg von der vorderen Fläche des Schenkels mit zwei darin befindlichen Haaren. *a.* Oberer erweiterter Theil des Haarbalges. *b.* Aus Hauttalg bestehender Pflock. *c.* u. *d.* Haare. *e.* Unterer Theil des Haarbalges. *f.* Talgdrüse. 40fache Vergröfserung.

Fig. 8. Erweiterter Haarbalg des Gesichtes, der einen Comedo bildete und drei Haarsackmilben enthielt. *a.* Talgdrüse. *b.* Haarbalg. *c.* Haar. *d.* Haarsackmilben. 60 fache Vergröfserung.

Fig. 9. Grofse in einen Comedo umgewandelte Talgdrüse von der Nase. *a.* Der gemeinschaftliche Ausführungsgang der Drüse, der eine Menge von Haaren enthält. *b.* Drüsenbläschen. *c.* Haare. *d.* Pfropfen aus Hauttalg bestehend. Ein mit der Drüse in Verbindung stehender Haarbalg war nicht zu erkennen. 20 mal vergröfsert.

Fig. 10. Eine zu einem Comedo erweiterte Talgdrüse von der Nase, die mit einem kleinen Haarbalg in Verbindung steht. *a.* Haarbalg. *b.* Drüsenbläschen. *c.* Gemeinschaftlicher Ausführungsgang der Drüsenbläschen. *d.* Pflock. *e.* Haar. Dieselbe Vergröfserung.

Fig. 11. Ein kleiner Balg aus dem Gesicht, der durch die Erweiterung eines normalen Hautfollikels entstanden war und einen Comedo darstellte. *a.* Pfropfen aus Hauttalg bestehend. *b.* Wandung des Balges. *c.* Innerer Raum desselben. Dieselbe Vergröfserung.

Fig. 12. Stück eines Haares, bei welchem helle und dunkle Stellen mit einander abwechseln. *a.* Stellen, an denen eine dunkle Färbung im Markkanale vorhanden ist. *b.* Stellen, an denen die dunkle Färbung im Markkanale fehlt. 30 fache Vergröfserung.

Fig. 13. Stück desselben Haares in natürlicher Gröfse auf schwarzem Grunde dargestellt.

Fig. 14. Stück Haut von dem Fufse eines an *Elephantiasis Arabum* leidenden Menschen. Das Fett fehlt; auf der Oberfläche der Cutis (*d*) sind sehr grofse papillenartige Wucherungen (*a*). Natürliche Gröfse.

Fig. 15. Stück Haut von einem anderen Fufse mit *Elephantiasis Arabum*. Die verdickte Haut enthält viele Fettklumpen. *a.* Das über und zwischen dem Fett gelegene Hautgewebe. *c.* Fettklumpen. *d.* Epidermis. Natürliche Gröfse.

Fig. 16. Durchschnitt eines Acneknotens von der Nase, mehrmals vergröfsert. Ein in ein längliches Säckchen umgewandelter normaler Hautbalg, bildet das Centrum des Knotens. *a.* Cutis. *b.* Epidermis. *c.* Säckchen.

Fig. 17. Durchschnitt eines Acneknotens mit einer erweiterten, noch deutlich als solcher erkennbaren Talgdrüse. *b.* Erweiterte Drüse; *a.* die diese umgebende Haut. Copie nach Er. Wilson (*on healthy skin. London* 1845. *Plate* 6 *Fig.* 9.); mehrfache Vergröfserung.

Fig. 18. Pflanzen bei *Pityriasis versicolor* (Chloasma). *a.* Zellen. *b.* Thallusfäden. 300 fache Vergröfserung.

Fig. 18*. Dieselben Pflanzen. *a.* Zelle, die einen Kern zu haben schien. *b.* Zelle ohne Kern. *c.* Gewundener Thallusfaden 500 mal vergröfsert.

Fig. 19. u. 20. Schematische Figuren zur Erklärung der Umwandlung der normalen Haarbälge und der mit diesen verbundenen Talgdrüsen in kleine rundliche Säckchen nach v. Bärensprung's Ansichten.

a. Durch Erweiterung der Talgdrüse, *b.* durch Ausdehnung des Haarbalges gebildete Höhle.

Taf. VII.

Fig. 1. Kleiderlaus; Weibchen.

Fig. 2. Kopflaus; Männchen.

Fig. 3. Filzlaus.

Die Läuse sind nur zum Theil nach der Natur, zum Theil mit Benutzung der Abbildungen von Burmeister und Denny gezeichnet. Die neben den Abbildungen befindlichen Striche bezeichnen die natürliche Gröfse.

Fig. 4. u. 5. Mundtheile einer Kopflaus. *a.* Rüssel. *b.* Mandibeln. *c.* Taster. Fig. 4. zeigt die in Fig. 5. bei 20facher Vergröfserung dargestellten Theile stärker vergröfsert.

Fig. 6. Eine Haarsackmilbe mit 3 Fufspaaren, 300fache Vergröfserung.

Fig. 7. Eine Haarsackmilbe mit 4 Fufspaaren und zugespitztem Hinterleibe. Dieselbe Vergröfserung.

Fig. 8. Eine Haarsackmilbe mit 4 Fufspaaren und kurzem, hinten abgerundetem Hinterleibe. Gleiche Vergröfserung.

Fig. 9. Eine Haarsackmilbe mit 4 Fufspaaren und sehr langem Hinterleibe. Gleiche Vergröfserung.

Fig. 10. Herzförmiger Körper, der wahrscheinlich als ein Ei der Haarsackmilbe anzusehen ist. Dieselbe Vergröfserung.

Fig. 11*a*. Ei einer Krätzmilbe nach Eichstedt's Abbildung (a. o. a. O.) copirt. Die natürliche Länge beträgt $^1/_{15}$'''.

Fig. 11*b*. Ei einer Krätzmilbe mit einem darin befindlichen Embryo, ebenfalls nach Eichstedt copirt.

Fig. 12. *Dermanyssus avium.* Copie nach Gurlt.

Taf. VIII.

Fig. 1. Krätzmilbe nach der Natur gezeichnet von der Rückenfläche aus gesehen. Ungefähr 100 mal vergröfsert.

Fig. 2. Dieselbe Milbe von der Bauchseite aus gesehen. *a.* u. *b.* Borsten mit denen der kopfähnliche Rüssel in der Mundgegend besetzt ist. *c.* Kiefer. *d.* u. *e.* Haftscheiben. *f.* u. *g.* Vordere Füfse. *h.* Länglicher Fortsatz am hinteren Kopfrande, dessen andere Beobachter nicht erwähnen, den ich jedoch nicht zu deuten weifs.

Fig. 3. Ein aus drei Platten zusammengesetzter Nagel der grofsen Zehe. *a.* Aeufserste Platte; *b.* mittlere; *d.* innerste. Die Platten sind von einander getrennt.

Fig. 4. Derselbe Nagel, bei welchem die Platten noch nicht von einander getrennt sind. *a.* Oberste Platte; *b.* mittlere; *c.* innerste. Die Zehe ist durchschnitten.

Fig. 5. Durchschnittener Zeigefinger eines Schwindsüchtigen mit gebogenem Nagel.

Fig. 6. Verdickter Nagel der grofsen Zehe im Durchschnitt.

Fig. 7. Nagel der grofsen Zehe, der durch die Bildung einer weichen Substanz unter der Nagelplatte verdickt erscheint. *a*. Nagel. *b*. Weiche Masse unter demselben. Zehe und Nagel sind im Durchschnitt dargestellt.

Fig. 8. Verdickter und mit Querfurchen versehener Nagel einer Zehe von der äufseren Fläche gesehen.

Fig. 9. Durchschnitt desselben Nagels. *a*. Aeufserer harter Theil desselben. *b*. Darunter befindliche weiche Substanz.

Fig. 10. Verdickter und gewundener Nagel der grofsen Zehe von der Dorsalfläche der Zehe aus gesehen.

Fig. 11. Hornförmiger, verdickter Nagel von der grofsen Zehe senkrecht durchschnitten. *a*. Aeufsere harte Schicht des Nagels. *b*. Inwendige weiche Masse.

Fig. 12. Sehr verlängerter Nagel der grofsen Zehe von der Plantarfläche der Zehe aus gesehen. An der unteren Fläche des Nagels befinden sich, so weit er die Zehenspitze überragt, eine Menge membranöser Anhänge, übrigens zeigt derselbe aber nichts Abnormes.

Sämmtliche Nägel sind in natürlicher Gröfse dargestellt.

Taf. IX.

Fig. 1. Ein der Epidermis beraubtes Hautstück der Fufssohle, von der oberen Fläche gesehn. Die Arterien sind mit rother Injectionsmasse gefüllt, die indefs nicht in alle Gefäfse eingedrungen ist, weshalb das Hautstück roth gefleckt erscheint. Natürliche Gröfse.

Fig. 2. Ein Theil desselben Hautstückes im senkrechten Durchschnitt und in natürlicher Gröfse. An den Stellen, welche den an der Oberfläche der Haut wahrnehmbaren rothen Flecken entsprechen, sieht man mit Injectionsmasse gefüllte Gefäfszweige (*a*), während in den Zwischenräumen keine Gefäfse bemerkbar sind.

Fig. 3. Ein kleiner Theil des in der vorigen Figur dargestellten Hautstückes. *a*. Hautpapillen. *b*. Gefäfse. *c*. Tieferer Theil der Cutis. 20 mal vergröfsert.

Fig. 4. Ein einzelner Zapfen eines maulbeerförmigen Condyloms von der Vorhaut. 4fache Vergröfserung. Der dunkle Theil bezeichnet die innere Substanz, der helle die Oberhaut.

Fig. 5. Der in der vorigen Figur dargestellte Zapfen, bei welchem durch Maceration die Oberhaut entfernt ist, 10 mal vergröfsert. Die ganze Oberfläche des Zapfens ist mit kleinen gelappten Fortsätzen (*b*) versehen. *a*. Die tiefere Masse des Zapfens.

Fig. 6. Ein subcutanes Condylom vom Schenkel in seinem Balge, etwa 6 mal vergröfsert. *a*. Das Condylom in seinem Balge. *b*. Die die Geschwulst bedeckende Haut.

Fig. 7. Stück eines breiten Condyloms im senkrechten Durchschnitte, etwa 20 mal vergröfsert. *a.* Oberhaut. *b.* Papillen. *c.* Tiefere Masse des Auswuchses. Die Zeichnung ist nach einem Condylom gemacht, bei welchem die Oberhaut durch Maceration entfernt worden war; der die Oberhaut darstellende Umrifs ist aus der Idee hinzugefügt.

Fig. 8. Stück eines anderen breiten Condyloms dessen Oberfläche mit getheilten Papillen besetzt war. *a.* Oberhaut. *b.* Papille. c. Tiefere Masse des Auswuchses. 20fache Vergröfserung. Auch nach einem durch Maceration von der Oberhaut befreiten Präparat gezeichnet.

Fig. 9. Schornsteinfegerkrebs. Kleines Stück einer grofsen Geschwulst im senkrechten Durchschnitte, 20 mal vergröfsert. *b.* Papillenförmige Verlängerungen. *a.* Die diese bedeckende Oberhaut. *c.* Tiefere Masse der Geschwulst, in der die dunkeln Stellen Höhlen bedeuten, welche mit platten Zellen gefüllt sind.

Register.

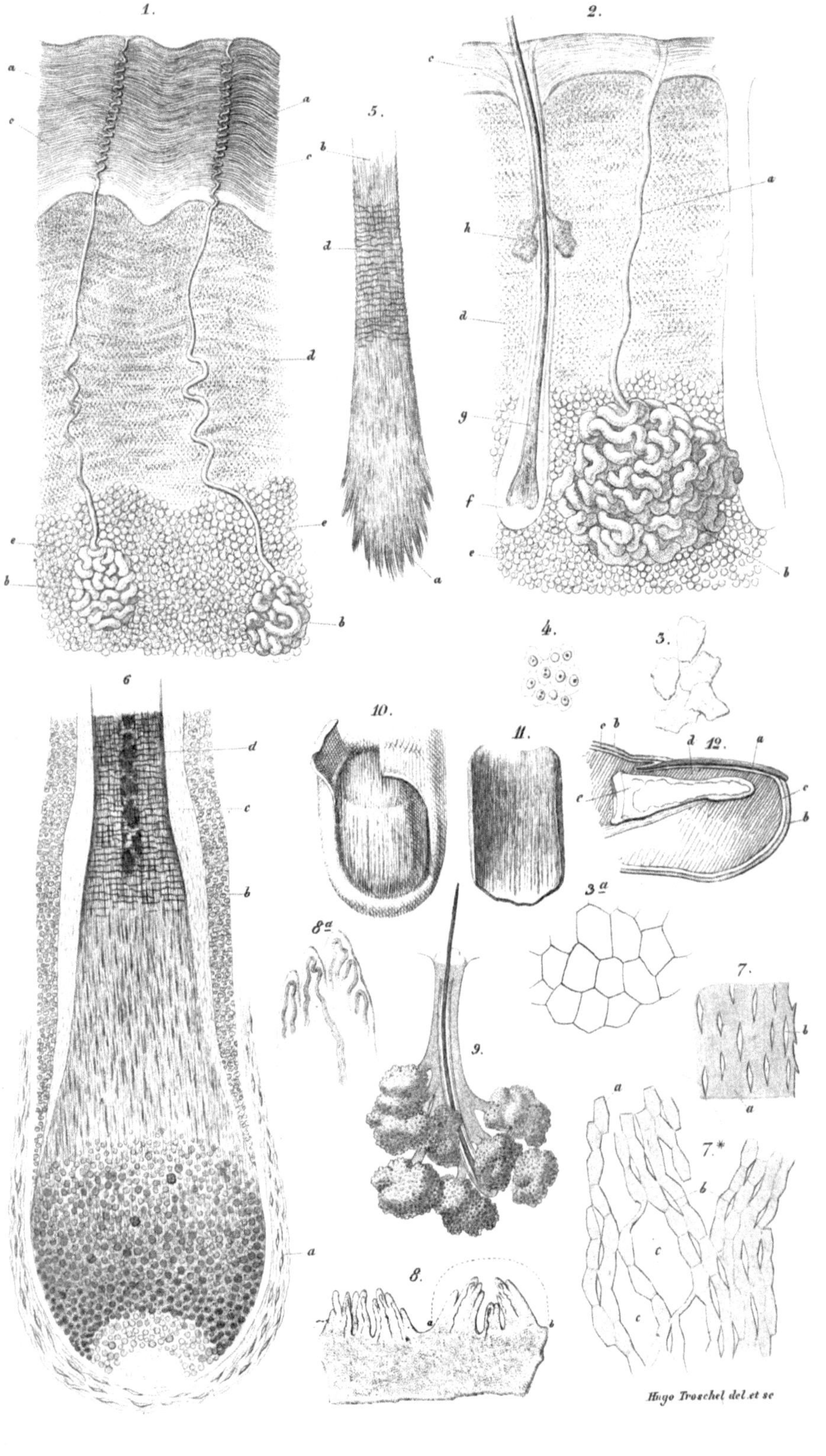

Hugo Troschel del. et sc

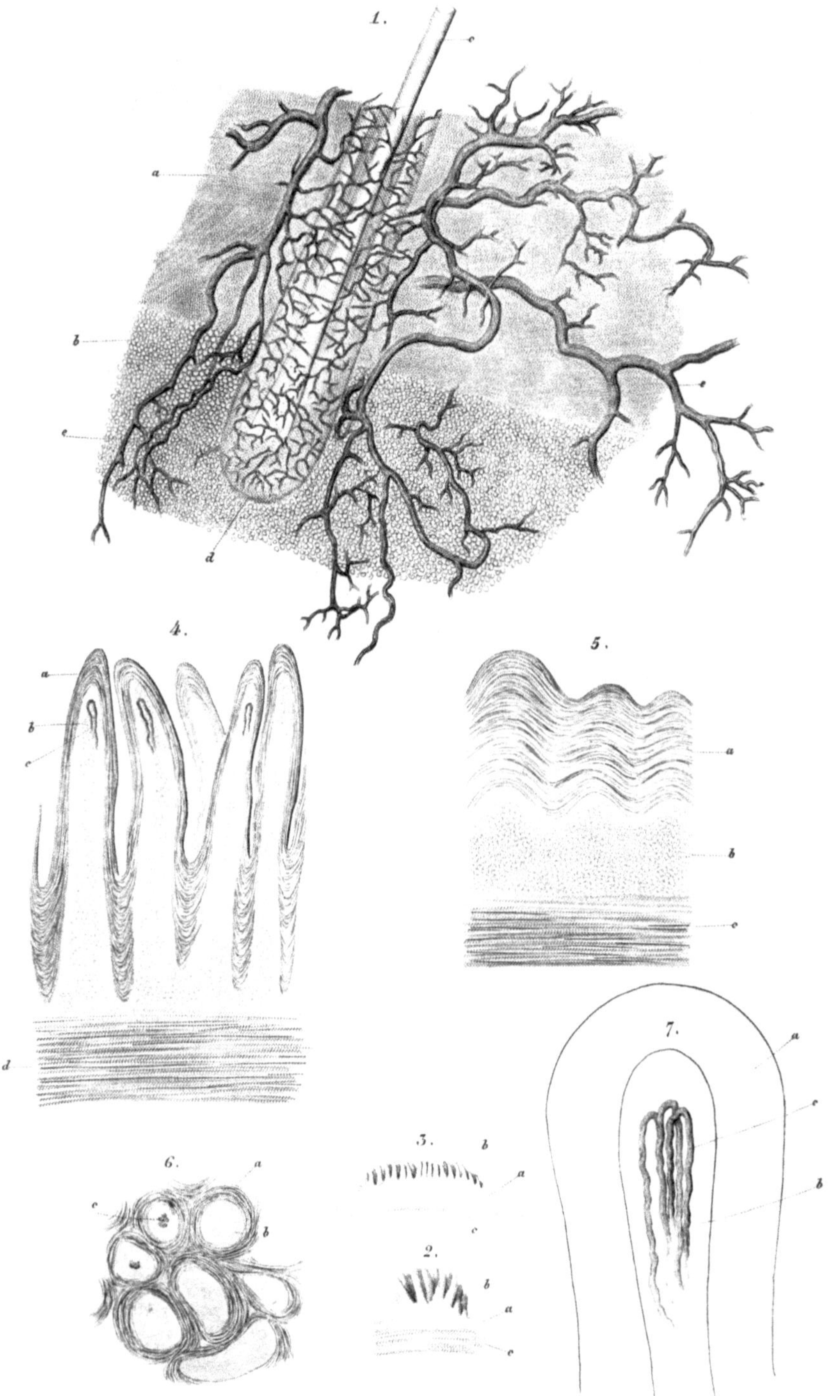

H. Troschel del. et sc.

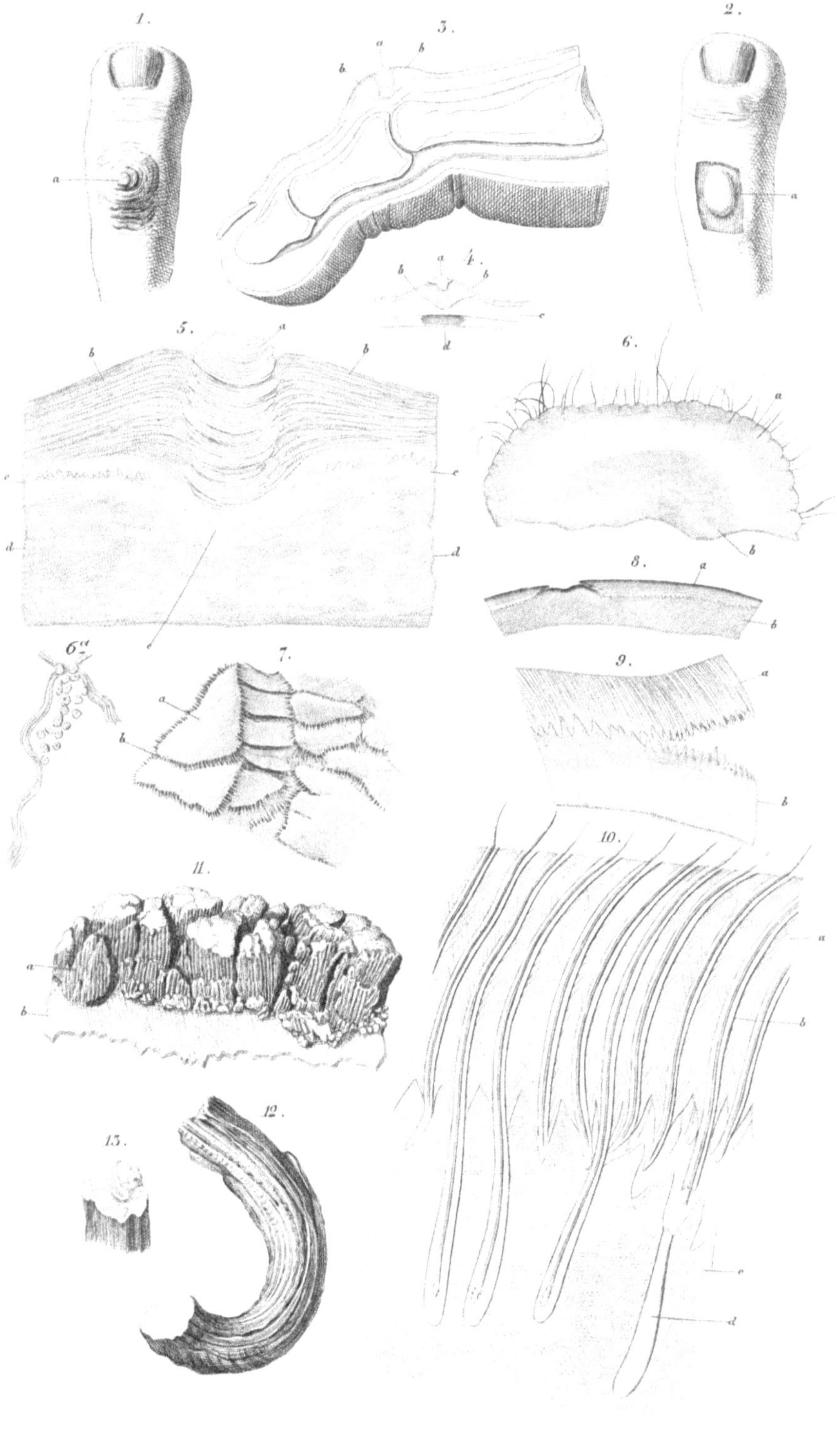

H. Troschel del. et sc.

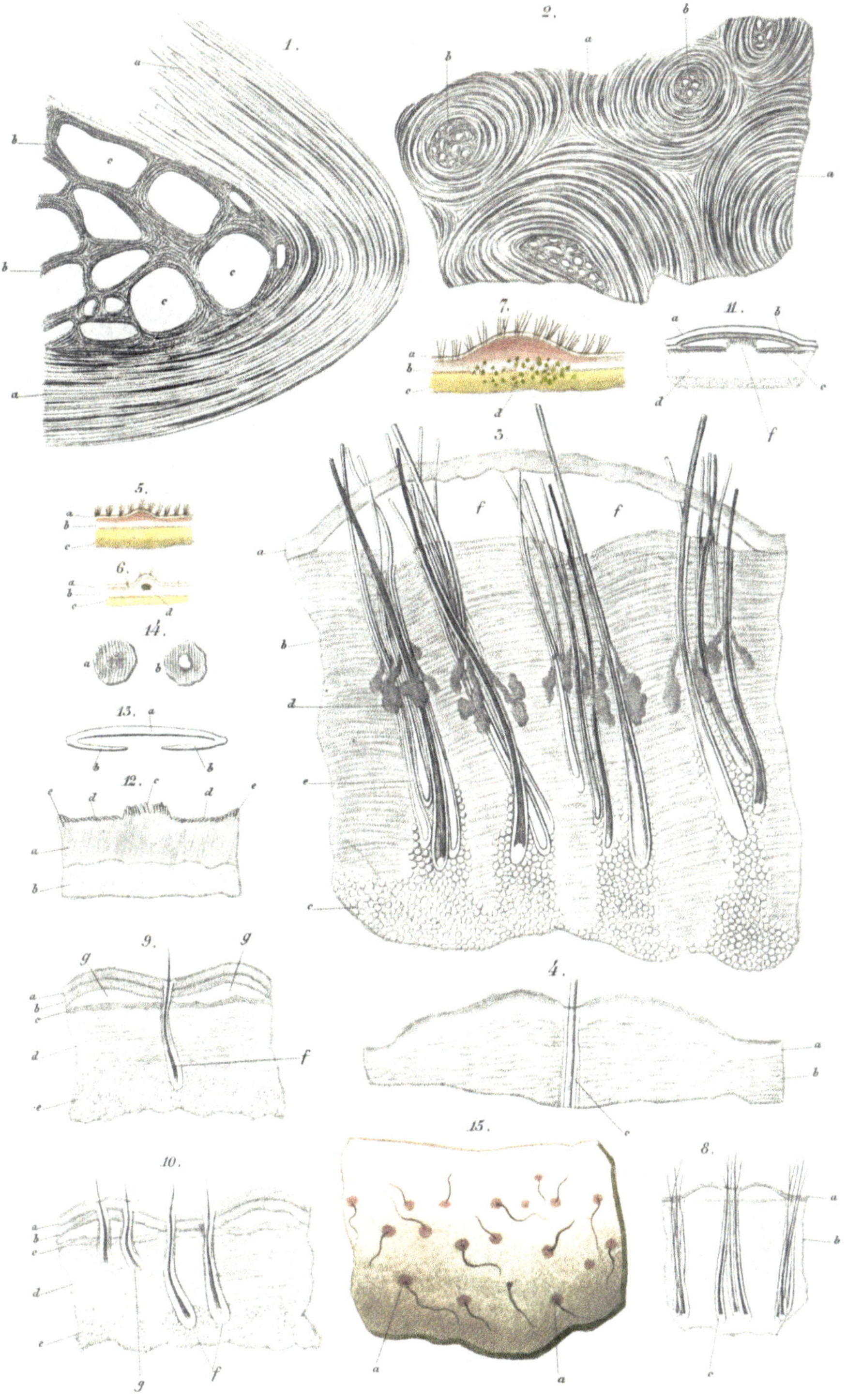

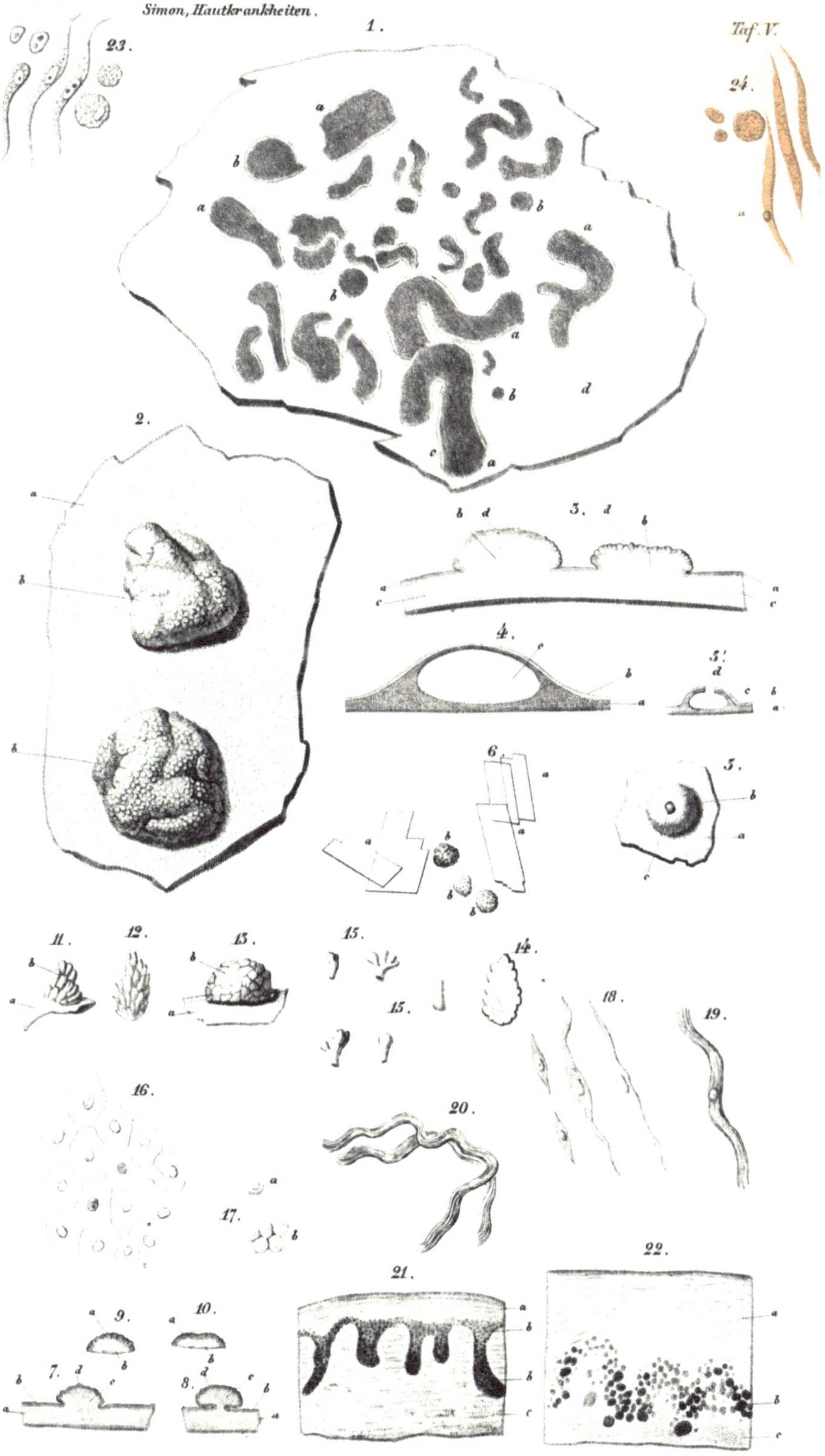

Simon et Troschel del.

Hugo Troschel sc.

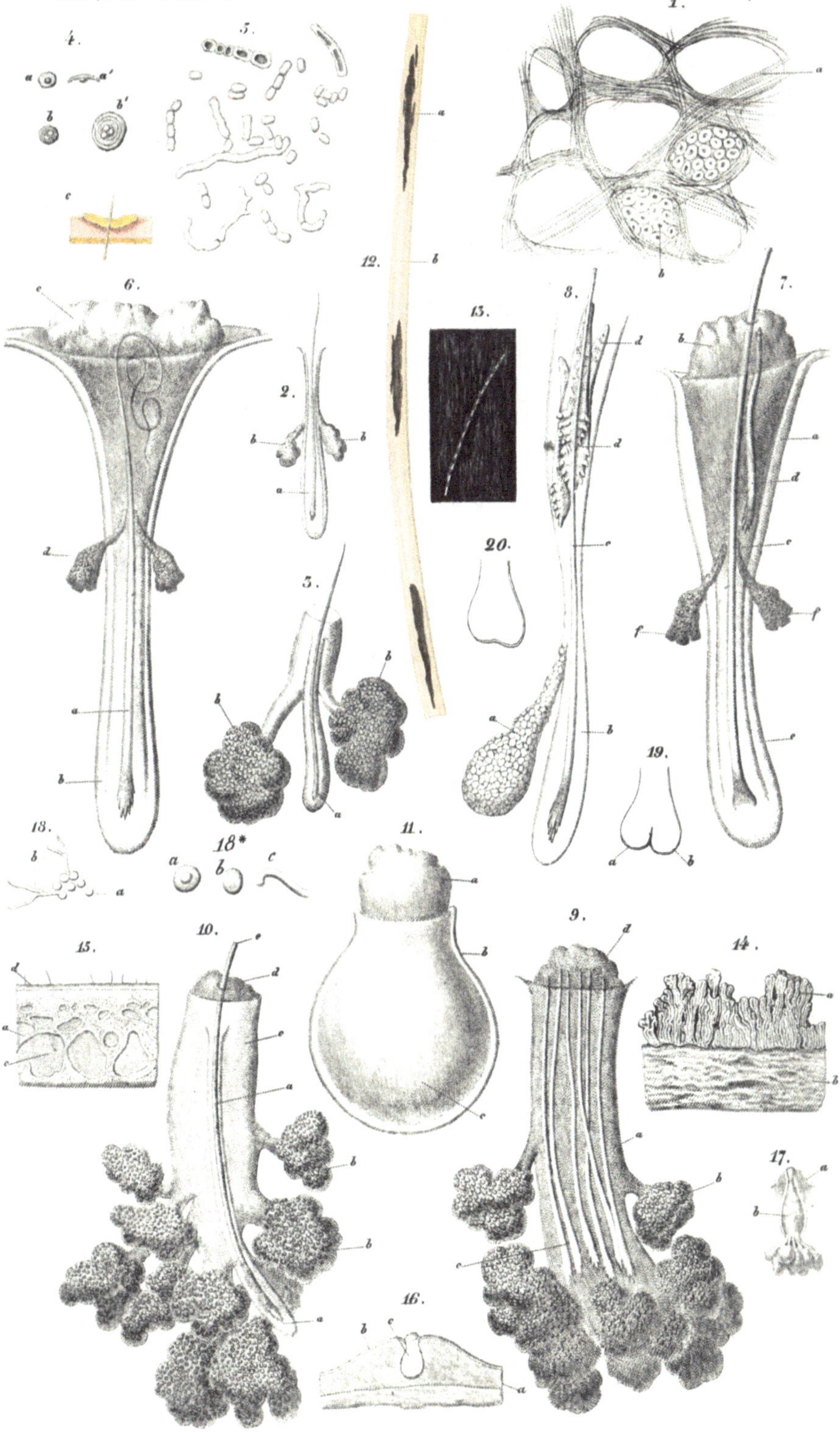

Simon et Troschel del. Hugo Troschel sc.

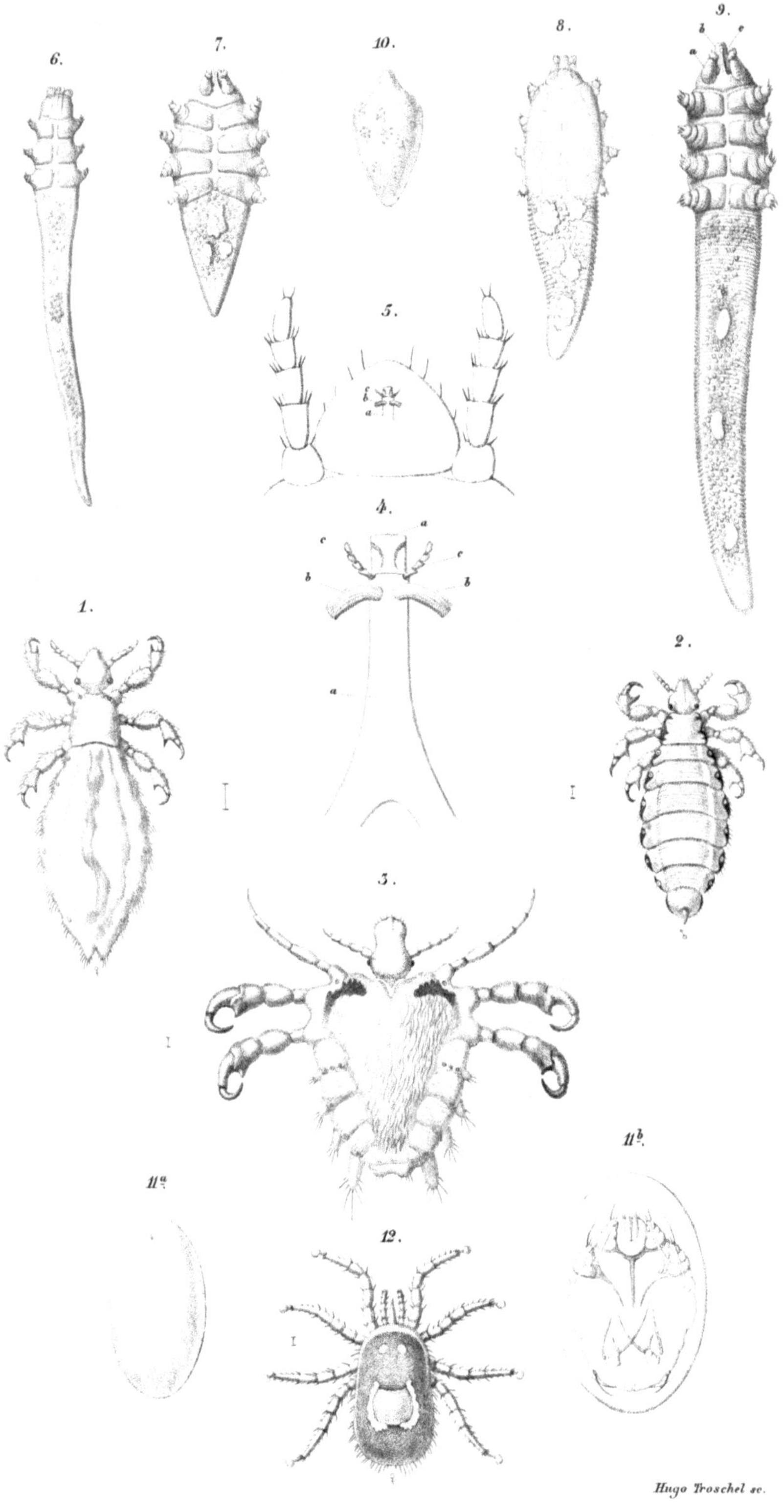

Hugo Troschel sc.

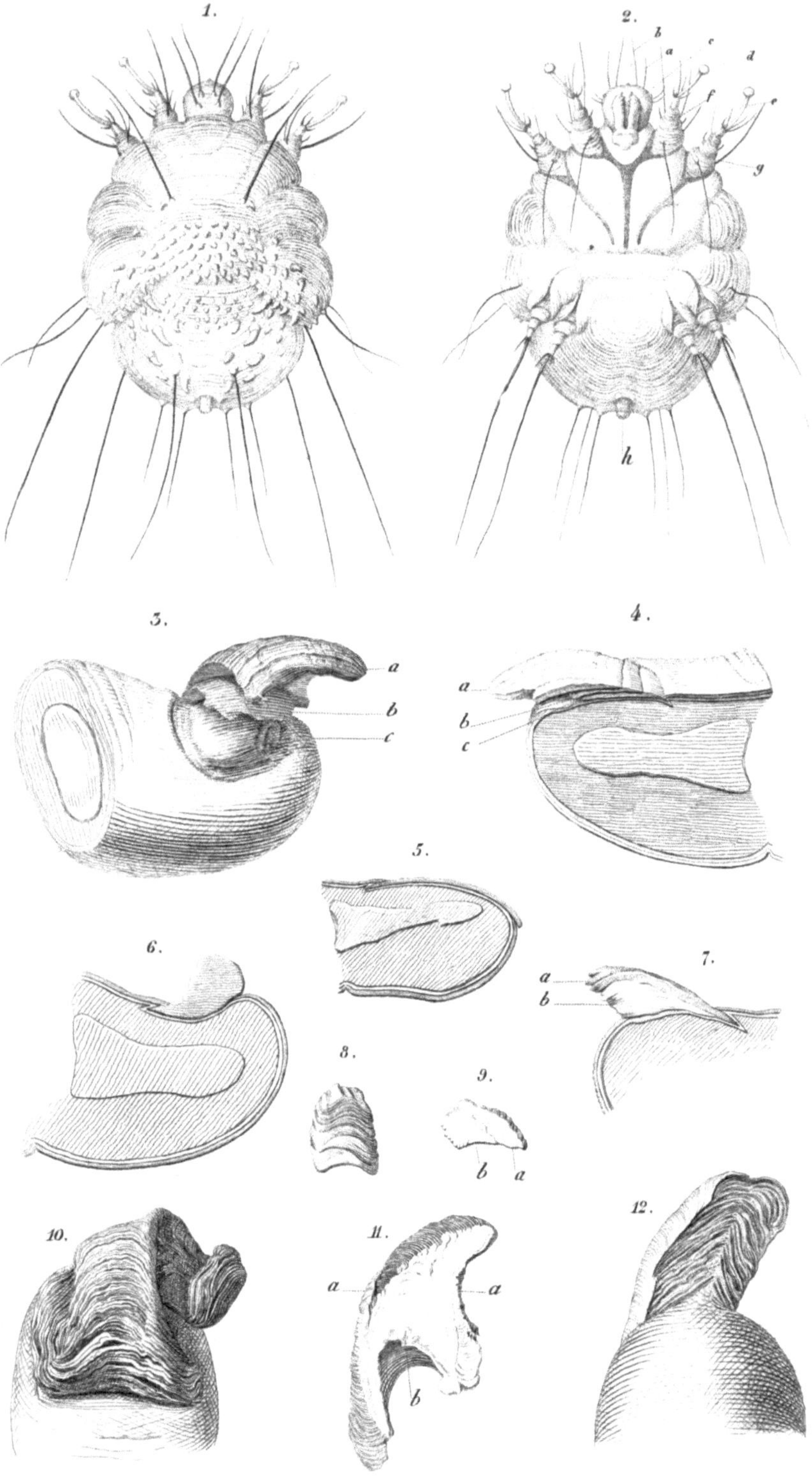

Hugo Troschel del. et sc.

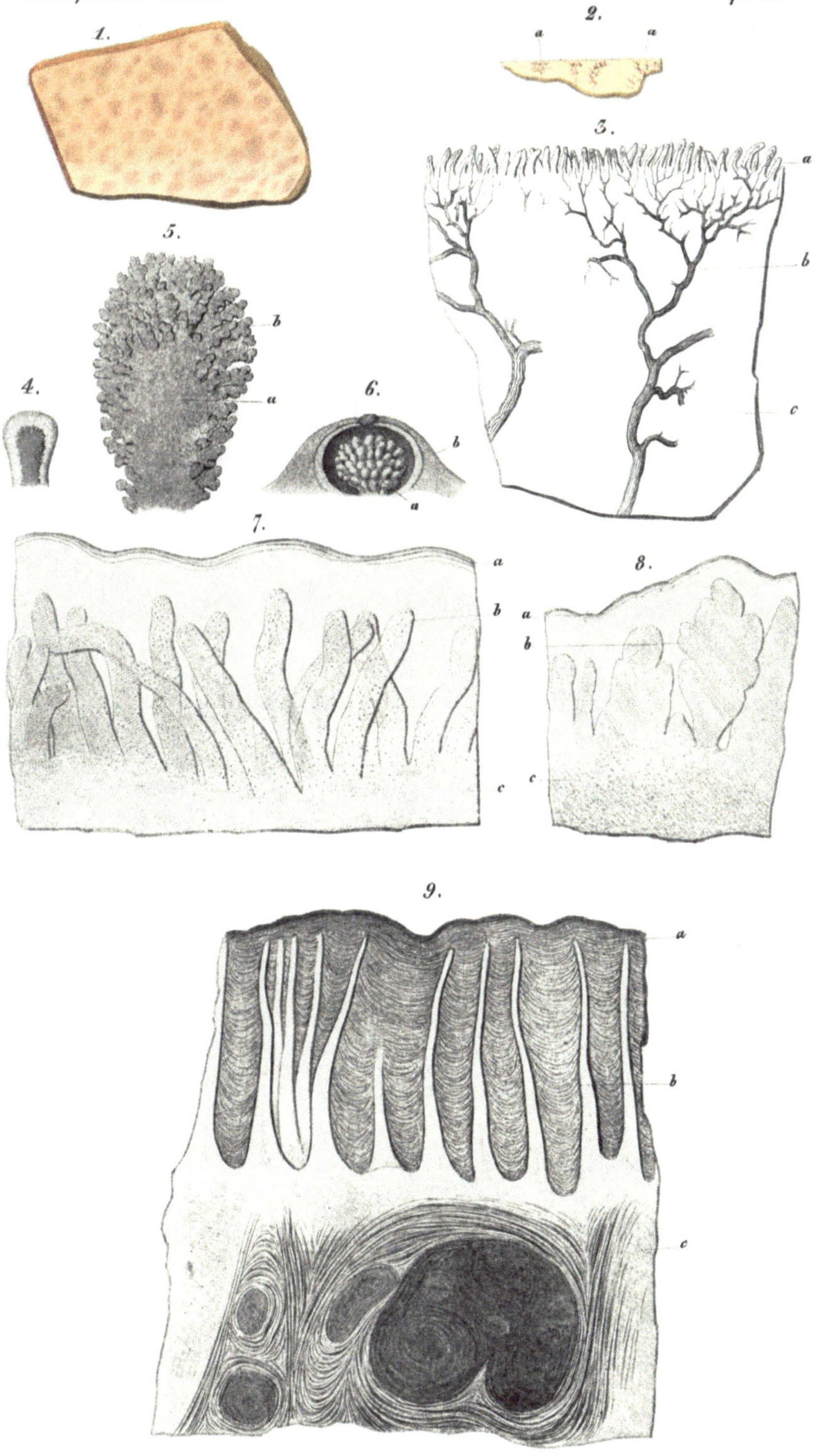

Hugo Troschel del et sc. 1850.